Prof. Dr. Wolfgang Exel

Der Hausarzt

Bildnachweis:

Corbis Images: Seite 430
Creativ Collection: Seite 374
Imagesource: Seite 22, 46, 108, 210, 244, 266, 402
iStockphoto: Coverbild
Kneipp-Verlag: Seite 31, 51, 61, 227, 406
MEV: Seite 76, 190, 282, 344
Prim. Prof. Dr. Erich Müller-Tyl: Seite 324
Peter Tomschi: Seite 20
Stockbyte: Seite 138, 148, 180, 308, 326

Wichtiger Hinweis: Für Angaben von Arzneimitteleinnahmen und Dosierungshinweisen kann vom Kneipp-Verlag keine Haftung übernommen werden. Jeder Benutzer eines Arzneimittels oder einer Heilpflanze, sei es als Tee oder in anderer Anwendungsform, muss durch sorgfältiges Studium des Beipacktextes oder durch Konsultation eines Arztes oder Apothekers Kontraindikationen ausschließen und Dosierungen nach individuellen Bedürfnissen festlegen. Die Anwendung erfolgt immer auf eigene Gefahr.

ISBN 978-3-7088-0408-8

Autor: Prof. Dr. Wolfgang Exel
Lektorat: Martina Schäffer, Kneipp-Verlag
Layout, technische Bearbeitung: Martin Jurkowitsch, Kneipp-Verlag
Druck: Theiss GmbH, A-9431 St. Stefan

1. Auflage Leoben, Oktober 2007

Prof. Dr. Wolfgang Exel

Der Hausarzt

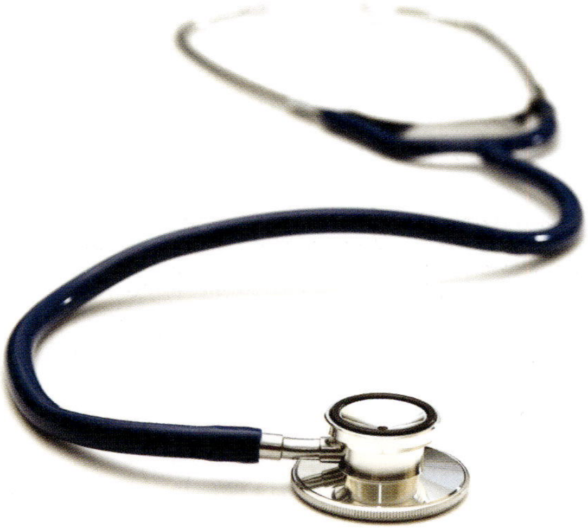

1.000 Fragen kompetent beantwortet

Inhalt

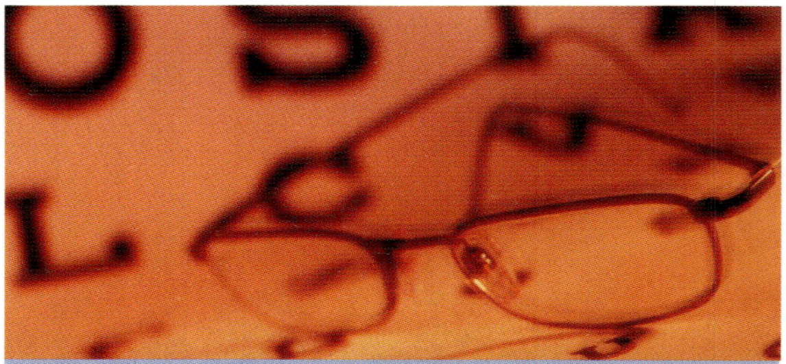

Augen

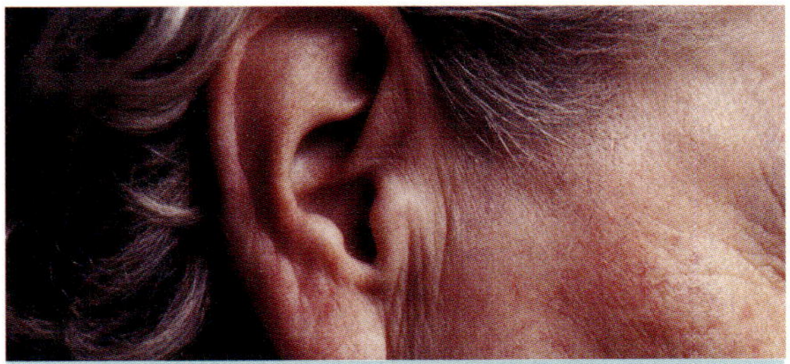

Hals, Nase, Ohren

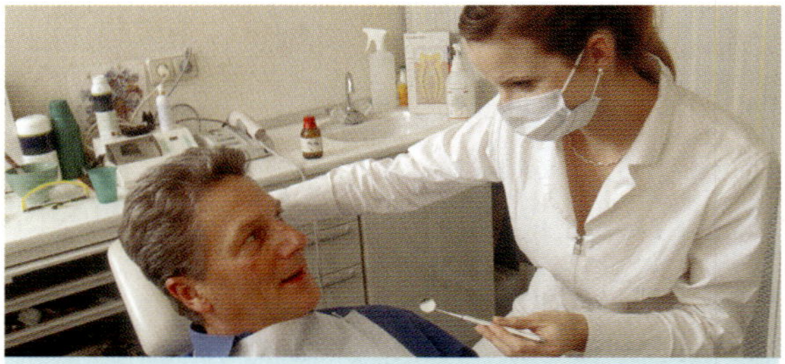

Mund- und Zahngesundheit

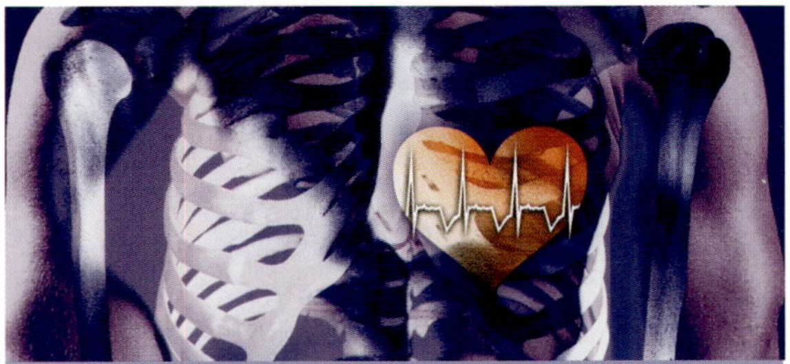

Rund ums Herz

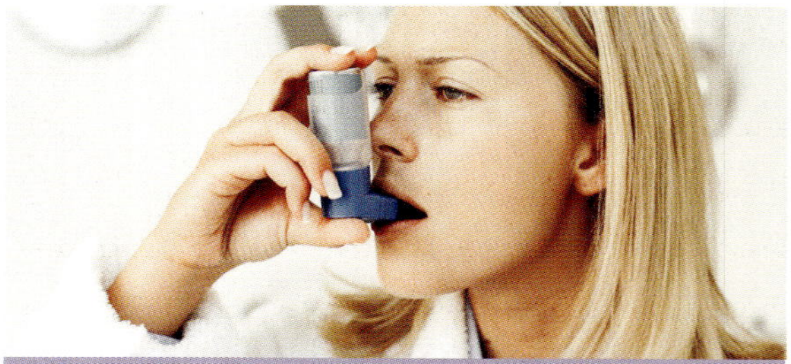

Bronchien und Lunge

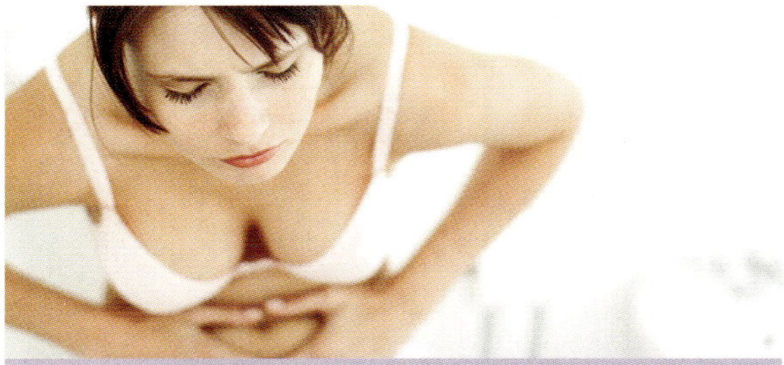

Magen-Darm-Trakt

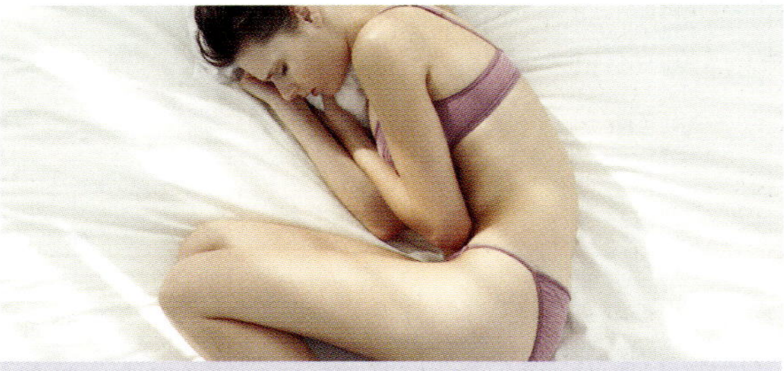

Harnwege, Harnblase, Nieren

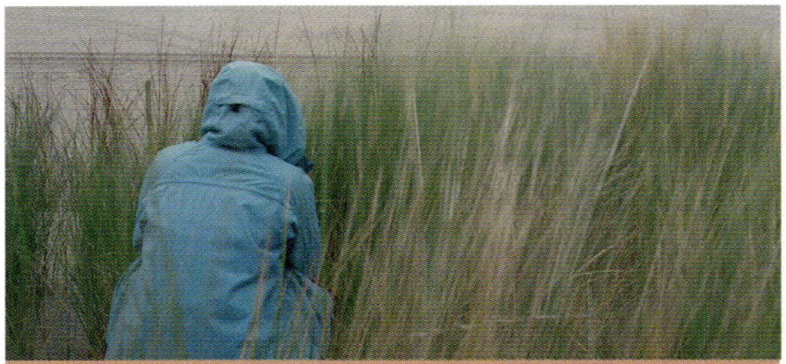

Nervenleiden, psychische Probleme und Schlafstörungen

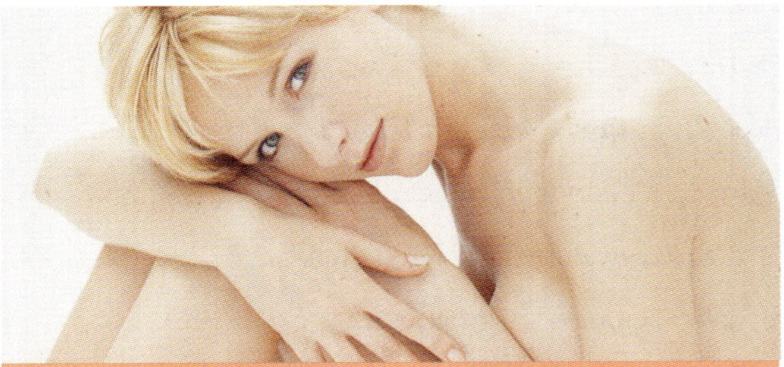

Mit Haut und Haar

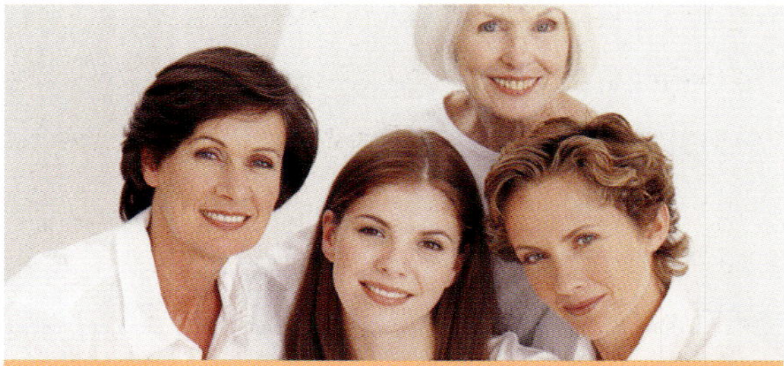

Alles über Frauen

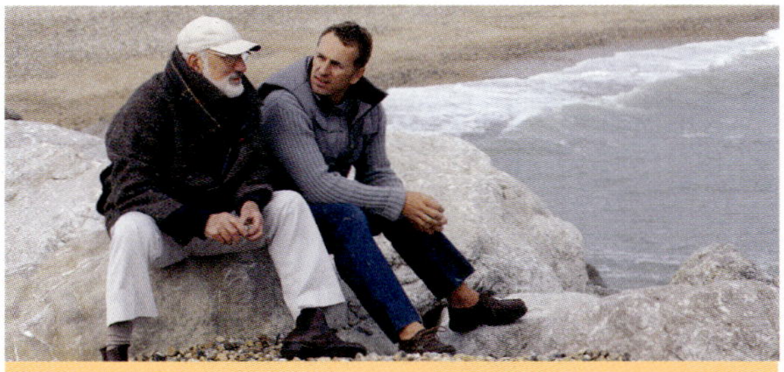

Alles über Männer

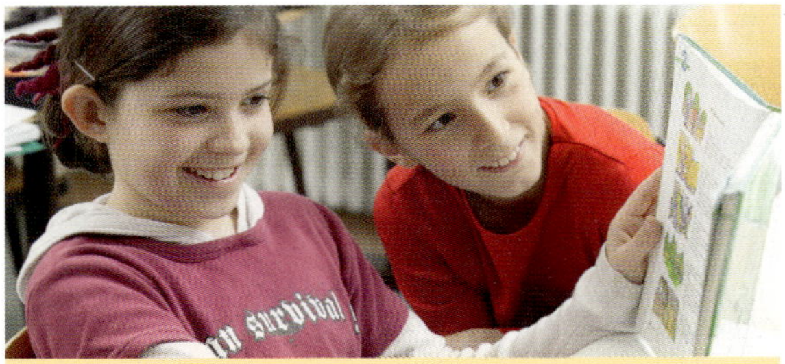

Rund ums Kind

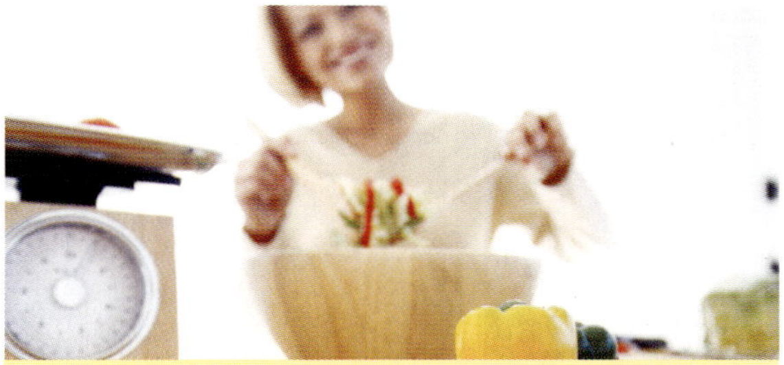

Ernährung und Gewichtsprobleme

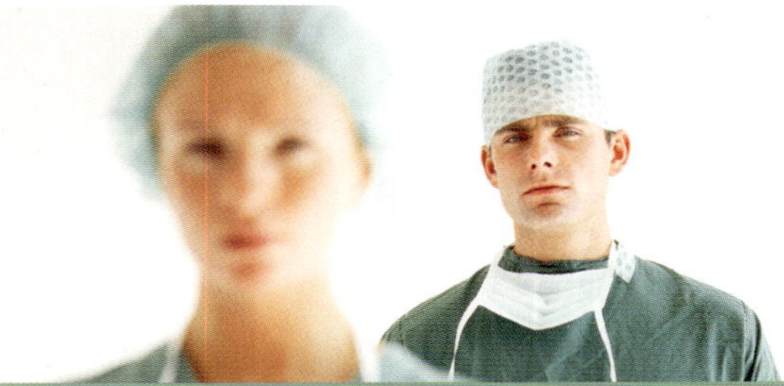

Fragen an den Chirurgen

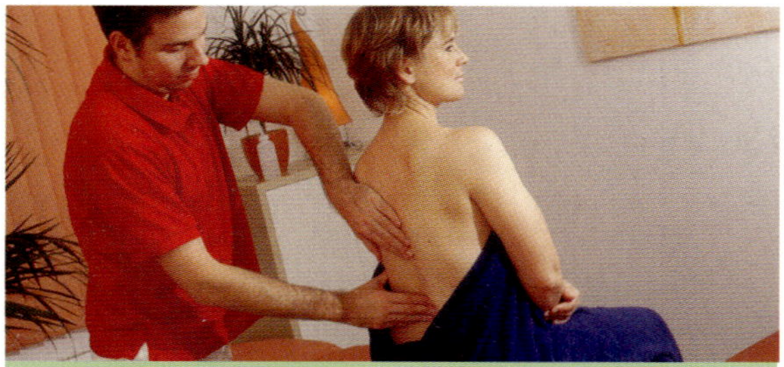

Gelenke, Wirbelsäule

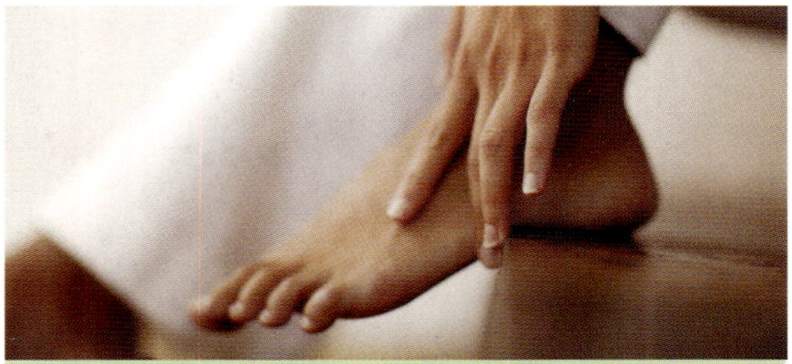

Hand und Fuß, Beine und Venenleiden

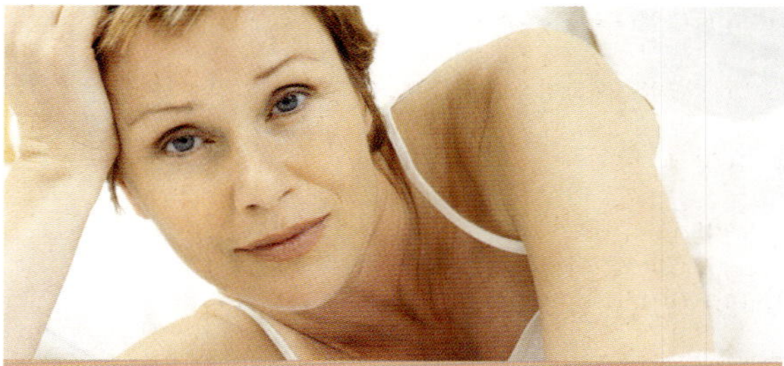

Schmerzen, Krankheiten, Immunabwehr

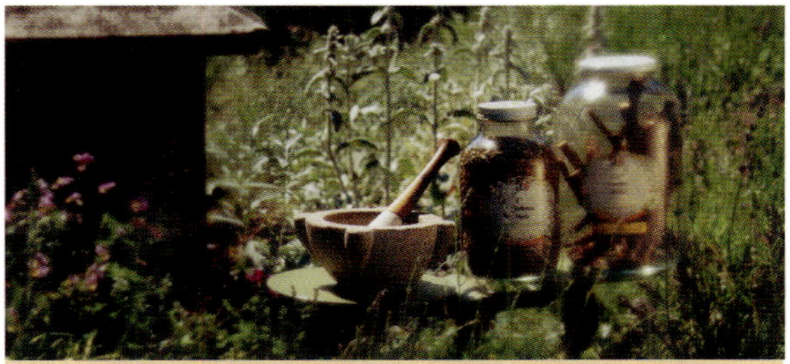

Medikamente und alternative Heilmethoden

Anhang

Vorwort

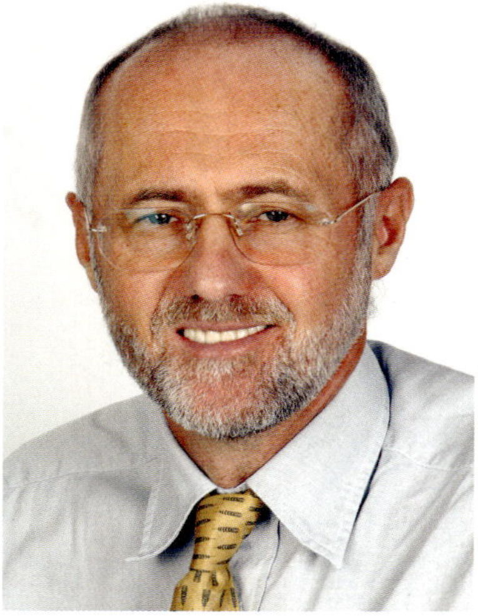

Unzählige Menschen suchen Rat und Hilfe bei Zeitungen. Schließlich leben Journalisten ja davon, Informationen einzuholen und wiederzugeben. Hinsichtlich medizinischer Probleme ist das Erteilen von Fernauskünften aber eine heikle Angelegenheit.

Ich habe dennoch vor vielen Jahren damit begonnen, Fragen von Patienten in der größten Tageszeitung Österreichs, der Kronen Zeitung, von Ärzten und Vertretern anderer Gesundheitsberufe beantworten zu lassen: Die Sprechstunde wurde sehr rasch zur meistgelesenen Kolumne.

Wenngleich anfangs die Ärztekammer nur mäßig freundlich reagiert hat und auch viele Ärzte nicht bereit waren, sich in den Dienst dieser nützlichen Sache zu stellen – ein Argument hat sie schließlich überzeugt: Meine Leser sind Ihre Patienten und Patientinnen, Frau/Herr Doktor!

Natürlich konnten und durften auch meine Experten keine Ferndiagnosen stellen oder Fernbehandlungen anbieten. Trotzdem gelingt es seit Jahrzehnten, Hilfesuchenden klare Wege zu weisen. Wer ist für ihr Problem zuständig? Was wird der Arzt mit ihnen machen? Was können sie selbst zur Besserung der Beschwerden beitragen?

Oft sind Kranke schon beruhigt, wenn die Meinung ihres Arztes durch einen weiteren Kollegen/eine Kollegin bestätigt wird. Mitunter ist es hilfreich, eine zweite Ansicht zu erfahren. Oft wissen die Anfrager gar nicht, an wen sie sich überhaupt wenden sollen.

In den Ordinationen haben Ärzte häufig nicht genug Zeit, um alle möglichen Maßnahmen genau zu erklären. Das führt zu Angst und Verunsicherung. Nicht jeder hat dann den Mut, offen zu fragen. Also schreibt man einfach an die Sprechstunde und bittet um Rat.

Dieser wird in allen Fällen erteilt. Woche für Woche. Schon vor Jahren ist aus den Fragen und Antworten ein erfolgreiches Buch entstanden.

Jetzt halten Sie ein weiteres Nachschlagewerk in der Hand: Brandneu und informativ. Ein Wegweiser für aktive Lebenshilfe.

Prof. Dr. Wolfgang Exel

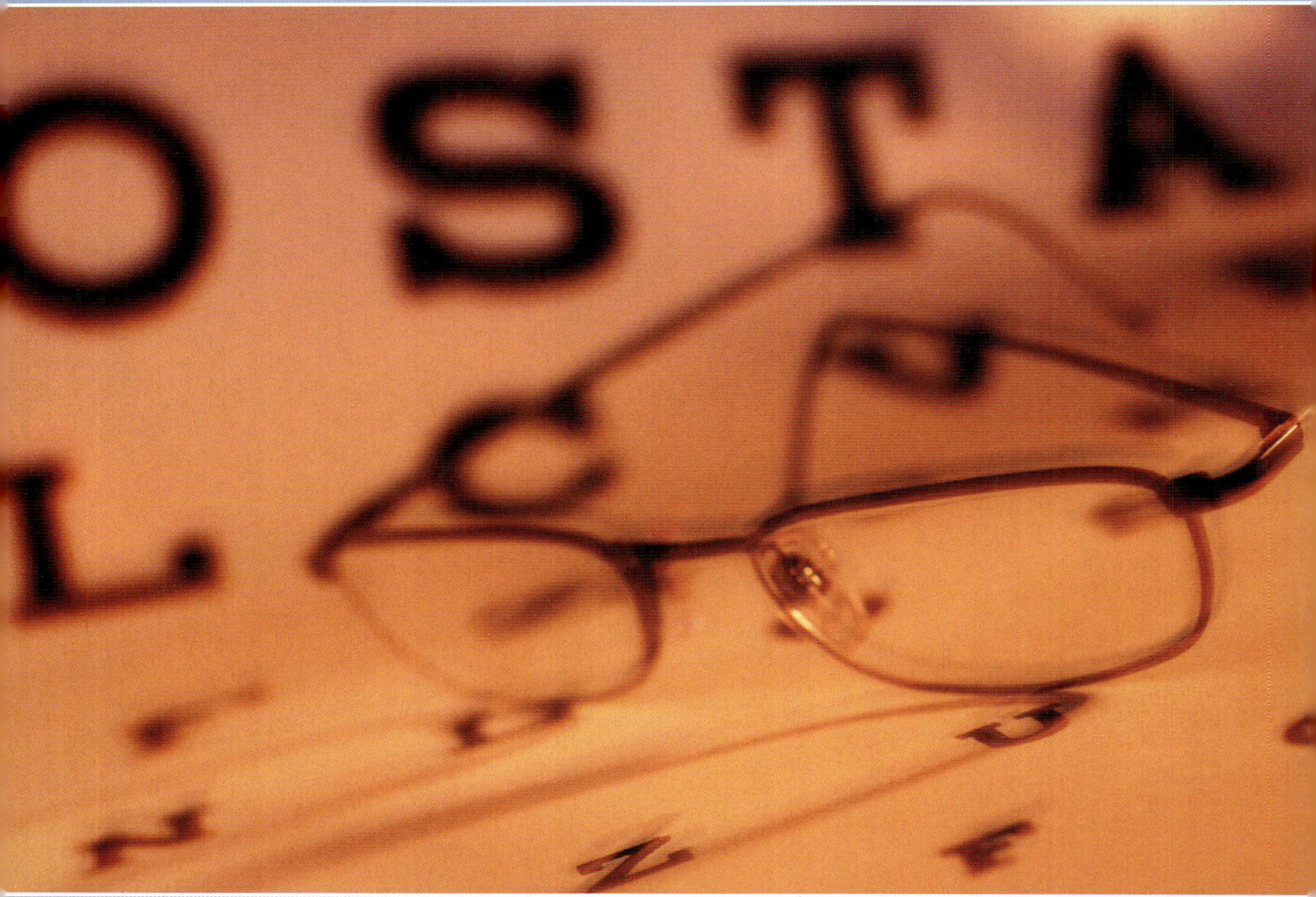

Augen

Immer morgens tränen die Augen

Martha D.: *Ich bin 70 Jahre alt und habe ein Augenproblem: Immer wenn ich in der Früh aufwache, rinnen mir die Tränen herunter. Weiters ziehen graue Flecken hin und her. Angeblich habe ich eine schlechte Durchblutung. Ich bitte Sie um Rat.*

Das beschriebene Problem, nämlich das Tränen der Augen in der Früh, ist im fortgeschrittenen Lebensalter leider sehr häufig. Die Behandlung ist schwierig, möglicherweise sollte der Augenarzt eine Untersuchung auf das Vorliegen von „trockenen Augen" – so seltsam das klingen mag – vornehmen. Das kann nämlich durchaus die Ursache des Tränenflusses sein. Der Test ist nicht sehr aufwändig. Entsprechende Augentropfen könnten dann gute Linderung bringen.

Zusätzlich empfehle ich, zweimal täglich jeweils für zwei Minuten kühle Kompressen auf die Lider aufzulegen. Auch das kann eine Erleichterung bringen. Sehr wichtig ist Schutz vor starkem Sonnenlicht!

Die Ursache der „grauen Flecken", die sich mit den Augen mitbewegen, ist in der Regel eine so genannte hintere Glaskörperabhebung. Diese ist harmlos und sollte nicht beunruhigen. Der behandelnde Augenarzt sollte gelegentlich mit einem Spezialglas (Goldmann 3-Spiegel-Glas) die Randzone der Netzhaut untersuchen. Vor allem dann, wenn zusätzlich Lichtblitze bemerkt werden, die auf einen Zug des Glaskörpers auf die Netzhaut weisen.

Der Augenarzt wird dann auch darüber aufklären, ob gegebenenfalls eine Laserbehandlung wegen des Auftretens eines Netzhautloches nötig ist. Diese Erscheinung führt niemals zur Erblindung – keine Angst!

Prim. Prof. Dr. Günther Grabner
Facharzt für Augenheilkunde, Salzburg

Schon seit Monaten starker Tränenfluss

Johann B.: *Ich bin 75 Jahre alt und leide schon seit Monaten an starkem Tränenfluss. Besonders im Freien treten diese lästigen Beschwerden auf. Fachärztlich wurde nur ein leicht erhöhter Augeninnendruck festgestellt. Ich bekomme zwar Augentropfen, am Tränenfluss hat sich allerdings nichts geändert. Ich bin beeinträchtigt und bitte um Rat.*

Grundsätzlich empfehle ich einmal, die verschriebenen Tropfen weiterzunehmen. Darüber hinaus gibt es mehrere Möglichkeiten, wie vermehrter Tränenfluss in höherem Alter zustande kommen kann:

- Die so genannten Tränenpünktchen, über die die Tränen in die Tränenkanälchen abfließen, sind zu eng geworden oder sie können nicht in den „Tränensee" eintauchen. In beiden Fällen kann durch eine kleine Operation versucht werden, einen Abflussmechanismus herzustellen. Das lindert dann die Beschwerden.
- Die Tränenpünktchen sind zwar ausreichend offen, können aber durch eine Drehung des Unterlides nach außen nicht in den Tränensee eintauchen. Dadurch wird der Abtransport der laufend erzeugten Tränen unmöglich. In diesem Fall kann ein Eingriff an den Lidern Besserung bringen.
- Im Bereich der ableitenden Tränenwege (Tränensack, Tränen-Nasen-Gang) besteht eine Engstelle, die zwar bei einer Überdruckspülung überwunden wird, jedoch bei starkem Tränenrinnen wirksam werden kann. In diesem Fall wäre eine Tränenwegendoskopie (Spiegelung der Tränenwege mit Spezialgeräten) erforderlich. Dieser Eingriff wird an jeder Augenklinik durchgeführt.

Prim. Prof. Dr. Günther Grabner
Facharzt für Augenheilkunde, Salzburg

Bei Wind und Kälte tränen die Augen

Sieglinde R.: *Ich bin 57 Jahre alt und leide seit Jahren unter starkem Tränenfluss bei Wind und Kälte. Ich fühle mich in meiner Lebensqualität sehr eingeschränkt. Zwar wurde mir der Tränenkanal schon mehrmals ausgespült, eine Besserung trat aber nicht ein. Angeblich gibt es eine Methode, den Tränenkanal mit einem aufblasbaren Katheter zu dehnen. Ich bitte um Auskunft.*

Ursache der stark tränenden Augen muss nicht nur ein verstopfter Tränenkanal sein – sonst wäre die Spülung der Tränenwege ja erfolgreich gewesen. In Frage kommt auch chronische Trockenheit der Augen, was zu einem Reizzustand führt.

Es besteht also die Möglichkeit, dass ein so genanntes „Sicca-Syndrom" vorliegt, also eine Trockenheit beider Augen. Diese Erscheinung kann mit benetzenden Augentropfen gut behandelt werden. Um festzustellen, ob diese Krankheit vorliegt, muss man die Menge der Tränenflüssigkeit bestimmen. Das kann der Augenarzt machen.

Eine Möglichkeit, im Bedarfsfall die Tränenwege aufzudehnen bzw. im Extremfall sogar zu operieren, gibt es auch. Eine Stelle dafür ist die Ambulanz für plastische und Tränenwegchirurgie im AKH Wien.

Prim. Prof. Dr. Susanne Binder
Fachärztin für Augenheilkunde, Wien

Tränensäcke seit Jahren geschwollen

Karin V.: *Ich bin 55 und leide seit Jahren an geschwollenen Augen bzw. Tränensäcken. Alle bisherigen Blut- und Nierenuntersuchungen haben keinen Anhaltspunkt für ein organisches Leiden ergeben. Aber da ich immer wieder darauf angesprochen werde, möchte ich fragen, ob mir vielleicht eine Operation helfen kann.*

Geschwollene Unterlider können Ausdruck einer Systemerkrankung sein. Wurde diese bereits vom Arzt ausgeschlossen, so sind angeborene Ursachen im Spiel.

Der Grund dieser Schwellung ist Fett, das sich rund um den Augapfel befindet. Durch eine Erschlaffung des Stützgewölbes wölbt sich das Fettgewebe im Unterlidbereich vor und wird dadurch sichtbar. Ist die Schwellung morgens deutlich stärker, dann kann auch der Gewebeabfluss beeinträchtigt sein (Ödem).

Nicht selten tritt auch eine Kombination beider Ursachen auf. Der plastische Chirurg nimmt einen kleinen Schnitt an der Innenseite des Unterlides vor und kann auf diese Weise das überschüssige und die Vorwölbung verursachende Fett entfernen.

Narben treten durch diesen Eingriff nicht auf. Die Operation erfolgt in örtlicher Betäubung, ist daher absolut schmerzfrei und kann auch ambulant durchgeführt werden. Eine leichte Schwellung nach der Operation für einige Tage muss allerdings in Kauf genommen werden.

Prim. Prof. Dr. Jürgen Holle
Facharzt für plastische Chirurgie, Wien

Sehvermögen hat sich verschlechtert

Simone R.: *Seit rund zwei Jahren hat sich mein Sehvermögen sehr verschlechtert. Gibt es für mich eine Hilfe? Ich habe laut Augenarzt eine Netzhautverkalkung, grünen Star und grauen Star.*

Ich kann hier nur zu den geschilderten Krankheitsbildern Stellung nehmen, die wohl die Ursache für die Sehprobleme sind.

Die „Verkalkung“ der Netzhaut ist eine altersbedingte Veränderung, die mit speziellen Methoden an einer Augenklinik begutachtet werden sollte. Über die Möglichkeit eventuell mit einer Laserbehandlung oder nur mit hochdosierten Vitaminen eine Besserung zu erzielen, klärt sicher der behandelnde Augenarzt auf.

Der ebenfalls vorliegende grüne Star (erhöhter Augendruck) wird offenbar ohnedies bereits behandelt. Ich gehe davon aus, dass der Augendruck regelmäßig gemessen und das Gesichtsfeld überprüft wird, um festzustellen, ob die Therapie noch ausreichend ist.

Der graue Star kann problemlos an jeder Augenabteilung in Österreich durch eine Operation behoben werden.

Welches der drei Leiden letztlich zu einer Verminderung des Sehvermögens geführt hat, kann ich aus der Ferne nicht sagen. Aber darüber gibt sicher der behandelnde Arzt Auskunft.

Prim. Prof. Dr. Günther Grabner
Facharzt für Augenheilkunde, Salzburg

Auf einem Auge nur 5 % Sehvermögen

Renate D.: *Ich bin 92 und habe durch Veränderungen der Netzhaut (Makula) auf dem rechten Auge nur noch ein Sehvermögen von 5 Prozent. Auf dem anderen Auge sehe ich noch zu 60 Prozent. Laut Augenarzt kommt eine Laserbehandlung nicht mehr in Frage. Kann das stimmen?*

Ich habe mir den Befundbericht aus dem Krankenhaus genau durchgelesen. Tatsächlich ging auf dem rechten Auge ein wesentlicher Teil des Sehvermögens verloren und entspricht etwa 5 Prozent des Normalwertes eines jungen Menschen. Es geht aus dem Schreiben auch hervor, dass weder eine Laserkoagulation noch eine sonstige Therapie sinnvoll wäre, was ich sehr bedaure.

Gott sei Dank ist das Sehvermögen am linken Auge noch zu 60 Prozent erhalten, was (ich bitte, diese Bemerkung zu gestatten) für die Altersgruppe der Leserin ganz ausgezeichnet ist.

Mit einer entsprechenden Lesebrille, die ja sicher verwendet wird, besteht noch ein sehr gutes Lesevermögen, das mit großer Wahrscheinlichkeit auch noch die nächsten Jahre besteht.

Ich bin sicher, dass die Augen an der Universitätsklinik genau untersucht wurden und die Ärzte zu einer Behandlung geraten hätten, falls diese erforderlich und möglich wäre. Ich rate daher, sich an einen niedergelassenen Augenarzt zu wenden, der die weiteren Kontrollen, besonders am gesunden linken Auge, vornehmen wird.

Prim. Prof. Dr. Günther Grabner
Facharzt für Augenheilkunde, Salzburg

Sehstörung durch Radarpistole?

Friedrich P.: *Ich bin 61 Jahre alt und leide an folgendem Problem: Ich sehe immer dann, wenn ich nach oben schaue, viele kleine schwarze Punkte. Meiner Meinung nach ist diese Erscheinung erst aufgetreten, nachdem ich vor kurzem an einem Verkehrsposten mit Radarpistole vorbeigefahren bin. Der Augenarzt hat nichts Ungewöhnliches entdeckt. Ich bitte um eine Erklärung.*

Der Vorfall mit dem Verkehrspolizisten hat sicher nichts mit der geschilderten Symptomatik zu tun. Eine Radarpistole kann unmöglich eine Veränderung am Auge hervorrufen. Das steht eindeutig fest.

Die vom Leser beschriebenen Punkte sind mit großer Wahrscheinlichkeit auf eine hintere Glaskörperabhebung zurückzuführen. Das wiederum ist völlig harmlos und bedarf keiner Behandlung.

Viele Menschen sehen ab und zu solche schwarzen Punkte. Daran gewöhnt man sich so, dass man sie gar nicht mehr bemerkt, wie ich aus eigener Erfahrung sagen kann.

Der behandelnde Augenarzt hat bestimmt gewissenhaft untersucht und auch die Netzhaut befundet. Er wird mitgeteilt haben, dass sie gesund ist und keine Löcher aufweist.

Sollte die Zahl der Punkte wie bei einem Aschenregen zunehmen oder ein Schatten (wie eine Mauer oder ein Vorhang von oben) auftreten bzw. vermehrtes „Blitzen", dann sollte der Augenarzt neuerlich die Netzhaut untersuchen.

Sorgen muss man sich deswegen jedenfalls nicht machen. Körperliche Einschränkung irgendwelcher Art (Sport, Arbeit) ist daher nicht erforderlich.

Prim. Prof. Dr. Günther Grabner
Facharzt für Augenheilkunde, Salzburg

Sehstörung durch Loch in Netzhaut

Erika G.: *Ich bin 62 Jahre und habe seit zwei Monaten ein Problem: Ich habe plötzlich bemerkt, dass ich auf dem rechten Auge schlechter sehe. Der Augenarzt hat ein so genanntes Makulaloch festgestellt und mir eine Operation empfohlen. Allerdings könne keine Garantie für eine Besserung gegeben werden. Nun bin ich verunsichert und bitte um eine weitere Meinung.*

Die Diagnose ist offensichtlich klar: Es wurde am rechten Auge ein Loch in der Netzhaut im Bereich der Makula (Stelle des schärfsten Sehens) festgestellt. Die Vorgangsweise an der betreffenden Augenklinik war völlig korrekt, es wurden laut beiliegenden Befunden alle notwendigen Maßnahmen getroffen.

Der Rat, sich operieren zu lassen, ist gut. Nur durch einen chirurgischen Eingriff besteht die Chance, dass sich das Sehvermögen auf dem Auge wenigstens bis zu einem gewissen Grad bessert. Andernfalls ist mit keiner Änderung zu rechnen.

Wie deutlich die Besserung ist und wie rasch sie eintritt, hängt davon ab, wie lange das Netzhautloch bestanden hat. Auch die Heilungstendenz beim Patienten spielt eine Rolle.

Natürlich gibt es wie bei jeder Operation die Möglichkeit von Komplikationen. Das Risiko sinkt, wenn der Patient bereit ist, alle ärztlichen Anordnungen (wie etwa Kopf-Tiefhaltung nach dem Eingriff für einige Tage) zu befolgen.

Ich rate, sich vertrauensvoll an die betreffende Augenklinik zu wenden und nicht zu lange zu warten!

Prim. Prof. Dr. Günther Grabner
Facharzt für Augenheilkunde, Salzburg

Laseroperation bei Kurzsichtigkeit?

Maria P.: *Ich möchte in den Polizeidienst eintreten, bin aber mit fast 6 Dioptrien kurzsichtig. Für die Aufnahme darf man aber nur höchstens 2 Dioptrien haben. Nun habe ich von einer Operation mittels Laser gehört. Wie sicher ist diese Technik? Ist der Eingriff eine Dauerlösung? Gibt es Spätfolgen? Kann man blind werden?*

Es gibt zu diesem Thema sicher noch viele weitere Fragen. Diese sollten jedoch an den jeweiligen Operateur gerichtet werden. Ich möchte meine Antworten hier eher allgemein halten:

Die Operation der Kurzsichtigkeit mit Hilfe eines eigens dafür konstruierten Lasers ist heute eine sehr sichere Technik. Trotzdem kann – wie bei jeder Operation – das Auftreten von Komplikation nicht hundertprozentig ausgeschlossen werden. Der Eingriff ist nur dann zu empfehlen, wenn die Kurzsichtigkeit nicht mehr mit Kontaktlinsen korrigiert werden kann oder Linsen aus beruflichen Gründen nicht in Frage kommen.

Im konkreten Fall empfehle ich aber abzuklären, wie die Vorschriften für die Aufnahme in den Polizeidienst ganz konkret lauten. Es sollte sichergestellt sein, dass wirklich nur die Kurzsichtigkeit das Hindernis für eine Aufnahme ist.

Zur Laseroperation selbst kann ich sagen, dass sie bisher noch nie zur völligen Erblindung geführt hat. Es können aber in Einzelfällen nach der Operation zarte Hornhautnarben auftreten, die bei gewissen Lichtverhältnissen störend sein können.

Es ist auch möglich, dass das Ausmaß der Kurzsichtigkeit trotz Operation wieder weiter zunimmt, sodass nach einigen Jahren wieder Brillen oder Linsen getragen werden müssen. Die Kurzsichtigkeit entsteht nämlich durch zu stark ausgeprägtes Längenwachstum des Auges. Dieses wird durch die Operation nicht beeinflusst und kann bei manchen Patienten auch nach dem 25. Lebensjahr weiterhin fortschreiten.

Andererseits hat die Operation selbst eine ausgezeichnete Langzeitprognose. Man muss nicht damit rechnen, dass Spätfolgen auftreten, nachdem die Operation nach Abheilung ein zufriedenstellendes Ergebnis gebracht hat.

Die Wahl des Operateurs ist für den Patienten eine sehr wichtige Entscheidung. Der Eingriff selbst erfolgt heute fast überall mit dem gleichen Standardverfahren. Unterschiede bestehen in der Qualität der Betreuung vor und nach der Operation. Weniger bei den Kosten. Ich rate, sich bei Personen zu erkundigen, die bereits einschlägig operiert wurden.

Prof. Dr. Michael Stur
Facharzt für Augenheilkunde, Wien

Seltene Sehstörung zumindest bessern

Doris V.: *Bei mir wurde vor einiger Zeit die Augenkrankheit Cone-Rod-Dystrophie festgestellt. Im Spital wurde mir empfohlen, Sonnenbrillen zu tragen, mit denen ich aber weder lesen noch genauere Arbeiten verrichten kann. Behandlung wurde mir keine angeboten. Ich bitte um nähere Auskünfte über dieses Leiden und Möglichkeiten, mir zu helfen.*

Bei dieser Augenkrankheit handelt es sich um eine Veränderung, die Stäbchen und Zapfen der Netzhaut betrifft. Es kommt dadurch zu einer schlechten Farberkennung und Verminderung der Sehschärfe. Eine ursächliche Behandlung gibt es leider nicht. Aber vitaminreiche, ausgewogene Kost kann sicherlich dazu beitragen, die Auswirkungen in erträglichen Grenzen zu halten.

Der von der Klinik empfohlene Augenschutz ist nicht so zu verstehen, dass man die Sonnenbrillen auch beim Lesen in der Wohnung oder beim Arbeiten im Haushalt tragen muss. Es ist lediglich günstig, die Sonnenbrillen im Freien zu tragen. Wie ich den Unterlagen entnehme, wurde auch nahe gelegt, Familienangehörige untersuchen zu lassen. Das ist sinnvoll, weil dadurch eventuell auch betroffene Verwandte rechtzeitig von Schutzmaßnahmen informiert werden können.

Sicherlich hat der behandelnde Augenarzt schon eine genaue Brille angepasst. Für das Lesen, Schreiben und Arbeiten am Computer sollte ein entsprechend genauer Arbeitsabstand berücksichtigt werden (Lese- oder Arbeitsbrille). Unter Umständen könnten Kontaktlinsen zur Verbesserung des Sehvermögens beitragen.

Ich hoffe, durch diese Antwort nicht allzu sehr enttäuscht zu haben, was die Chancen einer zielführenden ursächlichen Behandlung betrifft.

Prim. Prof. Dr. Günther Grabner
Facharzt für Augenheilkunde, Salzburg

Plötzlich kleine Punkte im Auge!

Renate F.: *Ich bin 63 Jahre alt und habe ein Problem: Vor einigen Monaten schwammen plötzlich beim Liegen in meinem rechten Auge kleine graue Punkte. Ich bekam danach auch immer wieder Kopfweh. Die Diagnose des Augenarztes lautet: Glaskörperabhebung. Angeblich kann man dagegen nichts unternehmen. Allerdings erhielt ich eine neue Gleitsichtbrille, mit der ich grundsätzlich zufrieden bin. Sie stört mich aber ein wenig beim Lesen. Ich habe nun große Angst zu erblinden. Besteht diesbezüglich eine Gefahr?*

Ich darf gleich beruhigen: Eine Glaskörperabhebung bei geringer Kurzsichtigkeit kommt sehr häufig vor und muss keine Sorgen bereiten. Man erblindet dadurch sicherlich nicht. Dass die Netzhaut genau untersucht wurde, nehme ich an.

In den meisten Fällen verschwinden die kleinen Pünktchen nach Monaten oder auch Jahren von selbst. Man gewöhnt sich überdies recht gut daran.

Was das Lesen betrifft, so dürfte das etwas mit der Stellung der Gleitsichtbrille auf der Nase zu tun haben. In solchen Fällen lässt man etwa vom Augenoptiker kontrollieren, ob der Sitz auf der Nase korrekt ist.

Prim. Prof. Dr. Günther Grabner
Facharzt für Augenheilkunde, Salzburg

Immer schwarze Fliege im Auge …

Marianne G.: *Seit einiger Zeit sehe ich mit einem Auge immer eine schwarze Fliege. Der Augenarzt stellte ein so genanntes Mückensyndrom fest. Dagegen kann man angeblich nichts machen. Stimmt das?*

Das im Brief beschriebene Symptom einer „schwarzen Fliege“ vor dem Auge ist zwar lästig, aber meistens harmlos. Die Erscheinung kann sich im Laufe von Wochen bis Monaten von selbst wieder deutlich bessern.

Es handelt sich dabei um eine „hintere Glaskörperabhebung“, wie der medizinische Fachausdruck lautet. Das bedeutet nichts anderes, als dass die geleeartige Masse, die das Auge ausfüllt, etwas in sich zusammenfällt und dann einen Schatten auf die Netzhaut wirft, den man sieht. Besonders stark bemerkt man dann diese beweglichen „Mücken“ vor einem hellen Hintergrund, sei es eine weiße Wand oder zum Beispiel auch ein klarer Himmel.

Der behandelnde Arzt wird bei weiter Pupille (die Augen werden eingetropft) eine Untersuchung der Randzone der Netzhaut durchführen. Der Befund ist allerdings meistens normal. Sollte doch ein Loch festgestellt werden, dann lässt sich dieses mittels Laserkoagulation schließen.

Die „Mücke“ selbst kann und soll man nicht behandeln, weil sie sich einerseits durch Absinken im Auge im Laufe der Zeit selbst bessert und man sich zweitens wirklich daran gewöhnt.

In extremen Fällen – die jedoch sehr selten auftreten – kann durch einen recht aufwändigen chirurgischen Eingriff (der mit erheblichen Risiken verbunden ist) Abhilfe geschaffen werden. Ich empfehle das daher eher nicht. Medikamente oder sonstige Behandlungen gibt es, wie der Augenarzt richtigerweise gesagt hat, keine.

Prim. Prof. Dr. Günther Grabner
Facharzt für Augenheilkunde, Salzburg

Kontaktlinsen für Computerarbeit?

Erwin S.: *Ich bin stark kurzsichtig (rund 9 Dioptrien auf beiden Augen) und verbringe aus beruflichen Gründen täglich viel Zeit vor dem Computer. Meine Frage: Ich möchte von harten auf weiche Kontaktlinsen umsteigen. Es soll auch welche geben, die bei Hornhautverkrümmung geeignet sind. Würde sich dadurch aber vielleicht die Kurzsichtigkeit verschlechtern?*

Auch starke Kurzsichtigkeit lässt sich gut mit weichen Kontaktlinsen auskorrigieren. Solche Linsen sind daher geeignet, einige Dioptrien von Astigmatismus (Hornhautverkrümmung) auszugleichen. Das Tragen von weichen Kontaktlinsen führt auf keinen Fall zur Verschlechterung der Kurzsichtigkeit.

Prim. Prof. Dr. Raja Haddad
Facharzt für Augenheilkunde, Wien

Seit Jahren schon entzündete Lider

Brigitte R.: *Seit ungefähr sechs Jahren habe ich, 67, vermehrt mit entzündeten Augenlidrändern zu tun. Allergietests brachten kein Ergebnis. Auch an Rheuma leide ich nicht. Verschiedenste Tropfen halfen nichts. Heuer wurde ich wegen grauen Stars an beiden Augen operiert, wegen drohender Netzhautablösung bekam ich eine Lasertherapie. Die geröteten Augen habe ich noch immer. Ich bin gegen Zugluft überempfindlich. Auch auf Stress, wenig Schlaf und langes Arbeiten am Computer reagiere ich schlecht. Ich bitte um Rat und Hilfe.*

Ich empfehle, einen so genannten Schirmer-I- und Schirmer-II-Test durchführen zu lassen, um die Menge der produzierten Tränenflüssigkeit zu messen. Sollte dieser Test pathologisch ausfallen, die erzeugte Tränenflüssigkeit also wirklich zu gering sein, so wäre zunächst ein Versuch mit Tränenersatzmitteln sinnvoll.

Unter Umständen kann über Nacht auch eine örtliche Behandlung mit einer Salbe oder einem Augengel erfolgen. Ich rege eine Untersuchung durch den Frauenarzt hinsichtlich der Hormonsituation an. Ein allfälliges Defizit sollte entsprechend ausgeglichen werden.

Bei sehr vielen Frauen kommt es nämlich im beschriebenen Alter zu Hormonschwankungen, die jedoch behoben werden können. Dass die Hormone eine Ursache sein können, zeigt sich an der Tatsache, dass die genannten Beschwerden sehr häufig bei Frauen, aber nur relativ selten bei Männern zu beobachten sind.

Als weiterer Auslöser der Entzündung ist eine Verstopfung der Talgdrüsen möglich. Das kann der Augenarzt leicht feststellen. Sollte das der Fall sein, dann wäre eine örtliche Therapie mit Blephagel®-Augengel und eventuell eine kurzzeitige Antibiotikagabe angezeigt. Damit können die „Bakteriennester“ in den Haarbälgen der Lider beseitigt werden, was zur Abheilung führt. Allerdings muss diese Behandlung monatelang geduldig und konsequent erfolgen.

Prim. Prof. Dr. Günther Grabner
Facharzt für Augenheilkunde, Salzburg

Die Lidränder sind chronisch entzündet

Traude L.: *Ich leide seit einem Jahr an einer chronischen Lidrandentzündung. Kürzlich habe ich mir auf beiden Augen Hagelkörner wegoperieren lassen. Leider nur teilweise mit Erfolg. Die Lidränder sind nach wie vor am Morgen geschwollen und gerötet. Dazu kommt gelbliches Sekret. Wie kann ich diese Beschwerden wieder loswerden? Ich bitte um Rat.*

Die angesprochenen chronischen Entzündungen der Talgdrüsen der Lider mit Einkapselung (die „Hagelkörner“ oder Chalazien) entstehen in der Regel durch eine Entzündung der Talgdrüsen selbst. Das führt zur Rötung und Schwellung der Lidränder.

Das ebenfalls beschriebene gelbliche Sekret, welches die Augen gleichsam verklebt, ist auf eine zusätzliche Infektion mit Bakterien zurückzuführen. Das kommt sehr häufig vor und ist meistens harmlos.

Ich empfehle, neuerlich den Augenarzt/die Augenärztin aufzusuchen, um eine bakteriologische Untersuchung der Lidkanten durchführen zu lassen. Dann zeigt sich, welche Keime vorliegen. Diese können dann mittels örtlicher Behandlung (Antibiotika etc.) gezielt bekämpft werden. Ganz wichtig ist es aber auch, mindestens zweimal täglich die Lidkanten sorgfältig zu reinigen und von allen Krusten zu befreien. Das führt zwar anfangs häufig zu einer geringen Verstärkung der Entzündung, ist aber absolut notwendig, damit die Ausführungsgänge der Talgdrüsen frei werden. Dann kann nämlich das für das Auge erforderliche ölige Sekret frei austreten, ohne dass sich wieder Verstopfungen bilden.

Für diesen Zweck eignet sich am besten eine Reinigungsflüssigkeit aus der Apotheke, die „Blephagel®“ heißt und vom Facharzt verschrieben wird.

Prim. Prof. Dr. Günther Grabner
Facharzt für Augenheilkunde, Salzburg

Ständig zuckt das untere Augenlid

***Maria G.:** Seit zwei Jahren zuckt ständig das linke untere Augenlid. Es hört zwar für einige Wochen auf, kommt aber immer wieder. Vor allem bei Kälte, unter körperlicher Belastung und Stress. Magnesium und Schüsslersalze halfen nichts. Mich stört dieses Zucken und ich bitte um Rat.*

Wir sprechen in solchen Fällen von TIC. Meistens tritt diese Fehlsteuerung des unbewussten Nervensystems im Bereich des Gesichtes auf. Oft beginnt diese Erscheinung schon im Kindesalter.

Falls neurologische oder medikamentöse Ursachen ausgeschlossen werden können, können etwa Verhaltenstherapie, Entspannungsübungen, Schattenboxen und Qigong hilfreich sein.

Auch Akupressur bewährt sich meistens: Man drückt täglich für je eine Minute mit dem Daumen die Punkte Di 4, KS 6 und G 20. So finden Sie die genannten Punkte:

- Di 4: Auf dem Handrücken zwischen dem 1. und 2. Mittelhandknochen, also auf der Verlängerung des Daumens und des Zeigefingers. Wenn man diese Finger zusammenpresst, entsteht ein Muskelwulst. Auf dessen höchster Stelle liegt der gewünschte Punkt.
- KS 6: Zwei Querfinger oberhalb der inneren Handgelenkquerfalte zwischen Elle und Speiche.
- G 20: Man tastet neben dem Ohrläppchen einen Knochenvorsprung (Warzenbeinfortsatz) und findet in der Mitte eine kleine Vertiefung – dort liegt G 20.

Einen Akupressur-Kurs und viele weitere Gesundheitstipps finden Sie in dem Buch „Chinesische Heilkunst“, erschienen im Kneipp-Verlag.

Prof. Dr. Alexander Meng
Facharzt für Neurologie, Spezialist für Traditionelle Chinesische Medizin (TCM), Wien

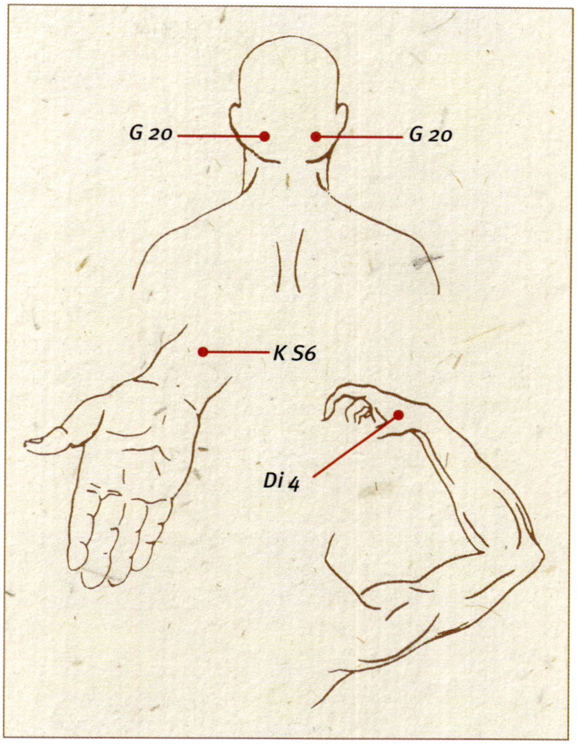

Seit Jahren dunkle Ringe um die Augen

Karoline F.: *Ich bin 67 Jahre alt und habe seit Jahren dunkle Ringe um die Augen. Ich sehe daher immer kränklich aus, obwohl meine ärztlichen Befunde alle in Ordnung sind. Was kann ich dagegen tun?*

Das Hautgebiet um die Augen sagt in der Gesichtsdiagnostik etwas über die Nieren aus. Augenringe mit „Schatten" unter den Augen sind meistens eine Folge unzureichender „Entgiftung" des Körpers.

In den meisten Fällen finden sich diese Schatten aus meiner Erfahrung, wenn Zahnfüllungen aus Amalgam vorhanden sind oder lange vorhanden waren.

Um die Entgiftungsleistung des Körpers zu erhöhen, kann man die Nieren durch eine Umstellung der Ernährungsgewohnheiten entlasten. Dabei ist beispielsweise wichtig, Vitalstoffe aus frischem Obst und Gemüse zu sich zu nehmen. Weiters sollten wenige Lebensmittel gegessen werden, die „übersäuern".

Ich rate Soja- und Tofuprodukte auszuprobieren. Als Ergänzung der Nahrung sind Basenpulver oder Algentabletten durchaus empfehlenswert. Man soll auch darauf achten, etwa zwei Liter Wasser oder Tee pro Tag zu trinken!

Dr. Andrea Anschütz
Ärztin für Allgemeinmedizin, Neulengbach, (Niederösterreich)

Trocknet Kaffee die Augen aus?

Kurt Z.: *Ich bin 60 und leide unter Augentrockenheit. Hylo-Comod® hilft nur bedingt. Kann mein täglicher Kaffeegenuss den Körper von innen her austrocknen? Können Schlaftabletten und Fernsehen mit der Augentrockenheit in Zusammenhang stehen? Ich bitte um entsprechende Beratung.*

Kaffeegenuss sollte den Körper nicht allzu sehr austrocknen. Ich empfehle aber, rund zwei Liter Flüssigkeit (Mineralwasser, Tee, Wasser) zusätzlich zu trinken, um einen allfälligen Flüssigkeitsverlust auszugleichen.

Hylo-Comod® ist an sich ein ausgezeichnetes Präparat, das von vielen Augenärzten erfolgreich verschrieben wird. Es ist frei von Konservierungsmitteln und hat eine verlängerte Verweildauer im Auge. Die gelegentliche Einnahme einer Schlaftablette bzw. längeres Fernsehen sollten kein allzu großes Problem darstellen. Ich rate aber, während der Fernsehabende mehrmals Hylo-Comod® anzuwenden. Zur Verschlechterung der Symptome würde allerdings Rauchen führen.

Sollten die Beschwerden zunehmen, kann der Augenarzt länger wirkende Präparate verordnen. Dabei würde ich zunächst etwa an Vidisic® AG denken. Unter Umständen kommt auch ein Anbringen von „Punctum plaques" zum Verschluss der Tränenpünktchen in Frage.

Weiters empfehle ich in solchen Fällen, sich von einem Internisten (besonders dann, wenn auch Mundtrockenheit und rheumatische Beschwerden vorhanden sind) auf ein so genanntes Sjögren-Syndrom untersuchen zu lassen.

Sollten übrigens Frauen von dieser Erscheinung betroffen sein, wäre auch eine hormonelle Untersuchung zweckdienlich. Eventuell hilft dann nämlich eine Hormonersatztherapie.

Prim. Prof. Dr. Günther Grabner
Facharzt für Augenheilkunde, Salzburg

Seit langer Zeit entzündete Augen

Renate P.: *Ich leide seit mehr als 20 Jahren an Bindehautentzündung – bis zu 5-mal im Jahr. Die Ursache ist unklar. Ich bekam Betnesol®-Tropfen verschrieben, die zwar zunächst halfen, nun aber nicht mehr. Auch andere Tropfen und Salben bringen keine Linderung. Dann wurde ich mit Methotrexat behandelt – wieder kam die Entzündung zurück. Ich bin total frustriert und frage: Gibt es wirklich keine Hilfe für mich?*

Leider steht in der Anfrage nichts über das Ausmaß der Tränenproduktion, die mit dem so genannten Schirmer-Test gemessen werden kann. Ich nehme aber an, dass der behandelnde Augenarzt schon als Dauertherapie einen Tränenersatz verordnet hat, was bei solchen Zuständen oft Linderung bringen kann. Auch die Verwendung eines Augengels am Abend vor dem Schlafengehen wäre einen Versuch Wert.

Sollte sich herausstellen, dass die Tränenproduktion wirklich vermindert ist, dann käme eventuell eine Behandlung durch Verschluss der Tränenpünktchen in Frage. Dafür gibt es verschiedene Methoden, die der Arzt kennt.

Die beschriebene Therapie mit Methotrexat dient der Behandlung chronisch entzündlicher Schleimhauterkrankungen. Ich könnte mir vorstellen, dass die Spezialisten empfehlen, eine Probeentnahme aus der Bindehaut durchführen zu lassen, um zu einer Diagnose des Leidens zu kommen.

Insgesamt gesehen empfehle ich sehr sparsamen Gebrauch von kortisonhaltigen Betnesol®-Augentropfen, auch wenn diese zunächst gut geholfen haben.

Prim. Prof. Dr. Günther Grabner
Facharzt für Augenheilkunde, Salzburg

Mehrmals monatlich Augenflimmern

Erika L.: *Ich bin 60 und habe seit fast 20 Jahren mehrmals monatlich Augenflimmern. Dazu kommen Benommenheit und Kopfdruck, jedoch kein Kopfschmerz. Der Anfall dauert etwa 20 Minuten. Vorwiegend ist das linke Auge betroffen, auf dem ich auch eine Sehschwäche habe. Ich bekomme auch immer wieder auf dem Gesäß eine Fieberblase. Außerdem leide ich an Blutdruckschwankungen und nehme dagegen das Medikament Concor®. Ich bitte Sie um einen Rat.*

Das Flimmern kann einer Migräne entsprechen. Besonders wenn es halbseitig auftritt. Dafür sind zum Beispiel Neurologen zuständig. Eine Erkrankung des Auges ist zwar eher unwahrscheinlich, sollte jedoch im Zuge einer augenärztlichen Untersuchung (Augendruckmessung) trotzdem ausgeschlossen werden.

Fieberblasen sind chronische Infektionen, die meistens am selben Ort auftreten. Häufig finden sich diese an den Lippen. Im Bereich des Gesäßes halte ich das allerdings für ausgeschlossen. Da rate ich, die Bläschen dem Hautarzt zu zeigen.

Bezüglich des Bluthochdruckes ist Concor® zweifellos ein bewährtes Mittel. inwieweit es in der konkreten Situation das Richtige ist, kann allerdings nur der behandelnde Arzt bzw. Internist entscheiden.

Prim. Prof. Dr. Wolfgang Grisold
Facharzt für Neurologie, Wien

Nicht in grelle Lichter schauen!

Kurt G.: *Ich bin 70, weitsichtig und habe beginnenden grauen Star. Seit einiger Zeit sehe ich Lichtpunkte (Scheinwerfer, Kerzenlicht usw.) wie Winkel – mit Brille verkleinert und ohne Brille vergrößert. Muss das behandelt werden?*

Die hier beschriebene Erscheinung entsteht in erster Linie in der Augenlinse. Das Durchschnittsalter der Bevölkerung steigt ja – Fehler bzw. Trübungen der Linse nehmen daher zu.

Häufig machen sich diese Störungen gar nicht bemerkbar. Werden jedoch Lichtquellen wie die tiefstehende Sonne und Autoscheinwerfer betrachtet, oder Licht trifft in einem ungünstigen Winkel auf das Auge, dann treten Blendungen und Streulichter auf.

Verkehrsteilnehmer, deren Sehleistung an der Sehprobentafel durchaus den erforderlichen Normen entspricht, können durch solche Streulichter empfindlich beeinträchtigt sein. Mit zunehmendem Alter häufen sich auch Lichtschäden an der Netzhaut. Blendungen wirken sich dann mehrfach ungünstig aus.

Schmutzige und zerkratzte Scheiben, Brillen oder Kontaktlinsen können sich noch zusätzlich als Störfaktoren bemerkbar machen. Allmählich hat es sich aber doch herumgesprochen, dass es schädlich ist, in grelle Lichter zu schauen.

Ich empfehle im Übrigen grundsätzlich ausreichend dunkle Sonnenbrillen mit guten UV-Filtern zu verwenden. Geringe Abweichungen der Linse müssen nicht behandelt werden. Eine Star-Operation ist meistens nicht nötig.

Prof. Dr. Peter Heilig
Facharzt für Augenheilkunde, Wien

Wie man sich gegen Blendung wappnet

Heinrich B.: *Ich habe empfindliche Augen und werde beim Autofahren immer wieder geblendet. Kann man sich dagegen schützen?*

Das Hauptproblem liegt darin, dass bei sehr vielen Autofahrern die Scheinwerfer nicht richtig eingestellt sind. Schon durch bessere Einstellung könnte man die Blendungsgefahr verringern.

Weitere Tipps:

- Brillen für das Fahren in der Dämmerung und nachts sollen klar und entspiegelt sein. Tönungen wirken sich nachteilig aus. Bei Tag trägt man bei Sonnenschein Sonnenbrillen. Nicht geeignet sind hingegen phototrope Brillen, weil sie hinter der Windschutzscheibe nicht nachdunkeln können.
- Kratzer, Schlieren und Schmutz auf Brille und Windschutzscheibe vermehren Blendungen und Streulichter. Ich rate: feucht reinigen, wie Weingläser behandeln! Bei Trockenreinigung entstehen meistens Kratzer.

Prof. Dr. Peter Heilig
Facharzt für Augenheilkunde, Wien

Augenleiden AMD: Therapie möglich

Renate F.: *Nach einer Augenuntersuchung wurde bei meiner Freundin (76) an einem Auge eine so genannte Makuladegeneration festgestellt. Angeblich gibt es für diese Krankheit keine Behandlung. Nun habe ich aber in der Krone von einem neuen Wirkstoff gelesen, der in Kombination mit Lasertherapie hilft. Ich bitte darüber um nähere Auskunft.*

Die Makuladegeneration ist eine altersbedingte Veränderung der Netzhautmitte (kurz AMD genannt). Ein sehr häufiges Leiden bei Menschen in höherem Lebensalter. Bei der Form der so genannten „feuchten“ AMD (die allerdings seltener auftritt) kann die angesprochene photodynamische Laserbehandlung erfolgreich eingesetzt werden.

Im Zuge der Behandlung stellt man krankhaft neugebildete Blutgefäße im Bereich der Aderhaut (unter der Netzhaut) mit Hilfe eines sensiblen Farbstoffes (Medikament) dar und verschließt diese dann durch Einsatz von Laserlicht. Diese Therapie muss manchmal mehrmals durchgeführt werden. Sie wird an verschiedenen Zentren in Österreich angeboten.

Nun ist es wichtig, dass bei der Patientin mittels Fluoreszenzangiographie (Gefäßdarstellung im Bereich von Netz- und Aderhaut) festgestellt wird, welche Form des Leidens vorliegt, falls das nicht bereits geschehen ist. Diese Untersuchung ist an Spezialambulanzen in öffentlichen Krankenhäusern möglich.

Prim. Prof. Dr. Günther Grabner
Facharzt für Augenheilkunde, Salzburg

Augenkrank durch Toxoplasmose

Doris G.: *Meine 32-jährige Schwester bekam vor rund drei Jahren arge Probleme mit den Augen. Auf einem Auge ist sie heute fast blind. Angeblich hat sie sich mit Toxoplasmose angesteckt. Ich habe bisher geglaubt, dass Toxoplasmose nur in der Schwangerschaft gefährlich ist. Kann man in diesem Fall operieren? Ist das zweite Auge auch in Gefahr?*

Augenentzündungen infolge einer Toxoplasmoseinfektion können nicht nur in der Schwangerschaft übertragen werden. Sie können bei Erwachsenen grundsätzlich auftreten. Der Erreger bewirkt eine Entzündung meistens genau in der Augenmitte (Makula lutea). Der Patient verliert durch Vernarbungen das zentrale Sehen.

Eine Operation gegen diese Veränderungen gibt es derzeit leider nicht. Das zweite Auge ist allerdings nicht akut gefährdet. Sollten am gesunden Auge dennoch Sehstörungen bemerkt werden, dann ist möglichst rasch ein Augenarzt oder eine Augenambulanz aufzusuchen.

Prim. Prof. Dr. Susanne Binder
Fachärztin für Augenheilkunde, Wien

Schmerzen durch Augenentzündung

Werner F.: *Ich bin 64 und leide seit fast einem Jahr an einer schmerzhaften Virusentzündung, abwechselnd an beiden Augen. Ich bin in Behandlung und mir wurde auch Blut abgenommen. Ich habe den Fachausdruck Episkleritis gehört und bitte nun um nähere Informationen über diese unangenehme Erkrankung.*

Zunächst darf ich korrigieren: Mit großer Wahrscheinlichkeit handelt es sich bei einer derartigen Entzündung, die die feine Haut auf der Lederhaut des Auges betrifft, nicht um eine Virusinfektion, sondern eher um ein rheumatisches Geschehen. Deshalb hat der behandelnde Augenarzt auch entsprechende Untersuchungen angeordnet.

Die genannte Krankheit spricht erfahrungsgemäß gut auf Kortison-Augentropfen an. Allerdings dürfen diese nur unter ärztlicher Kontrolle genommen werden, was ja offensichtlich hier ohnedies der Fall ist.

Die Ursache des schmerzhaften Leidens, welches nach einer gewissen Zeit wieder abklingen kann (genauso wie Rheuma) ist noch nicht restlos bekannt. Man nimmt an, dass es unter Umständen durch Antikörper (an sich „Soldaten“ der Körperabwehr) im Bereich der oberflächlichen Blutgefäße zu örtlichen Entzündungsreaktionen kommt.

Diese Entzündungen heilen üblicherweise ohne große Narben und damit Schäden ab. Man muss nur bei der Verwendung von Kortison-Tropfen vorsichtig sein. Diese helfen zwar, können aber doch Nebenwirkungen haben.

Die Krankheit verläuft zwar manchmal recht schmerzhaft, ist aber doch eher harmlos. Das Sehvermögen ist dadurch praktisch nie beeinträchtigt.

Prim. Prof. Dr. Günther Grabner
Facharzt für Augenheilkunde, Salzburg

Loch in der Makula lässt sich operieren

Erich P.: *Laut Befund wurde bei mir ein Loch in der Makula festgestellt. Ich sehe besonders am Morgen einen dunklen Schatten vor meinem linken Auge. Mir wurde eine Operation empfohlen. Allerdings habe ich davor Angst und möchte wissen, ob der Eingriff überhaupt helfen kann und welche Risiken dabei bestehen.*

Ich habe mir die Befunde angeschaut und festgestellt, dass die Veränderungen relativ kurz zurückliegen. Das heißt, die Chancen, das Loch in der Netzhaut durch eine Operation verschließen zu können, stehen recht gut.

Nach erfolgreichem Eingriff ist mit langsamer Besserung des Sehvermögens zu rechnen. Natürlich birgt jede Operation auch gewisse Risiken. Im konkreten Fall könnte es zu einer zunehmenden Linsentrübung kommen. Diese lässt sich allerdings relativ leicht wieder beheben. Ebenso können Netzhautabhebungen auftreten – auch diese können behandelt werden.

Prim. Prof. Dr. Günther Grabner
Facharzt für Augenheilkunde, Salzburg

Starke Schmerzen in einem Auge

Gerda S.: *Ein- bis zweimal jährlich traten bei mir starke Schmerzen im linken Auge auf. Der Augapfel bekommt dann einen glasig dicken Überzug. Jetzt habe ich diese Symptome schon zweimal im Monat. Kortison führt rasch zur Besserung. Eine Ursache des Leidens wurde nicht festgestellt. Gibt es noch eine andere Behandlung als mit Kortison?*

Die Abklärung der Ursache dieser laut Befund beschriebenen Entzündung der Augenmuskeln wäre von entscheidender Bedeutung. Häufig treten Muskelerkrankungen im Rahmen allgemeiner entzündlicher Geschehen im Körper auf. Dazu gehören etwa Rheumatismus oder auch Störungen der Immunabwehr.

Bei unklarer Herkunft der Beschwerden besteht die Therapie derzeit in hochdosierter Gabe von Kortison. Spricht der Patient darauf nicht an, so muss man unter Umständen stärkere Medikamente (Immunsuppressiva) anwenden.

Unter Umständen besteht aber die Möglichkeit, auf nicht-kortisonhaltige, entzündungshemmende Präparate auszuweichen. Darüber muss allerdings der behandelnde Augenarzt entscheiden. Eine Änderung der Therapie kann sich nur durch genaue Kenntnis der Ursache ergeben.

Prim. Prof. Dr. Susanne Binder
Fachärztin für Augenheilkunde, Wien

Auge: Verschluss der Zentralvene

Elisabeth K.: *Ich bin seit einem Verschluss der Zentralvene im rechten Auge fast erblindet. Im Glaskörper bildet sich immer wieder Blut. Ich bin schon viermal gelasert worden. Gegen Bluthochdruck nehme ich jetzt Medikamente. Was kann ich noch unternehmen, damit die Blutungen endlich aufhören? Was ist eigentlich ein Verschluss und wovon kommt er? Gibt es keine operative Möglichkeit, um wieder sehen zu können?*

Der Verschluss einer derartigen Zentralvene ist oft mit erhöhtem Blutdruck und entsprechenden Gefäßveränderungen sowohl der Arterien als auch der Venen in der Netzhaut verbunden. Nach einer Behandlung kann es leider oft lange dauern, bis sich eine gewisse Besserung einstellt. Blutungen in der Netzhaut und schlecht mit Blut versorgte Gebiete kommen leider häufig vor. Es kann auch aus undichten Gefäßen Blut in den Glaskörper austreten. Das erfordert die bereits durchgeführte Behandlung mittels Laser. Nach der Therapie ist anfangs alle vier Wochen, dann alle zwei bis drei Monate eine augenärztliche Kontrolle notwendig. Vor allem deswegen, um einen Folgeschaden dieses Leidens, nämlich eine Erhöhung des Augendruckes (so genannter grüner Star oder Glaukom) zu verhindern. Sollte es zu einer sehr starken Blutung in den Glaskörper gekommen sein (das entnehme ich dem Schreiben nicht), dann gäbe es grundsätzlich die Möglichkeit, das Blut operativ aus dem Auge zu entfernen. Sehr wichtig ist es, regelmäßig vom Arzt den Blutdruck, allfällige Blutungsneigung und die Möglichkeit einer Zuckerkrankheit abklären zu lassen. Diese Allgemeinerkrankungen bewirken mitunter – wie bereits er wähnt – auch einen Verschluss der Zentralvene. Ich empfehle unbedingt, in regelmäßigen Abständen den Augenarzt aufzusuchen, damit er gegebenenfalls die angesprochene Therapie in die Wege leiten kann.

Prim. Prof. Dr. Günther Grabner
Facharzt für Augenheilkunde, Salzburg

Augenverletzung nach einem Unfall

Albert W.: *Mein 25-jähriger Sohn erlitt vor einigen Wochen bei einem Skateboardunfall so schwere Gesichtsverletzungen, dass er unmittelbar nach dem Sturz am rechten Auge erblindete. Laut den Ärzten wird er leider auch blind bleiben, weil der Sehnerv zu arg defekt ist. Zusätzlich wurde aber auch ein Riss in der Netzhaut des linken Auges festgestellt. Er soll sich mittels Laser operieren lassen. Ich habe dazu folgende Fragen:*

1. *Ist diese Operation wirklich notwendig?*
2. *Welche Risiken sind dabei zu befürchten?*
3. *Können bei Nichtkorrektur später Komplikationen am Auge auftreten?*
4. *Sollte bei Erblindung im Krankenhaus nicht auch psychotherapeutische Betreuung angeboten werden?*

Ich möchte versuchen, aus den wenigen Informationen aus dem Brief doch einige Antworten zu geben:

1. Die Notwendigkeit einer Operation ergibt sich aus einer entsprechenden Untersuchung. Allerdings werden heute viele Veränderungen, die früher mit Laser behandelt wurden, heute nur mehr beobachtet. Man hat gesehen, dass manche Netzhautschäden nicht zu Komplikationen führen, wie früher angenommen. Ich würde einfach eine zweite Meinung einholen.
2. Zum Risiko: Das hängt von der Ausgangssituation ab. Allerdings ist Laserbehandlung der Netzhaut in der Regel nicht mit großen Gefahren verbunden.
3. Diese Frage ist nicht klar zu beantworten (da müsste man Prophet sein). Grundsätzlich kann es natürlich zu Folgeschäden (wie etwa einer Netzhautabhebung) kommen. Aber es muss durchaus nicht der Fall sein.
4. Zur psychischen Betreuung: Das ist grundsätzlich nicht üblich (wäre aber eventuell eine Anregung). Psychotherapeutische Betreuung wird nur in die Wege geleitet, wenn der Patient psychiatrisch auffällig ist.

Prim. Prof. Dr. Günther Grabner
Facharzt für Augenheilkunde, Salzburg

Operiertes Auge stark vereitert

Josef S.: *Ich bin 70 Jahre und wurde vor einigen Wochen wegen grauen Stars an einem Auge operiert. Dieses ist nun entzündet und stark vereitert. Auch die neu eingepflanzte Linse ist weg. Ich bin praktisch blind. Was kann man tun?*

Bedauerlicherweise tritt selten, aber fallweise doch nach einer Operation eine so genannte intraokulare Entzündung auf, die durch Bakterien hervorgerufen wird. Bei entsprechender Behandlung – diese wurde eingeleitet, wie ich dem Brief entnehme – kann das Auge erhalten werden.

Es ist auch durchaus möglich – unter bestimmten Voraussetzungen, die ich aber im konkreten Fall nicht kenne – das bereits operierte Auge nochmals mit einer Kunstlinse zu versorgen. Man kann weiters auch versuchen, den Brechungsfehler durch eine entsprechende Brille oder Kontaktlinse auszugleichen.

Wichtig ist natürlich eine Abklärung des Augenarztes, ob von Seiten der Netzhaut oder des Sehnervs eine Korrekturmöglichkeit besteht.

Prim. Prof. Dr. Günther Grabner
Facharzt für Augenheilkunde, Salzburg

Muss Auge wieder operiert werden?

Karl B.: *Ich wurde vor einigen Monaten am rechten Auge wegen einer Linsentrübung operiert. Ich erhielt eine neue Linse. Jetzt ist die Hornhaut sehr stark entzündet und schmerzt. Muss ich deshalb neuerlich operiert werden?*

Grundsätzlich versucht man in solchen Fällen, die Schmerzen und die Trübung der Hornhaut mit örtlich verabreichten Tropfen und Salben zu bessern. Sollte das jedoch nicht möglich sein, dann besteht der einzige Weg darin, die Linse wieder zu entfernen.

Unklar ist jedoch, ob sich dadurch die Hornhaut auch wirklich zur Gänze wieder erholen kann, da sie offenbar beträchtlich vorgeschädigt ist. Manchmal muss man deshalb zu einem späteren Zeitpunkt eine Hornhauttransplantation vornehmen.

Prim. Prof. Dr. Susanne Binder
Fachärztin für Augenheilkunde, Wien

Behandlung bei Netzhautablösung?

Sigrid W.: *Mein Mann, 49, hat eine Netzhautablösung. Mehrmalige Operationen haben keinen Erfolg gebracht. Wir sind beide verzweifelt und bitten um Rat. Befunde sind beigelegt.*

Den Befunden ist zu entnehmen, dass vor rund 20 Jahren eine Augenverletzung erfolgt ist. Danach wurde eine Netzhautoperation durchgeführt. Leider kam es in der Folge zu einer immer wiederkehrenden Netzhautabhebung, die mehrfach operiert wurde.

Augen mit solchen Verletzungen stellen für die Augenchirurgie leider ein großes Problem dar. Oft gelingt es nicht, die Netzhautabhebungen und Schrumpfungsvorgänge im Glaskörper zu stoppen.

Durch die vielen Operationen sinkt das Sehvermögen meistens ab. Es bleibt nur noch ein Restsehvermögen übrig. Dennoch rate ich zu einem neuerlichen Eingriff, der ja vorgeschlagen wurde. Allerdings wird das Sehvermögen am betroffenen Auge immer nur ein sehr begrenztes sein.

Prim. Prof. Dr. Susanne Binder
Fachärztin für Augenheilkunde, Wien

Wie ein grauer Star entsteht

Elfriede T.: *Ich bin 63 Jahre alt und leide seit einem halben Jahr an grauem Star. Wie entsteht diese Krankheit? Kann sie nach einer Operation neuerlich auftreten?*

Der graue Star (in der Fachsprache Katarakt genannt) tritt typischerweise erst in späterem Alter auf. Es handelt sich um eine Trübung der Linse. Erbliche Faktoren spielen bei der Entstehung eine Rolle, aber auch Stoffwechselkrankheiten wie etwa Diabetes mellitus (Zuckerkrankheit).

Nach einer Operation kann sich lediglich Monate bis Jahre später eine Nachstarbildung entwickeln, die man durch eine unblutige Laserbehandlung endgültig beseitigt.

Prim. Prof. Dr. Raja Haddad
Facharzt für Augenheilkunde, Wien

„Grauer Streifen" nach Staroperation

Sylvia K.: *Ich wurde vor sechs und sieben Jahren auf beiden Augen staroperiert. Bisher hatte ich keine Beschwerden. Nun habe ich aber am rechten Auge einen grauen Streifen. Laut augenärztlichem Befund habe ich eine trockene Makuladegeneration. Angeblich wird man davon blind. Ich bekam Tabletten, bin aber stark beunruhigt und bitte um eine fachliche Auskunft.*

Leider kann ich keine so ausführlichen Angaben machen, wie wahrscheinlich erhofft, da ich den momentanen Zustand des Sehvermögens nicht kenne. Ich gehe aber davon aus, dass damals hochgradige Kurzsichtigkeit durch die Staroperationen behoben wurde und dass die Patientin im Anschluss eine neue Fern- und Lesebrille erhielt.

Der beschriebene Befund der Netzhäute zeigt, dass es zu einer „Verdünnung" derselben gekommen sein dürfte. Allerdings konnte erfreulicherweise keine Neubildung von Blutgefäßen nachgewiesen werden.

Es handelt sich also um eine so genannte trockene Makuladegeneration und möglicherweise um eine kombinierte Veränderung durch die Kurzsichtigkeit.

Ich darf zunächst dahingehend beruhigen, dass diese Krankheit nur sehr langsam fortschreitet und man nie, ich betone nochmals, nie (!) davon blind wird!

Manchmal kann es allerdings zu einem Verlust der zentralen Sehschärfe kommen, was das Lesen und Autofahren schwierig macht. Aber der behandelnde Arzt hat ohnedies entsprechende Medikamente verschrieben und wird die Netzhaut sicher auch regelmäßig kontrollieren.

Insgesamt ist der Befund nicht beunruhigend und ich rate weiterhin Vertrauen zu den Augenärzten zu haben.

Prim. Prof. Dr. Günther Grabner
Facharzt für Augenheilkunde, Salzburg

Nach Staroperation „Schleier" vor Auge

Ernst P.: *Ich wurde vor zwei Jahren an beiden Augen wegen grauen Stars operiert und bekam Kunststofflinsen. Rechts sehe ich zufriedenstellend, links tritt zunehmend ein „Schleier" auf. Der Arzt meint, das habe mit der Linse nichts zu tun, es handle sich um eine Hornhautverkrümmung. Kann man das auch mit Laser erfolgreich behandeln? Bin ich mit 78 schon zu alt dafür?*

Man müsste wissen, ob der Schleier mit oder ohne Brille auftritt. Grundsätzlich kann man eine Hornhautverkrümmung mittels Brille wesentlich bessern. Unter Umständen hilft auch die Anpassung einer Kontaktlinse in Form einer Dauertragelinse.

Natürlich gibt es auch die Möglichkeit eine Verkrümmung der Hornhaut chirurgisch zu bessern. Dafür stehen verschiedene Methoden zur Verfügung. Manchmal muss die ursprüngliche Schnittstelle für die Einpflanzung der Linse nachgenäht werden. Manchmal kann man durch zwei zusätzliche kleine Einschnitte in der Hornhaut die Verkrümmung bessern. Mitunter, aber doch eher seltener, kann auch der Laser zum Einsatz gelangen.

Die Wahl der Methode richtet sich nach dem Ergebnis einer umfassenden Untersuchung, die an Augenkliniken erfolgt.

Zum Alter: Hier kann ein sehr kleiner Eingriff das Sehvermögen wesentlich steigern. In der modernen Medizin gibt es für solche Operationen praktisch keine Altersgrenze nach oben mehr. Alleine in Salzburg sind heuer bereits zahlreiche Patienten zwischen 90 und 100 Jahren geheilt worden.

Prim. Prof. Dr. Günther Grabner
Facharzt für Augenheilkunde, Salzburg

Trüber Fleck blieb nach Staroperation

Johann D.: *Nach einer Staroperation vor rund einem Jahr musste ich vor kurzem eine Nachoperation mittels YAG-Laser machen lassen. Die Linse hatte sich erneut getrübt. Leider ist seither noch immer eine Sehstörung in Form eines beweglichen trüben Flecks vorhanden. Vor allem beim Lesen behindert das stark. Was wäre mir hier zu empfehlen?*

Nach Staroperation bzw. Behandlung mittels YAG-Laser können durchaus Trübungen im Glaskörper des Auges auftreten. Das ist zwar im Moment recht lästig, wird aber im Laufe der Zeit immer weniger auffällig. Man gewöhnt sich erfahrungsgemäß daran.

Bedauerlicherweise gibt es keine wirkliche Therapie, die man den Patienten empfehlen könnte. Ein Eingriff am Glaskörper wäre nämlich mit erheblichen Risiken verbunden. Das würde in keinem Verhältnis zur derzeitigen Beeinträchtigung stehen.

Ich rate jedoch unbedingt zu regelmäßigen Kontrollen beim Augenfacharzt, um weitere Netzhautprobleme (wie etwa eine Abhebung) ausschließen zu können.

Prim. Prof. Dr. Günther Grabner
Facharzt für Augenheilkunde, Salzburg

Wie man grauen Star behandelt

Erich I.: *Ich bin 66 Jahre alt und bemerke, dass sich nach und nach meine Sehschärfe verringert. Kann das schon ein grauer Star sein? Welche Behandlungsmöglichkeiten stehen zur Verfügung?*

Das geschilderte Symptom kann auf einen grauen Star (Linsentrübung) hindeuten.

Grundsätzlich werden zwei Arten des grauen Stars unterschieden: Jener, der angeboren ist oder in früher Kindheit auftritt und der so genannte Altersstar, der in höherem Alter auftritt. Weitere mögliche Ursachen: Schädigung durch Röntgenstrahlen, Hitze, Allgemeinerkrankungen wie Diabetes mellitus, Entzündungen, Verletzungen, bestimmte Medikamente.

Der Verlust der Sehschärfe schreitet langsam fort. Die Betroffenen haben Schwierigkeiten beim Lesen, Fernsehen oder Autofahren, da alles grau verschleiert erscheint oder störende Lichtreflexe wahrgenommen werden.

Das Ausmaß der Verschlechterung hängt von Ausgangspunkt und Ausdehnung der Trübung ab. Sitzt die Trübung zum Beispiel im Linsenkern, dann entsteht eine Kurzsichtigkeit. Vorher weitsichtige Menschen bemerken, dass sie wieder ohne Lesebrille lesen können. Kopf- und Augenschmerzen können auftreten, wenn die Linse aufquillt und eine Druckerhöhung im Auge bewirkt.

Wer also Sehprobleme feststellt, der sollte sich unverzüglich an einen Augenarzt wenden! Es können sich hinter den genannten Anzeichen auch andere Augenleiden wie etwa der grüne Star (Glaukom) verbergen. Im Frühstadium kann die Angleichung der Brillengläser ein weitgehend gutes Sehvermögen erhalten. Auch Medikamente, die eine Weitstellung der Pupillen hervorrufen, können in manchen Fällen hilfreich sein.

Ist die Linsentrübung jedoch so weit fortgeschritten, dass diese Maßnahmen nichts mehr nützen, dann kann im Zuge einer Operation die kranke Linse entfernt und durch eine künstliche ersetzt werden. Der Eingriff ist unkompliziert und auch bei sehr alten Patienten erfolgreich.

Prof. Dr. Heinz Carl Bettelheim
Facharzt für Augenheilkunde, Wien

Grüner Star: Ganz normal weiterleben

Irene N.: *Ich bin 62 Jahre alt und leide an erhöhtem Augendruck. Angeblich heißt diese Krankheit grüner Star. Kann man in diesem Fall mit homöopathischen Mitteln behandeln? Darf ich weiter Gymnastik betreiben?*

Augendruckwerte an der Obergrenze bedeuten noch keinen grünen Star (Glaukom). Dazu würden noch Veränderungen am Augenhintergrund und im Gesichtsfeld gehören. Steht die Diagnose „Glaukom“ aber fest, so ist ständige Behandlung und entsprechende Kontrolle erforderlich.

Vorbeugende Maßnahmen gibt es nicht. Auch Homöopathie kann nicht helfen. Allerdings sollten Risikofaktoren wie Bluthochdruck, erhöhte Blutfettwerte und Zigarettenrauchen ausgeschaltet werden.

Der Glaukom-Patient muss seine gewohnten Aktivitäten wie Sport, Saunabesuche usw. in keiner Weise einschränken. Ein völlig normales Leben ist vor allem dann möglich, wenn ausreichende Behandlung erfolgt.

Prim. Prof. Dr. Raja Haddad
Facharzt für Augenheilkunde, Wien

Die Pupillen passen sich nicht mehr an

Johanna P.: *Ich leide schon seit fast 30 Jahren an grünem Star. Schon vor rund zehn Jahren wurde festgestellt, dass die Regenbogenhaut mit der Hornhaut verklebt ist. Die Pupillen können sich daher weder erweitern noch verengen. Ich sehe in Dunkelheit sehr schlecht und bin bei Helligkeit recht lichtempfindlich. Gibt es eine Möglichkeit, diese Verklebung zu beheben?*

Der Anfrage ist zu entnehmen, dass ein so genanntes akutes Winkelblockglaukom vorliegt, das üblicherweise mit Augentropfen behandelt wird.

Wenn das Auge zu kurz gebaut ist (etwa bei Weitsichtigkeit), dann ist der Raum in der Vorderkammer des Auges sehr klein. Die Regenbogenhaut kann sich mit Hornhaut verkleben. Die Pupille kann dann starr und unbeweglich auf Licht werden. Grundsätzlich kann in diesen speziellen Fällen (wenn die Verklebung schon lange besteht) nur mit Augentropfen eine Änderung bewirkt werden. Jedoch gibt es die Möglichkeit eines chirurgischen Eingriffs (auch unter örtlicher Betäubung machbar), der Abhilfe schaffen kann.

Der Arzt entfernt dabei die Augenlinse und setzt eine künstliche Linse ein, genauso wie bei einer Staroperation. Dadurch wird mehr Platz in der Vorderkammer geschaffen. Die Verklebungen können dann oft zumindest teilweise gelöst werden. In vielen Fällen gelingt es dadurch wenigstens, die Pupille etwas zu verengen und damit die Lichtempfindlichkeit zu beeinflussen. Auch der Augendruck kann sich mitunter wieder normalisieren.

Ich empfehle deshalb die Überweisung durch den Augenfacharzt an eine Augenabteilung. Nach einer Ultraschallbiomikroskopie, die die vorderen Abschnitte des Auges darstellen kann, wird man zu einem entsprechenden Eingriff raten können, der in der Regel völlig schmerzlos verläuft.

Prim. Prof. Dr. Günther Grabner
Facharzt für Augenheilkunde, Salzburg

Stark kurzsichtig – keine Erblindung

Marianne P.: *Ich bin sehr stark kurzsichtig (habe Befund beigelegt), leide an einer Makulopathie sowie an Astigmatismus myopicus. Ich bin auch sehr helligkeitsempfindlich. Der Optiker hat mir von selbsttönenden Augengläsern abgeraten. Besteht die Gefahr einer Erblindung? Ich werde mit Acular behandelt. Wie ist Ihre Meinung zu diesem Problem?*

Dem Brief ist zu entnehmen, dass die Patientin regelmäßig beim Augenarzt in Kontrolle ist und gut passende Brillen verordnet bekam. Die hochgradige Kurzsichtigkeit ist auf ein außergewöhnliches Längenwachstum der Augen zurückzuführen, das familiär bedingt sein kann.

Da es bei diesen langen Augen auch zur Dehnung der Aderhaut und Netzhaut kommt, ist manchmal eine Schädigung der Netzhautmitte (die beschriebene Makulopathie CNV) die Folge. Deshalb ist offensichtlich auf einem Auge ein Abfall des Sehvermögens auf etwa 20 % eingetreten. Das andere Auge hat mit Korrektur ein gutes Sehvermögen von 100 %.

Ich stimme mit dem Optiker überein, dass Vorsteckgläser oder reine Sonnengläser (bei Verwendung von Kontaktlinsen) sicherlich besser vertragen werden als selbsttönende Augengläser. Von Acular-Tropfen ist keine Besserung des Sehvermögens zu erwarten. Allerdings könnte unter Umständen eine bestimmte Therapie mit einem neu entwickelten Laser und der Gabe eines Medikamentes (photodynamische Therapie, die sonst bei altersbedingter Schädigung der Netzhautmitte = AMD eingesetzt wird) auch in diesem Fall erfolgreich sein.

Eines der führenden Zentren in Europa ist hier die Univ. Augenklinik in Wien (Ambulanz für Netzhaut-, Gefäß- und Makulaleiden, Leiter Prof. Dr. Michael Stur). Zumindest ist es sinnvoll, sich zu erkundigen, ob diese Behandlung in Frage kommt.

Falls die Netzhaut auch weiterhin augenfachärztlich regelmäßig untersucht wird, besteht meiner langjährigen Erfahrung nach keine Gefahr der Erblindung.

Prim. Prof. Dr. Günther Grabner
Facharzt für Augenheilkunde, Salzburg

Netzhautabhebung – Erblindungsgefahr!

Konrad W.: *Kann man nach einer Netzhautabhebung wieder sehen? Besteht wirklich die Gefahr der Erblindung?*

Eine Netzhautabhebung ist eine schwere Augenerkrankung mit der Gefahr des teilweisen oder vollständigen Verlustes des Sehvermögens. Die Krankheit muss operativ behandelt werden.

Das Sehvermögen nach einer Netzhautabhebung hängt von mehreren Faktoren ab: zum Beispiel, wie lange die Abhebung schon bestand, ob das Zentrum der Netzhaut mit abgehoben wurde, ob es bereits zu narbenähnlichen Veränderungen gekommen ist usw.

Auf jeden Fall möchte ich dringend darauf hinweisen, dass man bei ersten Anzeichen einer Augenstörung sofort zum Facharzt gehen sollte. Je früher eine Netzhautabhebung festgestellt und behandelt wird, desto besser sind die Aussichten auf Erhaltung des Sehvermögens.

Prof. Dr. Christian Scholda
Facharzt für Augenheilkunde, Wien

Kein Hinweis auf Erblindungsgefahr

Werner L.: *Bei der letzten Augenuntersuchung wurde mir (Jahrgang 41) mitgeteilt, ich würde einen grauen oder grünen Star (ich habe mir nicht gemerkt welchen) bekommen und vermutlich erblinden. Derzeit sehe ich aber sogar ohne Brille scharf. Ich bitte, den beiliegenden Befund zu überprüfen und mir einen Rat zu geben. Woran merke ich, dass ich erblinde? Ich möchte als Blinder nicht leben …*

Dem beiliegenden Befund entnehme ich, dass ein Gerstenkorn am rechten Lid vorliegt sowie ein beginnender grauer Star auf beiden Augen. Links besteht eine Schwachsichtigkeit. Diesem Befund kann ich keinen Hinweis entnehmen, warum der Patient jemals erblinden sollte.

Das Sehvermögen beträgt am rechten Auge 100 Prozent, am linken 40 Prozent. Der Augendruck ist völlig normal. Die Linse ist gering getrübt, was altersentsprechend unauffällig ist.

Die Fehlsichtigkeit am linken Auge beruht wahrscheinlich darauf, dass dieses Auge schon in der Jugend nicht gut sehen gelernt hat. Sollte sich die Trübung (grauer Star) verschlechtern, kann gut und zuverlässig operiert werden.

Sollte diese Darstellung nicht beruhigen, so empfehle ich noch eine weitere fachärztliche Untersuchung vornehmen zu lassen.

Prim. Prof. Dr. Günther Grabner
Facharzt für Augenheilkunde, Salzburg

Auge „verkalkt" – man erblindet nie!

Albert G.: *Ich bin schon mehr als 80 Jahre alt und sehe auf dem rechten Auge zunehmend weniger. Laut Augenarzt ist das Auge verkalkt und dagegen gibt es kein Heilmittel. Ich möchte nun fragen, ob das wirklich stimmt und ob ich dadurch erblinden werde.*

Die jm Volksmund so genannte „Verkalkung der Netzhaut" ist ein in höherem Alter recht häufiges Leiden, das aber praktisch nie zum Verlust des Sehvermögens führt. Allerdings kann die Lesefähigkeit deutlich beeinträchtigt sein.

Ich empfehle, nach Rücksprache mit dem Augenarzt eine so genannte Fluoreszenzangiographie (Darstellung der Netzhautadern) durchführen zu lassen. An Hand dieser Untersuchung kann man erkennen, ob unter Umständen Laserbehandlung etwas nützen könnte. Falls ja, kann der Augenarzt die nötigen Schritte einleiten.

In manchen Fällen wird neuerdings eine hochdosierte Vitamin- und Zinktherapie empfohlen. Eine Verschreibung nimmt ebenfalls der Augenarzt vor.

Prim. Prof. Dr. Günther Grabner
Facharzt für Augenheilkunde, Salzburg

Zuckerkrank und jetzt fast blind

Johanna M.: *Ich bin 68 Jahre alt und leide seit Jahren an Diabetes sowie hohem Blutdruck. Vor zwei Jahren wurde ich wegen Netzhautablösung und grauem Star am linken Auge operiert. Leider sehe ich nun auf diesem Auge fast nichts mehr. Ich schlucke viele Medikamente. Kann sich mein Sehvermögen bessern?*

Zu unserem großen Bedauern ist es oft so, dass Zuckerkrankheit (Diabetes mellitus) am Auge zu schweren Störungen der Durchblutung führen kann. Das äußert sich in Gefäßverschlüssen, aber auch in Blutungen ins Augeninnere sowie in Gefäßneubildungen. Folgen können Netzhautschwellungen bzw. Austrocknungserscheinungen sein. Große Teile der Netzhaut (das eigentliche Sehorgan des Auges) können so stark geschädigt werden, dass das Sehvermögen leider zu einem wesentlichen Teil verloren geht.

Wichtig in der Behandlung ist nun außer den operativen Eingriffen eine sehr sorgfältige Zuckerkontrolle und natürlich bestmögliche Einstellung des Blutdrucks.

Über eine spezielle Behandlung entscheidet der Augenarzt gemeinsam mit dem Internisten. Oft werden Tropfen verabreicht, gelegentlich muss eine weiterführende Lasertherapie angeschlossen werden.

Meistens ist es dann möglich, doch ein gewisses Sehvermögen zu erhalten.

Prim. Prof. Dr. Günther Grabner
Facharzt für Augenheilkunde, Salzburg

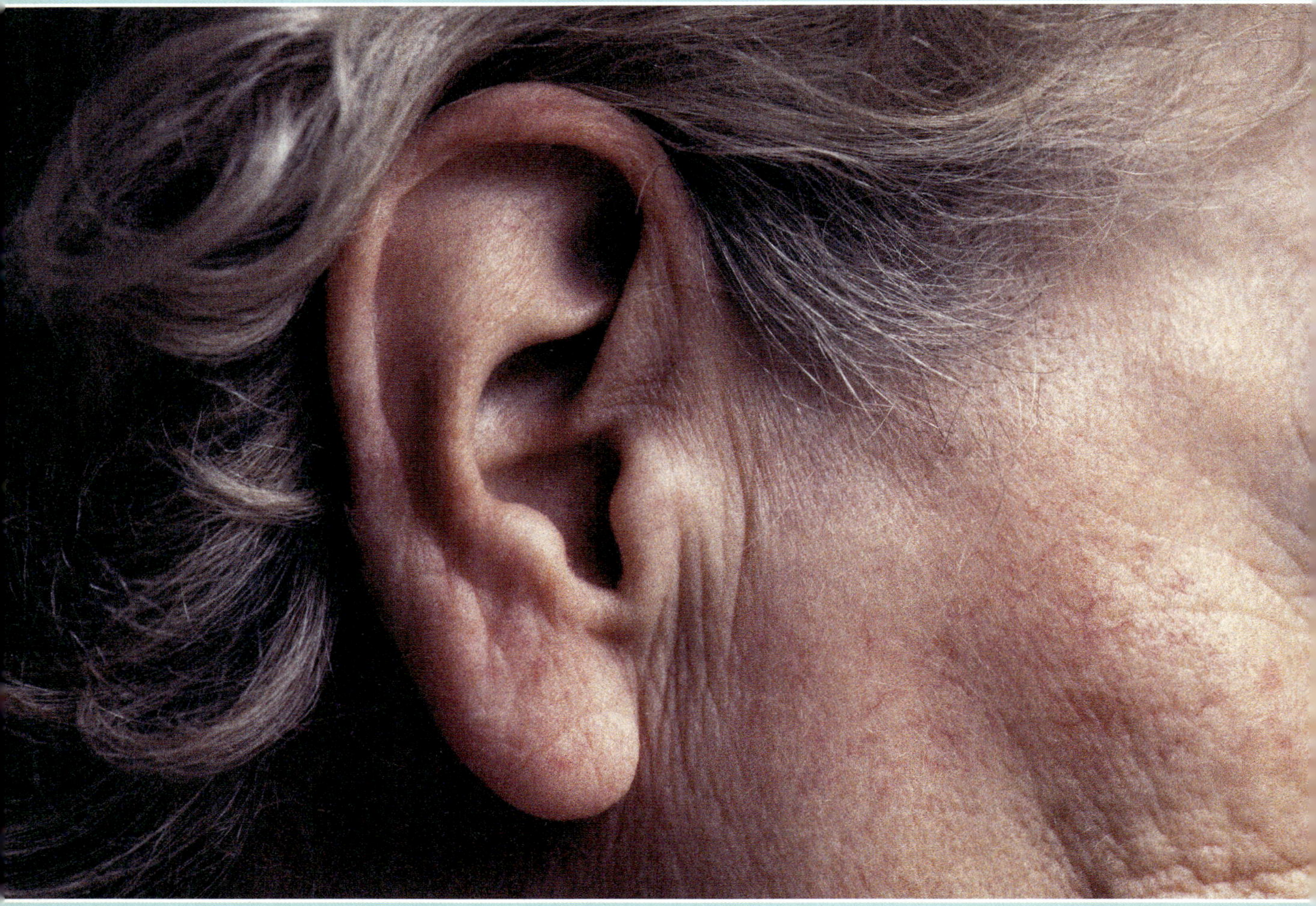

Hals, Nase, Ohren

Seit zwei Jahren „Knödel" im Hals

Martina V.: *Ich habe seit rund zwei Jahren ein Fremdkörpergefühl im Hals. So, als ob ich einen Knödel verschluckt hätte, der stecken geblieben ist. Alle ärztlichen Untersuchungen blieben bisher ohne Ergebnis. Ist es möglich, dieses Problem zu lösen?*

Die beschriebene Erscheinung wird medizinisch als so genanntes Globusgefühl bezeichnet, was ja auch schon das Wort „Knödel" (Globus = Kugel) beinhaltet. Ein Globusgefühl kann organische, aber auch seelische Ursachen haben. Folgende Untersuchungen schlage ich vor:

Begutachtung durch einen HNO-Facharzt, Allergietest, Ultraschall der Schilddrüsengegend, Überprüfung der Halswirbelsäule und zahnärztliche Kontrolle. Allenfalls ergibt sich daraus die Notwendigkeit für weitere Tests.

Findet sich auch dann noch keine organische Ursache, so sind die Beschwerden meistens psychisch bedingt. Es könnte sich dahinter zum Beispiel eine Depression „verstecken" oder man kann Stress nicht so richtig verarbeiten.

Die Darstellung eines seelischen Problems muss nicht immer nach außen erfolgen. Häufig projizieren sich psychische Schwierigkeiten gleichsam nach innen und da eben häufig in die Halsregion mit den genannten Beschwerden. Die Behandlung besteht naturgemäß in der Herausfindung und Beseitigung der Ursachen. Dafür sind Fachärzte für Psychiatrie, Psychologen und/oder Psychotherapeuten zuständig. In vielen Fällen helfen in weiterer Folge entspannende Maßnahmen wie etwa autogenes Training oder ein Erholungsurlaub. Vorübergehend kann die Einnahme eines milden Beruhigungsmittels helfen. Durchaus erfolgversprechend ist übrigens auch Akupunktur.

Prim. MR Dr. Herwig Edlinger
HNO-Facharzt und Leiter des Zentrums für Tinnitusbetroffene, Feldbach (Steiermark)

„Knödel" im Hals chinesisch heilen

Gerda W.: *Ich bin 76 Jahre alt und leide ständig an einem Gefühl, als ob ich einen Knödel im Hals hätte. Ich wurde schon genau untersucht – ohne krankhaften Befund. Die Ärzte meinen, dass die Beschwerden psychisch bedingt sein können. Schön und gut, aber wie kann ich sie wieder loswerden?*

Wir sprechen in solchen Fällen vom so genannten Globus-Gefühl. Falls keine organische Störung vorliegt (etwa Vergrößerung der Schilddrüse), dann liegt die Ursache meist im seelischen Bereich.

Eine ausgezeichnete Möglichkeit die Beschwerden loszuwerden, bietet die chinesische Reflextherapie. Ärzte, die eine Ausbildung in Tuina-Therapie haben, können mit Akupunktur und chinesischer Massage fast „Wunder" wirken.

Als Selbsthilfe empfehle ich zusätzlich das Buch „Chinesische Heilkunst" Kneipp-Verlag. Darin findet man viele praktische Übungen (Atemgymnastik, Schattenboxen), die alle ärztlichen Maßnahmen unterstützen können.

Prof. Dr. Alexander Meng
Facharzt für Neurologie, Spezialist für Traditionelle Chinesische Medizin (TCM), Wien

Fußballtrainer kann kaum reden ...

Alfred L.: *Bei mir wurde ein so genanntes Stimmbandpapillom festgestellt. Ich kann kaum reden. Da ich Fußballtrainer bin, stört mich das natürlich besonders. Kann die Krankheit mit meinem Hauptberuf zusammenhängen? Ich bin Schweißer und habe viel mit Chrom-Nickel-Staub zu tun.*

Bei einem Stimmbandpapillom handelt es sich um einen gutartigen Tumor, der durch spezielle Viren ausgelöst wird. Mit der beruflichen Belastung hat diese Erscheinung nichts zu tun. Die Geschwülste können vereinzelt oder in Gruppen auftreten und verbreiten sich im gesamten Kehlkopf, manchmal auch in Luftröhre und Bronchien.

Hauptsächlich treten Papillome im Kleinkind- und Schulalter auf, nach der Pubertät seltener. Die Behandlung besteht in operativer Abtragung. Dabei ist dem Laser der Vorzug zu geben.

Trotz erfolgter Abtragung haben Papillome leider grundsätzlich die Neigung, immer wieder zu entstehen. Sie müssen daher in kürzeren Abständen kontrolliert werden, da sie doch eine Vorstufe für Krebs darstellen.

Mitunter ist eine zusätzliche Behandlung mit Interferon erforderlich. Diese Substanz hemmt das Wachstum der auslösenden Viren.

Prim. MR Dr. Herwig Edlinger
HNO-Facharzt und Leiter des Zentrums für Tinnitusbetroffene, Feldbach (Steiermark)

Anfallsweise heiser und Atemprobleme

Manfred J.: *Ich bin 52 und übergewichtig. Seit längerer Zeit leide ich an anfallsweiser Heiserkeit und ich bekomme auch schwer Luft. Laut HNO-Arzt ist alles in Ordnung. Allerdings wurde ein Knoten in der Schilddrüse festgestellt. Ich bekomme auch Medikamente. Sind meine Beschwerden psychisch? An wen kann ich mich wenden? Ich bitte um Rat.*

Bleibende Heiserkeit mit weiteren Beschwerden im Hals hat meistens organische Ursachen. Die Abklärung erfolgt durch den HNO-Arzt, durch Magenspiegelung, Röntgen und eventuell Schichtaufnahmen (Computertomogramm) der Halsgegend und des Brustraumes.

Anfallsweise Heiserkeit mit tageweiser Beschwerdefreiheit dazwischen ist meistens nicht organischen Ursprunges. Gründe können Nahrungsmittelunverträglichkeiten und Allergien sein. Zur Klärung kann ein „Essprotokoll" dienen: Man notiert alle aufgenommen Speisen und Getränke und vergleicht dann, ob es einen zeitlichen Zusammenhang mit den eventuellen Symptomen geben könnte. Diese Maßnahme kann jedoch sehr zeitraubend sein. Beim Ausschluss von Allergien bedient man sich bestimmter Labortests.

Sind alle Untersuchungsergebnisse normal, dann ist an eine nervliche Störung zu denken. Methoden der Behandlung sind Gesprächstherapie mit Auslotung von möglicherweise unbewusst vorhandenen Konflikten. Im Bedarfsfall können auch Medikamente verordnet werden – in erster Linie Antidepressiva. Der Erfolg lässt dann Tage bis Wochen auf sich warten, die Heilungschancen sind aber letztlich sehr gut. Mitunter helfen auch einfache Inhalationen mit 0,9%iger Kochsalzlösung.

MR Dr. Karl Maier
Internist und Kurarzt, Bad Gleichenberg (Steiermark)

Verkrampfung der Stimmbänder

Paul J.: *Ich bin Sänger einer Musikgruppe und leide seit mehr als zwei Monaten an einer Verkrampfung der Stimmbänder. Das wurde im Krankenhaus festgestellt. Trotz Behandlung (Arzt, Logopädin) macht die Heilung leider kaum Fortschritte. Gibt es spezielle Therapien? Ich bitte um Rat.*

Die Schilderung lässt auf eine Überbeanspruchung des Stimmapparates schließen. Um jedoch eine genaue Diagnose stellen zu können, bedarf es einer phoniatrischen Untersuchung. Diese wird an klinischen Abteilungen für Phoniatrie an den Medizinischen Universitäten in Wien, Graz und Innsbruck angeboten.

Dabei werden einerseits Daten zum Stimmverhalten einschließlich belastender Faktoren wie etwa Nikotin, schlechte Mundhygiene und entzündliche Erkrankungen im HNO-Bereich erhoben, andererseits erfolgt eine stroboskopische Analyse der Stimmlippenschwingungen. Ergänzend dazu werden Auffälligkeiten hinsichtlich Atmung, gesamter Körperhaltung, Stimmumfang und Stimmdynamik beurteilt.

Ergibt sich ein diagnostischer Hinweis auf eine so genannte hyperfunktionelle Stimmstörung („zu viel an Atemdruck und Muskelspannung“), dann sind logopädische Stimmübungen mit begleitenden physio- bzw. psychotherapeutischen Maßnahmen in den meisten Fällen erfolgreich.

Prof. DDr. Wolfgang Bigenzahn
HNO-Facharzt, Leiter der klinischen Abteilung Phoniatrie-Logopädie, HNO-Klinik, Wien

Stimmbandlähmung hat viele Ursachen

Richard V.: *Wie kann es zu einer Stimmbandlähmung kommen? Wie wird in einem solchen Fall behandelt?*

Stimmbandlähmung entsteht meistens durch Ausfall des unteren, rückläufigen Kehlkopfnervs, der die hintere Kehlkopfmuskulatur versorgt. Dieser Nerv kommt aus dem Gehirn, zieht durch den Hals in den Brustkorb und dann von dort zurück in den Kehlkopf. Er kann in seinem langen Verlauf etwa durch Verletzungen (am häufigsten im Zuge einer Schilddrüsenoperation), Entzündungen, Vergiftungen und Tumoren geschädigt werden.

Die Stimmbandlähmung erfordert immer eine genaue Durchuntersuchung. Im günstigsten Fall wird sie durch einen grippalen Infekt hervorgerufen. Da erfolgt die Heilung von selbst.

Kann keine Ursache herausgefunden werden und bleibt spontane Besserung aus, so wird Linderung der Beschwerden angestrebt. Man behandelt die Symptome – Heiserkeit und Stimmschwäche – etwa durch logopädische Atem- und Stimmübungen. Nur extreme Stimmschwäche kann allenfalls eine operative Lagekorrektur des betroffenen Stimmbandes nötig machen.

Kurzatmigkeit und Atemnot infolge beidseitiger Stimmbandlähmung können eine operative Erweiterung der eingeengten Stimmritze erfordern.

Prim. Doz. Dr. Herwig Swoboda
HNO-Facharzt, Wien

Stimmbandpapillom kommt stets wieder

Alfred T.: *Ich habe ein Stimmbandpapillom. Es wurde schon zweimal entfernt, kommt aber immer wieder. Zum Glück ist es gutartig. Ich möchte aber trotzdem wissen, woher diese Krankheit kommt. Gibt es andere Behandlungswege?*

Die bezeichnete Krankheit nennt man medizinisch Larynxpapillomatose. Es handelt sich um eine Erkrankung des Kehlkopfes, die von bestimmten Erregern (humane Papilloma-Viren) ausgelöst wird. Man unterscheidet zwei Formen: Eine kindliche und eine, die nur Erwachsene befällt.

Bei Kindern treten meistens mehrere Papillome auf. Diese neigen dazu, immer wieder zu kommen. Beim Erwachsenen tritt meistens nur jeweils ein Papillom auf. Papillome können in seltenen Fällen zu Krebs entarten. Hauptsymptome sind Heiserkeit und Behinderung der Atmung.

Die bevorzugte Behandlung ist heute die Abtragung mittels Laser sowie die unterstützende Therapie mit Cidovovir, einem so genannten Virostaticum, das die Vermehrung der Keime verhindert. Es wird in die betroffene Kehlkopfschleimhaut injiziert.

Prof. DDr. Wolfgang Bigenzahn
HNO-Facharzt, Wien

Rachen verschleimt – Erstickungsangst

Erich B.: *Ich bin 69 und habe seit Jahren den Rachen verschleimt. In letzter Zeit wache ich nachts auf und fürchte, ersticken zu müssen. Ein HNO-Eingriff im Bereich der Nasengänge brachte keine Besserung. Hinsichtlich Erstickungsgefahr wurde ich zwar beruhigt, helfen konnte mir bisher aber niemand. Nun möchte ich Sie um einen Rat bitten.*

Für das Gefühl einer stärkeren Verschleimung im Rachen kann es folgende Ursachen geben: eine Entzündung der Nasennebenhöhlen, eine Rachenentzündung, eine allergische Erkrankung, ein Zurückfließen von Magensaft über die Speiseröhre bis in den Rachen (gastroösophagealer Reflux), eine chronische Bronchitis oder ein Bronchialasthma.

Sollte jedoch vom Arzt kein krankhafter Befund feststellbar sein, dann kann alleine das subjektive Empfinden einer stärkeren Verschleimung im Rachen unangenehm sein, obwohl die Schleimproduktion tatsächlich normal ist.

Die Behandlung der Beschwerden muss natürlich zunächst entsprechend der Ursache erfolgen. Sollte jedoch keine fassbar sein, rate ich zur symptomatischen Linderung mittels Eibischteespülungen, salinischen Inhalationen (zum Beispiel Gleichenberger Sole) und zur Erhöhung der Luftfeuchtigkeit in den Schlafräumen. Ideal wären 60 Prozent Luftfeuchtigkeit.

Weiters wäre auch gelegentlich eine 2- bis 3-wöchige Meeresklimakur günstig. Das sollte nochmals mit dem HNO-Facharzt besprochen werden.

Prim. MR Dr. Herwig Edlinger
HNO-Facharzt und Leiter des Zentrums für Tinnitusbetroffene, Feldbach (Steiermark)

Akupressur gegen Halsschmerzen

Renate F.: *Ich leide in der kalten Jahreszeit immer wieder unter Halsschmerzen. Da ich kein Fieber habe, möchte ich keine Antibiotika dagegen nehmen. Gibt es eine Vorbeugungsmöglichkeit? Gibt es auch natürliche Maßnahmen gegen die Beschwerden?*

Halsweh tritt recht häufig im Zuge von Erkältungskrankheiten auf. Erreger sind verschiedene Viren, gegen die sich der Körper nicht ausreichend zur Wehr setzen kann. Deshalb sollte man vorbeugend die Immunabwehr stärken.

Das kann mit reichlicher Zufuhr von Vitamin C geschehen. Auch heiße Fußbäder sind nützlich. Viel Bewegung in der frischen Luft härtet ab. Ausreden wie kaltes Wetter gibt es dafür keine – man muss sich nur entsprechend anziehen.

Recht gut bewährt sich aber auch die chinesische Heilkunst im Zusammen hang mit Erkältungskrankheiten. Ich möchte in der Folge einige Akupressurpunkte bezeichnen, die man bei ersten Anzeichen von Halsschmerzen bzw. einer Verkühlung jeweils ungefähr eine Minute lang sanft vibrierend mit dem Finger drücken sollte:

- Die Gegend am Hals zwischen den Schlüsselbeinen. Dort findet man einen Einschnitt („incisura iugularis"), dessen Massage auch gegen seelisch bedingtes Globusgefühl („Knödel im Hals") recht gut hilft.
- H 7: Der Punkt wird in China „Tor zur Seele" genannt und liegt an der Innenseite der Querfalte des Handgelenkes auf der Seite des kleinen Fingers. Druck auf diesen Punkt nützt auch bei Prüfungsangst, Schlafstörungen, Unruhe.
- KS 6: Der Punkt befindet sich etwa drei Querfinger oberhalb des Handgelenkes an der Innenseite des Unterarmes, genau in der Mitte. Er gehört zum Kreislauf-Sexualität-Meridian und bewährt sich neben Halsweh auch bei Hustenreiz und Verspannung.
- Di 4: Wenn man Daumen und Zeigefinger zusammenpresst, so liegt der erwähnte Punkt genau an der höchsten Stelle des Wulstes, der sich bildet. Eine weitere Hilfe beim Suchen: Der Punkt ist deutlich druckempfindlicher als die Umgebung. Druck darauf hilft gegen chronische Halsschmerzen (müssen ärztlich abgeklärt werden!), aber auch bei Verdauungsstörungen sowie gegen Schmerzen allgemein.

Prof. Dr. Alexander Meng
Facharzt für Neurologie, Spezialist für Traditionelle Chinesische Medizin (TCM), Wien

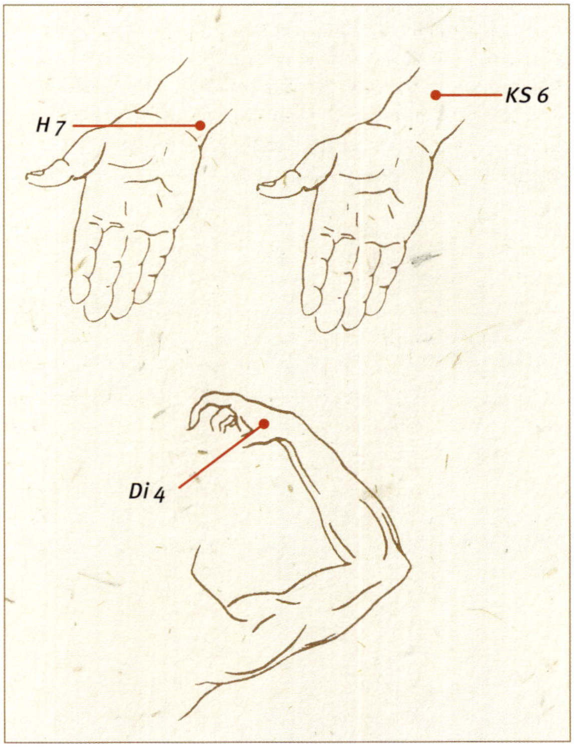

Chronisch kranke Mandeln operieren!

Elisabeth K.: *Ich bin 29 Jahre alt und bekam vor einigen Monaten einen Mandelabszess links. Ich wurde zwar im Spital behandelt, aber nicht operiert. Nun habe ich in mehrwöchigen Abständen immer wieder Halsschmerzen und Schluckbeschwerden. Soll ich mich doch operieren lassen?*

Die beschriebenen Beschwerden sprechen für das Vorliegen einer chronischen Mandelentzündung (chronische Tonsillitis). Die Abszessbildung ist eine Komplikation als Folge.

Chronisch kranke Mandeln sind nicht mehr funktionstüchtig. Sie dienen nicht mehr der Infektabwehr und haben keine Filterwirkung. Sie sind also nur noch ein Störfaktor. Die in den Mandeln befindlichen Eiterkeime (Streptokokken) stellen einen Streuherd dar. Das heißt, dass die Erreger in andere Organe wandern und dort erheblichen Schaden anrichten können. Zum Beispiel Entzündung des Herzmuskels, Nierenentzündung und Muskel- und Gelenkrheumatismus bzw. rheumatisches Fieber.

Nach Abklingen des akuten Entzündungszustandes sollte daher unbedingt eine Operation erfolgen. Wenn die ärztlichen Verhaltensregeln eingehalten werden, ist man meistens nach zwei Wochen wieder vollkommen beschwerdefrei.

Prim. MR Dr. Herwig Edlinger
HNO-Facharzt und Leiter des Zentrums für Tinnitusbetroffene, Feldbach (Steiermark)

Geschwür tritt nur auf einer Mandel auf

Manfred H.: *Ich wurde kürzlich wegen eines Geschwürs behandelt, das nur auf der rechten Mandel auftrat. Laut Arztbrief lautet die Diagnose „Vincentsche Angina". Das beunruhigt mich und ich ersuche um nähere Informationen über dieses Leiden.*

Bei dieser von den Ärzten Plaut und Vincent erstmals beschriebenen Erkrankung handelt es sich um eine meistens einseitig, selten auch beidseitig auftretende, geschwürige Entzündung der Gaumenmandel. Diese Infektion wird durch ein Bakteriengemisch ausgelöst und führt an der befallenen Mandel zum Geschwür.

Die betroffene Stelle ist typischerweise mit einem graugelblichen, schmierigen Belag bedeckt. Das Geschwür kann sich in die Umgebung der Mandel ausbreiten. Dadurch sind in weiterer Folge auch die Lymphknoten des Unterkieferwinkels entzündet.

Symptome sind Schluckbeschwerden an der erkrankten Seite, ein Fremdkörpergefühl im Hals sowie übler Mundgeruch. Der Allgemeinzustand ist außerdem deutlich beeinträchtigt – die Patienten sind ständig müde, fühlen nicht wohl. Die Temperatur ist allerdings meistens nur gering erhöht. Am häufigsten sind Männer mittleren Alters betroffen.

Unter entsprechender Behandlung mit Antibiotika und entzündungshemmenden Medikamenten sowie für einige Tage Bettruhe klingt die Krankheit wieder vollkommen ab.

Prim. MR Dr. Herwig Edlinger
HNO-Facharzt und Leiter des Zentrums für Tinnitusbetroffene, Feldbach (Steiermark)

Muss Schilddrüse operiert werden?

Helga W.: *Bei mir wurde vor einigen Jahren in der Schilddrüse ein heißer Knoten festgestellt. Ich gehe seither halbjährlich zur Kontrolle. Nun habe ich bedingt durch eine Übersiedelung das Institut gewechselt. Man rät mir dort zur Operation. Ich möchte das aber nicht. Ist es wirklich nötig? Ich bitte Sie, einem Facharzt meine Befunde zu zeigen.*

Nach Durchsicht der Befunde stelle ich fest, dass ursprünglich nur empfohlen wurde, Jod zu meiden, da lediglich eine beginnende Schilddrüsenautonomie (die Tätigkeit der Schilddrüse gerät gleichsam außer Kontrolle) bei Knotenstruma vorliegt. Die Hormone und das TSH waren normal.

Die Befunde des neuen Institutes deuten nun daraufhin, dass sich der Knoten in Richtung Autonomie weiterentwickelt hat. Die Hormonwerte sind zwar noch normal, das TSH aber bereits unterdrückt. Im Szintigramm sieht man rechts zwei heiße (hochspeichernde) Knoten.

Es sind zu diesem Zeitpunkt bereits leichte Symptome wie Herzrhythmusstörungen (speziell in Ruhe), Gewichtsverlust, Schlafprobleme und Wärmeempfindlichkeit möglich.

Da die Zunahme der Autonomie mit dem Alter steigt, ist eine gezielte Behandlung anzuraten, bevor eine Überfunktion der Schilddrüse mit allen typischen Symptomen auftritt.

Eine Möglichkeit ist die Operation. Weiters kann aber auch eine Radiojodtherapie durchgeführt werden. Im Zuge dieser Behandlung werden die Knoten durch die Bestrahlung zerstört. Im vorliegenden Fall ist das eine Alternative zur Operation, die offenbar abgelehnt wird. Nebenwirkungen sind nicht zu befürchten, daher rate ich dazu.

Prim. Prof. Dr. Alois Kroiss
Facharzt für Nuklearmedizin, Wien

Schilddrüsen-OP: Nun leider heiser

Heide L.: *Mir wurde vor einem Jahr fast die ganze Schilddrüse entfernt. Dabei wurde der rechte Stimmbandnerv verletzt, dieses Stimmband ist nun gelähmt. Ich bin seither ständig heiser. Nun erklärte man mir, dass eine Operation helfen könnte. Soll ich mich diesem Eingriff jetzt wirklich unterziehen?*

Lähmung eines Stimmbandes stellt eine mögliche Komplikation im Rahmen einer Schilddrüsenoperation dar. Reizhusten und Heiserkeit sind dann die auffälligsten Symptome. Da diese Behinderung meistens dauerhaft ist, sollte folgender Behandlungsweg eingeschlagen werden:

Zunächst sollte eine phoniatrische Therapie (Stimmbehandlung) mit dem Ziel vorgenommen werden, das normal bewegliche, gesunde Stimmband so zu trainieren, dass es die Lähmung des verletzten Stimmbandes ausgleicht. Dadurch kommt es bei der Stimmbildung zu besserem Stimmbandschluss – die Heiserkeit bessert sich erfahrungsgemäß.

Falls diese Maßnahme den gewünschten Erfolg jedoch nicht bringt, empfehle ich einen so genannten phonochirurgischen Eingriff. Die Vorgangsweise bei dieser Operation hängt von den vorliegenden Befunden ab. Grundsätzlich ist der Eingriff aber sinnvoll, da sehr gute Ergebnisse erzielt werden können und kaum Probleme auftreten.

Prim. MR Dr. Herwig Edlinger
HNO-Facharzt und Leiter des Zentrums für Tinnitusbetroffene, Feldbach (Steiermark)

Wirkt die Pille auf die Schilddrüse?

Paula V.: *Ich habe 21 Jahre lang die Pille genommen und damit aufgehört. Im Vorjahr wurde bei mir die Schilddrüsenerkrankung „Hashimoto" mit Unterfunktion festgestellt. Nun kommt auch noch der Wechsel dazu. Da mein Körper auf alles, was ich einnehme, schlecht reagiert, kann ich keine Medikamente anwenden. Ich soll einen Immunspezialisten aufsuchen und bitte um Rat.*

Eine Unterfunktion der Schilddrüse (Hypothyreose) beruht auf einem Mangel oder unzureichender Versorgung der Körperzellen mit Schilddrüsenhormonen. Die Folgen sind Symptome wie etwa Leistungsabfall, abnorme Ermüdung, trockene Haut, tiefe Stimme, Verstopfung, Kälteempfindlichkeit, Gewichtszunahme, langsamer Herzschlag, Haarausfall, brüchige Nägel, Wasseransammlung in den Augenlidern (Ödeme) usw.

Die Ursachen können vielfältig sein. Zum Beispiel aber eben durch eine Autoimmunerkrankung vom Typ M. Hashimoto. Der Körper bildet in solchen Fällen Abwehrstoffe gegen die eigene Schilddrüse.

Das dabei auftretende Defizit an Hormonen muss unbedingt ausgeglichen werden.

Die Anpassung besorgt der Facharzt sehr langsam und vorsichtig. Auch der Patient muss viel Geduld aufbringen, bis sich der Körper wieder an den normalen Funktionszustand gewöhnt hat. Über eine „Stärkung des Immunsystems" ist keine Änderung zu erreichen.

Die langjährige Einnahme der Pille hat keinen Einfluss auf die Entwicklung einer Unterfunktion der Schilddrüse. Allerdings treten derartige Probleme gehäuft in den Wechseljahren auf. Die Ursache dürfte also eher dort zu suchen sein.

Prim. Prof. Dr. Alois Kroiss
Facharzt für Nuklearmedizin, Wien

Schilddrüse: Test auf Unterfunktion

Richard P.: *Mein Laborbefund zeigt einen erhöhten Schilddrüsenwert (TSH) von 4,7 an. Alle anderen Werte sind im Normbereich. Auch das Ultraschallbild ist schön. Was könnte die Ursache des erhöhten Wertes sein? Was soll weiter mit mir geschehen?*

Bei einem Anstieg des TSH (schilddrüsenanregendes Hormon) besteht der Verdacht auf eine Unterfunktion, wenn die anderen Werte (T3 und T4) in Ordnung sind. Ich rate zu weiterer, genauer Abklärung der Schilddrüse, z. B. zur nochmaligen Kontrolle mittels Ultraschalls. Auch alle Laborbefunde sollten wiederholt werden.

Eventuell kann man auch einen TRH-Stimulationstest durchführen, der Aufschluss über die momentane Funktion des Organs gibt. Werden zusätzlich die Schilddrüsen-Antikörper (TPO, Tg) bestimmt, erhält der Arzt Auskunft über die Ursache der Unterfunktion.

Sind diese Antikörper vorhanden, kann auch früher mit der Behandlung begonnen werden. Eine Szintigraphie (Untersuchung mittels Radiojod) ist als Entscheidungshilfe für eine lebenslange Therapie wertvoll. Sie ist sogar unverzichtbar, wenn die Schilddrüse Knoten hat.

Ein Grund für den Anstieg des TSH-Wertes ist nicht so einfach zu nennen, da keine genauen Daten vorliegen. Wird die Unterfunktion jedoch durch Antikörper verursacht, liegt meistens eine familiäre Belastung vor.

Krankheitszeichen sind in diesem Stadium recht unklar bzw. oft kaum vorhanden. Die Diagnose erfolgt häufig zufällig bei einer Blutabnahme. Allenfalls wird über Druckgefühl im Kehlkopfbereich geklagt. Dieses kann auf beginnende Schwäche des Organs zurückzuführen sein – die Schilddrüse versucht, die Schwäche durch „Mehrarbeit" auszugleichen, was das Druckgefühl erzeugt. Bei Fortschreiten des Leidens kommt es dann aber zu typischen Symptomen wie Leistungsabfall, Depressionen, Verstopfung, Gelenkbeschwerden, Schwellungen, Vergesslichkeit usw.

Behandelt wird erfolgreich mit Medikamenten.

Prim. Prof. Dr. Alois Kroiss
Facharzt für Nuklearmedizin, Wien

Schilddrüse und Gelenkbeschwerden

Irmgard G.: *Ich bin 59 Jahre alt und habe seit rund vier Jahren eine Unterfunktion der Schilddrüse. Ich werde dagegen medikamentös behandelt. Leider habe ich auch Gelenkbeschwerden. Zwar wurde eine Abnützung des Hüftgelenkes festgestellt, aber meine Frage ist doch: Kann zwischen Gelenkschmerzen und dem Schilddrüsenleiden ein Zusammenhang bestehen? Gibt es vielleicht Schmerzlinderung auf pflanzlicher Basis?*

Bei einer Schilddrüsenunterfunktion – vor allem, wenn sie schlecht eingestellt ist – sind Gelenk- und Muskelbeschwerden möglich. Ziel der Schilddrüsenbehandlung ist daher die genaue Einstellung.

Die hier geschilderten Beschwerden jedoch sind offenbar durch die Abnützung im Hüftgelenk bedingt. Starke Schmerzen werden durch pflanzliche Mittel kaum zu lindern sein. Ich empfehle daher, einen Orthopäden zu kontaktieren.

Prim. Prof. Dr. Alois Kroiss
Facharzt für Nuklearmedizin, Wien

Mehrere Knoten in der Schilddrüse

Irene B.: *Ich habe laut Untersuchung eine vergrößerte Schilddrüse mit mehreren Knoten und einem kalten Knoten im rechten unteren Polbereich. Die Stoffwechsellage ist im Normbereich. Ist eine Operation notwendig? Ich habe weder Schmerzen noch Beschwerden beim Schlucken.*

In solchen Fällen wie im geschilderten ist zumindest eine gezielte Feinnadelpunktion (Gewebeprobe) mittels Ultraschall durchzuführen. Ist der Befund gutartig, so wird man bei stetiger Vergrößerung des kalten Knotens, unscharfer Randbegrenzung und derber Beschaffenheit trotzdem eine Operation anstreben.

Abwarten kann man bei kleinen Knoten (unter 1 Zentimeter im Durchmesser). Allerdings sind diese Knoten dann zumindest engmaschig zu kontrollieren. Maximale Sicherheit bietet aber nur die operative Behandlung der Schilddrüse.

Das Fehlen von Schmerzen und Schluckbeschwerden darf niemals dazu führen, das Schilddrüsenproblem leicht zu nehmen!

Prim. Prof. Dr. Alois Kroiss
Facharzt für Nuklearmedizin, Wien

Schilddrüse: Angst vor Bestrahlung

Marion R.: *Ich habe eine Überfunktion der Schilddrüse. Die Schilddrüse ist bereits so groß, dass mir eine Radiojodtherapie oder eine Operation geraten wurde. Ist die Strahlentherapie gefährlich? Gibt es Risiken für die umliegenden Organe? Bringt es keinen Schaden, wenn die abgetötete Schilddrüse im Hals bleibt?*

Aus der Anfrage geht leider nicht hervor, ob es sich um eine so genannte Immunhyperthyreose im Sinne eines Morbus Basedow mit stimulierenden Antikörpern oder um eine Knotenstruma mit Hyperthyreose handelt. Auch das Alter ist nicht angegeben.

Bei einer großen Struma, wie die Vergrößerung der Schilddrüse medizinisch heißt, mit deutlich mechanischer Beeinträchtigung (Schluckbeschwerden) ist wohl eine Operation notwendig. Es sei denn, der Allgemeinzustand der Patientin erlaubt einen derartigen Eingriff nicht – daher die Frage nach dem Alter.

Die Radiojodtherapie ist für die Patienten angenehm, hat keine Nebenerscheinungen und auch keine Risiken für die umliegenden Organe. Für Schäden durch die verbleibende Schilddrüse gibt es keinerlei wissenschaftlichen Hinweis.

Prim. Prof. Dr. Alois Kroiss
Facharzt für Nuklearmedizin, Wien

Probleme mit der Nasenatmung

Harald M.: *Ich bin Handballspieler und habe schon zweimal einen Nasenbeinbruch erlitten, der operiert werden musste. Seit dem letzten Eingriff vor etwa einem Jahr bekomme ich besonders rechts kaum Luft durch die Nase. Als Ursache wurde eine Verwachsung festgestellt, die neuerlich operiert werden sollte. Ich will aber weiter Handball spielen. Meine Frage: Soll ich warten oder mich operieren lassen?*

Hier liegt offenbar eine Narbe (Synechie) in der Nase als Folge der Operationen vor, bei denen das gebrochene Nasenbein aufgerichtet wurde. Da besonders Leistungssportler genügend Luft durch die Nase benötigen, rate ich zur möglichst baldigen operativen Abtragung (Synechotomie) der Verwachsung.

Dieser kleine Eingriff ist nicht belastend. Nach der Operation sollte mehrere Wochen hindurch eine örtliche Therapie mit Kortison erfolgen, um eine neuerliche Narbenbildung zu verhindern.

Prim. MR Dr. Herwig Edlinger
HNO-Facharzt und Leiter des Zentrums für Tinnitusbetroffene, Feldbach (Steiermark)

Seit fast 20 Jahren täglich Schnupfen

Karl B.: *Ich bin 63 und habe seit fast 20 Jahren einen rinnenden Schnupfen. Ohne Medikamente bekomme ich durch die Nase keine Luft. Laut den Ärzten bin ich allerdings völlig gesund. Ich habe lediglich Polypen und soll mich operieren lassen. Eine Garantie auf Besserung können mir die Ärzte aber nicht geben. Ist so eine Operation dann sinnvoll?*

Für eine schon so lange rinnende Nase und verlegte Nasenatmung kann es eine ganze Reihe von Ursachen geben. Zum Beispiel eine chronische Entzündung der Nasennebenhöhlen, Nasenpolypen, eine Verkrümmung der Nasenscheidewand, eine Allergie oder eine Störung des unbewussten Nervensystems, was sich auch auf die Blutgefäße der Nasenschleimhaut auswirken kann. Bei Kindern kommt auch eine vergrößerte Rachendachmandel in Frage.

Die Abklärung der Beschwerden stellt für einen erfahrenen HNO-Facharzt kein Problem dar. Er wird unter anderem ein Röntgen der Nebenhöhlen (eventuell auch eine Computertomographie), eine Nasenendoskopie (Spiegelung) sowie Allergietests (Haut und Blut) durchführen lassen.

Die Behandlung richtet sich naturgemäß nach der Diagnose und sollte in jedem Fall erfolgreich sein.

Die im vorliegenden Fall festgestellten Polypen können die Folge einer chronischen Entzündung der Nasennebenhöhlen oder im Rahmen einer Allergie entstanden sein. Ich rate zur Operation, die mittels Endoskopie erfolgt und an sich kein Problem darstellt.

Zusätzlich sollte nach diesem Eingriff jedoch eine vorbeugende Nachbehandlung zur Verhinderung neuerlicher Polypen erfolgen. Falls eine Allergie vorliegt, muss diese entsprechend behandelt werden.

Prim. MR Dr. Herwig Edlinger
HNO-Facharzt und Leiter des Zentrums für Tinnitusbetroffene, Feldbach (Steiermark)

Dauerschnupfen: Impfung möglich?

Verena N.: *Ich leide seit langem an Dauerschnupfen. Man hat eine Tierhaar- und Milbenallergie festgestellt. Drei Jahre hindurch bekam ich eine Art Impfung in Form einer Spritzenkur. Geholfen hat die Behandlung nicht. Nun habe ich gehört, dass diese Impfung mehr schadet als nützt. Ich bitte um nähere Information.*

Die angesprochene „Impfung" gegen Allergien nennt man Hyposensibilisierungsbehandlung. Der Körper soll dadurch unempfindlicher gegen den auslösenden Stoff (Allergen) gemacht werden. Man injiziert das stark abgeschwächte Allergen.

Diese Behandlung funktioniert in rund 85 Prozent aller Fälle, also nicht garantiert. Bei fachkundiger Rezeptur (Beschränkung auf wichtige Allergene) ist etwa bei Pollenallergien durchschnittlich eine 80%ige Besserung im Vergleich zum unbehandelten Zustand zu erwarten. Bei Tierhaarallergien ist es leider besser, wenn irgendwie möglich, auf das Haustier zu verzichten. Bei Milbenallergie sollte grundsätzlich alles getan werden, um die Zahl der Milben im Hausstaub zu vermindern. Da gibt es in allen Apotheken geeignete Präparate. Durch ständige Verbesserung der Impfstoffe ist aber bei starken Beschwerden auch diese Behandlung durchaus sinnvoll.

Man darf jedoch nicht vergessen, dass viele Fälle von Dauerschnupfen gar nicht oder nur teilweise auf einer Allergie beruhen. Dann bleibt die antiallergische Behandlung unbefriedigend. In solchen Fällen muss auch nach anderen Ursachen gesucht werden.

Doz. Dr. Helmut Lindemayr
Hautfacharzt, Allergiespezialist, Wien

Angst vor Punktion der Kieferhöhle

Alexander P.: *Da ich nun schon seit einigen Wochen eitrigen Schnupfen nur auf der linken Seite habe, hat mein Hausarzt ein Röntgen der Nasennebenhöhlen veranlasst. Dabei wurde eine Flüssigkeit in der linken Kieferhöhle festgestellt. Man empfahl mir jetzt eine Punktion der Kieferhöhle. Davor habe ich Angst. Was raten Sie?*

Bei der beschriebenen Entzündung der Kieferhöhle hat sich entzündliches Sekret (Schleim oder Eiter) angesammelt. Dieses sollte unbedingt durch eine Kieferhöhlenspülung entfernt werden!

Der ambulante Eingriff ist für einen HNO-Facharzt Routine und schmerzlos. Nach erfolgter örtlicher Betäubung geht der Arzt über den so genannten unteren Nasengang in die Kieferhöhle ein und spült das Sekret über den mittleren Nasengang aus. Danach wird ein Antibiotikum in die Kieferhöhle eingebracht.

Ich rate deshalb dringend, diesen harmlosen Eingriff durchführen zu lassen, weil dadurch in Verbindung mit antibiotischer und entzündungshemmender Behandlung die Beschwerden rasch abklingen. Außerdem beugt man der Gefahr vor, dass das Leiden chronisch wird.

Prim. MR Dr. Herwig Edlinger
HNO-Facharzt und Leiter des Zentrums für Tinnitusbetroffene, Feldbach (Steiermark)

Alle Jahre wieder Heuschnupfen …

Brigitte H.: *Ich leide alljährlich im Frühjahr wochenlang fürchterlich an Schnupfen und Niesreiz sowie verschwollenen Augen. Mitunter bin ich dadurch sogar arbeitsunfähig. Kann mir geholfen werden?*

Im Volksmund nennt man diesen Zustand Heuschnupfen. Es handelt sich dabei um eine allergische Erkrankung der Nasenschleimhaut und der Bindehäute der Augen. Ausgelöst durch Blütenpollen, die in dieser Zeit fliegen.

Die genaue Diagnose wird von Allergiespezialisten (meistens HNO- bzw. Hautfachärzten) aufgrund der Patientenbefragung und spezieller Tests gestellt.

Folgende Therapiemaßnahmen kommen in Frage:

- Soweit es möglich ist, die Allergene (die auslösenden Pollen) vermeiden. Also in dieser Zeit am besten kein Picknick im Grünen …
- Hyposensibilisierung: Dabei wird dem Patienten in steigender Konzentration ein Extrakt mit Allergenen verabreicht, um den Körper nach und nach unempfindlich gegen die Verursacher der Beschwerden zu machen. Der Arzt stellt fest, ob sich der Patient für diese Art der Therapie eignet.
  Falls dies der Fall ist, rate ich dringend zu dieser Behandlung! Andernfalls kann sich der Heuschnupfen (in 30 Prozent der Fälle) zu einem schwer belastenden Asthma ausweiten.
- Ist der Patient für die erwähnte Hyposensibilisierung nicht geeignet (etwa aus Altersgründen), so kann ihm trotzdem mit bestimmten Medikamenten, so genannten Antihistaminika, gut geholfen werden.

Prim. MR Dr. Herwig Edlinger
HNO-Facharzt und Leiter des Zentrums für Tinnitusbetroffene, Feldbach (Steiermark)

Rote Nase durch erweiterte Adern

Alfons N.: *Ich bin 70 und leide sehr unter meiner roten, mitunter geschwollenen Nase. Alle glauben, ich trinke, dabei rühre ich keinen Alkohol an! Als Kind hatte ich einen langen Schulweg. Dabei habe ich mir die Nase und auch die Zehen gefroren. Kann das die Ursache sein? Ich bitte um Rat.*

Bei manchen Menschen mit hochliegenden Blutgefäßen können starke thermische Reize (Hitze, Kälte) zur dauerhaften Erweiterung dieser Adern führen. Es kommt in der Folge zur Rötung, die sich nicht mehr zurückbildet.

Die Nase ist von Haus aus gut durchblutet. Und sie ist durch ihre Lage automatisch stärkeren Temperaturreizen ausgesetzt. Sie neigt mit der Zeit auch zum Dickerwerden der Haut. Es kann sogar zur Pustel- und Schuppenbildung kommen.

Eine Durchuntersuchung und Abklärung durch den Facharzt ist notwendig, um eine systemische Krankheit (Lupus erythematodes oder beginnende Akne Rosacea) auszuschließen.

Zur Beruhigung der Symptome bewähren sich Zinksalben, die auch kosmetische Wirkung haben, weil sie die betroffene Hautstelle blasser aussehen lassen. Außerdem sind Zinksalben besser verträglich als zahlreiche Make-ups und Abdeckstifte.

Oft helfen zusätzlich leberunterstützende Medikamente (wie etwa Hepatodoron®) sowie das Einhalten einer Diät: Kaffee meiden, reizlose Kost bevorzugen und abends nur gedünstete Speisen essen, um eine Gärung im Darm zu verhindern, die ihrerseits die Leber belastet.

Dr. Susanne Leinweber
Fachärztin für Hautkrankheiten, Graz

Immer wieder Nasenbluten ...

Julia W.: *Ich bin 46 Jahre alt und habe seit drei Jahren in mehrwöchigen Abständen immer wieder Nasenbluten, meistens auf der rechten Seite. Soll ich deshalb zum Arzt gehen?*

Nasenbluten (medizinisch Epistaxis), kann viele verschiedene Ursachen haben. Meistens aber liegen Ausweitungen dünnwandiger Blutgefäße (Venektasien) im vorderen Abschnitt der Nasenscheidewand vor. Die Gefäße platzen leicht, Blut tritt aus.

Häufig ist Nasenbluten auch Zeichen erhöhten Blutdruckes. Weitere Ursachen können Gefäßwandveränderungen im Rahmen einer Gefäßverkalkung, Blutgerinnungsstörungen, Virusinfektionen, Schleimhautschäden durch berufsbedingte Schadstoffe, Verletzungen, Blutkrankheiten oder Tumoren sein.

Bei Tumoren (Geschwülste) kann es sich um gut- aber auch um bösartige handeln. Daher sollte bei Nasenbluten unbedingt ein Arzt aufgesucht werden. Er wird die Beschwerden abklären und ursächlich behandeln. Meistens löst ein kleiner ambulanter Eingriff das Problem: durch Hitzeverschorfung der betroffenen Blutgefäße.

Immer wieder passiert es, dass die Blutung nicht zum Stillstand kommt. Dann ist eine Blutstillung mittels Nasentamponade nötig.

Als Sofortmaßnahme soll sich der Betroffene aufsetzen und die Nasenflügel mehrere Minuten lang mit den Fingern zusammenpressen sowie kalte Kompressen auf Stirn, Wangen und Nacken legen.

Prim. MR Dr. Herwig Edlinger
HNO-Facharzt und Leiter des Zentrums für Tinnitusbetroffene, Feldbach (Steiermark)

Hilfe, die Nase juckt ständig!

Thomas C.: *Ich brauche dringend Hilfe: Seit Jahren juckt meine Nase ständig. In der Früh muss ich sehr oft niesen, obwohl ich gar nicht verkühlt bin. Ich war schon beim Allergietest und beim HNO-Facharzt. Bisher hat nichts geholfen. Ich habe schon alle möglichen Salben probiert.*

Eine überempfindliche Haut und Schleimhaut kann auch auf unspezifische Umweltreize wie Wärme, Kälte, auf bestimmte Allergene wie Staub oder Milben, Daunen, Wolle usw. zurückzuführen sein. Im Schlafzimmer sollen sich daher nur waschbare Böden befinden, allergengetestete Decken, Polster und Matratzen. Vor allem zu Zeiten verstärkten Pollenfluges sollten die Fenster spätestens ab 4 Uhr früh geschlossen sein. Falls für längere Zeit kortisonhaltige Nasensprays verwendet wurden, muss damit aufgehört werden. Ich rate zu versuchen, die Nasenschleimhäute zu beruhigen: Zum Beispiel mit Nasentropfen wie Rhinodoron® oder Gencydo®. Auch Spritzampullen mit diesem Präparat bewähren sich erfahrungsgemäß.

Falls die Haut im Bereich des Naseneinganges stark juckt, empfehle ich Salben wie Mirfulan® oder Halicar®. Diese Produkte dienen auch der Rückfettung der Haut und damit zu deren Schutz.

Auch seelische Spannungen können auslösend für die Beschwerden sein, etwa Angst vor Prüfungen. Manche Menschen reagieren auf Angst mit Hauterscheinungen und Juckreiz. Vermehrte Spannung entlädt sich dann eben auch in Form von Niesattacken. Ein Aufenthalt am Meer, in reiner Luft oder in über 1.000 Meter Seehöhe könnte helfen. Weiters können die Symptome durch zu viele Säuren in der Nahrung verursacht werden. Da bewährt sich eine Umstellung der Ernährungsgewohnheiten.

Dr. Susanne Leinweber
Fachärztin für Hautkrankheiten, Graz

Der Geruchssinn geht zunehmend verloren

Margit T.: *Ich bin 69 Jahre alt und bemerke, dass in den letzten Jahren mein Geruchssinn nach und nach verloren geht. Ich habe zwar nur selten Schnupfen, muss aber öfter niesen. Zarte Gerüche, wie feine Blumendüfte, rieche ich überhaupt nicht mehr. Gibt es für mich irgendeine Hilfe?*

Eine Riechstörung kann eine ganze Reihe von Ursachen haben. So kann sie Folge einer Infektion oder einer anderen Erkrankung der Nase und der Nebenhöhlen, aber auch eines krankhaften Prozesses im Gehirn sein. Auch Stoffwechselstörungen wie zum Beispiel Diabetes kommen als Auslöser in Frage. Immer wieder sind es auch berufsbedingte Stoffe (Dämpfe, Staub), die zur Riechstörung führen.

Ich rate jedenfalls zu einer raschen Abklärung durch den HNO-Facharzt. Es besteht nämlich durchaus die Chance, diese Beeinträchtigung wieder loszuwerden oder es kann wenigstens ein Fortschreiten verhindert werden. Andernfalls droht ein vollkommener Riechverlust (Anosmie).

Prim. MR Dr. Herwig Edlinger
HNO-Facharzt und Leiter des Zentrums für Tinnitusbetroffene, Feldbach (Steiermark)

„Ich kann seit einigen Monaten nichts mehr riechen ..."

Richard K.: *Ich kann seit einigen Monaten nichts mehr riechen. Auch der Geschmackssinn ist beeinträchtigt. Ich schmecke immer anders: Was heute keinen Geschmack hat, löst morgen Erbrechen aus. Vitamine haben bisher nichts geholfen. Ich bitte um Hilfe!*

Die Ursachen für eine derartige Störung sind vielfältig: Infektionen (wie Grippe, Gürtelrose), Einatmen von schadstoffbelasteter Luft, bestimmte Medikamente und auch Kopfverletzungen können zur Schädigung von Geschmacksnerven der Zunge und der Riechnerven führen.

Auch bestimmte Krankheiten wie Diabetes mellitus, Unterfunktion der Schilddrüse und Hirnerkrankungen können eine Beeinträchtigung des Riech- und Geschmacksempfindens bewirken. Das ist durch eine fachärztliche Untersuchung entsprechend abzuklären.

Wenn Vitamine nicht geholfen haben, dann pausieren. Hat sich bei der Untersuchung keine organische Ursache ergeben, so kann die so genannte Regulationsmedizin versucht werden. Man kann etwa durch Akupunktur oder Tuina-Massage die Durchblutung der gestörten Gebiete so anregen, dass eine Besserung der Beschwerden eintritt.

Auch Selbsthilfe ist mit Akupressur daheim recht einfach möglich. Folgende Punkte jeweils zwei Minuten lang fest drücken: Seitlich des Nasenflügels (Di 20), zwischen den Augenbrauen und am Handrücken zwischen Daumen und Zeigefinger (Di 4).

Prof. Dr. Alexander Meng
Facharzt für Neurologie, Spezialist für Traditionelle Chinesische Medizin (TCM), Wien

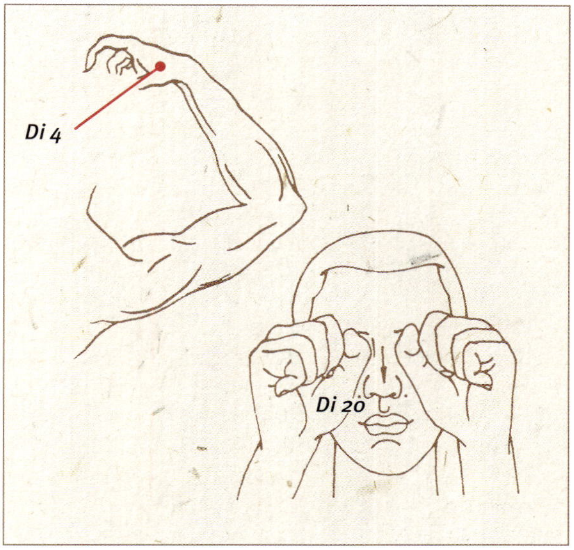

„Ich rieche und schmecke nicht!"

Robert L.: *Seit mehr als einem Jahr leide ich unter dem Verlust meines Geruchs- und Geschmackssinnes. Die Ärzte sagen, das ist rein nervlich bedingt, bieten mir aber keine Behandlung an. Gibt es eine Chance, einmal wieder zu riechen und zu schmecken?*

Bei Geruchs- und Geschmacksverlust sollten grundsätzlich HNO-Fachärzte und Neurologen die Ursachen abklären. Im konkreten Fall empfehle ich physikalische Behandlung (20 Einheiten) und Akupunktur (10 Sitzungen).

Falls sich dann noch immer nichts ändert, gibt es noch die Möglichkeit es mit Neuraltherapie und Homöopathie zu versuchen. Mitunter bessern sich solche Beschwerden aber im Laufe der Zeit spontan, also ohne jegliche Behandlung.

Prof. Dr. Alexander Meng
Facharzt für Neurologie, Spezialist für Traditionelle Chinesische Medizin (TCM), Wien

Gesichtsschwellung – Senkung erhöht

Helga C.: *Ich leide seit drei Jahren an wiederkehrenden Schwellungen in der linken Gesichtshälfte. In Oberkiefer und Auge entsteht großer Druck. Die Senkung ist erhöht, der Zahnarzt ratlos. Was soll ich untersuchen lassen?*

Zur Abklärung sind folgende Untersuchungen nötig:

HNO-ärztliche Begutachtung, CT der Nasennebenhöhlen sowie eine endoskopische Untersuchung der Nase und linken Kieferhöhle.

Dann ist bestimmt eine Diagnose möglich.

Prim. MR Dr. Herwig Edlinger
HNO-Facharzt und Leiter des Zentrums für Tinnitusbetroffene, Feldbach (Steiermark)

Ein Furunkel auf dem Nasenflügel

Vera W.: *Ich bitte um Rat wegen eines Furunkels auf einem Nasenflügel. Ich bekam es vor einigen Monaten und später auch eines auf der anderen Seite. Nach ärztlicher Behandlung verschwanden beide. Seither habe ich aber das Gefühl, als ob der Nasenknochen verändert wäre. Laut Röntgen ist aber alles in Ordnung. Allerdings drücken und schmerzen mich die Brillen.*

Es ist möglich, dass als Folge der durchgemachten Nasenfurunkel eine Narbe an der Haut oder im Unterhautgewebe entstanden ist.

Durch den Brillendruck können dort tatsächlich Schmerzen entstehen. Es sollte deshalb der Druck der Brille auf die Nase verringert werden.

Der Optiker kann in solchen Fällen den auf die Nase aufliegenden Teil der Brille verbreitern.

Prim. MR Dr. Herwig Edlinger
HNO-Facharzt und Leiter des Zentrums für Tinnitusbetroffene, Feldbach (Steiermark)

Hinter den Ohren heftige Schmerzen

Margarethe L.: *Ich bin 53 und leide schon lange an immer wieder auftretenden, starken Schmerzen hinter beiden Ohren. Man könnte es Kopfschmerz zwischen den Ohren nennen. Ohne Schmerzmittel, die ich dann täglich nehme, könnte ich nicht arbeiten. Was kann das sein?*

Die beschriebenen Symptome sprechen in erster Linie für ein so genanntes oberes Cervicalsyndrom. Die Ursache könnte also von der Wirbelsäule ausgehen. Weitere mögliche Auslöser können eine Reizung des Hinterhauptnervs, aber auch erhöhter Blutdruck sein.

Ich rate daher, einen HNO-Facharzt aufzusuchen, der eine nähere Abklärung einleitet. Folgende Untersuchungen halte ich für sinnvoll: Röntgen der Halswirbelsäule, manualmedizinische Untersuchung der Funktion der Halswirbelsäule, CT und MRT des Kopfes, neurologische Tests und Blutdruckmessung. Die weitere Therapie richtet sich nach den Untersuchungsergebnissen.

Prim. MR Dr. Herwig Edlinger
HNO-Facharzt und Leiter des Zentrums für Tinnitusbetroffene, Feldbach (Steiermark)

„Perlgeschwulst" im Mittelohr

Markus P.: *In der Beilage finden Sie einen Befund meiner Lebensgefährtin. Angeblich hat sie eine Geschwulst im Mittelohr, es steht aber nicht eindeutig fest. Falls diese Krankheit doch vorliegt: Wie kann man behandeln? Muss operiert werden? Falls man das nicht will: Welche Folgen kann das haben?*

Laut Röntgenbefund besteht rechts eine chronische Mittelohrentzündung. Bei einer solchen Entzündung wird als mögliche Komplikation ein so genanntes Cholesteatom nicht ausgeschlossen. Das Mittelohrcholesteatom wird auch Schuppenkörper oder Perlgeschwulst genannt.

Dabei kommt es zum Einwachsen von Gehörgangshaut in den Mittelohrraum durch ein Loch im Trommelfell, das sich bei der chronischen Mittelohrentzündung bilden kann. Diese Haut schilfert im Zuge von Erneuerungsvorgängen an der Oberfläche ab.

Diese abgeschilferten Schuppen wiederum bilden ein perlmutterartig glänzendes Gebilde, eben das angesprochene Cholesteatom. Bei entsprechender Größe kann dieser Schuppenkörper seine Umgebung zerstören und im ungünstigsten Fall sogar den Hirnraum einbrechen. Die typischen Symptome sind übel riechender Ohrfluss, Ohren- und Kopfschmerzen sowie Schwerhörigkeit.

Ich rate in solchen Fällen dringend mit den Röntgenbildern einen HNO-Arzt aufzusuchen, der zur weiteren Abklärung unter anderem eine ohrmikroskopische Untersuchung durchführt. Liegt tatsächlich ein Cholesteatom vor, so wird eine möglichst rasche Operation dringend angeraten.

Besteht jedoch eine chronische Mittelohrentzündung ohne Cholesteatom, so ist eine Operation nur bei häufigem Ohrfluss bzw. entsprechend starker Schwerhörigkeit notwendig.

Prim. MR Dr. Herwig Edlinger
HNO-Facharzt und Leiter des Zentrums für Tinnitusbetroffene, Feldbach (Steiermark)

Basaliom sitzt an der Ohrmuschel

Norbert D.: *Ich bin 65 und habe seit etwa einem Jahr an der linken Ohrmuschel ein kleines Geschwür, das immer wieder abheilt, um dann neu aufzutreten. Häufig ist es von einer Kruste bedeckt. Ich habe sonst keine Beschwerden damit. Muss ich zum Arzt?*

Ja! In solchen Fällen sollte möglichst rasch ein HNO- oder Hautarzt aufgesucht werden. Hier besteht der Verdacht auf ein so genanntes Basaliom. Dabei handelt es sich um eine relativ gutartige Form von Hautkrebs (keine Metastasen), der durch operative Entfernung vollständig geheilt werden kann.

Das Basaliom setzt nur in sehr seltenen Fällen Metastasen. Allerdings kann es lebensgefährlich werden, wenn man es nicht entfernt.

Natürlich kann auch eine gutartige Veränderung wie zum Beispiel eine Chondrodermatitis helicis nodosa vorliegen. Allerdings auch eine bösartige Veränderung wie etwa ein Spinaliom. Deshalb ist eine rasche Untersuchung notwendig.

Prim. MR Dr. Herwig Edlinger
HNO-Facharzt und Leiter des Zentrums für Tinnitusbetroffene, Feldbach (Steiermark)

Seit 15 Jahren schwerhörig ...

Irene F.: *Ich leide seit 15 Jahren an Innenohrschwerhörigkeit. In letzter Zeit höre ich immer schlechter. Ich habe zwar zwei digitale Hörgeräte, die ich jedoch nicht trage, weil sie nichts nützen. Nun wurden mir „Hinter-dem-Ohr"-Hörgeräte empfohlen. Ich bitte dringend um Rat und Hilfe!*

Nach dem vorliegenden Audiogramm liegt eine beidseitige so genannte pancochleäre Innenohrschwerhörigkeit vor. Da hat man große Probleme in der Umgangssprache Worte zu verstehen. Da sich die Lage verschlechtert hat, sollten einerseits medizinische Maßnahmen gesetzt werden, andererseits lässt sich auch die Versorgung mit einem Hörgerät verbessern.

Die medizinische Betreuung sollte am besten in einem spezialisierten Zentrum erfolgen. Die Behandlung zielt dort nicht nur auf das Innenohr, sondern auf den gesamten Organismus sowie auf die Psyche ab.

„Im-Ohr-Geräte" sind im vorliegenden Fall nicht geeignet, weil sie keine ausreichende Verstärkerleistung bieten. Da sind tatsächlich „Hinter-dem-Ohr"-Geräte erforderlich. Wichtig ist, dass mit angepassten Geräten über mehrere Wochen hindurch trainiert wird, dass also die Handhabung funktioniert und die Geräte richtig programmiert sind.

Vor allem digitale Hörgeräte sind in der Lage, computergesteuert störenden Umgebungslärm wegzufiltern. Dadurch wird die Sprache automatisch verständlicher. Im Zuge des Trainings kann es nötig sein, die Geräte durch den Akustiker nachzustellen.

Prim. MR Dr. Herwig Edlinger
HNO-Facharzt und Leiter des Zentrums für Tinnitusbetroffene, Feldbach (Steiermark)

Schwerhörig nach Kanonenschuss

Ernst F.: *Ich bin 70 und war vor einigen Monaten bei einer Vorführung alter Uniformen. Dabei wurde auch eine alte Kanone abgefeuert. Ich stand daneben und höre seither deutlich schlechter. Ich bekam zwar Medikamente, die halfen jedoch nichts. Gibt es noch eine Möglichkeit, meine Hörfähigkeit zu verbessern?*

Die Hörverschlechterung ist in diesem Fall Folge eines so genannten Knalltraumas, das zu einer Schädigung des Innenohres geführt hat. Da die bisherige Therapie keinen Erfolg brachte, empfehle ich sofortige stationäre Behandlung an der HNO-Abteilung eines Krankenhauses.

Dort werden entsprechende Infusionen verabreicht. Zusätzlich sind physikalische Maßnahmen wie zum Beispiel eine MID-Lasertherapie und eine so genannte transkutane aurikuläre elektrische Stimulation unbedingt notwendig.

Ich rate daher, sich vom HNO-Arzt an eine Spitalsabteilung oder an ein auf Innenohrerkrankungen spezialisiertes Zentrum überweisen zu lassen.

Prim. MR Dr. Herwig Edlinger
HNO-Facharzt und Leiter des Zentrums für Tinnitusbetroffene, Feldbach (Steiermark)

Seit Jahren jucken die Gehörgänge

Erwin R.: *Seit vielen Jahren quält mich Juckreiz im äußeren Gehörgang beider Ohren. Oft habe ich kleine Kratzwunden. Öle, Salben und Reinigung durch den Arzt brachten keine Besserung. Welche Heilmethode kommt noch in Frage?*

Juckende Gehörgänge deuten auf eine erbliche Ekzemerkrankung hin. Dadurch erklärt sich auch der scheinbar unerklärlich wiederkehrende Verlauf. Ich rate zunächst, darauf zu achten, beim Haarewaschen den Kontakt mit dem Shampoo und den Gehörgängen zu vermeiden, da die dadurch bewirkte Entfettung eine zusätzliche Ekzemursache darstellt.

Mit kortisonhaltigen Cremes ist der Ekzemschub fast immer gut beherrschbar. Den größten Anteil an der Behandlung hat aber der Patient selbst – indem er ganz einfach nicht kratzt!

Durch die Manipulation am Gehörgang werden nämlich Substanzen freigesetzt, welche die Entzündung und damit das Ekzem verstärken. Es ist dann keine Heilung in Sicht.

Mit dem Fingernagel oder dem Wattestäbchen wird mehr Schaden angerichtet, als die besten Salben helfen können. Daher: Finger weg! Die Reinigung dem HNO-Facharzt überlassen, Seifen- und Shampoo-Kontakt vermeiden. Bei Wiederauftreten der Entzündung einige Tage Kortisonsalben schmieren.

Doz. Dr. Helmut Lindemayr
Hautfacharzt, Allergiespezialist, Wien

Bei Menière kann geholfen werden

Gerda S.: *Ich hatte vor einigen Monaten plötzlich einen starken Schwindelanfall mit heftigem Erbrechen. Im Spital wurde die Menière-Krankheit festgestellt. Nach fünftägiger Behandlung mit Infusionen und Tabletten wurde ich entlassen. Seither habe ich alle paar Wochen dieselben Anfälle und muss Tabletten nehmen. Ist eine Heilung möglich oder muss ich damit leben?*

Bei der Menière-Erkrankung handelt es sich um einen Innenohrerguss. Das Leiden tritt anfallsweise auf. Typisch sind die geschilderten Symptome: Drehschwindel, Übelkeit und Erbrechen. Dazu kommen Ohrgeräusche und Schwerhörigkeit.

In der Mehrzahl der Fälle betreffen die Beschwerden ein Ohr. Im Laufe der Zeit kann die Krankheit allerdings auch das zweite Ohr befallen. Die Anfälle dauern Minuten bis Tage und können sich in verschieden großen Abständen wiederholen. In der Zeit dazwischen besteht weitgehende Beschwerdefreiheit.

Bei wiederholten Anfällen kann auch bleibende Schwerhörigkeit eintreten. Allerdings ist Behandlung möglich! Dafür werden Infusionen, Laser, Medikamenten-Iontophorese usw. eingesetzt. Um die Anfallbereitschaft zu verringern, müssen ständig Medikamente genommen werden.

Im akuten Anfall ist häufig eine Aufnahme ins Krankenhaus notwendig. In seltenen Fällen muss sogar operiert werden. Mit den heute zur Verfügung stehenden Möglichkeiten kann fast ausnahmslos geholfen werden.

Prim. MR Dr. Herwig Edlinger
HNO-Facharzt und Leiter des Zentrums für Tinnitusbetroffene, Feldbach (Steiermark)

Ohrenentzündung – seither Probleme

Friedrich O.: *Vor einem Jahr hatte ich eine starke Ohrenentzündung, die mit Rotlicht und Nasentropfen behandelt wurde. Seit damals habe ich aber Dauerschnupfen, Ohrendruck, dauerndes Rauschen und ein „verschlagenes" Ohr. Manchmal höre ich auch schlecht. Was kann ich tun?*

Aufgrund der Schilderung liegt offenbar ein hartnäckiger Paukenerguss vor. Dabei handelt es sich um eine Entzündung im Tuben-Mittelohrsystem. Es sollte deshalb nochmals eine genaue HNO-Untersuchung erfolgen – mit Röntgen der Nasennebenhöhlen, Spiegelung (endoskopische Untersuchung), Allergietest sowie einer so genannten Impedanzmessung (Messung des Schallwellenwiderstandes).

Neben Behandlung der Entzündung wird die Einpflanzung eines so genannten Paukenröhrchens in das Trommelfell mittels Ohrmikroskop erforderlich sein. Auf diese Weise wird der Erguss abgeleitet und das Mittelohr belüftet. Die kranke Schleimhaut kann in diesem Bereich ausheilen, die Beschwerden verschwinden schließlich.

Das Paukenröhrchen muss allerdings einige Monate belassen werden. Nach der Entfernung schließt sich das Loch im Trommelfell von selbst rasch wieder. Schiebt man diesen Eingriff zu lange hinaus, kann es zu Verwachsungen und bleibender Schwerhörigkeit kommen. Die Einpflanzung des Paukenröhrchens ist ein Routineeingriff.

Prim. MR Dr. Herwig Edlinger
HNO-Facharzt und Leiter des Zentrums für Tinnitusbetroffene, Feldbach (Steiermark)

Probleme seit Operation am Ohr

Markus F.: *Ich wurde vor 40 Jahren am linken Ohr operiert und bekam damals ein künstliches Trommelfell. Vor 10 Jahren wurden mir die Mandeln entfernt. Seither habe ich ständig das Gefühl als wäre zwischen Ohr und Hals ein Stoppel. Ich bin dauernd verschleimt und habe Husten. Ich bitte um Rat, da mir bis jetzt niemand helfen konnte.*

Die erwähnte Operation erfolgte offenbar wegen chronischer Mittelohrentzündung. Das kann zu einer Hörverschlechterung am betroffenen Ohr geführt haben. Durch die spätere Mandeloperation hat sich eine neue anatomische Situation ergeben – an Stelle der entfernten Mandeln entstanden narbig veränderte Mandelnischen, die das beschriebene, störende Gefühl erzeugen dürften.

Um eine eventuelle andere Ursache für die Beschwerden feststellen zu können und einen Behandlungsplan zu erstellen, rate ich zu einer neuerlichen Untersuchung bei einem HNO-Facharzt.

Prim. MR Dr. Herwig Edlinger
HNO-Facharzt und Leiter des Zentrums für Tinnitusbetroffene, Feldbach (Steiermark)

Nach Schwimmen plötzlich taub ...

Norbert N.: *Ich gehe sehr gerne schwimmen. Auch in der kalten Jahreszeit. Seit kurzem plagt mich eine seltsame Erscheinung: Wenn ich den Kopf untertauche, höre ich nachher nichts mehr. Das Gefühl geht nach rund einer halben Stunde weg und stört mich sehr. Kann da vielleicht eine ernsthafte Krankheit dahinterstecken? Ich bitte um eine nähere Auskunft.*

Für derartige Beschwerden kommen zwei mögliche Ursachen in Frage: Einerseits kann Ohrenschmalz (in der Fachsprache Cerumen genannt) im Gehörgang dafür verantwortlich sein. Dieser fettähnliche Stoff quillt im Wasser auf und verlegt dadurch den Gehörgang vorübergehend vollständig. Erst nach Verdunsten des Wassers legt sich das „verschlagene" Gefühl im Ohr wieder.

Andererseits können so genannte Gehörgangsexostosen die Auslöser des Problems sein. Dabei handelt es sich um gutartige Wucherungen des Gehörknochens, die häufig bei leidenschaftlichen Schwimmern und Tauchern auftreten. Durch diese Wucherungen kann eingetretenes Wasser nur schwer abfließen – es bewirkt das geschilderte Gefühl im Ohr.

Ich rate also, einen HNO-Facharzt aufzusuchen und der Ursache auf den Grund zu gehen. In jedem Fall ist leicht Abhilfe zu schaffen. Das Ohrenschmalz wird entweder mit warmem Wasser (mittels Spritze) oder einer Schlinge entfernt. Die Exostosen kann der Arzt im Zuge eines kleinen chirurgischen Eingriffes abtragen.

Prim. MR Dr. Herwig Edlinger
HNO-Facharzt und Leiter des Zentrums für Tinnitusbetroffene, Feldbach (Steiermark)

Ohrenschmerzen verderben Urlaub

Helmut F.: *Ich war im Vorjahr in Kroatien auf Urlaub. Ich bekam dort starke Ohrenschmerzen und wurde gegen Mittelohrentzündung behandelt. Tatsächlich hatte ich gar keine, sondern eine Entzündung des äußeren Gehörganges. Die Schmerzen haben mich praktisch den Urlaub gekostet. Was soll ich tun, wenn ich heuer derartige Beschwerden wieder bekomme?*

In den meisten Fällen von Ohrenschmerzen im Rahmen eines Badeurlaubes handelt es sich um eine Entzündung des äußeren Gehörganges (Otitis externa), die durch schmutziges Badewasser verursacht wird. Diese Krankheit hat nichts mit Mittelohrentzündung zu tun und wird hauptsächlich durch so genannte Fäkalkeime ausgelöst.

Ich rate deshalb ganz allgemein Massenstrände zu vermeiden bzw. nach dem Baden unbedingt die Ohren mit normalem Leitungswasser gut auszuspülen. So kann verseuchtes Badewasser aus den Gehörgängen wieder entfernt werden.

Sollten trotzdem Ohrenschmerzen auftreten, dann empfehle ich, einen HNO-Facharzt in der Urlaubsregion aufzusuchen, der sicherlich eine Unterscheidung zwischen Mittelohrentzündung und einer Entzündung des äußeren Gehörganges treffen kann. Er wird dann auch die richtige Behandlung einleiten, sodass ein neuerlicher Abbruch des Urlaubs nicht notwendig sein wird.

Prim. MR Dr. Herwig Edlinger
HNO-Facharzt und Leiter des Zentrums für Tinnitusbetroffene, Feldbach (Steiermark)

Hörgeräte immer wieder „verstopft"

Friedrich W.: *Ich bin 75 Jahre alt und trage nach beiderseitigen Hörstürzen seit rund zehn Jahren Hörgeräte. Seit einiger Zeit verstopfen sich diese Geräte immer wieder. Der Arzt macht ein Ekzem im Gehörgang dafür verantwortlich Gibt es Heilung?*

Für die Entstehung eines Ekzems im Gehörgang sind neben angeborener Neigung zusätzliche Faktoren verantwortlich. Hauptsächlich handelt es sich dabei um Stoffe, die im täglichen Leben eine Rolle spielen – wie Seifen, Shampoos, Sprays oder andere Kosmetika.

Aber auch eine Allergie oder Stoffwechselstörung (Diabetes mellitus) kommt in Frage.

Neben örtlicher Behandlung mit Medikamenten sowie regelmäßiger, fachärztlicher Reinigung der Gehörgänge ist das Vermeiden von Haarsprays ein absolutes Muss! Auch rate ich zum Wechsel von Seife und Shampoo zu milden Produkten (für Kinder). Natürlich muss eine allfällige Grundkrankheit (wie erwähnt, etwa Allergie, Diabetes) behandelt werden.

Da das Ekzem manchmal auch auf einer Unverträglichkeit des Gerätematerials beruht, kann eine Neuanfertigung der Ohrpassstücke aus einem anderen Material durch den Hörgeräteakustiker nötig sein.

Letztlich ist aber trotz aller Bemühungen ein Wiederkehren der Beschwerden möglich, weil ja leider der Faktor der angeborenen Bereitschaft zu Ekzemen nicht wegbehandelt werden kann. Dann muss eben symptomatisch behandelt werden.

Prim. MR Dr. Herwig Edlinger
HNO-Facharzt und Leiter des Zentrums für Tinnitusbetroffene, Feldbach (Steiermark)

Mit Ohrgeräuschen nicht abfinden!

Richard L.: *Ich bin 76 Jahre alt und trage an einem Ohr seit vielen Jahren ein Hörgerät. Mein Problem: Seit längerem quälen mich Ohrgeräusche. Laut Arzt kann man dagegen nichts machen. Ich soll mich damit abfinden. Gibt es wirklich keine Möglichkeit zur Verbesserung des Zustandes?*

Die moderne Medizin ist sehr wohl in der Lage bei Ohrgeräuschen (Tinnitus) Hilfe anzubieten. Betroffene sollten sich an HNO-Ärzte oder spezialisierte Tinnitus-Zentren wenden. Dort wird die Therapie dem jeweiligen Schweregrad der Krankheit angepasst. Das heißt, es gibt nicht eine grundsätzliche Behandlung, sondern eine Reihe von Maßnahmen, die sinnvoll kombiniert werden.

Nach eingehender Untersuchung wird sehr konzentriert vorgegangen. Die Behandlung zielt gleichzeitig auf Innenohr, Gesamtorganismus und Psyche ab. Dadurch ist eine Besserung in zweifacher Hinsicht möglich: Quantitativ (Beruhigung bis hin zur völligen Beseitigung) sowie qualitativ (Verschiebung der Geräusche in den tieferen und somit erträglicheren Frequenzbereich).

Prim. MR Dr. Herwig Edlinger
HNO-Facharzt und Leiter des Zentrums für Tinnitusbetroffene, Feldbach (Steiermark)

Reizstromtechnik gegen Ohrensausen

Gerhard W: *Ich leide schon länger an Ohrensausen. Kürzlich habe ich über eine neue Methode gelesen – eine Reizstrombehandlung. Ich bitte um nähere Auskünfte.*

Es gibt tatsächlich neue Erkenntnisse über den Einsatz von Reizstrom zur Behandlung von innenohrbedingten Ohrgeräuschen (Tinnitus), Schwindel sowie Innenohrschwerhörigkeit.

Schon seit langer Zeit wird die so genannte transcutane auriculäre elektrische Stimulation (TAES) als unverzichtbarer Teil eines erfolgreichen Therapiekonzeptes angewendet. Am äußeren Ohr wird ein elektrisches Spannungsfeld durch Reizung von 13 Punkten aufgebaut.

Man bezieht dadurch auch in der Tiefe das Innenohr mit ein und leitet Regenerationsvorgänge ein, die zur Verbesserung der Situation führen. Zumindest ist es möglich, die quälenden Geräusche in einen tieferen und damit erträglicheren Bereich zu verschieben.

Neue Erfahrungen zeigen nun, dass eine spezielle Reizstromform besonders günstig ist. Es stehen bereits hochwertige Geräte zur Verfügung, die Impulsgalvanisationen ermöglichen.

Allerdings kann diese Behandlung nur Teil eines ganzheitlich ausgerichteten Konzeptes sein. Gleichzeitig müssen auch andere Maßnahmen gesetzt werden: wie physikalische Therapie, Medikamente, Ernährung, psychische Betreuung usw. Der Erfolg – in jedem Stadium der Betroffenheit machbar – ergibt sich aus der Summe.

Prim. MR Dr. Herwig Edlinger
HNO-Facharzt und Leiter des Zentrums für Tinnitusbetroffene, Feldbach (Steiermark)

„Retraining" gegen Ohrgeräusche

Martha F.: *Da ich seit langem an Ohrgeräuschen leide, interessiere ich mich natürlich für verschiedenste Behandlungsmethoden. Kürzlich habe ich im Radio einen Bericht über die so genannte Tinnitus-Retraining-Therapie gehört. Nun bitte ich um nähere Informationen.*

Bei der Tinnitus-Retraining-Therapie (Tinnitus = Ohrgeräusche) handelt es sich um eine sehr langwierige, ein bis zwei Jahre dauernde Behandlungsmöglichkeit, die aus einem ganzen Maßnahmenpaket besteht. So wird dabei mindestens sechs Stunden am Tag ein Rauschgenerator (ein so genannter Noiser) am Ohr getragen.

Dieser Noiser spielt ein leises Breitbandrauschen (leiser als das Ohrgeräusch) ins Ohr ein. Im Laufe der Behandlungszeit gewöhnt man sich an dieses Geräterauschen und empfindet es nicht mehr als störend. Über eine Beeinflussung bestimmter Gehirnareale gelingt es letztlich auch, sich an das eigene Ohrgeräusch so zu gewöhnen, dass man nicht mehr darunter leidet.

In Verbindung mit dem Rauschgenerator sollte es individuelle Psychotherapie, autogenes Training und musiktherapeutische Trainingsmethoden geben. Dazu kommen Aufklärung und Beratung sowie im Bedarfsfall auch Medikamente (Psychopharmaka).

Die Erfahrung zeigt jedoch, dass diese aufwändige Behandlung vom Patienten oft nicht so gerne angenommen wird. Sie dauert – wie erwähnt – lange. Dazu kommt, dass anstelle des Maßnahmenpaketes mitunter fälschlicherweise nur der Rauschgenerator alleine zum Einsatz gelangt. Das wiederum vermindert die Erfolgsrate deutlich.

Als Ansprechstellen für Betroffene sind daher spezialisierte Tinnituskliniken zu empfehlen, wo eine kompakte Therapie erfolgreich angewendet wird. Diese wirkt zugleich auf Innenohr, Gesamtorganismus und Psyche ein. Die Tinnitus-Retraining-Therapie wird dann nur als letzte Konsequenz eingeleitet.

Prim. MR Dr. Herwig Edlinger
HNO-Facharzt und Leiter des Zentrums für Tinnitusbetroffene, Feldbach (Steiermark)

Junger Mann hat Ohrgeräusche

Hubert W.: *Ich bin erst 29 und leide bereits seit einigen Monaten an Ohrgeräuschen, also Tinnitus. Die Symptome verschlechtern sich rasch. Die Ärzte haben dazu unterschiedliche Meinungen. Ich bin schon ein nervliches Wrack und bitte dringend um einen Rat! Wohin soll ich mich noch wenden?*

Ich empfehle in solchen Fällen dringend, sich an ein spezialisiertes Zentrum für Tinnitusbetroffene zu wenden. Es gibt bereits einige in Österreich. Ein derartiges Zentrum ist mit seinem umfassenden Therapieangebot in der Lage, bei jedem Grad der Betroffenheit Hilfe anzubieten.

Nach eingehender Untersuchung kommt ein ganzheitlich ausgerichtetes Konzept zur Anwendung, das unter anderem medikamentöse, apparative, diätetische und psychotherapeutische Maßnahmen einschließt.

Eine sehr konzentrierte Behandlung zielt dann gleichzeitig auf Innenohr, Gesamtorganismus und Psyche ab. Erreicht wird dadurch praktisch immer sowohl eine quantitative (Beruhigung bis hin zur völligen Beseitigung) als auch qualitative (Verschiebung der Geräusche in tiefere und somit erträglichere Frequenzen) Besserung des Tinnitus.

Prim. MR Dr. Herwig Edlinger
HNO-Facharzt und Leiter des Zentrums für Tinnitusbetroffene, Feldbach (Steiermark)

Nach Discobesuch pfeift es im Ohr ...

Thomas D.: *Ich bin 20 und höre nach einem Discobesuch ständig lautes Pfeifen im rechten Ohr. Diese Geräusche lassen mich nicht mehr schlafen, ich bin völlig verzweifelt. Im Spital wurde ich mit Infusionen behandelt – bisher leider ziemlich erfolglos. Was können Sie mir für einen Rat geben?*

Die beschriebenen Ohrgeräusche (Fachausdruck: Tinnitus) sind in diesem Fall Folge eines akuten Lärmtraumas. Es handelt sich um eine Schädigung des Innenohres. Offenbar war das rechte Ohr besonders nahe bei den Lautsprecherboxen.

Da die bisher eingeleitete Behandlung offensichtlich keine Besserung gebracht hat, rate ich dringend, sich an ein spezialisiertes Zentrum für Tinnitusbetroffene zu wenden. Dort kann praktisch in jedem Stadium der Betroffenheit Hilfe angeboten werden. Zunächst erfolgt eine Untersuchung, anschließend wird sehr konzentriert behandelt. Die Maßnahmen zielen gleichermaßen auf Innenohr, Gesamtorganismus und Psyche ab.

Erreichbar ist sowohl eine quantitative (Beruhigung bis zur völligen Beseitigung) als auch qualitative (Verschiebung in den tieferen und somit angenehmeren Frequenzbereich) Besserung der Beschwerden. Zumindest kann der Zustand erträglich gemacht werden.

Ich empfehle, sich diesbezüglich mit dem Hausarzt oder HNO-Facharzt zu besprechen, der an so ein Zentrum überweisen kann.

Prim. MR Dr. Herwig Edlinger
HNO-Facharzt und Leiter des Zentrums für Tinnitusbetroffene, Feldbach (Steiermark)

Nach „Knalltrauma" nun Ohrensausen

Josef P.: *Ich erlitt vor einigen Monaten ein Knalltrauma im rechten Ohr (Schießstand, leider keine Ohrenschützer auf). Im Krankenhaus wurde ich mit Kortison und Infusionen behandelt. Dennoch leide ich nach wie vor an Ohrensausen (Tinnitus). Ich habe dadurch massive Schlafstörungen und Panikattacken. Welche Behandlungsmöglichkeiten gibt es noch?*

Das Knalltrauma hat zu einer Schädigung des Innenohres geführt. Die Ohrgeräusche (Tinnitus) sind die Folge davon. Da die bisher eingeleitete Therapie keine Besserung der Beschwerden gebracht hat, rate ich dringend, sich an ein spezialisiertes Zentrum für Tinnitusbetroffene zu wenden. Dort ist man in der Lage, bei jedem Schweregrad Hilfe anzubieten.

Nach eingehender Untersuchung wird sehr konzentriert mit verschiedenen Methoden behandelt, die der Situation angepasst sind. Es wird auf diese Weise gleichzeitig auf das Innenohr, den Gesamtorganismus und auch die Psyche eingewirkt. Beruhigung bis zur völligen Beseitigung ist auf diese Weise möglich.

Man erreicht zum Beispiel eine Verschiebung der Geräusche in einen tieferen und somit erträglicheren Frequenzbereich. Ich empfehle, sich diesbezüglich mit dem Hausarzt oder dem HNO-Facharzt zu beraten. Beide können an ein derartiges Zentrum überweisen.

Prim. MR Dr. Herwig Edlinger
HNO-Facharzt und Leiter des Zentrums für Tinnitusbetroffene, Feldbach (Steiermark)

Ohrensausen lässt verzweifeln!

Walter M.: *Ich bin verzweifelt! Mir wurde als Folge meiner Zuckerkrankheit das linke Bein amputiert. Zusätzlich stellte sich beidseits Ohrensausen ein. Nach vielen Arztbesuchen spüre ich noch immer keine Besserung. Versuche mit Geräten brachten keinen Erfolg. Nun macht sich meine Depression, wegen der ich auch im Spital behandelt wurde, wieder bemerkbar. Ich bin am Ende meiner Belastbarkeit und bitte um Hilfe.*

Da die bisher erfolgten Therapieversuche keine Besserung bewirkten, rate ich dringend, sich an ein spezialisiertes Zentrum für Tinnitusbetroffene zu wenden. Dieses stellt eine wirkliche Ansprechstelle für die Betroffenen dar.

Angeboten wird ein Behandlungspaket für jeden Grad der Erkrankung. Die Therapie ist sehr konzentriert – sie wirkt gleichzeitig auf Innenohr, Gesamtorganismus und Psyche ein.

Dadurch ist eine sowohl quantitative (Beruhigung bis zur völligen Beseitigung) als auch qualitative (Verschiebung in den tieferen, erträglicheren Frequenzbereich) Besserung der Ohrgeräusche möglich. Ich empfehle daher, sich bezüglich einer Überweisung an ein derartiges Zentrum mit dem Hausarzt oder HNO-Facharzt zu beraten.

Prim. MR Dr. Herwig Edlinger
HNO-Facharzt und Leiter des Zentrums für Tinnitusbetroffene, Feldbach (Steiermark)

Ohrensausen auch durch Stress

Josef W.: *Ich bin 51 Jahre alt und leide schon seit mehreren Jahren an Ohrgeräuschen, die mich aber bisher nicht sonderlich gestört haben. Seit einer beruflichen Veränderung vor drei Monaten allerdings ist das Ohrensausen so arg geworden, dass ich kaum mehr schlafen kann und nervlich mitgenommen bin. Im Spital hat man eine Innenohrschädigung festgestellt und mich mit Infusionen, Kortison sowie Nervenmitteln behandelt. Bisher merke ich allerdings keine Besserung. Gibt es für mich noch Hilfe?*

Stress jeglicher Art ist in der Lage, Ohrgeräusche (Tinnitus) auszulösen bzw. bestehende Beschwerden zu verstärken. Im Stressmoment kommt es im Nebennierenmark zur gesteigerten Ausschüttung der Hormone Adrenalin und Noradrenalin. In weiterer Folge herrscht im Innenohr Mangel an Sauerstoff.

Daher ist es ganz wesentlich, in erster Linie Stress so gut wie möglich abzubauen. Da trotz der bisherigen Therapie offenbar keine Besserung eingetreten ist, rate ich dringend, sich an ein spezialisiertes Zentrum für Tinnitusbetroffene zu wenden.

Derartige Einrichtungen können Hilfe bei jedem Grad der Betroffenheit anbieten. Nach eingehender Untersuchung gelangt ein umfassendes Behandlungskonzept zur Anwendung, das gleichzeitig auf Innenohr, Gesamtorganismus und Psyche einwirkt. Gemeinsam mit dem Patienten werden überdies Stressvermeidung bzw. Bewältigungsstrategien entworfen.

Durch dieses Programm lässt sich sowohl eine quantitative (Beruhigung bis zur völligen Beseitigung) als auch qualitative (Verschiebung der Geräusche in tiefere und damit angenehmere Frequenzbereiche) Besserung erzielen. Tinnitus wird auf jeden Fall erträglicher.

Ich empfehle, sich diesbezüglich mit dem Hausarzt oder dem HNO-Arzt zu besprechen, der an ein solches Zentrum überweisen kann.

Prim. MR Dr. Herwig Edlinger
HNO-Facharzt und Leiter des Zentrums für Tinnitusbetroffene, Feldbach (Steiermark)

Geräusch im Kopf, so wie der Wind ...

Johann V.: *Ich habe seit einiger Zeit ein Geräusch im Kopf, das ich nicht zuordnen kann. Es klingt wie der Wind. Ich ließ mich vom HNO-Facharzt testen, der mein Gehör in Ordnung befand. Er empfahl mir noch zu warten. Ich habe aber Angst, etwas zu versäumen. Ich bin Nichtraucher, trinke keinen Alkohol, habe aber dennoch ein wenig Bluthochdruck. Ich bitte um Rat.*

Da Ohrgeräusche (medizinisch Tinnitus genannt) durchaus auch Ausdruck eines erhöhten Blutdrucks sein können, sollte zuerst kurzfristig eine Abklärung und Behandlung des Bluthochdrucks durch den Internisten erfolgen.

Befindet sich der Blutdruck dann im Normbereich und bestehen die Ohrgeräusche jedoch weiter, so empfehle ich, sich an ein spezialisiertes Zentrum für Tinnitus-Betroffene zu wenden (wie zum Beispiel in Feldbach in der Steiermark).

In einem derartigen Zentrum sind die Ärzte in der Lage, bei jedem Grad von Betroffenheit wirkungsvolle Hilfe anzubieten.

Prim. MR Dr. Herwig Edlinger
HNO-Facharzt und Leiter des Zentrums für Tinnitusbetroffene, Feldbach (Steiermark)

Nach Hörsturz noch immer Ohrensausen

Erwin S.: *Ich bin 57 Jahre alt und höre seit meiner Kindheit auf dem linken Ohr (mehrmalige Mittelohrentzündung) trotz Operation fast nichts. Vor zwei Jahren habe ich rechts einen Hörsturz erlitten. Seither quält mich ein Rauschen, als ob ich in einem Trafogebäude stehen würde. Ich höre trotz Hörgerät weniger als vorher. Ich bitte um Rat?*

Die Hörbehinderung ist in diesem Fall natürlich besonders stark. Laut den Unterlagen sind allerdings alle Möglichkeiten zur Gehörverbesserung ausgeschöpft. Das nur teilweise erholte Gehör kann tatsächlich nur durch Hörgeräte gebessert werden.

Die Begleiterscheinungen wie Rauschen, Lärmempfindlichkeit und Verzerrung kann man leider nur schwer behandeln, da sie keine alleinigen Empfindungen des Ohres sind. Jedoch kann der HNO-Facharzt in solchen Fällen schrittweise zu einer Anpassung führen.

Das bedeutet konkret die Erstellung angenehmer Geräuschkulissen, Anleitung zur Gestaltung von Gesprächssituationen, Anpassung spezieller, verstärkender und geräuscherzeugender Hörgeräte und eventuell eine innere Distanzierung von der beschriebenen Störung mit Hilfe psychotherapeutischer Betreuung.

Auch die engere Umgebung (Familie, Freunde) kann dafür teilweise miteinbezogen werden. Am besten geeignet ist aber ein Facharzt, der auf diesem Weg geduldig begleitet.

Prim. Doz. Dr. Herwig Swoboda
HNO-Facharzt, Wien

Schwindelzustände und Ohrensausen

Josef M.: *Ich bin 40 Jahre alt und leide seit einigen Jahren an Schwindelzuständen, begleitet von Brechreiz und Ohrensausen. Die Anfälle bessern sich von selbst, können aber Tage dauern. Muss ich mich damit abfinden oder gibt es eine Behandlung?*

Bei diesen Beschwerden handelt es sich offenbar (ohne jetzt eine Ferndiagnose zu stellen) um Anfälle im Rahmen einer so genannten Menière-Krankheit. Diese beruht auf einem Erguss im Innenohr.

Typisch sind Anfälle von Drehschwindel mit Übelkeit und Erbrechen sowie Ohrgeräusche und Schwerhörigkeit. Meistens gehen die Anfälle von einem Ohr aus, können allerdings im Laufe der Zeit aber auch beide Ohren befallen.

Die Anfälle dauern Minuten bis Tage und wiederholen sich in unterschiedlich großen Abständen. Dazwischen sind die Patienten meistens weitgehend beschwerdefrei. Nach wiederholten Anfällen kann es jedoch zu bleibender Schwerhörigkeit kommen. Das Leiden beginnt häufig im mittleren Lebensalter.

Behandlung ist grundsätzlich möglich. Sie besteht aus einer Reihe von medikamentösen und auch physikalischen Maßnahmen (etwa MID-Laser). Nur in seltenen Fällen muss operiert werden.

Ich rate dringend, sich möglichst rasch an einen HNO Facharzt zu wenden!

Prim. MR Dr. Herwig Edlinger
HNO-Facharzt und Leiter des Zentrums für Tinnitusbetroffene, Feldbach (Steiermark)

Handy schuld am Ohrensausen?

Maria W.: *Ich bin 69 Jahre alt und leide seit einigen Monaten an Ohrensausen. Ursache wurde keine gefunden. Man vermutet aber, dass der Blutdruck oder die Halswirbelsäule eine Rolle spielen könnten. Medikamente haben mir nicht geholfen. Kann das Telefonieren mit dem Handy schuld sein? Was kann ich tun? Ich bitte um Rat!*

Gleich vorweg: Ohrgeräusche (medizinisch Tinnitus) kommen sicherlich nicht vom Handy! Ich rate dringend, sich an ein spezialisiertes Zentrum für Tinnitus-Betroffene zu wenden, das ein umfassendes Behandlungsangebot anbietet. Hilfe gibt es für jeden Grad der Betroffenheit.

Nach eingehender Untersuchung wird ganzheitlich vorgegangen. Die Fachärzte kombinieren medikamentöse, physikalische, apparative, psychotherapeutische und sogar diätetische Maßnahmen sinnvoll.

Es wirkt also eine sehr konzentrierte Therapie gleichzeitig auf Innenohr, Gesamtorganismus und Psyche ein. Dadurch kann sowohl eine quantitative (Beruhigung bis hin zur völligen Beseitigung) als auch qualitative (Verschiebung in den tieferen und somit erträglicheren Frequenzbereich) Besserung der Ohrgeräusche erreicht werden.

Prim. MR Dr. Herwig Edlinger
HNO-Facharzt und Leiter des Zentrums für Tinnitusbetroffene, Feldbach (Steiermark)

Richtige Ernährung bei Ohrensausen?

Sylvia F.: *Ich bin 54 Jahre alt und leide seit einiger Zeit an Ohrensausen (Tinnitus). Ich habe gelesen, dass man durch richtige Ernährung auch selbst zur Besserung beitragen kann. Ich bitte um entsprechende Ratschläge.*

Die Ernährung kann tatsächlich einen wesentlichen Beitrag zur Behandlung von Tinnitus leisten. Die Maßnahmen zielen auf die vorliegende Stoffwechselsituation (Diabetes? erhöhte Blutfettwerte?) bzw. bestehende Risikofaktoren für die Blutgefäße ab.

Übergewicht, erhöhter Blutzucker, zu hohe Cholesterin-, Triglycerid-, Harnsäure- und Blutdruckwerte stellen eine Gefährdung hinsichtlich Tinnitus dar. Schließlich treten dadurch im Laufe der Zeit Verengungen der Blutgefäße auf, die zu der erwähnten Erscheinung führen. Sind die Blutgefäße nämlich geschädigt, kommt es über Durchblutungsstörungen und damit verbundenem Sauerstoffmangel im Innenohr zu Veränderungen, die Tinnitus auslösen. Deshalb ist vernünftige Ernährung unerlässlich. Diese sollte kalorienreduziert (fett- und zuckerarm) sowie nur schwach gesalzen sein.

Es ist auch bekannt, dass Genussmittel wie Kaffee, schwarzer Tee, Cola und Alkohol in der Lage sind, Tinnitus entweder auszulösen oder bestehende Probleme zu verstärken. Bei vielen Personen lösen Nahrungsmittel wie Schokolade oder Käse (besonders solche mit Schimmelpilzen) eine allergische Reaktion aus, die zu Tinnitus führen kann. Eine ungünstige Rolle können in diesem Zusammenhang auch Nahrungsmittel spielen, die Glutamat (Geschmacksverstärker) enthalten: Konserven, Fleisch- und Wurstwaren, Soßengrundlagen, Suppenwürfel, manche Fertiggerichte, fernöstliche Küche usw.

Ein erfolgreiches Tinnituskonzept sollte ganzheitlich ausgerichtet sein und zugleich auf Innenohr, Gesamtorganismus sowie die Psyche abzielen. Die Ernährung ist aber – wie erwähnt – ein wichtiger Faktor.

Prim. MR Dr. Herwig Edlinger
HNO-Facharzt und Leiter des Zentrums für Tinnitusbetroffene, Feldbach (Steiermark)

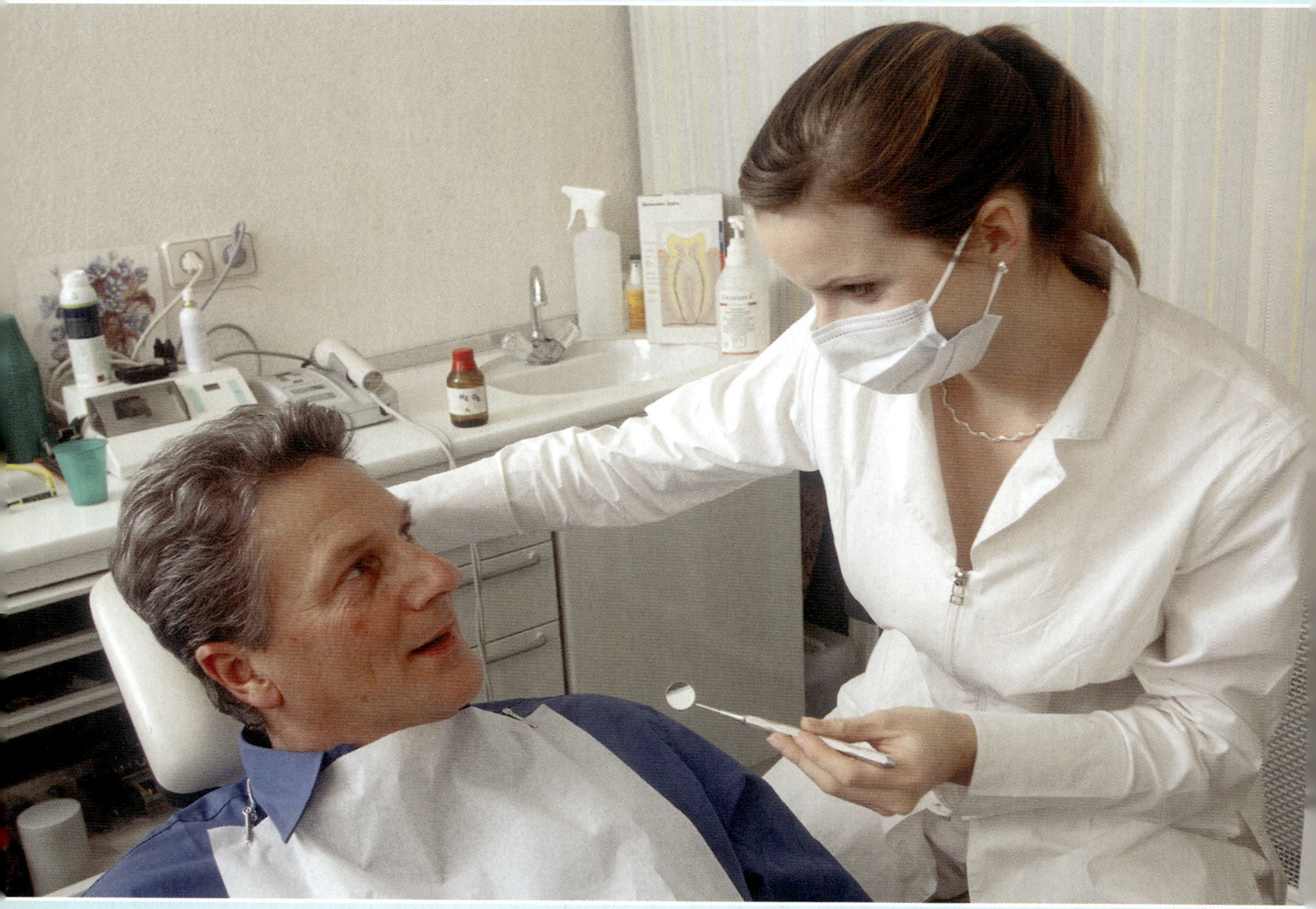

Mund- und Zahngesundheit

Schon seit Jahren ist die Zunge belegt

Erika B.: *Ich leide seit fünf Jahren an belegter Zunge. Laut den Ärzten habe ich zu viele schlechte Bakterien im Mund. Mir wurden bereits die Mandeln entfernt. Bis jetzt half keine Medizin gegen das Brennen und die Geschmacksstörungen. Ich bitte um Rat.*

Zungenbeläge haben häufig mit Störungen des Magen-Darm-Traktes zu tun. Sie können mit Völlegefühl nach den Mahlzeiten, Appetitlosigkeit und Verstopfung einhergehen.

Ich empfehle einleitend für zwei Tage eine Fastenkur. Je nach Verträglichkeit nur einen geschabten Apfel mit Zwieback essen, dazu Haferschleimsuppe mit Kümmel und täglich drei Schalen Lebertee (Apotheke) trinken. Anschließend zwei Wochen lang möglichst eiweißarme Schonkost essen. Vor allem abends nur gedünstete Speisen einnehmen.

Eine Viertelstunde vor dem Essen Bittertropfen nehmen (etwa Gentiana lutea D 1 oder Tinktur Amara). Morgens auf nüchternen Magen und eine halbe Stunde vor den Mahlzeiten eine Schale Tausendguldenkraut-Tee trinken. Zur Hauptmahlzeit unterstützen artischockenhaltige Medikamente und Enzympräparate (zum Beispiel Pankreas Compositum aus der Apotheke).

Ein altbewährtes Hausmittel gegen Zungenbelag: Einen Esslöffel Olivenöl in den Mund nehmen und eine Weile belassen. Dann ausspucken und wieder 1 EL Olivenöl in den Mund nehmen. Ausspucken, wenn das Öl weiß geworden ist.

Dr. Susanne Leinweber
Fachärztin für Hautkrankheiten, Graz

Zungenbrennen durch Pilzbefall?

Margit P.: *Ich bin 61 Jahre alt und leide seit einigen Jahren an belegter Zunge. Sie brennt und ist trocken. Zuletzt wurden Pilze festgestellt, Behandlung bekam ich aber keine. Wer kann mir einen hilfreichen Rat geben?*

Zungenbrennen betrifft überwiegend Frauen im mittleren und höheren Alter.

Neben örtlichen Ursachen wie allgemeinen Schleimhauterkrankungen oder äußeren Reizungen aufgrund von Unverträglichkeit (Zahnprothesen, elektrische Spannung durch verschiedene Zahnfüllungen, Zahnstein usw.) müssen auch internistische Krankheiten in Betracht gezogen werden. So kann etwa aufgrund falscher Essgewohnheiten oder Verdauungsstörungen, wie bei chronischer Gastritis, ein Mangel an Vitamin B entstehen. Das wirkt sich unter anderem in Form von Schmerzen und Missempfindungen im Bereich der Mundschleimhaut aus. Auch Eisenmangel muss ausgeschlossen werden.

Eine Besiedelung der Mundhöhle mit Pilzen wird bei der Hälfte der gesunden Bevölkerung nachgewiesen und hat meistens keinen Krankheitswert. Vor allem bei Abwehrschwäche, Diabetes oder der Verwendung bestimmter Medikamente (zum Beispiel kortisonhaltige Asthmasprays) kann sich jedoch eine echte Pilzerkrankung, der so genannte Mundsoor, ausbilden. Die Behandlung erfolgt mittels entsprechender Anti-Pilz-Medikamente entweder als lokales Gel oder in Tablettenform.

Grundsätzlich sollte bei Krankheiten der Mundschleimhaut auf scharf gewürzte Speisen, Früchte mit hohem Säuregehalt, Alkohol und Zigaretten verzichtet werden. Trockene Schleimhäute durch Schlafen mit offenem Mund und nach Einnahme bestimmter Medikamente begünstigen Reizerscheinungen. Da bessert ausreichende Zufuhr von Flüssigkeit die Lage.

Kann nach sorgfältiger Durchuntersuchung kein fassbarer Grund für die Beschwerden gefunden werden, müssen auch seelische Hintergründe in Betracht gezogen und entsprechend abgeklärt werden.

Dr. Claudia Heller-Vitouch
Fachärztin für Haut- und Geschlechtskrankheiten, Wien

Unter der Zunge ein Knötchen …

Herbert Ö.: *Ich bekomme öfter unter der Zunge ein Knötchen. Es wurde mehrmals im Spital entfernt. Was soll ich tun, wenn dieses Knötchen immer wieder nachwächst?*

Das beschriebene Knötchen kann verschiedene Ursachen haben. Zum Beispiel kann es sich um einen Speichelstein oder eine Zyste der Unterkieferspeicheldrüse handeln. Auch eine Schleimhautveränderung, ein Fibrom oder Hämangiom (beide gutartige Geschwülste) können vorliegen. Die Behandlung richtet sich natürlich nach der Krankheit. Deshalb rate ich, einen HNO-Facharzt zwecks genauer Untersuchung aufzusuchen.

Prim. MR Dr. Herwig Edlinger
HNO-Facharzt und Leiter des Zentrums für Tinnitusbetroffene, Feldbach (Steiermark)

Brennen auf der Zunge, am Gaumen

Friederike B.: *Ich bin 80 und leide seit längerer Zeit an Brennen auf der vorderen Zunge sowie am Gaumen. Weder Pilz- und Darmuntersuchung noch Bluttests erbrachten eine Ursache. Verschiedene Behandlungen mit Salben und Tabletten waren erfolglos. Die Zähne sind auch saniert. Ich bitte dringend um Rat!*

Beim Brennen von Zunge und Gaumen sind außer leichtem Gewebeabbau (Atrophie) kaum krankhafte Veränderungen fassbar, vorausgesetzt, es konnten Grundkrankheiten wie etwa perniziöse Anämie ausgeschlossen werden.

Die Probleme sind häufig auf schlecht sitzende Zahnprothesen oder Allergien gegen Prothesenmaterial zurückzuführen. Da im konkreten Fall keine Krankheit nachgewiesen wurde, rate ich auf jeden Fall zu einer Unterstützung der Nierentätigkeit.

Die Nierentätigkeit lässt im Alter erfahrungsgemäß nach. Mein Tipp: Reichlich Wasser trinken, Kaffee und zu salzige Speisen (Käse, Fleisch, Wurst) vor allem abends meiden. Auch zu säurehaltige Getränke (manche Mineralwassersorten) sollten reduziert werden, da unsere Nieren durch säurehaltige Stoffwechselprodukte ohnedies schon ständig überlastet sind.

Man nimmt an, dass diese Säuren und Stoffwechsel-„Schlacken“ über Haut und Schleimhaut ausgeschieden werden. Dadurch kann es unter anderem zum Zungenbrennen kommen. Ebenso zum Auftreten offener Mundwinkel, Bläschen im Bereich der Finger und Zehen usw.

Falls der Hausarzt damit einverstanden ist, kann auch Heilfasten mit geschabtem Apfel, Zwieback, Haferschleimsuppe, Goldrutentee und reichlich Wasser die Beschwerden lindern.

Dr. Susanne Leinweber
Fachärztin für Hautkrankheiten, Graz

Seele als Ursache von Zungenbrennen

Anita D.: *Ich leide seit acht Monaten an Zungenbrennen. Der HNO-Arzt findet keine Ursache. Auch der Internist zeigte sich ratlos. Ich habe schon viele Pulver geschluckt – ohne Erfolg. Das Problem liegt auch nicht an der Zahnprothese. Mein Eisenspiegel ist grenzwertig, sonst sind meine Laborwerte in Ordnung. Was könnte mir helfen?*

Zungenbrennen ist ein Symptom, über das bei den Ärzten relativ häufig geklagt wird. Meistens ist die Abklärung einfach, aber eben nicht immer. Besonders oft kommen entzündliche Veränderungen im HNO-Bereich in Frage. Ebenso können Erkrankungen des Verdauungstraktes sowie Vitamin- und Eisenmangel diese Beschwerden auslösen.

Das ist die organische Seite des Problems. Bei vielen Menschen findet sich aber für dieses lästige, wenngleich an sich nicht gefährliche Symptom keine Erklärung. Dann muss man hinterfragen, ob nicht seelische Schwierigkeiten oder eine Depression für das Brennen der Zunge verantwortlich sein könnten.

Sehr oft nämlich steckt hinter einer ungeklärten Funktionsstörung oder Missempfindung eine so genannte larvierte, also verborgene Depression. Wird dieser Zustand erkannt, lässt er sich gut behandeln.

OA Dr. Herbert Woschnagg
Facharzt für innere Medizin, Wien

Ständig bitterer Geschmack ...

Eduard F.: *Meine 76-jährige Mutter leidet seit etwa einem halben Jahr an ständig bitterem Geschmack im Mund. Sie kann essen oder trinken, was sie will, alles schmeckt bitter. Sie hat bereits zahlreiche Untersuchungen hinter sich, es wurde aber nichts festgestellt. Meine Mutter ist am Verzweifeln – ich bitte um einen Rat.*

Geschmacksstörungen treten vorwiegend im Rahmen der Einnahme von Medikamenten auf. Es muss daher geklärt werden, ob die Frau regelmäßig Medikamente schlucken muss.

Das Symptom könnte aber auch ein Hinweis auf eine Wucherung an der Schädelbasis sein. Das ist im konkreten Fall durch neurologische Untersuchung und CT bereits ausgeschlossen worden.

Selten aber doch können schwerwiegende Geschmacksstörungen auch Ausdruck einer seelischen Störung sein. Das wäre angesichts des Alters der Patientin noch abzuklären.

Prim. Prof. Dr. Wolfgang Grisold
Facharzt für Neurologie, Wien

„Ich habe kaum mehr Speichel!"

Birgit Z.: *Ich habe seit längerer Zeit fast keinen Speichel mehr. Dadurch entsteht im Mund das Gefühl, Sand zwischen den Zähnen zu haben. Ich muss auch oft meine Prothese herausnehmen, da ich es sonst nicht aushalte. Bisher konnte mir niemand helfen.*

Mangelnder Speichelfluss tritt häufig bei Menschen auf, die bestimmte Medikamente einnehmen (zum Beispiel Antidepressiva). Oft besteht auch Appetitlosigkeit.

Der Ausspruch „Es rinnt einem das Wasser im Mund zusammen", wenn man etwas Köstliches riecht, sagt aus, dass Speichelfluss mit Wohlbefinden und innerer Harmonie sowie Lust am Essen verbunden ist.

Da könnte man auch den Hebel ansetzen. Ich gebe den Rat, versuchsweise zwei Tage nur Haferschleimsuppe und geschabten Apfel mit ungesüßtem Zwieback zu essen, um eine eventuelle Entzündung der Magenschleimhaut zu beruhigen.

Es sollte dann mit magenfreundlicher Schonkost begonnen werden. Eine halbe Stunde vor dem Frühstück eine Schale Tausendguldenkraut-Tee (bitter!) zur Appetitanregung trinken. Zusätzlich kann man eine Viertelstunde vor dem Essen mit Wasser verdünnte Bittertropfen einnehmen. Zum Beispiel Gentiana lutea D 1 (Apotheke). Recht lange im Mund lassen!

Schließlich könnte es gelingen, Appetit und Speichelfluss durch regelmäßige Bewegung an der frischen Luft zu fördern. Auch ausreichende Zufuhr von Flüssigkeit zwischen den Mahlzeiten ist notwendig.

Dr. Susanne Leinweber
Fachärztin für Hautkrankheiten, Graz

Mundbläschen durch Rohkost

Werner S.: *Seit 15 Jahren kann ich kein rohes Obst und Gemüse mehr essen, weil ich sofort im Mund zahlreiche schmerzhafte Bläschen bekomme. Der Arzt spricht von Aphthen. Ich bitte um Rat, ob ich in Zukunft wirklich jede Rohkost vermeiden muss.*

Ich nehme an, dass bereits eine Durchuntersuchung des Magen-Darm-Traktes, eine Prüfung auf Fruktoseintoleranz sowie diverse Allergietests stattgefunden haben. Da die genannte Schwäche erst seit 15 Jahren und nicht von Kindheit an besteht, müsste es möglich sein, Schleimhäute und Immunsystem zu stärken.

Wer an solchen Beschwerden leidet, sollte zunächst zurückverfolgen, wann die Probleme begonnen haben bzw. unter welchen Umständen man damals gelebt hat. Gab es mehr Stress als sonst? Irgendwelche Krankheiten? Hat das Auftreten der Bläschen etwas mit dem Schlaf-Wach-Rhythmus zu tun? Bemühen sich die Betroffenen um erholsamen Schlaf, besonders vor Mitternacht?

Ich empfehle, homöopathische Tropfen zur unspezifischen Abwehrsteigerung einzunehmen. Weiters sollten eine zeitlang Präparate mit darmfreundlichen Bakterien eingenommen werden. Als Nahrungsergänzung sollten Vitamin A und E sowie Zink und Selen zugeführt werden.

Zunächst kann man beginnen kaffeelöffelweise einen geschabten Apfel zu essen und sich dann langsam zur anderen Rohkost vortasten. Eine halbe Stunde vor der Hauptmahlzeit Gentiana lut. D l, 10 bis 15 Tropfen einnehmen und ganz knapp vor dem Essen zwei Hepatodoron®-Kautabletten zerkauen.

Bei Verträglichkeit rate ich auch dazu, mehrere Monate hindurch jeweils eine halbe Stunde vor dem Frühstück Tausendguldenkraut-Tee zu trinken.

Dr. Susanne Leinweber
Fachärztin für Hautkrankheiten, Graz

„Mundecken“ sind sehr hartnäckig

Renate P.: *Ich leide seit Monaten an roten Flecken an den Mundwinkeln und rund um den Mund. Die Diagnose lautet: Perleche bzw. periorale Dermatitis. Alle bisherigen Therapien (Salben mit und ohne Kortison, Laser) blieben weitgehend erfolglos. Ich bin schon verzweifelt – haben Sie vielleicht einen Tipp für mich?*

Perleche (Faul- oder Mundecke)ist eine Entzündung der Mundwinkel mit schmerzhaften Einrissen. Bei älteren Menschen mit tiefer überhängender Faltenbildung im Mundwinkelbereich liegt die Ursache in ständiger Durchfeuchtung durch Speichel. Die aufgeweichte Haut reißt dann beim Einführen der Zahnprothesen ein.

Bei Kindern ist Perleche zum Beispiel eine Begleiterscheinung von Neurodermitis (trockene Haut, häufiges Abschlecken der Lippen).

Grundsätzlich spielt bei Erwachsenen starke Übersäuerung eine große Rolle. Bei geröteter, entzündlich veränderter Haut kann es je nach Abwehr- und Stoffwechsellage zur zusätzlichen Infektion mit Bakterien und Pilzen kommen. Vor allem Diabetiker neigen zu immer wiederkehrenden Infektionen dieser Art.

Ich empfehle zum Schutz der Haut eine Zinkheilsalbe (Mirfulan®- oder Desitin®-Salbe). Zusätzlich rate ich zu Reinigung mit schwarzem Tee. Bei bakterieller Infektion bewähren sich vorübergehende antibiotische und bei Pilzbefall entsprechende antimykotische Zusätze. Darüber hinaus ist vitamin- und ballaststoffreiche Kost und Reduktion übersäuernder Nahrungsmittel (Süßigkeiten, Fleisch, Wurst, Kaffee, gesüßte Fruchtsäfte und Kernobst) sowie bei Rauchern unbedingt Verzicht auf Zigaretten wünschenswert.

Unterstützend nützt die Zufuhr von Vitamin A und E sowie des Spurenelementes Zink. Die Besiedelung des Darmes mit „guten“ Bakterien wirkt sich ebenfalls positiv auf Hautentzündungen aus: Ich empfehle z. B. Hylakforte®-Tropfen, eine Durchuntersuchung des Magen-Darm-Traktes beim Internisten und einen Allergietest.

Dr. Susanne Leinweber
Fachärztin für Hautkrankheiten, Graz

Schon seit Jahren offene Mundwinkel

Irmgard M.: *Ich bin 65 und habe schon seit einigen Jahren offene Mundwinkel. Es entsteht vor allem auf der rechten Seite eine Wunde von rund 5 Millimetern. Ich bin zwar immer in Behandlung, bisher konnte mir aber niemand helfen. Wissen Sie für mich einen Rat?*

Es handelt sich hier offenbar um eine chronische Entzündung mit Einrissen bzw. offenen Stellen im Bereich der Mundwinkel. Bei älteren Menschen muss zunächst an Kieferveränderungen, schlecht sitzende Zahnprothesen und tiefe Falten gedacht werden. Da kommt es durch vermehrten Speichelfluss, vor allem nachts, zur Bildung feuchter Kammern, verbunden mit Aufweichung der Haut. Diese infiziert sich anschließend mit Bakterien und auch Pilzen.

Je saurer der Speichel ist, desto ätzender wirkt er. Ich rate daher, örtlich abends Mirfulan®-Salbe aufzutragen. Weiters sollte mehrere Wochen hindurch basische Diät mit vitaminreicher Frischkost (Gemüse, Obst, Getreide) eingehalten werden. Kaffee, Zigaretten und Alkohol sowie Weißmehlprodukte sollten möglichst weggelassen werden.

Als Obst empfehle ich nur reife Melonen. Salat nur mit Weizenkeimöl und frischen Kräutern oder Zitrone würzen. Abends lediglich eine Gemüsemahlzeit mit Getreide einnehmen.

Zusätzlich können vor dem Essen jeweils zwei Hepatodoron®-Kautabletten zerkaut werden. Eine halbe Stunde vor der Nahrungsaufnahme 15 Tropfen Gentiana lutea einnehmen.

Sollte dadurch innerhalb von vier Wochen keine Besserung eintreten, so muss eine Gewebeprobe entnommen werden, um Hautkrebs auszuschließen.

Dr. Susanne Leinweber
Fachärztin für Hautkrankheiten, Graz

Lippen und Mund ständig entzündet

Doris K.: *Ich leide immer wieder an entzündeten Lippen und Mundwinkeln. Auch die Zunge brennt. Ich bin 76 Jahre alt und habe weder geraucht noch Alkohol getrunken. Kann das eine Allergie sein?*

Trockene Lippen und Zungenbrennen können unter Umständen auch Ausdruck einer Nierenbelastung sein, durch die die Ausscheidung gestört ist.

Gelegentlich kann eine geringe Rötung der Zunge auf eine leichte Entzündung, ausgelöst durch Säure, Füllmaterial oder Zahnprothesen zurückzuführen sein. Mechanische Ursachen wie Zahnstein, eine Kontaktallergie etwa gegen Prothesenmaterial sind auch möglich.

Weitere Auslöser, die in Frage kommen: spezielle Formen von Blutarmut (hypochrome Anämie, Perniciosa), Mangel an Vitamin B, bestimmte Magenstörungen. Das muss fachärztlich abgeklärt werden.

Bei Menschen, die sich viel im Freien aufhalten, die also stark der Sonne ausgesetzt sind, sollte im Lippenbereich auch an beginnenden Hautkrebs gedacht werden. Eine Gewebeprobe schafft da Klarheit. Die Krankheit kann bei rechtzeitiger Erkennung gut behandelt werden.

Falls keine der angesprochenen Ursachen vorliegt, empfehle ich gegen aufgesprungene Lippen grundsätzlich vor allem über Nacht Rückfettung mit Lippenbalsam (z. B. von Dr. Hauschka) oder mittels Labellostift. Tagsüber sollte Mirfulan®-Salbe aufgetragen werden.

Vermeiden Sie möglichst die ständige Befeuchtung der Lippen mit dem Speichel! Dies lässt sie durch den Entfettungs- und Verdunstungseffekt nur noch trockener und rissiger werden.

Schließlich rate ich zu Lichtschutz, wenn man in die pralle Sonne geht. Weiters zu ausreichender Zufuhr von Flüssigkeit (wichtig vor allem bei älteren Menschen!) zur Unterstützung der Nierentätigkeit sowie vitaminreicher Kost.

Dr. Susanne Leinweber
Fachärztin für Hautkrankheiten, Graz

Komplexe wegen Mundgeruch ...

Herbert F.: *Ich habe seit einiger Zeit das Gefühl, dass meine Gesprächspartner die Nase rümpfen. Auch meine Frau beklagt sich über meinen Mundgeruch. Dabei putze ich regelmäßig die Zähne und verwende auch diverse Mundwasser und Spüllösungen. Ich bitte dringend um einen fachlichen Rat!*

Mundgeruch kann einige Ursachen haben. Zunächst sollte zum Beispiel abgeklärt werden, ob vielleicht eine chronische Entzündung der Mandeln vorliegt. Raucher neigen grundsätzlich verstärkt zu üblem Mundgeruch.

Freilich kommen aber am häufigsten Ursachen aus dem Zahn- bzw. Mundbereich in Frage. Zum Beispiel spielen mangelnde Mundhygiene oder vermehrte Bakterienansammlung auf der Zunge wesentliche Rollen.

Die Bakterien im Mund siedeln sich gerne in den Zahnbelägen (Plaques) an. Diese Beläge entstehen durch unzureichend entfernte Speisereste. Neben Entzündungen (Parodontitis) und Karies entsteht dadurch natürlich unangenehmer Mundgeruch. Viele Menschen, die wirklich regelmäßig die Zähne putzen, vernachlässigen, ohne sich dessen bewusst zu werden, die Zahn-Zwischenräume. Gerade dort aber beginnt dann das unheilvolle Geschehen.

Regelmäßige Prophylaxe beim Zahnarzt und richtige Pflege daheim führen zur Vernichtung der Nährböden für die schädlichen Bakterien. Ist die Zunge ein „Mitschuldiger", so kann der Belag darauf mit einem speziellen Zungenschaber (einmal wöchentlich, schon die Habsburger benützten ihn) beseitigt werden. Allerdings sollte die Ursache des Zungenbelages internistisch abgeklärt werden.

Univ.-Ass. Dr. Alexander Löschnak
Facharzt für Zahn- und Kieferheilkunde, Breitenfurt (Niederösterreich)

Wurzelbehandelter Zahn rebelliert

Friedrich M.: *Ich habe seit ein paar Monaten mit einem wurzelbehandelten Zahn im Unterkiefer Schwierigkeiten. Beim geringsten Aufbeißen rebelliert der Zahn. Die Zahnärzte haben mir bezüglich einer Lösung unterschiedliche Auskünfte gegeben. Einer will den Zahn ziehen, der andere eine Resektion vornehmen. Was soll ich nun wirklich tun?*

Grundsätzlich stellt eine Wurzelbehandlung immer nur einen Versuch dar, einen Zahn zu erhalten. Im konkreten Fall rate ich zur Anfertigung eines Röntgenbildes, um eine eventuelle Beherdung der Wurzelspitze feststellen zu können.

Falls dies zutrifft, ist eine neue Wurzelbehandlung der Zahnkanäle möglich. Dafür eignet sich etwa ein Diodenlaser. Die Patienten bekommen eventuell Antibiotika, um gegen Infektionen abzuschirmen. Dieses Vorgehen ist oft sehr erfolgreich, die Beherdung kann zur Gänze verschwinden.

Falls diese Therapie nicht durchführbar ist oder nichts geholfen hat, bleibt immer noch die Wurzelspitzenresektion (Entfernung der Wurzelspitze) als Alternative. Da dies ein kleiner chirurgischer Eingriff ist, besteht immer ein gewisses Risiko für eine Komplikation. Allerdings kommt das zum Glück selten vor.

Univ.-Ass. Dr. Alexander Löschnak
Facharzt für Zahn- und Kieferheilkunde,
Breitenfurt (Niederösterreich)

Wurzelbehandlung: Nadel blieb zurück

Irene F.: *Ich musste eine Wurzelbehandlung über mich ergehen lassen. Dabei brach eine dünne Nadel ab und blieb im Wurzelkanal zurück. Der Arzt meinte, dass das kein Problem sei und dem Körper nicht schaden würde. Ich habe aber nun Angst, dass sich später doch ein Eiterherd bilden könnte. Was raten Sie mir?*

Ein abgebrochenes Stück einer Wurzelkanalnadel ist eine Komplikation, die mitunter auftritt. Der Zahnarzt hat darüber aufgeklärt. Er kann auch abschätzen, ob sich das sterile Instrument in einem Wurzelkanal befindet, der noch lebendes, nicht infiziertes Gewebe enthält oder totes, infiziertes. Das ist wichtig für die Vorgangsweise.

Auch die Höhe, in welcher das Bruchstück in der Wurzel liegt, ist von Bedeutung. Befindet es sich im oberen Drittel, so kann es operativ entfernt werden.

Besteht zahnärztlich keine Befürchtung hinsichtlich einer Entzündung, so genügen bei Schmerzfreiheit halbjährliche Kontrollen. Treten hingegen Schmerzen und Entzündung auf, so wird eine operative Entfernung angestrebt.

MR Dr. Reinhild Maier
Fachärztin für Zahnheilkunde,
Bad Gleichenberg (Steiermark)

„Mir fallen langsam die Zähne aus!"

Maria P.: *Mir (67) fallen die Zähne langsam aus wie einem alten Hund! Und das schon seit vielen Jahren. Kann man gesunde, aber wackelige Zähne im Kiefer wieder befestigen? Ich habe ein wahres Martyrium mit den Zähnen hinter mir und bitte um Rat.*

Hier besteht seit rund 30 Jahren eine Erkrankung des Zahnhalteapparates im Oberkiefer. Über die Ursachen lassen sich mangels an genaueren Angaben nur Vermutungen anstellen. Die wahrscheinlichsten sind Fehlbissstellung und/oder nächtliches Zähneknirschen (das kann übrigens auch lautlos erfolgen).

Zum momentanen Zeitpunkt kann in solchen Fällen nur über einen Generalsanierungsplan mit Schwerpunkt Parodontalbehandlung (= Zahnhalteapparat) geholfen werden.

Erst wenn die noch erhaltungsmöglichen Zähne saniert sind, kann man über eine Versorgung mit Inlays, Kronen, Brücken, Teilprothesen oder eventuell Implantaten reden.

Teilsanierungen sind wenig erfolgreich (diese Erfahrung wurde ja laut Leserbrief schon gemacht). Ich rate dringend zu einem so genannten Heilkostenplan, der mit dem Zahnarzt/der Zahnärztin des Vertrauens erarbeitet werden muss.

OMR Dr. Günther Knogler
Facharzt für Zahnheilkunde, Wien

Ein Stück Zahn weggebissen

Ernst T.: *Ich habe kürzlich ein Nussbrot gegessen und mir dabei an einer Schale ein Stück Zahn weggebissen. Die Bruchstelle ist erstens kosmetisch störend (Vorderzahn!), zweitens habe ich bei Hitze, Kälte und Berührung Schmerzen. Muss dieser Zahn nun gezogen werden?*

Nein! Sind von einem Zahn kleine Ecken abgebissen oder Kanten abgesprungen, so können die Beißwerkzeuge heute mit speziellen Materialien wieder makellos begradigt werden. Auch kürzere oder schmälere Zähne lassen sich übrigens auf diese Weise durch Aufsetzen dieser neuen Substanz in Länge und Breite wieder an die anderen Zähne angleichen.

Bestehen zwischen den Zähnen große Lücken, so können die Zähne mit Hilfe von so genannten Porzellanschalen verbreitert werden. Die Lücken sind dann geschlossen, das kosmetische Ergebnis wirkt natürlich.

Schließlich ist es bereits möglich, auch Defekte am Zahnhals mit weißem Spezialmaterial zu reparieren. Im Anschluss daran können die empfindlichen Zahnhälse nicht mehr von Karies angegriffen werden. Die solcherart behandelten Zähne sind auch nicht mehr gegen Temperatur oder Berührung übersensibel.

Dr. Susanne Müller-Tyl
Zahnfachärztin und Spezialistin für kosmetische Zahnbehandlung, Wien

Ausgefranste Zähne wieder reparieren

Dagmar S.: *Ich habe leider ausgefranste Schneidezähne. Kann man etwas tun, um diesen Schaden zu beheben?*

Ja. Die moderne Zahnheilkunde verfügt sogar über sehr gute Möglichkeiten, unansehnliche Zähne wieder schön zu machen. Ausgefranste Schneidekanten und ausgebrochene Ecken werden mit so genanntem Contouring so repariert, dass der Defekt danach nicht mehr zu erkennen ist.

Mit derselben Methode sind speziell ausgebildete Zahnärzte in der Lage, zu kurze Zähne zu verlängern und störende Spalten zwischen den Zähnen zu schließen. Der wesentliche Vorteil: Das ästhetische Ergebnis ist einwandfrei und der Zahn wird nicht beschädigt.

Eine große Errungenschaft in der ästhetischen Zahnheilkunde ist auch die Vollkeramikkrone bzw. die Vollkeramikbrücke. Es gibt keine dunklen Metallränder (die falsche Zähne sofort als solche erkennen lassen). Die Kronen sind ganz leicht und verursachen daher kein Fremdgefühl. Das Licht wird wie vom eigenen Zahnschmelz gebrochen. Die Zahnreihe sieht deshalb völlig natürlich aus.

Dr. Susanne Müller-Tyl
Zahnfachärztin und Spezialistin für kosmetische Zahnbehandlung, Wien

Zahn weg, noch immer Schmerzen

Renate D.: *Mir wurde vor einem halben Jahr ein Zahn gezogen. Nun habe ich in der Gegend der Wunde noch immer Schmerzen. Zwar brachte die Entfernung einer Zahntasche vor einigen Wochen Erleichterung, aber die Beschwerden sind nicht völlig weg. Ich bitte um einen Ratschlag.*

Schmerzen im Mund- und Kieferbereich, die sich nicht auf eine organische Ursache zurückführen lassen, sind relativ häufig. Falls tatsächlich kein krankhafter Befund erhoben wurde, ist am ehesten an eine Reizung des Trigeminusnervs zu denken.

Typisch dafür wäre, wenn sich die Schmerzen durch Berührung bestimmter Hautstellen im Gesicht, durch Kälte oder Wärme bzw. beim Kauen oder Niesen auslösen lassen. Häufig treten auch nachts Schmerzattacken ohne bekannte Ursache auf.

Ich rate dazu, neben dem Zahnarzt auch einen Neurologen aufzusuchen, der diese Vermutung bestätigen oder ausschließen kann. Liegt tatsächlich eine so genannte Trigeminusneuralgie vor, so kann meistens medikamentös erfolgreich behandelt werden.

MR Dr. Reinhild Maier
Fachärztin für Zahnheilkunde, Bad Gleichenberg (Steiermark)

Seit Zahnsanierung ständig Kopfweh

Helga C.: *Seit der Sanierung meiner oberen Zähne (Brücke) leide ich ständig an Kopfschmerzen. Oft bin ich blass und habe Schwindelanfälle. Laut Computertomographie habe ich eine mäßiggradige Kleinhirnatrophie. Der Arzt sagt, das sei nichts Schlimmes. Was kann ich tun?*

Die geschilderten Beschwerden treten leider nicht selten auf. Viele Patienten machen einen ähnlichen Leidensweg durch. Zunächst sollten in diesem Fall noch einmal die Zähne genau untersucht werden, ob die Ursache in diesem Bereich liegt.

An einen Zusammenhang zwischen Blässe und Schwindel glaube ich jedoch nicht. Die wichtigsten, gefährlichen Störungen im Gehirn wurden durch das CT ausgeschlossen.

Zur Behandlung chronischer Schmerzzustände eignen sich oft spezielle Formen von Antidepressiva, eventuell auch Mittel gegen Anfallsleiden (Epilepsie). Bezüglich der Kleinhirnatrophie (Gewebeabbau) glaube ich ebenfalls nicht, dass die Beschwerden damit in Zusammenhang stehen. Ich rate, die CT-Bilder mit einem Facharzt für Neurologie zu besprechen.

Prim. Prof. Dr. Wolfgang Grisold
Facharzt für Neurologie, Wien

Zahnbehandlung nicht erfolgreich

Maria K.: *Ich bin eine ältere Frau und habe eine Zahnbehandlung hinter mir, die nicht zum gewünschten Erfolg geführt hat. Ich leide Tag und Nacht an Schmerzen. Da sich der Arzt keines Fehlers bewusst ist, habe ich mich an eine Schiedsstelle der Kammer gewandt und wurde abgewiesen. Welchen Sinn haben solche Einrichtungen, wenn dann doch derjenige, gegen den die Beschwerde eingebracht wird, am längeren Hebel sitzt?*

Das Wesen der Schiedsstelle ist ein außergerichtlicher Vergleich, um ein für beide Teile ungewisses Gerichtsverfahren zu vermeiden, das Zeit, Geld und Nerven kostet. Voraussetzung ist die freiwillige Zustimmung der Parteien.

Erst dann kann die Schiedsstelle versuchen, Irrtümer und Missverständnisse auszuräumen oder bei nachweislichen Fehlern – das gilt für beide Seiten – einen tragbaren Kompromiss vorzuschlagen. Wird dieser angenommen, ist die Angelegenheit bereinigt.

Lehnt aber nur eine der Parteien ab, so bleibt ja immer noch der Weg vor Gericht offen. Und zwar mit aufschiebender Wirkung der Rechtsfolgen für die Zeit der Schiedsstellenverhandlungen. Schiedsstellen sind kein Tribunal. Sie haben weder das Recht auf Zwangsvorführung noch auf Schuldzuweisung.

Trotzdem sind diese Einrichtungen durchaus nicht sinnlos, wie statistisch leicht nachweisbar ist. Von durchschnittlich 100 Fällen pro Jahr (Tendenz gleichbleibend) werden 91 friedlich gelöst. Der Rest sind Verweigerungen teils mit, teils ohne Gerichtsfolgen.

OMR Dr. Günther Knogler
Facharzt für Zahnheilkunde, Wien
Bundesfachgruppe der Zahnärzte

Wie die Zähne wieder weiß werden

Andrea K.: *Ich bin mit der Farbe meiner Zähne unglücklich. Sie werden gelblich-braun, obwohl ich fleißig putze. Leider bin ich allerdings Raucherin und trinke gerne Kaffee. Wie funktioniert das Bleichen von Zähnen?*

Grundsätzlich gilt, dass die Zähne im Laufe der Zeit immer ihre Farbe verändern. Auch durch Umwelteinflüsse wie Rotwein, Kaffee, Nikotin, Tee – also Genussmittel im weiteren Sinn. Die Farbpigmente dieser Stoffe lagern sich in den Zahnbelägen und im Zahnschmelz ab. Sie bewirken ein Dunkelwerden.

Da darf man aber nicht resignieren: Die gründliche, tägliche Mundhygiene mit Zahnbürste und Zahnseide (!) ist äußerst wichtig.

Zum Bleichen: Der Arzt trägt dabei ein Gel auf die Oberfläche der Zähne auf. Dieses Gel enthält einen gewissen Anteil an Aktivsubstanzen. Diese spalten die Farbpigmente im Schmelz und lösen sie heraus.

Daher sollten alle modernen Bleachingverfahren, wie das Bleichen medizinisch heißt, über einen hohen Wasseranteil verfügen. Dann nämlich geht keine Flüssigkeit aus dem Zahnschmelz verloren. Der Zahn kann nicht mehr – wie früher – spröde werden.

Wir arbeiten das Bleichgel heute mit dem Laser in die Zahnoberfläche ein, um bestmögliche Wirkung zu erzielen. Der Vorgang kann mehrmals wiederholt werden, bis die gewünschte Farbänderung eintritt.

Nach dem Bleichen sollten Genussmittel, die die Zähne verfärben können, einige Zeit gemieden werden. Ebenso Zitrusfrüchte, da die Zahnhälse vorübergehend empfindlicher sind.

Univ.-Ass. Dr. Alexander Löschnak
Facharzt für Zahn- und Kieferheilkunde, Breitenfurt (Niederösterreich)

Weiße Flecken auf den Vorderzähnen

Daniela W.: *Mein achtjähriger Sohn hat auf den vorderen beiden Schneidezähnen weiße Flecken. Da diese sehr auffallen, würde ich gerne wissen, ob es dagegen ein Mittel gibt.*

Mögliche Ursachen für weiße Flecken auf den Zähnen können sein:

- Fluor: Bekommen Kinder von der Geburt an bis zum 8. Lebensjahr täglich Fluor verabreicht, so besteht die Gefahr einer Dentalfluorose, die sich in symmetrischen, weißen, glatt glänzenden Flecken zeigt.

  Wenn das Kind die Flecken auf den Frontzähnen von Geburt an hat, besteht kein Kariesdefekt. Bis zum 10. Lebensjahr sollten die Eltern die Zahnpflege der Kinder übernehmen. Gerade bei den bleibenden Zähnen ist besonders gründliche Reinigung nötig, um nicht schon in jungen Jahren Karies zu bekommen.

- Entkalkung: Wenn Kinder bereits in jungen Jahren die Zähne alleine putzen, das aber nicht sorgfältig genug machen, entstehen so genannte Plaquebakterien. Diese zersetzen Kohlenhydrate aus der Nahrung. Dabei entstehen Säuren, die in der Folge Kalzium und Phosphat aus dem Zahnschmelz herauslösen. Dabei entstehen dann kalkigweiße Flecken, was gleichzeitig beginnende Karies bedeutet.

Sollten die weißen Flecken sehr störend sein, kann man die Zähne bleichen. Ich rate allerdings erst dazu, wenn das Kind schon ein bisschen älter ist.

Dr. Susanne Müller-Tyl
Zahnfachärztin und Spezialistin für kosmetische Zahnbehandlung, Wien

Wie man zu hellen Zähnen kommt

Erika B.: *Ich habe jahrelang geraucht. Die Zigaretten habe ich zwar längst weggelegt, aber meine Zähne, die ziemlich braun sind, werden leider nicht mehr heller. Nun habe ich gehört, dass man die Zähne bleichen lassen kann. Ich bitte darüber um nähere Auskunft.*

Nicht nur Nikotin, Tee oder Kaffee verfärben die Zähne bräunlich, auch mit zunehmendem Alter verändert sich die Farbe. Durch Bleichung kann man tatsächlich die weiße Farbe wiedererlangen.

Beim Bleichen handelt es sich um chemische Verfahren in Verbindung mit UV-Licht. Nach ein- oder mehrmaliger Anwendung erhalten die Zähne das begehrte Weiß zurück. Ist nur ein einzelner Zahn stärker als die übrigen verfärbt, so kann er an die anderen angeglichen werden.

Kronen und Brücken müssen nicht an verfärbte Zähne angepasst werden. Man fertigt sie einfach in der Farbe des vorher gebleichten Zahnes an.

Dr. Susanne Müller-Tyl
Zahnfachärztin und Spezialistin für kosmetische Zahnbehandlung, Wien

Warum Zahnstein so gefährlich ist

Maria S.: *Ich bin 35 und war vor einigen Wochen beim Zahnarzt. Er riet mir dringend zur Entfernung von Zahnstein. Andernfalls würden mir bald die Zähne ausfallen. Warum?*

In der Umgangssprache nennt man hart gewordene Beläge an den Zähnen Zahnstein. Wissenschaftlich betrachtet handelt es sich dabei um mineralisierte („versteinerte") Bakterien. Dringen Bakterien an irgendeiner Stelle in den Körper ein, so versucht dieser durch eine Entzündungsreaktion die Erreger mittels Bluten oder Eitern rasch wieder loszuwerden.

Bei Zahnstein, der fest und hartnäckig an den Zähnen klebt, gelingt das nicht einmal mit Hilfe der Zahnbürste. Daher zieht sich die Umgebung des Zahnes (das Zahnbett) als Schutzmaßnahme zurück – man spricht von Zahnfleischschwund bzw. -entzündung (Parodontitis). Später kann es sogar zu Knochenschwund kommen. Fehlt der Knochen schließlich tatsächlich, dann haben die Zähne keinen Halt mehr, beginnen zu wandern und fallen irgendwann aus. Das nennt man Parodontose.

Wer Wert auf gesunde Zähne und ein gesundes Zahnfleisch legt, der lässt sich regelmäßig (mindestens zwei Mal jährlich) vom Zahnarzt professionell den Zahnstein und damit auch die schädlichen Bakterien entfernen.

DDr. Rainer Raimann
Facharzt für Zahnheilkunde, Wien

Zahnspange auch nachts zu tragen

Doris B.: *Meine Tochter ist 12 Jahre alt und soll nun eine Zahnspange bekommen. Der Kostenvoranschlag für ein fixes Gerät liegt bei jährlich € 1.500. Die Kassen vergüten aber leider nur einen geringen Teil der Kosten. Jetzt habe ich gehört, dass es abnehmbare Geräte gibt, die von den Krankenkassen wenigstens zur Hälfte bezahlt werden. Ich bitte diesbezüglich um nähere Informationen.*

Ohne den Schweregrad des vorliegenden Falles zu kennen, kann man grundsätzlich sagen, dass es möglich ist, in einfachen und mittelschweren Fällen mit einem abnehmbaren Gerät das Auslangen zu finden. Voraussetzung ist allerdings, dass dieses Gerät jede Nacht getragen wird!

Die Vorteile eines fixen Gerätes liegen darin, dass es Tag und Nacht getragen wird, was den Regulierungsvorgang wesentlich beschleunigt. Bei abnehmbaren Geräten besteht nämlich erfahrungsgemäß die große Gefahr, dass es eher nach „Lust und Laune“ getragen wird – einmal schon, einmal nicht ...

Beide Methoden haben allerdings gemeinsam, dass sie regelmäßigen Kontrollen unterzogen werden müssen, um rechtzeitig eventuell notwendige Korrekturen vornehmen zu können.

Dr. Regina Zuber-Schramm
Fachärztin für Zahnheilkunde, Klosterneuburg (Niederösterreich)

Quecksilberallergie – zahlt die Kasse?

Werner F.: *Da ich dauernd Zahnfleischbluten habe, vermute ich, gegen meine Amalgamfüllungen allergisch zu sein. Ich habe nun gehört, dass die Krankenkasse bei Bestätigung der Allergie auch andere Füllungen bezahlt. Was muss ich unternehmen, um diese Lösung zu erreichen?*

Hier wird offensichtlich von einem Bestandteil des Amalgams, nämlich dem Quecksilber, gesprochen. Allergien gegen dieses Material lassen sich bei knapp zwei Prozent der Bevölkerung feststellen.

Die Krankenkassen übernehmen unter bestimmten Voraussetzungen entweder den Gesamtbetrag oder zumindest die Hälfte der Kosten, die durch andere, verträgliche Füllungen (zum Beispiel Inlays) entstehen.

Dabei ist Folgendes zu beachten: Die Kasse verlangt die Bestätigung einer bestehenden Allergie gegen Quecksilber durch eine der drei Universitäts-Zahnkliniken (Graz, Innsbruck oder Wien) und zusätzlich noch einen positiven Befund einer Universitätsklinik für Arbeitsmedizin.

Hat man diese Unterlagen beisammen, so wäre es günstig, sie gemeinsam mit einem Heilkostenplan bei der entsprechenden Kasse einzureichen. Die Behandlung sollte besser erst nach Bestätigung der anteiligen oder gesamten Kostenübernahme beginnen.

OMR Dr. Günther Knogler
Facharzt für Zahnheilkunde, Wien

Nicht verschiedene Metalle im Mund?

Melanie B.: *Ich habe kürzlich zwei Amalgam-Füllungen durch Gold-Inlays ersetzen lassen. Allerdings habe ich noch mehrere Amalgam-Füllungen im Mund. Soll ich diese auch austauschen? Ich habe gehört, man soll nicht verschiedene Metalle im Mund haben.*

Zahnfüllungen aus Amalgam stehen seit langem immer wieder im Mittelpunkt von Diskussionen, da auch die heute verwendeten Amalgame nach wie vor Quecksilber enthalten. Ich rate zunächst, alte Amalgamfüllungen (älter als zwei Jahre) genau auf Randspalten zu kontrollieren, die beim Schrumpfen der Füllungen entstehen können. Dort können nämlich jene schädlichen Keime eintreten, die Karies und Zahnfleischentzündung verursachen.

Ich empfehle, Zug um Zug alte Amalgamfüllungen durch zeitgemäße, hochwertige Füllungen ersetzen zu lassen. Hier steht das Gold-Inlay zweifellos an erster Stelle. Allerdings wird diese Behandlung von den Kassen nicht bezahlt und ist eine Privatleistung.

Verschiedene Metalle im Mund – wie Gold und Amalgam – werden dann problematisch, wenn sie direkten Kontakt haben (also nebeneinander oder direkt aufeinanderliegen). In diesem Fall können minderwertige Füllungsbestandteile wie Zink und Kupfer zur hochwertigen Goldlegierung wandern und hier Abbauprozesse begünstigen.

Vermeidbar ist diese Situation nur bei Verwendung von Materialien, die kein Metall enthalten. In Frage kommen da rein keramische Füllungen, die derzeit verstärkt bei Zahnärzten nachgefragt werden. Grund: Allergien nehmen zu und Keramik ist in dieser Hinsicht unbedenklich.

Univ.-Ass. Dr. Alexander Löschnak
Facharzt für Zahn- und Kieferheilkunde,
Breitenfurt (Niederösterreich)

Weisheitszähne quer – entfernen!

Karin V.: *Bei einer Routineuntersuchung hat mein Zahnarzt festgestellt, dass beide unteren Weisheitszähne quer liegen. Er empfahl diese, aber auch die oberen Weisheitszähne entfernen zu lassen. Da ich keine Beschwerden, aber etwas Angst vor der Operation habe, möchte ich fragen, ob das wirklich notwendig ist.*

Verlagerte Weisheitszähne in einer sonst kompletten Zahnreihe gehören aus folgenden Gründen entfernt, auch wenn sie beschwerdefrei sind:

- Der beidseitige Druck auf die Zahnreihe kann zur Überlappung der Frontzähne führen bzw. diese verstärken. Das bedeutet Anfälligkeit für Karies, weil Schmutznischen entstehen, die schwer zu reinigen sind.
- Der Druck auf die Nachbarzähne führt zu Knochenabbau. Knochentaschen können entstehen und damit Entzündungen. Ein Nährboden für Bakterien, die sowohl den Weisheitszahn als auch dessen Nachbarn zerstören können.
- Die oberen Weisheitszähne gehören entfernt, da sich sonst die Bisslage unregelmäßig verändert. Die daraus resultierende Fehlbelastung des Kiefergelenkes verursacht Schmerzen.

Wenn der Eingriff rechtzeitig erfolgt, ist die Entfernung der oberen Weisheitszähne unproblematisch. Bei den unteren Weisheitszähnen ist mit einem Krankenstand von drei Tagen bis zu einer Woche zu rechnen.

Univ.-Ass. Dr. Alexander Löschnak
Facharzt für Zahn- und Kieferheilkunde,
Breitenfurt (Niederösterreich)

Schon als Kind Angst vor Zahnarzt

Ingrid U.: *Ich hatte schon als Kind Angst vor dem Zahnarzt. Ich habe einmal von einem Zahnarzt eine Ohrfeige bekommen, weil ich mich nicht beruhigen konnte. Wie kann ich diese Panik wieder loswerden? Oder muss ich damit leben?*

Dass Sie von einem Zahnarzt eine Ohrfeige bekommen haben, ist schon sehr ungewöhnlich und bestimmt ein Einzelfall. Aber unter diesen Umständen ist die Angst natürlich gut zu verstehen.

Die heutigen Ängste beruhen wohl auf negativen Erlebnissen in der Kindheit. Wobei sich vielleicht die Unsicherheit des Arztes auf die Patientin übertragen hat – ein Mensch, der mit Ohrfeigen „arbeitet", muss in hohem Maße unsicher sein.

Als Kind bestand offenbar keine Möglichkeit, die Situation selbst zu verändern. Das wäre Aufgabe der Eltern gewesen. Aber als erwachsener Mensch kann man wohl entscheiden, was mit einem geschieht!

Es beginnt mit der Wahl des Zahnarztes. Er sollte ein offenes Ohr für die Ängste haben, die man ihm auch gleich mitteilen sollte. Betroffene sollten dem Arzt ihre Geschichte erzählen und an Hand der Reaktion herausfinden, ob man sich ihm anvertrauen will.

Es liegt ganz bei dem Patienten/der Patientin, zu bleiben oder zu gehen. Weiters rate ich, eine Person des Vertrauens beizuziehen. Das wird stärken. Jedenfalls ist aber „Nein" sagen besser, als etwas über sich ergehen zu lassen.

Wenn der erste Schritt gelingt – mit einem Arzt offen zu sprechen – bin ich sicher, dass die Angst abgebaut werden kann.

Ingrid Slupetzky
Praxis für Psychotherapie, Wien
www.psychotherapie-wien.net

Große Probleme mit einem Wurzelstift

Otto K.: *Ich bin kürzlich übersiedelt und habe daher den Zahnarzt gewechselt. Der neue Behandler stellte fest, dass bei einem oberen Backenzahn ein Wurzelstift außerhalb des Zahnkanales liegt und empfahl den Zahn zu ziehen. Ich hatte aber nie Beschwerden und holte eine zweite Meinung ein. Die Diagnose wurde zwar bestätigt, vom Zahnziehen war aber nicht die Rede. Nun bin ich unsicher und bitte um Rat.*

Manchmal ist es aus anatomischen Gründen gar nicht möglich, einen Wurzelstift in seiner Gesamtlänge im Wurzelkanal zu verankern. Bei einer exakten Wurzelfüllung ist das aber solange unbedenklich, als der Wurzelstift innerhalb der Wurzel verbleibt und nicht Teile davon in den umliegenden Knochen einmünden.

In diesem Fall würde nämlich Knochenabbau drohen, mit möglichen Folgen wie der Bildung von Zysten (mit Flüssigkeit gefüllte Hohlräume) oder gar Granulomen (entzündliche Herde). Aber selbst dann würde sich ein Rettungsversuch durch einen kleinen, operativen Eingriff lohnen.

Ich rate jedenfalls, in Situationen wie der geschilderten, den Backenzahn nicht ziehen zu lassen.

Dr. Herbert Haider
Facharzt für Zahnheilkunde, Markt Allhau
(Burgenland)

Eckzähne stehen hintereinander

Julia P.: *Meine Tochter hat im linken Oberkiefer zwei hintereinander stehende Eckzähne. Was hat das zu bedeuten? Was soll nun geschehen?*

In solchen Fällen sollte zunächst ein Panoramaröntgen angefertigt werden. Meistens sieht man dann, dass von den bleibenden Zähnen der zweite Schneidezahn fehlt. Hier ist eine kieferorthopädische Behandlung erforderlich.

Der vordere Eckzahn, bei dem es sich noch um einen „Milch-Eckzahn" handelt, muss entfernt werden. Der bleibende Eckzahn wird mittels festsitzender kieferorthopädischer Therapie an den mittleren Schneidezahn herangeschoben. Genauso wird mit den weiter hinten liegenden Zähnen vorgegangen. Aus kosmetischen Gründen wird anschließend die Spitze des nun weiter vorne stehenden Eckzahnes entsprechend abgerundet.

Dr. Isabella Szalay-Fasching
Fachärztin für Zahn-, Mund- und Kieferheilkunde und Kieferorthopädie, Klagenfurt

Beherdeter Zahn unter der Brücke

Manfred T.: *Ich habe eine Brücke. Nun hat einer der Pfeilerzähne einen Eiterherd, der beseitigt werden muss. Ich habe jetzt Angst, dass die ganze Konstruktion heruntergerissen werden muss.*

Was der Zahnarzt machen wird, hängt von den Voraussetzungen ab. Grundsätzlich gibt es drei Möglichkeiten, wie die Brücke erhalten bleiben kann: Eine Wurzelbehandlung, falls an diesem Zahn noch keine vorgenommen wurde. Hat der bewusste Zahn bereits gefüllte Wurzelkanäle, muss die Füllung erneuert werden. Schließlich bleibt noch die Entfernung (Resektion) der Wurzelspitzen.

In allen Fällen entsteht nur ein Loch in der Brücke, das leicht zu schließen ist. Muss hingegen der Zahn doch weg, kann die Brücke ohne allzu großen Aufwand erweitert werden. War der „Täter" allerdings ein Eckzahn, so bleiben als Lösung noch eine Teilprothese oder ein Implantat.

Dr. Günther Dormuth
Facharzt für Zahn- und Kieferheilkunde, Mitglied des Internationalen Teams für Implantologie, Bad Vöslau (Niederösterreich)

Zahnarzt: Auch ohne Nadel schmerzfrei

Thomas W.: *Ich fürchte mich beim Zahnarzt weniger vor den Schmerzen beim Bohren als vor dem Stich in den Mund bei der örtlichen Betäubung. Gibt es eine Möglichkeit, beim Zahnarzt schmerzfrei behandelt zu werden und keine Spritze zu bekommen?*

Für viele Menschen stellt die Nadel der Betäubungsspritze tatsächlich ein großes psychologisches Problem dar. Eine Möglichkeit wäre, vor der Anästhesie mit einem Vereisungsspray (wie in der Sportmedizin verwendet) auf die Stichstelle zu sprühen.

Weiters setzen immer mehr Zahnärzte das so genannte Injex-System ein, bei dem das örtliche Betäubungsmittel nur durch Druck – ohne Nadel – in die Schleimhaut gelangt. Für ängstliche Patienten die ideale Alternative zur sonst üblichen Injektion.

Univ.-Ass. Dr. Alexander Löschnak
Facharzt für Zahn- und Kieferheilkunde,
Breitenfurt (Niederösterreich)

Stört: Nächtliches Zähneknirschen

Ulrike S.: *Ich hätte gerne gewusst, welche Ursache Zähneknirschen haben kann. Mein Freund beklagt sich nämlich, dass ich ihn in der Nacht ständig damit wecke. Mir ist das unangenehm …*

Nächtliches Zähneknirschen ist zwar nicht sehr häufig, aber gut bekannt. Das Phänomen steht meistens im Zusammenhang mit seelischen Belastungssituationen.

Abgesehen davon, dass man diese Ursache herausfinden sollte, besteht die Möglichkeit, mechanische Fehlbelastung der Zähne zu verhindern bzw. auch die störenden Geräusche zu dämpfen.

Für diesen Zweck werden Aufbiss-Schienen aus Kunststoff angeboten, die der Zahnarzt anfertigt und die etwa 3 mm dick sind. Die Schienen werden im Grunde nicht als störend empfunden. Ich rate, sich diesbezüglich an einen Zahnfacharzt zu wenden.

Prim. Doz. Dr. Manfred Schmidbauer
Facharzt für Neurologie, Wien

Zahnschutz für Sportler möglich

Friedrich S.: *Ich bin Hobbyfußballer und hätte mir unlängst bei einem Hallenmatch beinahe zwei Zähne ausgeschlagen. Gibt es für Sportler einen Zahnschutz, ähnlich dem für Boxer? Ich möchte damit allerdings nicht ausschauen wie ein Monster …*

Seit kurzem ist tatsächlich ein Material auf dem Markt, das einen gewissen Tragekomfort dieses Zahnschutzes auch für einen längeren Zeitraum gewährleistet. Dieser neuartige Kunststoff kann nun so verarbeitet werden, dass Elastizität im Mund und Schutz vor stumpfer Gewalteinwirkung miteinander kombiniert werden.

Die Herstellung dieser Schutzschiene ist denkbar einfach: Abdrücke plus Bissregistrierung beim Zahnarztbesuch sind ausreichend, um einige Tage später den Mundschutz verwenden zu können.

Vor der Abdrucknahme empfiehlt sich jedoch eine professionelle Zahnreinigung, um Zahnstein zu entfernen. Dadurch wird bestmögliche Passform sichergestellt. Vor allem Fußballer, aber auch Snowboarder sind mit dieser Einrichtung gut beraten. Wenngleich gesagt werden muss, dass ein gewisses Maß an Gewalteinwirkung auch nicht überschritten werden darf.

Univ.-Ass. Dr. Alexander Löschnak
Facharzt für Zahn- und Kieferheilkunde, Breitenfurt (Niederösterreich)

Verätzungen durch Haftvermittler?

Gisela B.: *Ich ließ mir im Unterkiefer einige Zahnfüllungen machen. Dabei wurde der Haftvermittler Prim+Bond NT verwendet. Unbewusst habe ich nachts die Zungenspitze an die Zähne gedrückt und dadurch Verätzungen erlitten. Ich habe heute noch Schmerzen. Vielleicht weiß ein Facharzt einen Rat für mich.*

Der erwähnte Haftvermittler wird häufig bei der Herstellung von Kunststoffplomben eingesetzt. Das Material besteht im Wesentlichen aus Methacrylat. Das Lösungsmittel ist Aceton. Dieses wird nach dem Auftragen durch „Verblasen“ entfernt.

Während des Arbeitens muss die Bearbeitungsstelle ganz trocken sein. Wenn also die Schleimhaut den Zahnhals (wo das Material aufgetragen wird) wieder berührt, ist das Kunstharz gehärtet und das Aceton hat sich bereits verflüchtigt.

Beide Substanzen werden demnach innerhalb kürzester Zeit chemisch wieder inaktiv. Unter Nebenwirkungen steht im Beipacktext: Reversible (wieder umkehrbare) Veränderungen der Schleimhaut sind möglich – dann, wenn das noch aktive Präparat mit der Schleimhaut in Berührung kommt.

Bei Entfernung des Präparates klingt die Entzündung rasch wieder ab. Zusammenfassend kann gesagt werden, dass eine Verätzung kaum wahrscheinlich ist. Sollte jedoch eine Neigung zu allergischen Reaktionen bestehen, so kann das – als Vorsichtsmaßnahme – mit einem Allergietest abgeklärt werden.

MR Dr. Reinhild Maier
Fachärztin für Zahnheilkunde, Bad Gleichenberg (Steiermark)

Zahnhälse werden immer empfindlicher

Karl W.: *Meine Zahnhälse werden zusehends empfindlicher, obwohl ich meine Zähne regelmäßig mit speziellen Pasten putze. Selbst normale Atemluft verursacht schon Schmerzen. Salat kann ich überhaupt keinen mehr essen. Gibt es für mich Hilfe?*

Empfindliche Zahnhälse entstehen dann, wenn sich das Zahnfleisch zurückzieht und der oberste Teil der Wurzel verschiedenen Reizen ausgesetzt ist. Das kann Hitze oder Kälte sein, aber auch süß oder sauer führt zu Schmerzen. Nahrungsaufnahme und Zahnpflege können dadurch ziemlich gestört sein.

Organisch gilt es, eine Übersäuerung des Magens auszuschließen. Saure Verdauungssekrete wandern über die Speiseröhre in den Mund und schädigen das Milieu in der Mundhöhle.

In leichten Fällen genügt die Anwendung spezieller Zahnpasten, die den Reiz abschwächen. Sie müssen aber mitunter länger eingesetzt werden. Weiters gibt es verschiedene Präparate, die der Zahnarzt direkt auf die Stelle geben kann. Man muss da einfach ausprobieren, welche Mittel die besten Erfolge bringen.

Seit kurzer Zeit besteht auch die Möglichkeit, mit dem Laser so genannte desensibilisierende Fluorverbindungen direkt in die Zahnhälse einzuarbeiten. Klinische Studien bestätigen ausgezeichnete Ergebnisse. Die Behandlung erfordert aber in jedem Fall Geduld der Patienten.

Univ.-Ass. Dr. Alexander Löschnak
Facharzt für Zahn- und Kieferheilkunde,
Breitenfurt (Niederösterreich)

Das Zahnfleisch zieht sich zurück!

Karl Z.: *Ich brauche dringend Rat: Seit einiger Zeit merke ich, dass sich mein Zahnfleisch im Oberkiefer rapide zurückzieht. Meine Zahnhälse werden zunehmend empfindlicher, obwohl ich sorgfältig putze. Wie kann man diesen Vorgang noch stoppen?*

Das Zurückweichen des Zahnfleisches kann vielfältige Ursachen haben. Ich empfehle zunächst auf jeden Fall eine Abklärung durch den Zahnfacharzt.

Zuerst wird dieser ein Röntgenbild anfertigen. Im Vergleich mit einem früheren Röntgenbild lässt sich dann erkennen, ob auch bereits Kieferknochen verloren gegangen ist.

Oft ist falsche Technik beim Zähneputzen die Ursache! Nämlich dann, wenn zu starker Druck auf Zähne und Zahnfleisch ausgeübt wird bzw. wenn man nur seitlich von links nach rechts (oder umgekehrt) putzt. Da kann das Vorzeigen der richtigen Putztechnik durch den Zahnarzt oder eine geschulte Mundhygiene-Spezialistin entscheidend weiterhelfen.

Der Zahnarzt sollte aber unbedingt eine professionelle Zahnreinigung durchführen. Im Zuge dessen werden dann eventuell auch die vorhandenen Zahnfleischtaschen vermessen.

Wer erst kürzlich mit einer Krone, Brücke oder Prothese versorgt worden ist, könnte an einem Fehlkontakt leiden, der nachkorrigiert werden muss. Ein so genannter Vorkontakt kann nämlich auch als Auslöser für die Zurückweichung des Zahnfleisches in Frage kommen.

Univ.-Ass. Dr. Alexander Löschnak
Facharzt für Zahn- und Kieferheilkunde,
Breitenfurt (Niederösterreich)

Zahnfleisch blutet – starke Entzündung

Josef L.: *Mein Zahnfleisch blutet bereits seit Monaten und ist stark entzündet. Ich habe schon sämtliche gängige Präparate (wie etwa Medikamente, Salben, Tees, Spülmittel usw.) ohne Erfolg versucht. Auch der Zahnstein wurde mit Ultraschall entfernt. Vitamine halfen nichts. Ich bin ratlos und verzweifelt, weil sich schon zwei Zähne zu lockern beginnen. Ich hoffe nun auf einen Rat!*

Die häufigsten Verursacher einer Zahnfleischentzündung sind krankmachende Keime in der Mundhöhle. Sie siedeln sich in den Belägen (Plaques) der Zähne an. Wenn es zu einem Missverhältnis zwischen diesen Keimen und der körpereigenen Abwehr kommt, wird man krank.

Allgemeine Abwehrerkrankungen wie Diabetes, Knochenschwund (Osteoporose) usw. hemmen die Körperabwehr ebenso wie ungünstige Lebensgewohnheiten (Rauchen, zu viel Alkohol, Stress) und angeborene Umstände. All das fördert den Entzündungsprozess.

Neuerdings besteht die Möglichkeit, die Art der schädlichen Keime in den Belägen zu bestimmen. Dadurch ist man auch in der Lage, die Erreger der Entzündung ganz gezielt mit den richtigen Medikamenten zu bekämpfen.

Die Reinigung der Zähne erfolgt über und unter dem Zahnfleisch. Das erfordert ständige Zusammenarbeit zwischen Zahnarzt und Patient. Der Erkrankte übernimmt nach genauer Anweisung die häusliche Pflege seiner Zähne. Der Arzt entfernt jene Beläge, die mit der Zahnbürste nicht mehr ausreichend beseitigt werden können.

Ab einer gewissen Tiefe einer so genannten Zahnfleischtasche müssen dort die Beläge mitunter auch mit chirurgischer Unterstützung entfernt werden. Zur Hemmung der Entzündung kann der Arzt allenfalls auch Laser einsetzen.

Ob Beläge wieder auftreten, kann man heute daheim oder in der Praxis mit Hilfe von Farbstoffen überprüfen. Diese machen die Beläge gut sichtbar. Die medikamentöse Therapie erfolgt entweder direkt an der betroffenen Stelle oder allgemein durch Einnahme von Tabletten. Darüber entscheidet der Schweregrad der Entzündung.

Ein neuer Behandlungsansatz ist übrigens die Einbeziehung der Familie bzw. des Lebenspartners des Erkrankten. Oft wirkt entsprechende Motivierung geradezu „Wunder".

MR Dr. Reinhild Maier
Fachärztin für Zahnheilkunde, Bad Gleichenberg (Steiermark)

Zahnfleisch blutet stark beim Putzen

Manfred N.: *Seit einiger Zeit merke ich, dass mein Zahnfleisch beim Putzen der Zähne stark zu bluten beginnt. Anfangs hatte ich keine Schmerzen, jetzt aber schon. Außerdem habe ich das Gefühl, dass sich meine Zähne lockern. Werde ich die Zähne frühzeitig verlieren – ich bin 48 Jahre alt – oder gibt es eine Behandlung? Kann eventuell der Laser helfen?*

Blutendes Zahnfleisch ist immer als Alarmzeichen zu betrachten. Es kann sich um eine allgemeine Erkrankung oder (am häufigsten) um eine akute Entzündung im Zahnfleischbereich handeln. Schmerzen treten im letzteren Fall kaum auf. Deshalb werden die Symptome von den Patienten leider oft nicht beachtet.

Zunächst gilt es die Ursache der Blutung zu beseitigen. Meistens sind es Bakterien, die sich durch mangelnde Mundhygiene vermehren können. Der Zahnarzt wird hier die Zahnfleischtaschen entsprechend säubern und Anleitungen für richtige Mundhygiene geben. Heute weiß man ja genau, wie wichtig die Vorbeugung in der Zahnheilkunde ist und wie einfach die Volkskrankheit Nummer 1 – nämlich die Karies mit Zahnfleischbluten – verhindert werden könnte.

Sollten die Zahnfleischtaschen im Einzelfall eine bestimmte Tiefe überschreiten und daher einer herkömmlichen Mundhygiene nicht mehr zugänglich sein, kann man einen Behandlungsversuch mit einem Dioden-Laser unternehmen. Damit werden oft beeindruckende Erfolge erzielt.

Vorteile: Der Laser wirkt bakterientötend, verbessert die Gewebeerneuerung, die Anwendung ist nahezu schmerzfrei. Nachteil: Man muss diese Therapie selbst bezahlen. Es handelt sich um eine reine Privatleistung.

Univ.-Ass. Dr. Alexander Löschnak
Facharzt für Zahn- und Kieferheilkunde,
Breitenfurt (Niederösterreich)

Kieferprobleme durch Bandscheibe

Günther B.: *Mir ist aus unerklärlichen Gründen links eine Bandscheibe im Kieferbereich herausgerutscht. Daher nahm ich eine Schonhaltung ein, die nun zu erheblichen Kieferproblemen geführt hat. Schmerzhafte Injektionen bekomme ich, eine bessere Lösung gibt es angeblich nicht. Was meinen Sie?*

Injektionen in das Gelenk sind lediglich symptomatisch. Man sollte nach den Gründen für den Schaden im Kiefergelenk suchen. In Frage kommen auch rheumatische Erkrankungen sowie Fehlbelastungen aufgrund von Zahnfehlstellungen. Letztere Störungen der Funktion des Gelenkes äußern sich in Schmerzen und Bewegungseinschränkung. Auch stressbedingte Überbelastungen, etwa durch unbewusstes Zähneknirschen können über Knorpelabnützung zur Einschränkung der Kaufunktion führen. Die Knorpelschädigung bewirkt eine Verformung und eine Verlagerung (beginnende Fehlstellung) der „Bandscheibe“ (Diskus) im Gelenk.

Die Behandlung muss mit der Behebung der Ursache beginnen. Also etwa mit einer zahnärztlich-prothetischen Maßnahme. Die Therapie am Gelenk selbst ist dann ein letzter Ausweg, wobei sich dabei die Laserchirurgie sehr verdient gemacht hat.

Vor der Festlegung einer endgültigen Behandlung sind umfangreiche Untersuchungen mit elektronischer Gelenkbahnaufzeichnung (Axiographie) und bildgebenden Verfahren (wie CT) sowie Kernspin-Tomographie notwendig. Eine chirurgische Beseitigung von Funktionsstörungen des Kiefergelenkes kommt vor allem dann in Betracht, wenn die fehlerhafte Belastung bereits zu Veränderungen im Gelenk geführt hat – wie beispielsweise die angesprochene Verlagerung der Knorpelscheibe, aber auch Verwachsungen im Gelenkraum oder eine Zerstörung der Gelenkoberfläche.

In diesen Fällen hat sich die Laserchirurgie sehr bewährt. Als Möglichkeiten stehen dann die totale Entfernung des Diskus oder dessen Modellierung bzw. Abtragung von Verwachsungen im Vordergrund.

Prim. Prof. DDr. Kurt Vinzenz
Facharzt für Kiefer- und Gesichtschirurgie, Wien

Phantomschmerz im Oberkiefer

Birgit O.: *Ich bin 38 Jahre alt und habe seit 5 Jahren eine Zahnteilprothese im Oberkiefer. Seit einigen Wochen leide ich an Schmerzen im Oberkiefer, obwohl ich dort gar keine Zähne mehr habe. Mein Zahnarzt findet nichts, Antibiotika brachten keine Linderung. Auch der Neurologe konnte nichts feststellen und ein Kieferröntgen blieb ohne Befund. Wer könnte für meine Schmerzen zuständig sein?*

Was man üblicherweise als Phantomschmerz bezeichnet sind Beschwerden, die man mit der Amputation eines Fingers, Armes, Beines etc. verbindet.

Ursache von Phantomschmerzen nach Zahnextraktionen können Entzündungen im Kieferknochen sein. Bei vielen Patienten zeigt das Röntgen entzündliche Veränderungen, bei manchen aber nicht. Untersuchungen mit Radioisotopen hingegen können versteckte entzündliche Gebiete sichtbar machen. Bei etwa 60 Prozent dieser Patienten kann die so genannte Knochenszintigraphie Entzündungen in der betroffenen Gegend darstellen.

Neben akuten und chronischen Entzündungen sind Durchblutungsstörungen im Knochen eine weitere Ursache von unklaren Gesichtsschmerzen bzw. Phantomschmerzen. Frauen sind deutlich häufiger betroffen.

Die Beschwerden werden überwiegend im Oberkiefer angegeben. Hier wieder häufiger im Bereich der Stockzähne. Man vermutet auch, dass Patienten mit Phantomschmerzen eine andere Schmerzempfindung haben als schmerzfreie Menschen. Sie weisen grundsätzlich eine verminderte Schmerzschwelle für leichte Berührungen auf.

Eine Methode, um Durchblutungsstörungen und chronische Entzündungen im Knochen zu orten, ist auch die Knochenbiopsie, also die Untersuchung einer Gewebeprobe.

Ist eine Oberkieferprothese beim Kauen verstärkt belastet oder im Laufe der Jahre durch Abbau von Knochenmasse der Halt der Prothese nicht mehr ideal, kann es ebenso zu den genannten Symptomen kommen. Daneben gibt es auch psychologische Gründe.

Schließlich werden Veränderungen der Nervenendigungen nach Zahnentfernung verdächtigt, diese Schmerzen zu bewirken. Besonders anfällig dafür sind Patienten, die zu Migräne und zu so genanntem Clusterkopfschmerz neigen.

Eine Behandlungsstrategie für Patienten mit derartigen Beschwerden zu finden, ist für jeden Zahnarzt eine Herausforderung. Es besteht aber immer die Chance, mit Maßnahmen, die auf die Situation zugeschnitten sind, eine Heilung bzw. zumindest Besserung zu erreichen.

Dr. Gabriele Schmidbauer-Schuster
Fachärztin für Zahnheilkunde, Wien

Knochenschwund im Unterkiefer

Inge F.: *Nach einer schweren Operation im Unterkiefer hatte ich starken Knochenschwund. Vor einem Jahr wurde der Defekt mit einer chemischen Masse, gleichsam künstlicher Knochensubstanz, aufgefüllt. Dann bekam ich Implantate und nachher darauf eine Brücke. Jetzt, nach einem Jahr, wackelt diese Konstruktion leider. Mein Arzt meint, er werde nun den neuen, künstlichen Knochen mit meinem eigenen verschrauben. Ich habe Angst, ob mein Knochen das aushalten wird und bitte um einen fachlichen Rat.*

In solchen Fällen muss grundsätzlich festgestellt werden, ob der Organismus das künstliche Knochenmaterial überhaupt annimmt. Tut er das nicht – was hier ziemlich wahrscheinlich ist – so bringt auch eine zusätzliche Verschraubung keine Vorteile.

Als sehr erfolgreiche Methode bietet sich dann eine Verpflanzung von körpereigenem Knochen an. Die Chancen für gute Einheilung und nachfolgende Belastbarkeit durch Implantatversorgung mit Überkonstruktion (wie etwa eine Brücke) sind ausgezeichnet.

Der Eingriff erfolgt unter Vollnarkose. Zwei Operationen sind notwendig: Zuerst werden Implantate in den Randbereich des Beckenknochens eingeschraubt und für drei Monate dort belassen. In einer zweiten Operation werden die nunmehr eingeheilten Implantate zusammen mit einem den Defekt ausgleichenden Knochenstück in den Kiefer verpflanzt, eingepasst und mittels Schleimhautdrähten fixiert. Diese Methode bedeutet für den Patienten eine recht geringe Belastung, da so gut wie keine Folgeschmerzen auftreten.

Laut Kieferexperten ist diese Technik nach wie vor die ideale Form der Kieferwiederherstellung. In gewissen Fällen kann man aber mit künstlichem Knochenmaterial durchaus das Auslangen finden. Allerdings nur, wenn keine Komplikationen auftreten, wie sie hier angesprochen wurden.

Prim. Prof. DDr. Kurt Vinzenz
Facharzt für Kiefer- und Gesichtschirurgie, Korneuburg (Niederösterreich)

Kieferschmerzen – Zahnfleisch wund

Rosemarie C.: *Ich habe seit rund zwei Jahren extreme Schmerzen im Ober- und Unterkiefer. Trotz der Entfernung mehrerer Zähne gab es keine Besserung. Nun wurde starke Zahnfleischentzündung mit massiven Blutungen festgestellt. Was soll ich tun? Ich bitte um fachärztlichen Rat.*

Zunächst empfehle ich die Anfertigung eines Panorama-Röntgens, auf dem eventuelle vorhandene Beherdungen bzw. Knochenveränderungen (Zysten, Tumoren) sichtbar werden. Das ermöglicht eine genaue Diagnose.

Zur weiteren Abklärung kann man auch noch ein so genanntes Dental-CT (Computertomographie mit entsprechender Schichtung von Ober- und Unterkiefer) anfertigen lassen. Das ist allerdings nur an speziellen Instituten (etwa an der Wiener Zahnklinik) möglich.

Am ehesten ist laut der Schilderung aber eine parodontale Erkrankung wahrscheinlich. Darauf deutet auch die Blutungsneigung hin. Unbehandelte Zahnfleischentzündung führt irgendwann zum Ausfallen der Zähne. Wegen der Einschwemmung von Bakterien in die Blutbahn drohen schwere Komplikationen für den Gesamtorganismus (Herz, Gehirn, Nieren, Gelenke, Schwangerschaft).

Deshalb empfehle ich, das Zahnfleisch vom Zahnarzt behandeln zu lassen sowie professionelle Mundhygiene und auch einige Selbsthilfemaßnahmen:

- Täglich zweimal richtig Zähneputzen (das kann und sollte man übrigens auch beim Zahnarzt erlernen).
- Vernünftig ernähren: wenig Fleisch und Süßigkeiten, mehr Gemüse. Verzicht auf Konsumgifte wie Alkohol, Zigaretten, Kaffee.
- Gezielte Zufuhr von Vitamin C. In Form von Früchten bzw. Präparaten.

Univ.-Ass. Dr. Alexander Löschnak
Facharzt für Zahn- und Kieferheilkunde, Breitenfurt (Niederösterreich)

Zahnbehandlung: Angst vor Kosten

Karin B.: *Mir steht eine umfangreichere Zahnsanierung bevor. Allerdings habe ich Angst vor den Kosten. Ich bitte um einen Überblick, was von den Krankenkassen bezahlt wird und was nicht.*

Die Krankenkassen bieten Leistungen an, die sich an der Zweckmäßigkeit orientieren. Man bekommt gleichsam zwar ein Fahrrad, aber keinen Mercedes.

Einige Beispiele: Bezahlt werden weiße Füllungen für die Vorderzähne, Amalgam im Seitenzahnbereich sowie Wurzelbehandlungen und Extraktionen („Zahnziehen") zur Gänze. In der Prothetik (Totalprothese, Teilprothese mit Klammern aus Edelstahl und Klammerzahnkronen) wird hingegen ein Selbstbehalt von 50 Prozent eingefordert.

Kronen in anderen Bereichen, Brücken, Inlays, Implantate und die klammerlose Verbindung bei Teilprothesen muss der Patient selbst bezahlen. Bei Regulierungen ist die jeweilige Kasse üblicherweise bereit, einmal jährlich einen Zuschuss von € 363.36 (5.000 Schilling) zu gewähren.

Wenn man bei der BVA oder SVA versichert ist (gilt für manche Betriebskassen), so hat man im Unterschied zu den Gebietskassen pro Krone einen Anspruch auf Rückvergütung von etwa € 75.

OMR Dr. Günther Knogler
Facharzt für Zahnheilkunde, Wien

Wie lange kann eine Brücke halten?

Robert F.: *Ich habe im Oberkiefer vor ungefähr 18 Jahren eine Brücke für 11 Zähne mit Kunststoffverblendung bekommen. Äußerlich scheint diese Brücke meiner Meinung nach noch immer in Ordnung zu sein. Meine Frage: Wie lange kann eine Brücke halten? Kann sich trotz Panoramaröntgen unbemerkt Karies einnisten? Ich bitte um fachärztliche Antwort.*

Mittels Röntgen kann der Arzt nicht unter die Brückenkappen sehen und daher kariöse Stellen auch nicht erkennen. Für eine hundertprozentige Diagnose müsste die Brücke abgenommen werden.

Das Panoramaröntgen dient vor allem der Wurzelbefundung (Untersuchung auf Eiterherde oder Zysten). Bei abgenommener Brücke ist Karies am besten mit einem speziellen Laser-Kariesdetektor festzustellen.

Nach 18 Jahren ist es sicherlich höchste Zeit, die Brücke zu erneuern. Selbst bei sorgfältigster Pflege (dreimal täglich putzen, Pflege der Zahn-Zwischenräume, Mundddusche, Mundhygiene beim Zahnarzt, Säuberung der Zahntaschen) werden die Brückenränder nicht mehr ganz in Ordnung sein.

Will man seine Zahnsubstanz möglichst vollständig erhalten und ein kosmetisch gutes Ergebnis bewahren, so ist es notwendig, eine Brücke nach jeweils sechs bis acht Jahren zu tauschen.

Dr. Susanne Müller-Tyl
Zahnfachärztin und Spezialistin für kosmetische Zahnbehandlung, Wien

Krone reicht nicht unters Zahnfleisch

Doris L.: *Ich habe mir eine festsitzende Zahnprothese über 5 Zähne machen lassen. Eine Krone reicht nicht unter das Zahnfleisch, was mich optisch stört. Ich bitte um eine Fachmeinung dazu.*

Ich gehe davon aus, dass hier eine Brückenversorgung über 5 Zähne vorgenommen wurde. Grundsätzlich versucht der Zahnarzt, einen harmonischen Übergang zwischen beschliffenem Zahn und Kronenrand zu schaffen. Die Grenze liegt meistens knapp unter dem Zahnfleisch. Allerdings kann es bei vorgeschädigten Zähnen nötig sein, die Grenze über dem Zahnfleisch zu setzen.

Wenn die Kronenränder überstehend sind, ergibt sich eine ungünstige Situation, da sich dort vermehrt Bakterien sammeln können. Das bedeutet erhöhte Entzündungsgefahr.

Ich rate dazu, stark abstehende Kronenränder korrigieren zu lassen. Es gibt spezielle Feilen für solche Fälle.

Univ.-Ass. Dr. Alexander Löschnak
Facharzt für Zahn- und Kieferheilkunde,
Breitenfurt (Niederösterreich)

Zahnlücke: Brücke oder Implantat?

Bernhard T.: *Mir wurde ein Zahn gezogen und ich möchte die Lücke mit einem Implantat schließen. Mein Zahnarzt – der selbst nicht implantiert – hat mir aber zu einer festsitzenden, dreistelligen Brücke geraten, da zu wenig Knochen für eine Implantation vorhanden sei. Ich möchte aber nicht zwei Zähne nur als Brückenpfeiler abschleifen lassen, auch wenn diese Füllungen tragen. Ich bitte um fachlichen Rat.*

Eine festsitzende Brücke stellt zur Versorgung einer Zahnlücke eine zwar konservative, aber erprobte und bewährte Lösung dar. Wenn die beiden an die Lücke grenzenden Zähne ohnedies bereits Füllungen tragen und eine Überkronung vielleicht irgendwann unvermeidlich ist, kann umso weniger gegen eine festsitzende Brükke gesagt werden. Allerdings muss gewährleistet sein, dass die Trägerzähne sich in einem „pfeilerwürdigen" Zustand befinden: Sie dürfen nicht locker sein, müssen einen „lebenden" Nerv haben, es darf keine Entzündung vorliegen — auch keine Zahnfleischentzündung rund um diese Zähne. Andernfalls müssen die beiden Zähne so behandelt werden, dass man sie als Pfeiler verwenden kann. Wenn im Bereich der Lücke zu wenig oder zu minderwertiger Kieferknochen vorhanden ist, um an ein Implantat denken zu können, dann kann bei sonst einwandfreien Mundverhältnissen eine so genannte Augmentation in Frage kommen. Darunter versteht man den Wiederaufbau des geschwundenen Knochens durch körpereigenes Material (aus anderen Knochen wie Becken) oder das Einbringen von Knochenersatzmaterial. Derartige Eingriffe werden von Kieferchirurgen oder oralchirurgisch tätigen Zahnärzten vorgenommen. Nach einer Wartezeit von drei bis vier Monaten kann nach korrekter Abheilung an dieser Stelle meistens problemlos ein Implantat gesetzt werden. Wenn aber eine Implantation ohnehin möglich ist und sich die in Frage kommenden Pfeilerzähne in gutem Zustand befinden, dann ist nur die Einpflanzung sinnvoll. Ich rate aber, noch eine weitere Meinung bei einem Zahnarzt einzuholen.

Dr. Günther Dormuth
Facharzt für Zahn- und Kieferheilkunde,
Mitglied des Internationalen Teams für Implantologie,
Bad Vöslau (Niederösterreich)

Zahnimplantate in jedem Alter

Johanna L.: *Ich bitte um einen ausführlichen Bericht über Zahnimplantate. Ist Narkose notwendig? Ab und bis zu welchem Alter können Zähne auf diese Weise ersetzt werden? Wird für den Aufbau eigenes Knochenmaterial verwendet?*

Zahnimplantate können heute praktisch allen Altersgruppen, egal ob Jugendlichen oder älteren Erwachsenen, eingesetzt werden. Sie bewähren sich in hohem Maße über Jahrzehnte. Das jeweilige Alter des Patienten hat dabei erwiesenermaßen keinen Einfluss auf den Erfolg.

Voraussetzung ist allerdings zunächst bestmögliche, auf die Situation abgestimmte medizinische Versorgung. Darüber hinaus ist in weiterer Folge die Mitarbeit der Patientin/des Patienten von wesentlicher Bedeutung. Ich meine damit konsequente Zahnpflege!

Der Eingriff selbst wird meistens unter örtlicher Betäubung durchgeführt. Allerdings kann auf Wunsch natürlich auch eine Vollnarkose gemacht werden. Das ist bei aufwändigeren, zusätzlich notwendigen Eingriffen auch erforderlich.

Im Normalfall ist bei Implantatversorgungen selbst in hohem Alter örtlich noch genügend Kieferknochen vorhanden. In Grenzfällen können mit Hilfe der Computertomographie geeignete Gebiete im betreffenden Bereich für die Einpflanzung der Implantate erkannt und genützt werden.

In manchen Fällen allerdings ist eine Implantation ohne begleitende chirurgische Maßnahmen nicht möglich. Eine Ursache dafür kann sein, dass ohne zusätzlichen Eingriff das Ergebnis unbefriedigend wäre. Ein weiterer Grund wäre, dass der örtliche Knochenmangel doch zu stark ist, um die Implantate wirklich fest im Kiefer verankern zu können.

Das kommt im Unterkiefer sehr selten, im Oberkiefer häufiger vor. Da gibt es einige erprobte Methoden zur Vermehrung des Kieferknochens: die Dehnung des Knochens (Distraktionsosteogenese), die Abdeckung des betroffenen Areals mit einer Membran, die Auflagerung von Knochenersatzmaterialien sowie körpereigener Knochenmasse oder auch eine Kombination aus mehreren Verfahren.

Welcher der verschiedenen Behandlungswege geeignet ist und damit im speziellen Fall in Frage kommt, hängt von verschiedenen Umständen ab, die der Facharzt beurteilt.

Neue biotechnologische Verfahren oder die Erprobung von Stammzellen zur Neubildung von Knochen sind übrigens so vielversprechend, dass man den Patienten in absehbarer Zeit noch bessere, noch weniger belastende Methoden als bisher anbieten wird können.

Prim. Prof. DDr. Georg Watzek
Leiter der Abteilung für orale Chirurgie, Klinik für Zahn-, Mund- und Kieferheilkunde, Universität Wien

Wann setzt man ein Implantat ein?

Gerhard S.: *Mir wurde vor längerer Zeit ein Zahn gezogen. Der Arzt riet zu einem Implantat. Mittlerweile ist an dieser Stelle aber der Kieferknochen stark zurückgegangen. Wann ist eigentlich der richtige Zeitpunkt, um sich ein Implantat machen zu lassen?*

Entscheidend für den Zeitpunkt einer Implantation ist, warum, wann und unter welchen Umständen der Zahn gezogen wurde.

Einige Beispiele:

- Wenn eine Entzündung bzw. Eiterung um die Wurzelspitze vorlag, muss nach der Zahnextraktion die vollständige Ausheilung im Kieferknochen abgewartet werden. Das ist nach etwa 3 bis 6 Monaten der Fall. Ist der Kieferknochen schon etwas geschwunden, muss vor der Implantation fehlender Kieferknochen ersetzt werden. Diesen Vorgang nennt man Augmentation. Der Arzt entnimmt entweder an einer anderen Stelle des Körpers etwas Knochen oder er verwendet künstliche oder natürliche Knochenersatzmaterialien.
- Wenn der Zahn ohne Vorliegen einer Entzündung entfernt werden musste, kann bei gutem Heilungsverlauf (nach einer Röntgenkontrolle) schon nach 6 bis 8 Wochen implantiert werden.
- Eine Sofortimplantation ist unter bestimmten Umständen auch möglich. Da muss auf jeden Fall genügend Kieferknochen vorhanden sein. Gerade im ästhetisch wichtigen Bereich der Vorderzähne ist es aber besser, erst dann zu implantieren, wenn sicher gestellt ist, in welchem Ausmaß der Kieferknochen nach der Extraktion erhalten bleibt.
- Liegt die Zahnentfernung schon länger zurück – oft mehrere Jahre – dann kann wegen des fortgeschrittenen Knochenabbaues eine Augmentation (siehe oben) unbedingt notwendig sein.
- Bei Verlust eines Zahnes durch Gewalteinwirkung (Sturz etc.) muss vor der Implantation sichergestellt sein, dass keine zusätzliche Verletzung des Kieferknochens (Bruch) vorliegt.
- Musste der Kieferknochen wegen erschwerter Zahnentfernung durch Stemmen oder Fräsen beschädigt werden, ist auch meistens eine Augmentation nötig, ehe ein Implantat gesetzt werden kann.

Dr. Günther Dormuth
Facharzt für Zahn- und Kieferheilkunde,
Mitglied des Internationalen Teams für Implantologie,
Bad Vöslau (Niederösterreich)

Zahnimplantat oder Prothese?

Harald N.: *Ich habe bei einem Sturz vom Fahrrad oben rechts zwei Zähne verloren. Nun hätte ich gerne Implantate. Eine Bekannte rät mir aber davon ab, weil das angeblich nicht jeder Mensch verträgt. Jetzt bitte ich um Rat: Ist nun ein Implantat besser oder doch eine Prothese?*

Grundsätzlich sind Implantate, die man auch „künstliche Zahnwurzeln" nennen könnte, eine ausgezeichnete Lösung. Sie bieten hervorragenden Kaukomfort und bezüglich Verträglichkeit im Kiefer gibt es kaum Probleme.

Auch die Versorgung dieser Implantate gestaltet sich einfach: Nach einer entsprechenden Einheilungsphase werden Kronen angefertigt, die auf die Implantate geschraubt werden können bzw. darauf zementiert werden.

Vor dem Setzen der Implantate empfiehlt sich jedoch eine Röntgenaufnahme, um die Knochensituation beurteilen sowie die Implantatlänge bestimmen zu können. Sollte im Oberkiefer im Seitenzahnbereich zu wenig Knochen vorhanden sein, kann eine Erhöhung des Kiefers (Augmentation) überlegt werden.

Kommt diese Maßnahme nicht in Frage, wird man eine festsitzende Versorgung im Sinne einer Brückenkonstruktion bevorzugen (falls genügend Pfeilerzähne zur Verfügung stehen).

Schließlich gibt es auch noch immer die Möglichkeit, mit einer Teilprothese zu arbeiten, wenngleich diese die am wenigsten elegante Lösung darstellt.

Univ.-Ass. Dr. Alexander Löschnak
Facharzt für Zahn- und Kieferheilkunde,
Breitenfurt (Niederösterreich)

Welches Implantat ist das beste?

Thomas M.: *Es gibt eine Unzahl an Angeboten bei Zahnimplantaten. Die Preise sind auch recht unterschiedlich. Ich lese von direkter Einpflanzung und Sofortversorgung, aber auch von einem Jahr Wartezeit und zusätzlichen Operationen bis zur endgültigen Versorgung. Gibt es in Österreich eine zentrale Stelle, wo man die Garantie hat, dass der Eingriff komplikationslos und erfolgreich verläuft?*

In den vergangenen 25 Jahren hat die Implantologie in Österreich ein derart hohes Niveau erreicht, dass die Erfolgsrate bei etwa 90 Prozent liegt. 100 Prozent können nie erreicht werden, weil jeder medizinische Eingriff unvorhersehbare Komplikationen beinhalten kann. Selbst bei höchstem Können und perfekter Planung kann das Setzen eines Implantates schief gehen. Da dieser Zweig der Zahnmedizin ja keine Geheimwissenschaft ist, darf man davon ausgehen, dass jede Kollegin/jeder Kollege, die/der Implantate anbietet, eine entsprechende Ausbildung genossen hat.

Eine an sich beste Methode gibt es nicht. Die Behandlung wird schließlich auf die individuelle Situation des Patienten abgestimmt. Der Zeitfaktor darf keine Rolle spielen.

Da die Nennung von Einzelpersonen oder Instituten aus werberechtlichen Gründen verboten ist, bleibt nur der Weg offen, über die jeweilige Kurie der Zahnärzte in den einzelnen Landesärztekammern eine Liste jener Kolleginnen und Kollegen anzufordern, die sich speziell mit Implantologie beschäftigen.

DDr. Claudius Ratschew
Facharzt für Zahnheilkunde, Wien

Nach 8 Stunden in einen Apfel beißen

Karoline B.: *Ich habe leider ziemlich kaputte Vorderzähne. Mir wurde nun zu einem Implantat geraten. Davor habe ich Angst, weil man dann ja monatelang nicht richtig beißen kann. Ich bitte um nähere Informationen.*

Es gibt heute schon technische Fortschritte, um die Einheilung eines Zahnimplantates enorm zu beschleunigen. Bei einem Kongress in Hamburg wurde eine Technik vorgestellt, die es der Patientin ermöglichte, schon acht Stunden nach dem Eingriff wieder kräftig und genussvoll in einen Apfel zu beißen.

Im Zuge der Versorgung mit einem so genannten Frontzahnimplantat wurde der Patientin Eigenblut entnommen und mit Hilfe einer Zentrifuge daraus Wachstumsfaktoren entnommen – Blutplättchen (Thrombozyten), die unter anderem verantwortlich für die Knochenneubildung sind. Diese Zellen beschleunigen das Einwachsen des Implantates.

Nach der Bohrung des Implantatloches wird das erwähnte Blutplättchenkonzentrat vom Arzt in den Knochen eingebracht. Bei entzündungsfreiem Operationsgebiet kann das Implantat danach sofort belastet werden.

Durch ein neues zahntechnisches Konzept in der so genannten Galvanotechnik kann überdies noch am selben Tag eine passende Keramik-Krone hergestellt werden. So wurde beim genannten Kongress um 8 Uhr implantiert, um 16 Uhr biss die Patientin problemlos in einen Apfel. Das Implantat ist übrigens heute noch immer fest im Knochen verwachsen, Beschwerden traten seither nicht auf.

Prim. Dr. Friedrich Petz
Facharzt für Zahnheilkunde, Kitzbühel (Tirol)

Wie lange halten Zahnimplantate?

Johann V.: *Ich soll mir ein Zahnimplantat machen lassen. Meine Fragen: Welches System ist das beste? Wie lange halten Zahnimplantate?*

Weltweit existieren mehr als 300 verschiedene Systeme. Allerdings werden 95 Prozent des Marktes von etwa 5 Systemen beherrscht. Folgende Erfordernisse sollten dabei erfüllt werden:

- Material möglichst Reintitan (keine Legierungen).
- Schraube statt Stift.
- Die Form sollte jener der natürlichen Zahnwurzel angenähert sein.
- Oberfläche: sanfte Rauigkeit dort, wo das Implantat mit dem Knochen Kontakt findet, Hochglanzpolitur jedoch dort, wo der Zahnfleischsaum dem Hals des Implantates anliegt.

Der mündige Patient kann seinen Zahnarzt in diesem Sinne befragen und sich beraten lassen. Über die Lebensdauer muss sich kein Implantatträger Sorgen machen: Diese liegt nämlich bei mehreren 1.000 Jahren!

Ob die Implantate lange genug in unserem Kieferknochen verankert sind, hängt von folgenden Punkten ab:

- Der Patient muss perfekte Mundhygiene betreiben (zweimal jährlich auch durch den Zahnarzt).
- Das übrige Gebiss muss unbedingt entzündungs- und kariesfrei sein.
- Allgemeine Gesundheit.
- Bereitschaft zu regelmäßigen Kontrollen.

Keine lange Lebensdauer hätten Implantate bei Rauchern(!), bei Erkrankungen des Immunsystems, bei nicht eingestellter Zuckerkrankheit, nicht zu behandelnder Blutungsneigung (in diesen Fällen wird ohnedies meist nicht implantiert), aber auch bei sozusagen „gewohnheitsmäßigem" Zähneknirschen. Eine häufige Frage möchte ich kurz beantworten: Welche Zähne können durch Implantate ersetzt werden? Antwort: Alle!

Dr. Günther Dormuth
Facharzt für Zahn- und Kieferheilkunde,
Mitglied des Internationalen Teams für Implantologie,
Bad Vöslau (Niederösterreich)

Implantat gelockert – neues möglich?

Richard T.: *Ich habe vier Zahnimplantate im Unterkiefer. Jetzt hat sich ein Implantat gelockert. Ist es möglich, ein neues Implantat einzusetzen? Welche Lösungsmöglichkeiten gibt es für mein Problem?*

Grundsätzlich muss abgeklärt werden, ob sich das Implantat tatsächlich gelockert hat oder nur die Überkonstruktion (Druckknopf, Geschiebe, Primärkrone bei Teleskoparbeit oder verschraubte Einzelkrone?). Ein Röntgenbild gibt darüber Auskunft.

Natürlich besteht die Möglichkeit, gelockerte Implantate durch neue, meist an anderer Stelle platzierte, zu ersetzen. Die beste Lösung wäre, den Zahnarzt aufzusuchen, der die Implantate gesetzt hat. Er hat schließlich genaue Kenntnis der Kieferverhältnisse.

Sollte das aus irgendwelchen Gründen nicht möglich oder gewünscht sein, dann rate ich, mit der zuständigen Landesärztekammer, Kurie der Zahnärzte, Kontakt aufzunehmen. Dort kann man erfahren, wer im Nahbereich für Implantate zuständig ist.

OMR Dr. Günther Knogler
Facharzt für Zahnheilkunde, Wien

Unzufrieden mit der Teilprothese

Herbert S.: *Ich habe mir vor einigen Jahren von der Gebietskrankenkasse eine Teilprothese im Oberkiefer machen lassen. Ich bekam für die Klammern drei Kronen und musste rund € 1.000 zahlen. Ich kann zwar nun schmerzfrei essen, bin aber trotzdem unglücklich, weil man die Klammern deutlich sehen kann. Jeder weiß, dass ich falsche Zähne habe. Einen fixen Ersatz mit Implantaten um € 12.000 kann ich mir nicht leisten. Gibt es eine billigere Lösung, um die Klammern loszuwerden?*

In solchen Fällen wären unsichtbare Verbindungen, wie zum Beispiel Stege oder Geschiebe eine ideale Lösung. Bereits um einen Aufpreis von € 1.000 bis € 2.000 auf den von der Kasse geforderten Patientenanteil (also rund € 3.000 insgesamt) lässt sich ein ausgezeichnetes kosmetisches Ergebnis erzielen. Passgenauigkeit und Kauleistung kann man noch zusätzlich verbessern.

Für alle prothetischen Probleme steht – bitte nach schriftlicher Anfrage – übrigens die Kurie der Zahnärzte in der Ärztekammer für Wien, 1010, Weihburggasse 10–12, Telefon 05 05 11, gerne zur Verfügung.

OMR Dr. Günther Knogler
Facharzt für Zahnheilkunde, Wien

Totalprothese hält nur sehr schlecht

Maria K.: *Ich habe seit mehreren Jahren eine Totalprothese im Unterkiefer, die leider sehr schlecht hält. Kann mir vielleicht ein Implantat helfen?*

Ja! Ein Implantat ist nicht nur für den Ersatz von einzelnen Zähnen geeignet, sondern kann durchaus auch als Verankerung für eine Totalprothese verwendet werden. Speziell bei älteren Personen, bei denen auf die normale Art der Halt nicht mehr gegeben ist, kann durch das Setzen von zumindest zwei Implantaten, die durch einen Steg verbunden sind, die Prothese fixiert werden.

Das Einbringen der Implantate erfolgt in der Ordination des kieferchirurgisch versierten Arztes in örtlicher Betäubung, ist völlig schmerzlos und dauert rund 20 Minuten. Dieser relativ geringe Aufwand zahlt sich auf jeden Fall aus – die Verbesserung der Kaufunktion liegt bei 100 Prozent!

Dr. Wolfgang Hassler
Facharzt für Mund-, Kiefer- und Gesichtschirurgie, Wien

Speisereste unter der Zahnprothese

Agnes B.: *Leider rutschen mir seit einiger Zeit ständig Speisereste unter meine 10 Jahre alte Zahnprothese. Sie kleben dort, was vor allem in Gesellschaft recht unangenehm ist. Wie könnte dieses Problem gelöst werden?*

Das genannte Problem ist anatomisch leicht zu erklären: Kieferknochen und Zahnfleisch unterliegen einem ständige Abbauprozess, der umso schneller voranschreitet, je weniger eigene Zähne im Kiefer vorhanden sind. Nach jüngsten Untersuchungen sollten sowohl Teil- als auch Totalprothesen in ein- bis zweijährigen Abständen unterfüttert werden.

Auch eine Neuanfertigung einer Prothese sollte überlegt werden – zumindest alle 5 bis 6 Jahre. Die Krankenkassen gewähren sogar alle 6 Jahre Zuschüsse für prothetische Versorgung und Klammerzahnkronen.

Univ.-Ass. Dr. Alexander Löschnak
Facharzt für Zahn- und Kieferheilkunde, Breitenfurt (Niederösterreich)

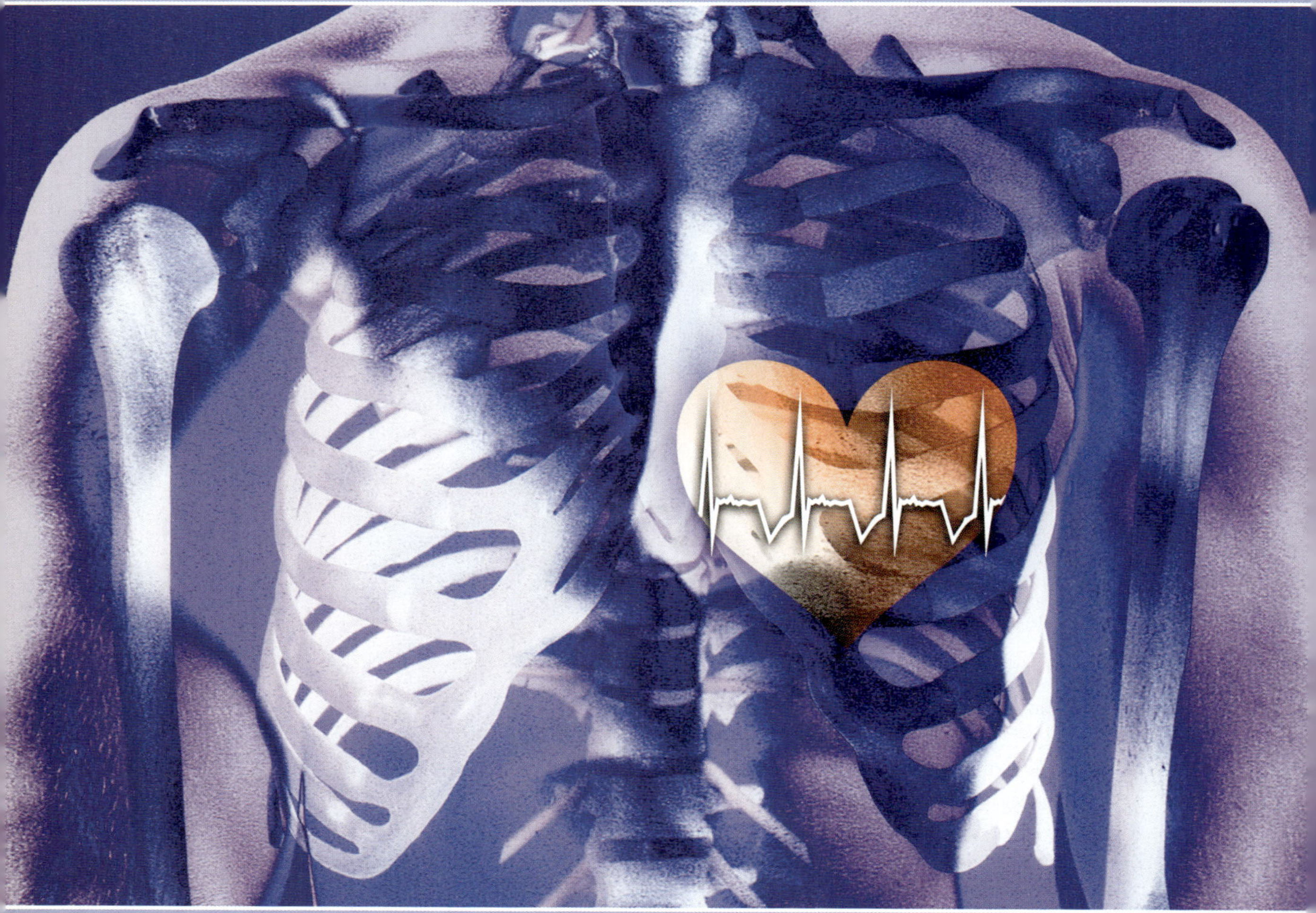

Rund ums Herz

Beunruhigt wegen der Befunde ...

Hilde J.: *Ich bin 66 Jahre alt und habe folgenden Befund nach einer Ultraschalluntersuchung erhalten: „Verdacht auf einen Infiltrationsprozess im Pankreaskopfbereich. Im Antrum ist die Magenwand deutlich verdickt. Eine Feinnadelbiopsie der Bauchspeicheldrüse wird empfohlen." Ich bin nun sehr beunruhigt und verstehe die Fachausdrücke nicht. Bitte helfen Sie!*

In diesem Fall wurde eine Veränderung im Bereich der Bauchspeicheldrüse (Infiltrationsprozess) und im Bereich der Magenwand (Antrum) festgestellt.

In den bildgebenden Verfahren Computertomographie und auch Ultraschall wurden in den letzten Jahrzehnten enorme Fortschritte errungen. Vor 30 Jahren steckte auch die Magenspiegelung (Gastroskopie) noch in den Kinderschuhen.

Daher konnte damals Krebs meistens erst im Spätstadium entdeckt werden. Heute erkennen wir bereits Veränderungen im Gewebe, die nur wenige Millimeter groß sind.

In der Medizin gibt es ein ungeschriebenes Gesetz: Bei Unklarheiten soll man zunächst das Schlechtere annehmen und sich vom Guten überzeugen lassen. Dazu dient die empfohlene Feinnadelpunktion.

Unter Mithilfe von Ultraschall oder CT wird mit einer Nadel direkt in das verdächtige Gewebe gestochen und Material für eine mikroskopische Untersuchung gewonnen. Damit kann eindeutig zwischen einer Entzündung und einem Tumor (Geschwulst) unterschieden werden. Wenn ein Tumor vorliegt, erkennt man, ob er gut- oder bösartig ist.

Je mehr bei einer Untersuchung gerätselt wird, ob etwas Krankhaftes vorliegt, desto größer ist die Wahrscheinlichkeit, dass es sich um eine kleine bzw. leicht heilbare Veränderung handelt. Mein Rat: Genau nachschauen lassen, was los ist – Grübeln bringt nicht weiter, nur Klarheit!

OA Dr. Herbert Woschnagg
Facharzt für innere Medizin, Wien

„Was bedeutet mein Laborbefund?"

Thomas W.: *In meinem Laborbefund steht GFR n. MDRD 59,97, Kreatinin 1,0. Ich möchte nun wissen, was das bedeutet. Habe ich kranke Nieren?*

Die Funktion der Nieren kann auch mit Hilfe von Labortests bestimmt werden. Der bisher gebräuchlichste Wert war Kreatinin. Kreatinin wird in den Muskeln erzeugt und durch die Nieren ausgeschieden. War das Kreatinin unter 1,3 mg%, wurde vom Arzt eine normale Nierenfunktion angenommen.

In den letzten Jahren erkannte man aber, dass dieser Laborwert alleine zu ungenau ist. Ein junger, muskulöser Mann kann bei einem Kreatininwert von 1,4 eine prächtige Nierenleistung haben. Andererseits kann eine schmächtige, ältere Frau mit einem Kreatininwert von 1,2 in der Nierenleistung schon deutlich eingeschränkt sein.

Moderne Labors berücksichtigen diesen Umstand und berechnen aus Kreatinin, Geschlecht und Alter die so genannte glomeruläre Filtrationsrate (GFR) nach einer recht komplizierten mathematischen Formel (MDRD). Liegt das Ergebnis unter 60, dann ist die Nierenleistung leicht eingeschränkt. Bei Werten unter 30 liegt bereits eine klare Nierenschwäche vor.

Bei eingeschränkter Nierenfunktion sollte besonders darauf geachtet werden, dass alles vermieden wird, was die Niere schädigen könnte. Zum Beispiel muss der Blutdruck bestmöglich eingestellt sein. Auch bei der Dosierung bestimmter Medikamente (den Arzt fragen!) muss man vorsichtiger sein.

OA Dr. Herbert Woschnagg
Facharzt für innere Medizin, Wien

Was bedeuten die Röntgenbefunde?

Erich S.: *Ich bin 63 und habe zwei Röntgenbefunde, die ich gerne näher erklärt haben möchte: ein Lungenröntgen und eine Schädel-CT. Laut Lungenröntgen habe ich ein Emphysem – was bedeutet das für mich? Laut Schädel-CT habe ich Schäden an Blutgefäßen und bekomme Infusionen. Ich leide an der linken Hand an Taubheitsgefühl und „Ameisenlaufen". Genügt da diese Behandlung wirklich?*

Das im Lungenröntgen festgehaltene, geringgradige Lungenemphysem bedeutet lediglich, dass eine leichte Überblähung der Lunge vorliegt. Das kann Hinweis auf eine beginnende Lungenerkrankung sein. Sollten auch Beschwerden vorliegen, bzw. der Arzt im Rahmen seiner Untersuchung weitere Anzeichen finden, dann sind weitere diagnostische Maßnahmen nötig: etwa ein Lungenfunktionstest. Meistens stellt sich jedoch heraus, dass eine altersentsprechend normale Lunge vorliegt und keine weitere Behandlung erforderlich ist. Sehr günstig wirkt sich dann gezieltes Atemtraining aus.

Bei der CT-Untersuchung des Gehirns wurde eine deutliche Beeinträchtigung durch Atherosklerose („Verkalkung" von Blutgefäßen) festgestellt. Das heißt, dass ein Alterungsprozess des Gehirns vorliegt, der zu Störungen der Durchblutung führt. Mit den beschriebenen Infusionen wird versucht, die Durchblutung zu verbessern. Die erwähnten Symptome („Ameisenlaufen") verschwinden dann nicht sofort. Man muss nun abwarten, ob es durch die Therapie zu einer Besserung kommt. Erst nachher können die Ärzte entscheiden, ob vielleicht andere Medikamente für die Behandlung eingesetzt werden. Mit der Computertomographie konnten jedenfalls mögliche andere Ursachen der geschilderten Beschwerden wie etwa Blutungen oder ein Hirntumor ausgeschlossen werden.

Prim. Prof. Dr. Bernhard Schwaighofer
Facharzt für Radiologie, Wien

Labortests nicht überbewerten!

Julius B.: *Kann die Einnahme eines Antibiotikums den Cholesterinwert innerhalb weniger Monate von 297 mm/Hg auf 229 mm/Hg sowie den Testosteronspiegel von 4,45 trotz Hormongabe auf 3,35 senken? Was beeinflusst eigentlich Laborwerte – sind Abweichungen immer krankhaft?*

Laborwerte sind nie reproduzierbar. Das heißt, dass bei Wiederholung der Tests die Ergebnisse immer unterschiedlich ausfallen werden. Das hängt weder von allfälliger Ungenauigkeit eines Labors noch unbedingt von einem geänderten Gesundheitszustand ab.

Tageszeiten, das Essen, Stress, Umwelttemperatur und viele andere Einflüsse können sich auf Laborwerte auswirken. Wenn zum Beispiel bei einem Diabetiker der Blutzucker im Moment 70 mg% beträgt, so kann er innerhalb einer einzigen Stunde auf 300 mg% ansteigen! Manche Hormone wie das erwähnte Testosteron werden zu bestimmten Zeiten vermehrt produziert. Der Wert kann schon nach Minuten anders sein.

Cholesterin und noch viel mehr die Triglyceride hängen von der zugeführten Nahrung ab. Nach einer Fettmahlzeit sind die Triglyceride bereits nach zwei Stunden erhöht. Der Cholesterinspiegel reagiert hingegen etwas langsamer.

Ein wichtiger Punkt, der bei den Patienten oft Verwirrung stiftet, ist die Tatsache, dass Laborbefunde nur im Zusammenhang mit der Situation des jeweiligen Untersuchten beurteilt werden dürfen.

Aus „Rheumabluten" etwa kann nie die Diagnose „Rheuma" gestellt werden. Die dazupassenden Beschwerden müssen vorhanden sein. Erst wenn das der Fall ist, bestätigt der Befund die Diagnose.

Wer glaubt, es müsse „alles" bestimmt werden, irrt. Laut Statistik ist einer von 20 Laborwerten auffällig. Erfahrene Mediziner erkennt man nicht an der großen Anzahl an angeforderten Untersuchungen, sondern an der Gezieltheit …

OA Dr. Herbert Woschnagg
Facharzt für innere Medizin, Wien

Labor: Bilirubin und Eisen erhöht

Karin B.: *Sowohl mein Sohn (35) als auch ich (57) müssen jährlich das Blut kontrollieren lassen – wir haben bei sonst normalen Leberwerten immer einen erhöhten Bilirubin-Spiegel und in letzter Zeit auch zu viel Eisen im Blut. Was kann diese Erhöhung bedeuten?*

Bilirubin ist der Gallenfarbstoff. Dieser entsteht beim Abbau der roten Blutkörperchen. Steigt er im Blut über 2 mg% an, dann ist das an einer leichten Gelbfärbung des Augapfels erkennbar. Bei noch stärkerem Anstieg erscheint auch die Haut gelb – man spricht von Gelbsucht.

Ursache ist oft eine verminderte Ausscheidung des Farbstoffes durch die Galle (jene Flüssigkeit, die in der Leber produziert, in der Gallenblase gespeichert und vorwiegend zur Fettverdauung in den Zwölffingerdarm abgegeben wird). Das kann etwa durch Gallensteine oder verstärkten Abbau von roten Blutkörperchen (Hämolyse) passieren.

Sind bei wiederholten Laborkontrollen immer nur die Bilirubinwerte alleine erhöht und sonst keine Anzeichen einer Leber- oder Gallenwegserkrankung feststellbar, dann liegt eine völlig ungefährliche Abnormität des Stoffwechsels vor. Diese „Erkrankung" wird Morbus Meulengracht genannt – so hieß der Arzt, der diese Erscheinung erstmals beschrieben hat. In solchen Fällen kann auch Stress (körperlich und seelisch) das Bilirubin stärker ansteigen lassen. Behandlung ist aber nicht nötig.

Erhöhte Eisenwerte alleine sind nicht besonders aussagekräftig. Erst dann, wenn gleichzeitig ein erhöhtes Ferritin vorliegt. Ferritin ist das Eisenspeichermolekül im Blut. Es kann bei entzündlichen Erkrankungen, bei Leukämien und auch Tumoren erhöht sein. Bei der Eisenspeicherkrankheit (Hämochromatose), die zu Schäden von Leber, Bauchspeicheldrüse, Hoden und Herz führt, ist die Haut oft bräunlich verfärbt. Dieses Leiden ist nicht selten und erblich bedingt. Erfolgreich behandelt wird mit Aderlässen.

OA Dr. Herbert Woschnagg
Facharzt für innere Medizin, Wien

Schon seit Jahren zu viele Leukozyten

Thomas P.: *Vor rund 10 Jahren wurden bei mir zu viele weiße Blutkörperchen (Leukozyten) festgestellt – etwa 10.000. Nach einer Gallenoperation sind es derzeit 16.000. Behandelt werde ich nicht. Bitte teilen Sie mir mit, ab wann eine Leukämie beginnt und was ich unternehmen soll.*

Die Leukozyten oder weißen Blutkörperchen sind die „Polizisten" des Blutes. Eine ihrer Hauptaufgaben besteht darin, eingedrungene Erreger wie Bakterien zu bekämpfen. Bei jeder bakteriellen Infektion, aber auch bei Stress und manchen Stoffwechselstörungen kann die Zahl der Leukozyten ansteigen.

Im Allgemeinen kann die Zahl zwischen 4.000 und 9.000 pro Mikroliter schwanken. Eine Erhöhung auf 10.000 ist grenzwertig. Nach einer Operation wie etwa der Entfernung der Gallenblase oder begleitenden Infektionen können durchaus höhere Anstiege vorkommen. Allerdings sollten sich die Werte innerhalb weniger Tage oder wenigstens Wochen wieder normalisieren. Andernfalls sind auf jeden Fall weitere Untersuchungen (Herdsuche) erforderlich.

Leukämie führt ebenfalls zur Erhöhung der Leukozytenzahl. Dann aber sind die Zellen verändert und unter dem Mikroskop als krankhaft erkennbar. Typisch für Leukämien wäre eine viel stärkere Erhöhung (mehr als 50.000). Im vorliegenden Fall spricht auch die lang anhaltende, grenzwertige Erhöhung gegen eine Leukämie.

OA Dr. Herbert Woschnagg
Facharzt für innere Medizin, Wien

Hohe Eisenwerte – Test umstritten

Harald V.: *Ich habe laut zwei Blutuntersuchungen erhöhte Eisenwerte. Einmal knapp (190 ug/dl), das zweite Mal deutlicher (243 ug/dl). Auch meine 22-jährige Tochter hat einen höheren Eisenspiegel im Blut. Wie kommt es dazu? Bin ich in irgendeiner Weise gefährdet? Ich esse mäßig Fleisch und sehr selten Spinat, der bekanntlich stark eisenhaltig ist. Was soll ich tun?*

Zum Grundsätzlichen: Eisen ist ein Spurenelement, das für viele Stoffwechselvorgänge im Körper notwendig ist. Auch der wichtigste „Transporter" von Sauerstoff, der rote Blutfarbstoff Hämoglobin, enthält Eisen. Ohne dieses Metall könnten wir keine Sekunde überleben.

Der Eisengehalt, der bei Blutuntersuchungen im Serum (Blut ohne Zellen) bestimmt wird, liefert nur einen sehr ungenauen Hinweis auf den tatsächlichen Eisenstoffwechsel. Wahrscheinlich wird dieser Test in einigen Jahren gar nicht mehr durchgeführt.

Niedrige Werte werden neben Eisenmangel auch bei allen entzündlichen Erkrankungen gefunden. Hohe Werte können zwar Eisenüberladung bedeuten, treten aber auch dann auf, wenn im Blut schon vor der Untersuchung rote Blutkörperchen zerfallen sind.

Will man also genaue Auskünfte über den Eisenbestand haben, dann empfiehlt sich die Bestimmung des Ferritins, eines Eisenspeichermoleküls. Ein niedriger Wert beweist Eisenmangel, ein hoher lässt – falls keine Entzündung vorliegt – eine Überladung mit Eisen vermuten.

Eisenüberladungen können nach zahlreichen Bluttransfusionen vorkommen. Die häufigste Ursache ist jedoch die Hämochromatose. Rund einer von 300 Menschen ist von dieser Erbkrankheit betroffen. Symptome können unnatürlich dunkle Hautfarbe, Diabetes und Funktionsstörungen der Geschlechtsdrüsen sein.

Die Behandlung der Hämochromatose ist einfach: Ein wiederholter Aderlass. Solche Patienten wären die idealen Blutspender.

Ich empfehle konkret, bei der nächsten Laboruntersuchung das Ferritin bestimmen zu lassen.

Zum Spinat: Selbst wenn man Unmengen an Spinat essen würde, müsste man nie Eisenüberladung befürchten.

Die Volksweisheit, wonach Spinat besonders viel Eisen enthält, ist längst widerlegt. Generationen von Kindern wurden unnötig mit Spinat gequält. Comic-Held Popeye wurde sogar erfunden, um sie zum Genuss des oft ungeliebten Gemüses anzuregen.

In Wirklichkeit enthält Spinat nicht mehr Eisen als jedes andere Gemüse auch. Hintergrund für den Irrtum der Wissenschaft war übrigens ein falsch gesetztes Kommazeichen.

OA Dr. Herbert Woschnagg
Facharzt für innere Medizin, Wien

Hohes Homocystein ein Risikofaktor?

Gerhard D.: *Mein Homocysteinspiegel beträgt seit Jahren 18, ist also zu hoch. Daraufhin verschrieb mir mein Hausarzt das Folsäurepräparat Folmit. Der Wert hat sich dadurch jedoch kaum verändert. Zusätzlich nehme ich Bierhefe ein, das ja reich an B-Vitaminen ist. Bin ich nun gefährdet?*

Homocystein ist ein schwefelhaltiger Eiweißbaustein (Aminosäure). Seit Jahren ist bekannt, dass erhöhte Werte mit einem erhöhten Risiko für Herz-Kreislauf-Erkrankungen durch Gefäßverengung einhergehen können.

Es ist auch bekannt, dass B-Vitamine, speziell die Folsäure, den Homocysteinwert senken können. Ob dadurch die Gefahr für die Blutgefäße auch reduziert wird, war bis vor kurzem unklar. Da Folsäure relativ billig ist, wurde sie bisher gerne zur Behandlung eingesetzt. Nach dem Motto: „Wenn es nichts nützt, so schadet es auch nicht."

Im Vorjahr aber wurde die erste große wissenschaftliche Studie zu diesem Thema veröffentlicht. Das Ergebnis war enttäuschend: Durch Senken des Homocysteins mit Folsäure wird das Herz-Kreislauf-Risiko nicht vermindert.

Hohes Homocystein ist also kein Risikofaktor, sondern ein so genannter Risikoindikator. Es zeigt zwar erhöhtes Risiko an, ohne selbst gefährlich zu sein. Es hat demnach keinen Sinn, B-Vitamine in hohen Dosen in sich hineinzustopfen.

OA Dr. Herbert Woschnagg
Facharzt für innere Medizin, Wien

Gefährlich wenig Thrombozyten

Margarete D.: *Ich hatte vor einiger Zeit einen akuten Abfall der Thrombozyten auf nur noch 1.000. Ich wurde mit Kortison behandelt und habe jetzt wieder mehr als 30.000. Angeblich war das Medikament Tegretol® die Ursache. Ich möchte gerne mehr über moderne Behandlungsmethoden wissen.*

Der Thrombozytenabfall auf 1.000 war sicher ein gefährlicher Zustand. Das Medikament könnte tatsächlich die Ursache gewesen sein, diese Nebenwirkung kommt in seltenen Fällen vor. Die Behandlung mit Kortison war gerechtfertigt und erfolgreich.

Werte über 30.000 sind beruhigend, da bei mehr als 20.000 kaum Komplikationen (Blutungen) zu befürchten sind. Laborkontrollen reichen nun völlig aus.

Neue Behandlungsmethoden beziehen sich hauptsächlich auf Fortschritte bei der Therapie mit Immunglobulinen. Das betrifft aber nur Patienten mit angeborenem Mangel an Thrombozyten. Die Gabe von bestimmten Immunglobulinen kann die Zahl nebenwirkungsarm wieder aus dem Gefahrenbereich bringen.

OA Dr. Herbert Woschnagg
Facharzt für innere Medizin, Wien

Wieso verschiedene Cholesterinwerte?

Klaus U.: *Ich habe kürzlich aus Interesse meinen Cholesterinspiegel bestimmen lassen. Der Wert betrug 188 mg/dl. Fünf Tage später im Rahmen einer Vorsorgeuntersuchung hatte ich jedoch 224 mg/dl! Wie kann es zu derartigen Schwankungen kommen?*

Cholesterin, speziell das „böse“ LDL, ist ein bedeutender Risikofaktor für Erkrankungen des Herz-Kreislauf-Systems. Mit den hier angegebenen Werten liegt man aber nicht im gefährlichen Bereich.

Wie alle Laborwerte unterliegt auch der Cholesterinspiegel deutlichen Schwankungen. Ernährungsgewohnheiten, Stress, Bewegungsmangel und Zigaretten können das Gesamtcholesterin verändern. Jedenfalls sind Schwankungen des Wertes um 10 Prozent innerhalb weniger Tage nichts Auffallendes.

Aus diesem Grund werden einmalig erhöhte Werte nicht gleich mit Medikamenten behandelt. Erst wiederholte und deutliche Erhöhung rechtfertigen diese Maßnahme. Zuvor sollte unbedingt die Bestimmung des „guten“ HDL und des „bösen“ LDL erfolgen, weil das Verhältnis dieser Werte zueinander entscheidende Aussagekraft besitzt.

OA Dr. Herbert Woschnagg
Facharzt für innere Medizin, Wien

Seit Jugend hohe Cholesterinwerte

Monika B.: *Ich bin nun 61 und habe seit meiner Jugend hohe Cholesterinwerte (bis 320). Das HDL ist niedrig, das LDL hoch. Also genau so, wie es nicht sein soll. Ich bin nicht übergewichtig und esse nicht fett. Medikamente senkten zwar kaum die Blutfette, erhöhten aber die Leberwerte. Soll ich trotzdem weiter Medikamente schlucken?*

Cholesterinwerte von 320 sind eindeutig zu hoch. Eine genaue Diagnose kann man aber nur bei Kenntnis von Zusatzinformationen stellen: Gibt es in der engeren Familie Herzinfarkte, Gefäßerkrankungen, Schlaganfälle oder unklare Herztodesfälle? Falls ja, muss man von einer erblich bedingten Krankheit ausgehen. Genau kann das nur molekularbiologisch festgestellt werden.

Cholesterinsenkende Präparate sind schon wichtig: Neueste Studien zeigen, dass man damit das Risiko für Herz und Blutgefäße deutlich verringern kann. Sprechen Sie mit Ihrem Arzt über einen eventuellen Wechsel. Für den Beginn einer Therapie ist es nie zu spät.

Prof. Dr. Kurt Widhalm
Facharzt für Kinderheilkunde,
Ernährungsmedizin, Wien

Blutverdünnung lebenslang nötig?

***Josef P.:** Ich wurde schon vor mehr als zehn Jahren wegen Thrombosen auf das blutverdünnende Medikament Marcoumar® eingestellt. Nach dem Absetzen bekam ich neuerlich eine Thrombose. Der Arzt meinte, ich müsste das Mittel lebenslang nehmen. Ist das wirklich notwendig? Ich neige dadurch ja leichter zu Blutungen, was auch gefährlich ist.*

Die heutige Medizin hat mehrere Ziele: Krankheiten heilen, Leiden mindern und Risiken senken. Gerade Letzteres ist bisweilen problematisch, wie man an der Anfrage sieht.

Es mutet ja wirklich kurios an: Indem ich einem Patienten Marcourmar® verschreibe, mache ich ihn medikamentös zu einem „Bluter“. Bei Unfällen oder starken Blutdruckschwankungen können gefährliche Blutungen auftreten.

Treibe ich damit nicht den Teufel mit dem Belzebuben aus? Ja und nein. Sicherlich ist eine gerinnungshemmende Therapie mit Marcoumar® oder einem anderen ähnlich wirkenden Präparat nicht ungefährlich. Aber im speziellen Fall, wenn schon zweimal eine Venenentzündung durchgemacht wurde, ist das Risiko durch das Medikament viel geringer als jenes, im Falle einer neuerlichen Thrombose eine lebensgefährliche Lungenembolie zu bekommen.

Mehrmalige tiefe Beinvenenthrombosen, Vorhofflimmern und in manchen Fällen operierte Herzklappen sind die wichtigsten Beispiele von Zuständen, die eine lebenslange Gerinnungshemmung erfordern.

OA Dr. Herbert Woschnagg
Facharzt für innere Medizin, Wien

Blutspenden trotz Medikamenten?

***Herbert M.:** Ich möchte gerne Blutspenden gehen, nehme aber derzeit Medikamente gegen Bluthochdruck. Darf ich trotzdem spenden?*

Ob ein Blutspender beim Empfänger seines Blutes unerwünschte Wirkungen auslöst, hängt von mehreren Umständen ab: von der Art des Mittels natürlich, aber auch von der Dosis und dem Zeitpunkt der Einnahme. Schaden kann auftreten, wenn die Dosis zu hoch ist bzw. wenn der Empfänger auf die Substanz allergisch reagiert.

Da gespendetes Blut aber auch für Früh- und Neugeborene bzw. Schwangere bereitgehalten wird, können wirksame Dosen recht schnell erreicht werden.

Manche Medikamente können die für die Blutgerinnung wichtigen Blutplättchen (Thrombozyten) beeinträchtigen. Das kann auch im Zuge der Therapie von Bluthochdruck der Fall sein. Wird aus einem solchen Spenderblut ein so genanntes Plättchenkonzentrat gewonnen, so kann die erwünschte Wirkung beim Empfänger ausbleiben.

Eine grundsätzliche Empfehlung für den Blutspender lautet daher, mindestens 7 Tage vor der Blutspende auf nicht lebenswichtige Medikamente zu verzichten. Das wird im Falle von Bluthochdruck nicht möglich sein.

Allerdings sollte ohnedies unbedingt der Arzt vom Blutspendedienst auf eingenommene Mittel aufmerksam gemacht werden (es wird auch hinterfragt). Dann wird von ihm eine entsprechende Entscheidung sofort getroffen.

MR Dr. Karl Maier
Internist und Kurarzt, Bad Gleichenberg (Steiermark)

Schadet eine Blut-/Plasmaspende?

Heinrich G.: *Ich gehe regelmäßig Plasma spenden. Das filtrierte Blut wird meinem Körper zurückgegeben. Kann dieser „Raub an meinem Körper" meiner Gesundheit schaden? Wie wird eigentlich die Sicherheit für Spender und Empfänger gewährleistet?*

Bei der Blut- und Plasmaspende ist die Sicherheit oberstes Gebot. Sowohl für den/die Spender(in) als auch für den/die Empfänger(in). Für die Gewinnung und Aufbereitung des Spenderblutes zum fertigen Medikament gibt es längst weltweite Richtlinien. In Österreich unterliegen diese Medikamente dem Arzneimittelgesetz. Dadurch werden Qualität und Sicherheit der Blutprodukte gewährleistet.

Es ist zum Beispiel genau vorgeschrieben, welche Tests Blutspenden durchlaufen müssen, um als sicher zu gelten. Österreich hat bereits 1975 als eines der ersten Länder der Welt ein Gesetz zur Reglementierung der Plasmaspenden beschlossen. Das Spenden von Blut, Plasma und Thrombozyten (Blutplättchen) wurde 1999 durch das Blutsicherheitsgesetz neu geregelt.

Das Gesetz enthält zahlreiche Vorkehrungen zum Schutz aller Beteiligten und ist sogar noch strenger als die internationalen Richtlinien. Es werden auch hohe Anforderungen an die Räumlichkeiten sowie an die personelle Besetzung der Spendeeinrichtungen gestellt.

Sämtliche Informationen zur Blutspende sowie das Blutsicherheitsgesetz finden Sie auf der Homepage der Blutspendedienste des Österreichischen Roten Kreuzes: www.blut.at.

Dr. Eva Menichetti
Österreichisches Rotes Kreuz, Blutspendezentrale für Wien, Niederösterreich, Burgenland

Was tun, wenn man zu viel Blut hat?

Marianne B.: *Bei meiner letzten Gesundenuntersuchung wurde festgestellt, dass ich zu viel Blut habe. Um Thrombosen vorzubeugen, riet mir der Arzt Aspirin® zu nehmen. Ich mag aber keine Tabletten. Gibt es andere Behandlungsmöglichkeiten? Blutspenden, Aderlass, Sport oder eine Gewichtsreduzierung?*

Wenn die Anzahl der roten Blutkörperchen (Erythrozyten), die für den Sauerstofftransport zuständig sind, erhöht ist, spricht man von Polyglobulie. Dieser Zustand kann ein ganz normaler Anpassungsvorgang sein, wie zum Beispiel bei Bewohnern in großen Höhen (etwa in Nepal). Hier versucht der Körper den verminderten Sauerstoffgehalt der Luft durch Vermehrung der roten Blutkörperchen auszugleichen.

Tritt in unseren Breiten eine Polyglobulie auf, dann steckt meistens eine Störung dahinter. Zum Beispiel können Herzschäden oder Lungenkrankheiten, die mit schlechter Sauerstoffversorgung des Gewebes einhergehen, zur Vermehrung der Erythrozyten führen. Auch eine bösartige Wucherung sollte ausgeschlossen werden.

Was auch berücksichtigt werden muss: Raucher haben meistens mehr rote Blutkörperchen – ebenfalls als Folge chronischen Sauerstoffmangels. Zudem Personen, die an nächtlichen Atemstillständen (Schlafapnoe) leiden.

Übersteigt die Bluteindickung ein gewisses Maß (das Blut nimmt dann honigartige Fließeigenschaften an), dann verschlechtert sich die Durchblutung der Gewebe und das Thromboserisiko steigt an.

In solchen Fällen ist eine Aderlasstherapie oder Blutspenden (wenn man vom Roten Kreuz angenommen wird) empfehlenswert. Aspirin® reduziert bereits in geringen Dosen (1/5 der Normaldosis) die Gefahr. Hier überwiegt der Vorteil sicher den Nachteil einer Tabletteneinnahme.

Ist der Patient unsportlich und übergewichtig, dann wirken sich mäßige Bewegung und Gewichtsreduktion günstig aus.

OA Dr. Herbert Woschnagg
Facharzt für innere Medizin, Wien

Blutarmut: Punktion zur Abklärung

Friederike N.: *Ich bin 80 und leide an Blutarmut. Nun soll ich eine Knochenmarkpunktion über mich ergehen lassen, vor der ich Angst habe. Stellt man damit nur die Diagnose oder ist das auch gleichzeitig eine Behandlung?*

Sind bei einer Laboruntersuchung die roten Blutkörperchen vermindert, dann spricht man von Blutarmut oder Anämie. Die Patienten schauen blass aus, sind müde und nicht voll leistungsfähig.

Natürlich muss der Arzt die Ursache herausfinden.

Häufig stellt man ständigen Blutverlust fest – durch Geschwüre bzw. Tumoren im Verdauungstrakt oder bei Frauen mit starker Regel. Auch Eisenmangel tritt oft auf. Eisen ist zur Neubildung von Blut erforderlich. Einseitige Ernährung (strikte Vegetarier!) aber auch Aufnahmestörungen im Dünndarm führen etwa dazu.

Zur Anämie kann es auch bei chronischen Leiden (Nierenkrankheiten, Entzündungen etc.) kommen. Manchmal ist die Blutarmut Folge eines Knochenmarkschadens. Im Knochenmark erfolgt die Neubildung von Blut.

Wenn also kein anderer Auslöser gefunden wurde, ordnet der Arzt eine direkte Untersuchung des Knochenmarks an. Das erfordert eine Punktion, die meistens am Beckenkamm unter örtlicher Betäubung durchgeführt wird. Man entnimmt Knochenmark und untersucht es unter dem Mikroskop. Aus dem Ergebnis lässt sich die geeignete Behandlung ableiten. Die Punktion selbst ist allerdings keine Therapie.

OA Dr. Herbert Woschnagg
Facharzt für innere Medizin, Wien

Blutdruck gleich am Morgen erhöht

Sylvia B.: *Ich leide seit rund 15 Jahren an Bluthochdruck und schlucke dagegen täglich drei Tabletten. Warum ist mein Druck gleich in der Früh erhöht – 150 bis 160? Muss ich mir deshalb Sorgen machen?*

Immer wieder beklagen Hypertoniker (Patienten mit Bluthochdruck), dass ihr Blutdruck gleich nach dem Aufstehen relativ hoch ist, aber auch dann wieder absinkt, wenn noch gar keine Medikamente eingenommen wurden.

Was da passiert, ist nicht klar. Möglicherweise reagieren die Blutgefäße bei der Umstellung von der nächtlichen Bettruhe zur Munterkeit des Tages übertrieben. Vielleicht wirken auch die abends eingenommenen Medikamente morgens nicht mehr ausreichend oder man ist bei der ersten Messung am Morgen besonders angespannt.

Nähere Informationen erhält der Arzt, wenn er den Blutdruck mit einer Maschine 24 Stunden hindurch jede halbe Stunde misst.

Abgesehen von der Ursache: Wenn der Blutdruck nur höchstens eine Stunde pro Tag 150 bis 160 mm/Hg beträgt und sonst normal ist, muss man sich keine Sorgen machen. Davon werden Herz und Blutgefäße nicht geschädigt – bleiben ja 23 Stunden am Tag zur Erholung.

Prof. Dr. Dieter Magometschnigg
Facharzt für innere Medizin, Wien

Blutdruckmessen am Handgelenk

Erich P.: *Wie genau misst ein Blutdruckmessgerät am Handgelenk? Ich habe so ein Gerät gekauft und bin verunsichert. Ich bitte um Auskunft bzw. konkrete Anweisungen.*

Zunächst gratuliere ich zum Ankauf eines Selbstmessgerätes. Damit kann jederzeit, an jedem Ort, unabhängig von Ärzten der Blutdruck gemessen werden. Man kann jederzeit überprüfen, ob der Druck normal ist. Die meisten Menschen finden diese Möglichkeit beruhigend.

Blutdruckmessen ist kinderleicht und kann in wenigen Minuten erlernt werden. Folgende drei Punkte sind zu beachten:

- Die Blutdruckmanschette bis zur ersten oder zweiten Handgelenkfalte nach vor schieben.
- Die Manschette straff zuziehen – sie soll wie ein Nylonstrumpf anliegen.
- Während der Messung das Gerät in Höhe der Brustwarzen halten.

Etwas schwieriger ist es zu wissen, was die Messwerte bedeuten. Viele Menschen sind irritiert, weil jede neue Messung einen anderen Wert anzeigt als die vorige. Sobald man aber zur Kenntnis nimmt, dass der Blutdruck wie die Tagestemperatur schwankt, ist das Problem gelöst.

Im Wetterbericht sagen uns die Experten Höchst- und Tiefstwerte. Für den Blutdruck gilt das Gleiche. Die Werte im oberen Bereich schwanken üblicherweise zwischen 100 und 150 mmHg, im unteren Bereich zwischen 60 und 95 mmHg.

Bei einer routinemäßigen Selbstkontrolle misst man ein bis zweimal täglich. Dann bewertet man nicht jedes einzelne Ergebnis – eben wegen der Schwankungen – sondern fasst 30 Messwerte zusammen. Einen normalen Blutdruck hat man dann, wenn weniger als 7 Werte über 135/85 mmHg liegen.

Rund ein Viertel aller Personen regt sich beim Blutdruckmessen auf. Gemessen wird dann ein Stresswert, der natürlich höher liegt. Ob das der Fall ist, kontrolliert der Arzt mit einem 24-Stunden-Monitoring. Man kann aber versuchen, das Problem selbst zu lösen: anstatt nur einer Messung gleich drei Messungen hintereinander durchführen und nur den letzten Wert in die Tabelle eintragen. Zur Genauigkeit der Handgelenkmessung: Das Blutdruckmessen wurde vor mehr als 100 Jahren an den Handgelenkarterien erfunden. Später wurde der Oberarm bevorzugt, weil der Arzt während der Messung mit dem Stethoskop Störgeräusche abhören kann.

Heutzutage jedoch werden fast ausschließlich Messautomaten genützt. Daher kehrt man zum ursprünglichen Messprinzip zurück. Ob also für die Selbstmessung der Oberarm oder das Handgelenk bevorzugt wird, hängt in erster Linie von der persönlichen Vorliebe ab.

Prof. Dr. Dieter Magometschnigg
Facharzt für innere Medizin, Wien

24 Stunden lang den Blutdruck messen

Angelika B.: *Ich bin wegen stark erhöhten Blutdrucks in einigen Wochen zu einem 24-Stunden-Blutdrucktest bestellt. Wozu dient dieser Test?*

Die bestmögliche Behandlung von Bluthochdruck ist von genauer Diagnose abhängig. Dazu gehören häufige Druckmessungen zu verschiedenen Tageszeiten und in unterschiedlichen Situationen.

Der so genannte „Praxisblutdruck" beim Arzt ergibt sehr oft nicht die wahren Werte. Der Patient befindet sich schließlich in einer Ausnahmesituation. Er ist aufgeregt, steht vielleicht unter Zeitdruck. Das aber kann den Blutdruck sozusagen künstlich erhöhen.

Dazu kommt der „zirkadiane Rhythmus": Das bedeutet, dass schon der normale Blutdruck im Tages- und Nachtverlauf um bis zu 40 Prozent schwankt. Ein nächtliches Tief wird von einem morgendlichen Hoch abgelöst. Deshalb kann etwa für eine medikamentöse Therapie nie ein einziger Wert maßgebend sein.

Je häufiger die Messung erfolgt, desto sicherer wird die Einschätzung der Lage. Andernfalls besteht die Gefahr der Fehleinschätzung.

Für die 24-Stunden-Messung bekommt der Patient eine aufblasbare Oberarm-Manschette und ein tragbares Gerät mit Miniaturpumpe mit. Tagsüber wird der Blutdruck alle 15 Minuten, nachts lediglich alle 30 Minuten gemessen. Zusätzlich kann der Patient bei besonderen Vorkommnissen (Kopfweh, starke körperliche Belastung, Ärger usw.) weitere Messungen machen.

Die gespeicherten Werte werden beim Arzt in einem Computer verarbeitet und ausgewertet. Die ganze Prozedur ist schmerzlos. Der Arzt hat anhand der Ergebnisse die Möglichkeit, alles zu tun, um böse Spätfolgen unbehandelten Bluthochdrucks wie Herzinfarkt, Hirnschlag, Nierenversagen etc. zu verhindern.

MR Dr. Karl Maier
Internist und Kurarzt, Bad Gleichenberg (Steiermark)

Bluthochdruck mit Schwankungen

Renate W.: *Ich leide an Bluthochdruck mit stark schwankenden Werten zwischen 120/60 und 200/80. Bei körperlicher Belastung bekomme ich Atemnot. Beim Belastungstest stieg der Blutdruck zwar auf 250 an, ansonsten war das Ergebnis aber unauffällig. Behandlung wurde mir keine angeboten. Ich bitte um Rat.*

Starker Blutdruckanstieg belastet das Herz. Dadurch kann Atemnot auch bei geringer Belastung auftreten. Blutdruckschwankungen sind an sich nicht ungewöhnlich. Bei keinem Menschen sind die Werte während des ganzen Tages völlig gleich.

Es ist auch nicht notwendig, den Blutdruck innerhalb weniger Tage in den Normalbereich zu zwingen. Geschieht das nämlich, besteht die Gefahr von zu starkem Druckabfall. Nebenwirkungen wie Kreislaufkollaps treten häufiger auf.

Die Blutdruckeinstellung kann vom Hausarzt vorgenommen werden, der gegebenenfalls zum Internisten überweist. Falls Medikamente eingesetzt werden, muss der Arzt zunächst die Reaktion seines Patienten auf das Präparat kennen lernen und dann allenfalls Korrekturen vornehmen.

Unumgänglich ist konsequente Selbstmessung des Patienten. Vor allem zu Beginn rate ich dazu, eine Woche lang täglich 7- bis 8-mal zu messen, damit der behandelnde Arzt einen guten Überblick über die Schwankungen bekommt.

OA Dr. Herbert Woschnagg
Facharzt für innere Medizin, Wien

Selbsthilfe bei zu hohem Blutdruck

Michael L.: *Bei mir wurde Bluthochdruck festgestellt. Ich bekam jedoch vorläufig keine Medikamente. Der Arzt riet mir, ich soll meinen Lebensstil umstellen. Was genau soll ich aber unternehmen?*

Wir wissen heute, dass Änderung des Lebensstiles grundsätzlich in allen Stadien der Hochdruckkrankheit zur Senkung des Blutdruckes beiträgt. Bei milden Formen können derartige Maßnahmen sogar ohne Medikamente alleine ausreichen, um die Werte in den Zielbereich von unter 135/85 mmHg zu bekommen.

Was versteht man unter Lebensstiländerung? Wer etwa übergewichtig ist, der sollte unbedingt abnehmen. Eine dauerhafte Reduktion des Körpergewichtes ist allerdings nicht durch Diäten, sondern durch grundsätzliche Umstellung der Ernährungsgewohnheiten sowie vermehrte körperliche Aktivität zu erreichen. Prinzipiell ist es wichtig, weniger Fett und weniger Zucker zu essen, den Alkoholkonsum zu reduzieren und das Abendessen so kalorienarm und leicht wie möglich zu gestalten.

Zudem wirkt es sich auf den Blutdruck günstig aus, salzarme Speisen zu bevorzugen. Oft ist es hilfreich, sich einer Gruppe anzuschließen, die mit ähnlichen Problemen zu kämpfen hat. So zum Beispiel könnte gemeinsam ein Ausdauertraining in Angriff genommen werden. Das senkt den Blutdruck und fördert natürlich die Gewichtsabnahme.

Allerdings sollte man nach dem Grundsatz trainieren: Nicht zu wenig, aber auch nicht zu viel! Mit 30 Minuten an fünf Tagen pro Woche erzielt man ausreichenden Effekt. Am besten eignen sich Laufen, Wandern und Schwimmen.

Vor dem Training rate ich allerdings dringend zu einer Vorsorgeuntersuchung beim Hausarzt! Dieser stellt die Trainingstauglichkeit fest und berät auch.

Eine weitere Säule der nichtmedikamentösen Behandlung von Bluthochdruck stellt die Stressbewältigung dar. Hochdruckkranke sollten auf jeden Fall Zeitdruck vermeiden – daher Termine großzügiger planen und Phasen der Erholung einhalten.

Weiters bewähren sich Entspannungsübungen wie autogenes Training, Yoga, Meditation und Muskelübungen nach Jacobson (Muskeln fest anspannen, dabei ruhig weiteratmen; die Spannung einige Sekunden halten und dann das langsame Lockerlassen bewusst erleben).

Häufig können Medikamente nicht vollständig ersetzt werden. Jedoch gelingt es in den meisten Fällen, die Medikamentenmenge zu reduzieren.

Ein letzter Satz zum Thema Medikamente: Bitte diese immer genau nach Vorschrift einnehmen und keine eigenmächtigen Änderungen vornehmen!

Dr. Erwin Rebhandl
Arzt für Allgemeinmedizin, Haslach (Oberösterreich)

Hochdruck: nicht immer Medikamente

Franz T.: *Bei mir wurde grenzwertiger Bluthochdruck festgestellt – ich bin 53 und habe Werte zwischen 150/85 und 160/95 mmHg. Muss ich unbedingt Medikamente nehmen?*

Die Frage kann nicht eindeutig mit Ja oder Nein beantwortet werden. Die Entscheidung ist im Einzelfall nach Feststellung des Grades der Hypertonie sowie Abklärung zusätzlicher Risikofaktoren (Übergewicht, Diabetes, hohe Blutfettwerte, Stressbelastung usw.) zu treffen.

Wir wissen heute, dass nichtmedikamentöse Behandlung im Sinne einer Umstellung der Lebensgewohnheiten grundsätzlich in allen Stadien der Hochdruckkrankheit zur Senkung des Blutdruckes beiträgt. Bei milden Formen können Maßnahmen wie Gewichtsreduktion, salzarme Ernährung, Senkung des Fettanteils in der Nahrung und regelmäßiges Ausdauertraining ausreichen, um die durchschnittlichen Blutdruckwerte in den Zielbereich von unter 135/85 mm/Hg zu bekommen.

Bei mittleren und schweren Formen der Hypertonie trägt diese Selbsthilfe zumindest bei, langfristig Medikamente zu sparen.

Wer es notwendig hat, seinen Lebensstil im genannten Sinn zu ändern (erfahrungsgemäß sind davon die meisten Hochdruckkranken betroffen), dem hilft es zum Beispiel, sich einer Gruppe anzuschließen, die die gleichen Ziele verfolgt. Vor allem gemeinsamer Sport wäre wünschenswert.

Trainieren sollte man nach dem Prinzip: „Nicht zu viel und nicht zu wenig.“ Mit 30 Minuten an mindestens fünf Tagen in der Woche erzielt man einen ausreichenden Effekt. Zum Ausdauertraining eignen sich im Winter Sportarten wie Schilanglauf, Schneeschuhwandern und Schwimmen, ansonsten Wandern, Radfahren und Jogging. Vor Trainingsbeginn sollte man sich jedoch vom Hausarzt überprüfen und beraten lassen (Vorsorgeuntersuchung!).

Eine weitere Säule der Hochdruck-Behandlung ohne Medikamente stellt Stressbewältigung dar. Zeitdruck vermeiden, Erholungsphasen unbedingt einplanen. Entspannungsübungen wie autogenes Training oder Yoga können sehr gut helfen.

Am besten wirkt natürlich eine Kombination aus allen eben angeführten Maßnahmen. Dann senkt man mit dem Blutdruck auch das Risiko für Herzinfarkt und Hirnschlag und verbessert gleichzeitig das Wohlbefinden!

Dr. Erwin Rebhandl
Arzt für Allgemeinmedizin, Haslach (Oberösterreich)

Nierenprobleme und Bluthochdruck

Harald T.: *Mir wurde schon als Kind eine Niere entfernt. Nun, Jahrzehnte später, stellte man Bluthochdruck fest. Trotz Medikamenten steigen die Werte immer wieder auf über 180/100 an. Kann mein Blutdruckproblem damit zu tun haben, dass ich nur eine Niere habe? Angeblich funktioniert meine Niere einwandfrei. Allerdings ist sie vergrößert.*

Erhöhter Blutdruck muss auf alle Fälle normalisiert werden, da sonst mit vielfältigen Organschäden zu rechnen ist. Die Hauptkomplikationen sind Arteriosklerose („Verkalkung" der Blutgefäße), Herzinfarkt, Hirnschlag, Augen- und Nierenleiden.

Der Blutdruck sollte konstant unter 140/90 liegen. Die Behandlung darf sich nicht nur auf Medikamente stützen. Der Patient hilft selbst mit durch:

- Nichtrauchen
- Regelmäßige körperliche Aktivität (täglich!)
- Normalgewicht halten
- Fettarme Kost
- Wenig Salz essen
- Alkohol nach Möglichkeit ganz meiden
- Stressabbau

Alleine mit den erwähnten Selbsthilfemaßnahmen lässt sich der Blutdruck in vielen Fällen zufriedenstellend senken. Ist Medikamentenverabreichung laut Arzt unumgänglich, so muss man mitunter testen, welche Präparate am besten ansprechen. Dafür sind engmaschige Kontrollen beim Arzt nötig.

Allerdings sollte unbedingt auch selbst daheim kontrolliert werden. Der Arzt nimmt eine Blutdruck-Langzeitmessung vor: Man bekommt für 24 oder 48 Stunden ein Kästchen, das mit der am Arm angelegten Blutdruckmanschette verbunden ist. Der Apparat misst selbstständig mehrmals und auf Knopfdruck zusätzlich – nach Bedarf – stündlich den Blutdruck.

Aus einer entsprechend großen Zahl an erhaltenen Werten kann der Arzt wertvolle Rückschlüsse für die bestmögliche Behandlung ziehen.

Eine ungünstige Beeinflussung des Blutdrucks durch das Fehlen einer Niere ist grundsätzlich möglich. Die Vergrößerung der verbliebenen gesunden Niere hingegen ist normal im Sinne einer Anpassungsreaktion.

MR Dr. Karl Maier
Internist und Kurarzt, Bad Gleichenberg (Steiermark)

Wenn der Blutdruck stark schwankt

Thomas L.: *Ich kenne mich mit meinem Blutdruck nicht aus. Morgens habe ich durchschnittlich 135/75, abends jedoch Spitzenwerte bis 190/115. Mein Arzt stellt fallweise auch zu niedrigen Blutdruck fest. Ich bin Nichtraucher und Antialkoholiker, auch nicht übergewichtig. Ich bitte um Rat.*

Neuere wissenschaftliche Studien brachten die Erkenntnis, dass die Lebenserwartung des Menschen umso besser ist, je tiefer der Blutdruck ist. Ein Grenzwert, der heute allgemein angenommen wird, liegt bei 135/85 mm/Hg.

Die österreichische Hochdruckliga hat in den vergangenen Jahren unter anderem empfohlen, sich bei der Diagnose „Bluthochdruck" nicht nur auf die Höhe der einzelnen Messung zu beziehen. Wichtig ist nun vielmehr, wie oft der selbst gemessene Blutdruck den Grenzwert von 135/85 übersteigt.

So sollten bei 30 Messungen nicht mehr als 7 über dem genannten Grenzwert liegen. Dabei genügt schon, wenn nur einer der beiden Werte erhöht ist. Sind zwischen 7 und 14 Werte erhöht, besteht milde Hypertonie, bei bis zu 21 erhöhten Blutdruckwerten mittelschwere, bei mehr als 21 überhöhten Werten schwere Hypertonie.

Bei der Diagnose einer Hochdruckerkrankung wird häufig auch eine 24- Stunden-Messung durchgeführt. Damit kann das Blutdruckverhalten genau überprüft werden. Üblicherweise haben Menschen mit Hochdruck morgens die höchsten Werte, mittags fällt der Druck ab, um nachmittags nochmals anzusteigen. In der Nacht wird der Tiefstwert erreicht.

Sinkt der Druck nachts hingegen nicht ab, so ist das ein Zeichen schwerer Hypertonie. Diese kann durch eine Hormonstörung oder eine Nierenerkrankung bedingt sein. Der Arzt muss dann entsprechende Maßnahmen ergreifen. Schon die Änderung des Medikamentes oder der Zeitpunkt der Einnahme eines Präparates kann Normalisierung des Blutdrucks bewirken.

OA Dr. Herbert Woschnagg
Facharzt für innere Medizin, Wien

Blutdruck zu niedrig – nun aber zu hoch

Günther D.: *Ich bin 66 Jahre alt und hatte immer einen zu niedrigen Blutdruck. Seit einigen Monaten schwanken meine Werte zwischen 135/75 und 190/115. Wie ist das möglich?*

Bluthochdruck (Hypertonie) ist eine Erkrankung, die neben Vererbung durch eine Reihe von Umständen gefördert wird. Rund 35 Prozent aller mehr als 65-Jährigen haben erhöhte Blutdruckwerte. Meistens beginnt das Leiden um das 50. Lebensjahr. Es ist daher sinnvoll, den Blutdruck ab dem 40. Lebensjahr mehrmals jährlich zu kontrollieren.

Risikofaktoren sind Gewichtszunahme, Bewegungsarmut, hoher Salzkonsum, Rauchen und zu viel Alkohol sowie Stress.

Der Idealwert des Blutdrucks liegt bei 120/80. Bei 140/90 spricht man von einem hochnormalen Blutdruck. Das heißt, man ist noch nicht krank, er könnte aber etwas niedriger sein.

Mit vernünftiger Lebensweise (Vermeidung der erwähnten Risikofaktoren) lässt sich der Blutdruck günstig beeinflussen. Bei der Mehrzahl der Patienten ist jedoch darüber hinaus die Gabe von Medikamenten erforderlich, die dann meistens lebenslang eingenommen werden müssen.

OA Dr. Herbert Woschnagg
Facharzt für innere Medizin, Wien

Zuerst hoher, nun niedriger Blutdruck

Sigrid L.: *Ich bin 60 und habe Blutdruckprobleme: Begonnen hat es vor einem Jahr mit zu hohem Blutdruck (162/79). Ich bekam Tabletten und der Wert sank auf 130/76. Plötzlich lag er aber nur noch bei 70/28. Ab sofort durfte ich keine Medikamente mehr nehmen. Alle Untersuchungen waren in Ordnung, ich fühle mich auch gut. Dennoch fällt der Blutdruck auch weiterhin immer wieder stark ab. Kann das psychisch sein? Mir wurde sogar zur Hypnose geraten. Ich bitte einen Experten um Auskunft.*

In dem Brief werden keine Beschwerden durch den niedrigen Blutdruck erwähnt. Also kein Schwindelgefühl oder „Schwarzwerden vor den Augen". Daher besteht die Möglichkeit, dass das Gerät falsche Werte anzeigt. Am besten wäre es, das Blutdruckprofil über 24 Stunden aufzeichnen zu lassen und das Messgerät zu überprüfen.

Nicht selten sind an einem Blutdruckabfall Herzrhythmusstörungen schuld. Im konkreten Fall aber glaube ich nicht daran, da das beigelegte Langzeit-EKG keine diesbezüglichen Hinweise liefert.

Manchmal sinkt der Blutdruck auch während des Stehens, weil das Kreislaufregulierungssystem im Gehirn nicht so funktioniert, wie es sollte. Ob das der Fall ist, überprüft ein Facharzt für Neurologie.

Prof. Dr. Dieter Magometschnigg
Facharzt für innere Medizin, Wien

70 Jahre alt und Schwindelanfälle

Margit L.: *Ich bin 70 Jahre alt und leide seit rund zwei Jahren an Schwindelanfällen. Diese kommen meistens am Vormittag. Ich muss mich dann alle paar Minuten setzen. Medikamente haben bisher nichts geholfen. Was kann man gegen den Schwindel tun?*

Schwindelzustände gehören zu den häufigsten Symptomen, an denen ältere Patienten leiden. Die Abklärung und Behandlung dieser Beschwerden bereitet oft erhebliche Schwierigkeiten. Es gibt viele mögliche Ursachen: etwa Störungen des Gleichgewichtsapparates (Dreh-, Schwank- und Liftschwindel), Störungen der Gehirnfunktion, meistens durch mangelnde Durchblutung (Unsicherheitsgefühl, Schwarzwerden vor den Augen), auch Stoffwechselstörungen.

Tritt der Schwindel anfallsartig auf, so ist es sinnvoll, die Blutgefäße zu überprüfen. Mit Hilfe eines EEG (Messung der Hirnströme) kann eine Anfallsneigung erkannt werden. Ein Langzeit-EKG erlaubt das Erkennen von Herzrhythmusstörungen. Eine Langzeit-Blutdruckmessung bzw. Blutdruckselbstkontrollen erleichtern den Nachweis eines plötzlichen Abfalls des Blutdrucks.

Ist zum Beispiel letzteres der Fall, kann mit entsprechenden Medikamenten, mit Gymnastik, Ernährungsmaßnahmen und dem Bandagieren der Beine der Kollapsneigung erfolgreich entgegengewirkt werden.

OA Dr. Herbert Woschnagg
Facharzt für innere Medizin, Wien

Häufig „Schübe“ von Drehschwindel

Wilhelm B.: *Ich bin 69 Jahre alt und leide häufig für wenige Sekunden, vor allem, wenn ich rasch aufstehe, an Drehschwindel. Mein Bluthochdruck ist eingestellt, das Gehör in Ordnung. Die Wirbelsäule ist im Nackenbereich altersgemäß abgenützt. Gibt es eine spezielle Behandlungsmöglichkeit?*

Drehschwindel für wenige Sekunden beim Aufstehen bzw. dem Erheben aus der Hocke lässt eine so genannte orthostatische Regulationsstörung vermuten.

Durch das rasche Aufrichten kommt es zum Versacken ziemlich großer Blutmengen in die Venen. Dadurch sinkt der Druck in den Arterien, die Blut zum Gehirn führen.

Es kann auch sein, dass der Blutdruck medikamentös zu stark gesenkt wird. Das müsste durch entsprechende Kontrollen überprüft werden. Ich rate als weitere Maßnahme zu Ultraschall der Hals-Blutgefäße. Die weitere Vorgangsweise richtet sich nach den erhobenen Befunden. Physikalische Therapie der Wirbelsäule kann in jedem Fall nützlich sein.

Prim. Doz. Dr. Manfred Schmidbauer
Facharzt für Neurologie, Wien

Lagerungstraining gegen Schwindel?

Werner V.: *Ich bin 81, Nichtraucher, trinke selten Alkohol, habe altersentsprechende Befunde und leide dennoch seit Jahren immer wieder an mehrwöchigen Perioden von Schwindelattacken beim Aufstehen, bei Bodengymnastik, bei raschem Bücken oder bei Lageveränderungen im Bett. Bei einem Gehirntrainingskurs hat mir einmal der Kursleiter (kein Arzt) das Lagerungstraining nach Brandt und Daroff empfohlen. Ich habe das kurz ausprobiert und wieder aufgegeben, weil es nicht geholfen hat. Ist dieses Training schulmedizinisch gesehen überhaupt von Wert?*

Die hier geschilderten periodisch auftretenden Schwindelattacken sind ein Krankheitsbild, das man als peripheren paroxysmalen Lagerungsnystagmus bezeichnet. Dabei geht man von der Annahme aus, dass im Gleichgewichtsorgan Ablagerungen sind, die bei entsprechenden Körperlagerungen zu abnormalen Reizsymptomen und damit zu Schwindel führen.

Zur Diagnose wird üblicherweise ein Lagerungsmanöver von einem Facharzt für Neurologie durchgeführt. Dabei kommt es bei der Lagerung in die entsprechende Richtung zum Auftreten der Symptome.

Bestätigt sich diese Diagnose, dann ist das erwähnte Training durchaus zielführend, weil es der Ursache entgegenwirkt. Also rate ich zu einer neurologischen Untersuchung und bei Bestätigung der Diagnose zu Lagerungstraining und ein wenig Geduld …

Prim. Prof. Dr. Wolfgang Grisold
Facharzt für Neurologie, Wien

Friseuse hat ständig Schwindelgefühl

Sabine G.: *Ich bin seit langem als Friseurin tätig und leide seit drei Jahren an ständigen Nackenschmerzen sowie Schwindelgefühl bei bestimmten Kopfbewegungen. Dazu kommt zeitweise Ohrensausen. Kann das mit meinem Beruf zu tun haben? Ich bitte um Ratschläge dagegen.*

Derartige Beschwerden sind mit großer Wahrscheinlichkeit auf ein so genanntes Cervicalsyndrom zurückzuführen. Dabei liegt eine Funktionsstörung der Halswirbelsäule vor, die durchaus durch eine berufsbedingte Fehlhaltung ausgelöst werden kann.

Der Schwindel tritt vornehmlich bei Seitneigung des Kopfes, beim Drehen oder beim Zurückneigen auf. Er beruht auf einer Mangeldurchblutung des Innenohres, in dem ja auch das Gleichgewichtsorgan liegt. Neben Schwindel und Nackenschmerzen sind auch zahlreiche andere Beschwerden wie Tinnitus (Ohrgeräusche), Kopfweh und Einschränkung der Beweglichkeit möglich.

Die Behandlung erfolgt medikamentenfrei durch eine so genannte manualmedizinische Adjustierung. Das heißt durch „Einrichten". Dafür sind Ärzte mit der Zusatzausbildung in Manueller Medizin zuständig. Nach dieser Behandlung sollte der Patient vorbeugende Übungen durchführen und natürlich seine Haltung korrigieren.

Prim. MR Dr. Herwig Edlinger
HNO-Facharzt und Leiter des Zentrums für Tinnitusbetroffene, Feldbach (Steiermark)

Bei Belastung arge Probleme mit Luft!

Ilse L.: *Ich bin 70 und habe bei geringer Belastung wie Bücken und Bergaufgehen arge Probleme mit der Luft. Mir wird sogar mitunter schlecht. Mein Blutdruck schwankt zwischen 200 und 120 links sowie 170 und 160 rechts. Beim Belastungs-EKG stieg der Blutdruck auf 250. Das wurde aber vom Arzt nicht als beunruhigend bezeichnet. Ich mache mir Sorgen und bitte um Rat.*

Atemnot bei Belastungen wie zum Beispiel Stiegensteigen kann neben extremem Trainingsmangel auch Folge einer Lungen- oder Herzerkrankung sein. Mittels einer Ergometrie (eine Belastungsuntersuchung, bei der der Patient auf einem Fahrrad gegen einen zunehmenden Widerstand treten muss) kann die Leistungsfähigkeit sehr gut beurteilt werden.

Zugleich kann man bei diesem Test, bei dem ständig ein EKG aufgezeichnet wird, auch feststellen, ob Herzrhythmusstörungen vorliegen und ob die Durchblutung des Herzmuskels noch in Ordnung ist. Veränderungen des Blutdrucks werden ebenfalls erfasst.

Im vorliegenden Fall ist der Blutdruck offensichtlich nicht ausreichend eingestellt. Es sollten nämlich die meisten Werte 135/85 nicht überschreiten. Auch der Anstieg des Blutdruckes bei der Belastung auf 250 beweist diese Einschätzung.

Erstes Ziel muss daher eine bessere Einstellung des Blutdrucks sein. Das ist die Aufgabe des Hausarztes bzw. des Internisten. Ist der Blutdruck gut eingestellt, wird nicht nur das Herz entlastet, es bessert sich auch die Leistungsfähigkeit.

Wichtig ist körperliches Training unter ärztlicher Kontrolle! Früher wurden Patienten mit Herzschwäche zur körperlichen Schonung angehalten. Heute weiß man, dass auch solche Kranke von maßvoll betriebenem Sport profitieren. Auch bei Herzleidenden steigert Aufbautraining die Leistungsfähigkeit.

OA Dr. Herbert Woschnagg
Facharzt für innere Medizin, Wien

Herzprobleme – zu viel Cholesterin

Werner P.: *Ich bin 49 Jahre alt und leide an Angina pectoris (Verengung der Herzkranzgefäße) bedingt durch einen zu hohen Cholesterinspiegel im Blut. Fettsenkende Medikamente mit Simvastatin und Pravastatin vertrage ich nicht. Daher wurde ich auf Sortis® umgestellt. Anfangs mit Erfolg. Nun, nach zwei Monaten spüre ich Muskelschwäche in den Armen, Juckreiz und schuppende Haut. Wie kann ich die Cholesterinwerte ohne Nebenwirkungen senken?*

Rund 90 Prozent des Cholesterinbestandes produziert der Körper selbst. Das Ausmaß wird vererbt. Eine Kostumstellung (weniger Fleisch, Milch und Eier) reicht oft zur Normalisierung erhöhter Werte nicht aus.

Medikamentös gibt es drei Wege:

1. Statine, welche die Cholesterinerzeugung in der Leber hemmen.
2. Ezetimib: Das Mittel hemmt die Aufnahme von Cholesterin aus dem Darm.
3. Nikotinsäure: Diese Substanz senkt alle schädlichen Cholesterinanteile und Blutfette und erhöht das günstige HDL-Cholesterin.

Alle genannten Mittel werden weltweit erfolgreich verordnet. Die Nebenwirkungen sind gering, können aber freilich vorkommen. Jedoch werden die Präparate so dosiert, dass man mit der kleinstmöglichen Menge die gewünschte Wirkung erreicht. Bei schlechter Verträglichkeit wird das Medikament gewechselt oder die Dosis weiter verringert.

MR Dr. Karl Maier
Internist und Kurarzt, Bad Gleichenberg (Steiermark)

Wenn das Herz häufig „stolpert"

Rosemarie T.: *Weil mein Herz immer wieder stolpert" – der Arzt nennt es Extrasystolen – wurde ein Langzeit-EKG (24 Stunden) vorgenommen. Laut Befund sind in dieser Zeit 94 supraventrikuläre Extrasystolen aufgetreten. Mein Internist stuft dieses Ergebnis als harmlos ein. Ich bin aber trotzdem beunruhigt und erbitte eine weitere Meinung.*

Extrasystolen, also Extraschläge des Herzens, können ihren Ursprung in der Herzkammer oder im Vorhof haben bzw. in unterschiedlichsten Kombinationen auftreten. Im Langzeit-EKG werden sie zugeordnet und wird dann ein mögliches Risiko abgeschätzt.

Im vorliegenden Fall wurden im Aufzeichnungszeitraum keine gefährlichen Rhythmusstörungen festgestellt. Es finden sich lediglich einzelne, vom Vorhof ausgehende Extrasystolen. Diese sind unbedeutend und beeinträchtigen nicht die Lebenserwartung.

Jeder Mensch hat derartige Extraschläge. Meistens werden sie gar nicht wahrgenommen. Mitunter leiden aber die Betroffenen darunter und haben Angst. Dann kann eine Abklärung beruhigen. Medikamente gegen Rhythmusstörungen haben in solchen Fällen erfahrungsgemäß mehr Nebenwirkungen als Nutzen.

Was aus dem Befund allerdings hervorgeht, ist eine leicht erhöhte mittlere Herzfrequenz. Diese lässt grundsätzlich auf Trainingsmangel schließen. Daher empfehle ich mindestens dreimal wöchentlich Ausdauertraining: jeweils 20 bis 30 Minuten rasch gehen, laufen, Rad fahren, schwimmen, Nordic Walking etc. Das senkt den Ruhepuls und stärkt das Herz.

Prim. Prof. Dr. Thomas Stefenelli
Facharzt für innere Medizin, Kardiologe, Wien

Kann Herzmittel der Lunge schaden?

Maria A.: *Ich bin 62 Jahre alt und muss zur Verhütung eines Herzinfarktes das Blutgerinnungsmittel Thrombo-ASS® und ein weiteres Präparat, einen so genannten Betablocker, einnehmen. Kann das Blutdruckmedikament Einfluss auf die Lunge haben? Ich habe seither häufig Hustenreiz und zähen Schleim.*

Um diese Frage zu beantworten, möchte ich zunächst die Arbeitsweise des Herzens und die Entstehung eines Herzinfarktes etwas näher erklären:

Der Herzmuskel funktioniert wie eine Saug- und Druckpumpe. Diese Pumpe versorgt alle Organe des Körpers mit sauerstoffreichem Blut. Das Herz selbst hat aber auch hohen Bedarf an Sauerstoff und Nährsubstanzen. Es ist daher von Adern kranzförmig umgeben („Herzkranzgefäße"), die es versorgen.

Kommt es zu einem Verschluss eines Herzkranzgefäßes, entsteht ein Herzinfarkt. Geschieht dies an der vorderen Herzwand, spricht man vom Vorderwandinfarkt, hinten eben von einem Hinterwandinfarkt. Es können aber auch Herzspitze und Seitenteile betroffen sein.

Ursachen für den Verschluss sind Abnützungen der Gefäßinnenseite durch Alter, Bluthochdruck, Ablagerungen von Cholesterin oder Tabakinhaltsstoffen (!), Entzündungen oder sogar hochgradige Muskelkrämpfe der Gefäße (Stress!).

Es kommt in der Folge zum Absterben jenes Bereiches des Herzmuskels, der von dem verschlossenen Gefäß versorgt worden war. Je größer das verstopfte Gefäß, desto größer der Schaden am Muskel. Bis hin zum tödlichen Ausgang ...

Die Behandlung zielt auf rasche Wiedereröffnung des betroffenen Gefäßes ab. Zu den Methoden gehören blutverdünnende Medikamente, Dehnungen mittels Herzkatheters oder eine Gefäßumgehung im Zuge einer Bypass-Operation.

Nach einem überstandenen Infarkt wird versucht das Risiko zu senken, einen neuerlichen Infarkt zu bekommen. Da spielt der Lebensstil eine entscheidende Rolle: Vernünftige (fettarme) Ernährung, Abschied von Genussgiften (Nikotin, Alkohol), regelmäßiges Bewegungstraining und Stressabbau sind wichtig.

Zu den Medikamenten, die das Risiko senken, gehören neben blutverdünnenden Mitteln (wie Thrombo-ASS®) auch Blutdrucksenker und Betablocker, die das Herz gleichsam beruhigen. Mit den Betablockern kann es mitunter Probleme geben: Menschen mit Neigung zur Verengung der Bronchien dürfen diese Arzneien nur unter besonderen Umständen nehmen.

Hustenreiz, Schleimbildung und Atemnot können bei diesen Personen Zeichen einer Nebenwirkung der Betablocker sein. Ist das der Fall, so weicht der Arzt auf andere Präparate aus oder trifft geeignete Schutzmaßnahmen.

Ansonsten aber hat die ständige Einnahme der richtigen vorbeugenden Mittel im Zusammenhang mit einem Herzinfarkt eine wesentliche Verbesserung der Lebensqualität und Lebenserwartung zur Folge.

MR Dr. Karl Maier
Internist und Kurarzt, Bad Gleichenberg (Steiermark)

Soll man sich einen Defibrillator kaufen?

Richard L.: *Immer wieder hört und liest man, dass Menschen mit Hilfe eines Defibrillators vor dem Herztod bewahrt wurden. Auch Geräte für Laien werden angeboten. Soll man sich einen Defibrillator kaufen? Ich bitte um die Stellungnahme eines Fachmannes.*

In Österreich sterben jährlich rund 30.000 Menschen an Herz-Kreislauf-Erkrankungen.

Etwa die Hälfte davon mehr oder weniger plötzlich. Viele von ihnen sind allerdings sehr alt und chronisch krank. Für sie ist der plötzliche Herztod meist eine Gnade im Vergleich zu langem Siechtum.

Ein großer Teil der Betroffenen ist aber relativ jung und weiß zum Zeitpunkt der Katastrophe nicht, dass das Herz bereits „angeknackst" ist.

Die Frage, ob sich nun jeder Österreicher sozusagen auf Verdacht einen Heimdefibrillator zulegen sollte, ist nicht einfach zu beantworten. Österreich verfügt über ein dichtes Netz hervorragender kardiologischer Abteilungen. Dort wird Hochrisikopatienten ohnedies ein winziger automatischer Defibrillator eingepflanzt. Das ist bei weitem die sicherste Maßnahme.

Hochrisikopatienten machen allerdings nur einen kleinen Prozentsatz der Gefährdeten aus. Denn grundsätzlich kann jeder Patient mit Verengung der Herzkranzgefäße, egal, ob die Krankheit bekannt ist oder nicht, vom plötzlichen Herztod betroffen werden. Daher wurden in den vergangenen Jahren halbautomatische Defibrillatoren in Ämtern, Flughäfen, Theatern und anderen öffentlichen Stellen aufgestellt.

Herzpatienten, denen das noch zu unsicher erscheint, können sich ein eigenes Gerät zulegen. Die Handhabung ist einfach. Wenn man der Gebrauchsanweisung folgt, kann kaum etwas falsch gemacht werden.

Springende Punkte sind, dass beim Eintritt eines Herz-Kreislauf-Stillstandes das Gerät greifbar und die Batterie geladen sein muss und dass eine zweite Person in unmittelbarer Nähe das Ereignis bemerkt. Daher müsste ein gefährdeter Mensch möglichst immer jemanden um sich haben, der mit dem Gerät vertraut ist. Begleiter und „Defi" müssten also auch unterwegs immer parat sein.

Ist im Falle eines plötzlichen Kreislaufstillstandes ein Laiendefibrillator nicht bei der Hand, so ist nach wie vor Herzmassage und Mund-zu-Mund-Beatmung (oder zu Nase) hilfreich. Sie wurde in letzter Zeit sogar stark vereinfacht:

Liegt jemand regungslos auf dem Boden, wird empfohlen, ihn an den Schultern zu rütteln. Bewegt er sich nicht, so ist zu prüfen, ob er atmet. Falls nicht, muss zunächst die Rettung verständigt werden. Am besten durch eine zweite Person. Dann unverzüglich mit der Herzmassage beginnen: jeweils 30 kräftige, rasche Stöße in der Mitte der Brust mit den dort aufgelegten Händen.

Der Brustkorb muss jedes Mal um rund 5 Zentimeter zusammengedrückt werden. Die Häufigkeit der Stöße soll bei 100 pro Minute, also deutlich über der normalen Pulsfrequenz liegen. Danach folgen zwei Beatmungsversuche, dann wieder 30 Kompressionen und so weiter. Empfehlenswert sind Wiederbelebungskurse wie sie zum Beispiel das Rote Kreuz anbietet.

Zuletzt möchte ich daran erinnern, dass Herzkranke das Risiko eines plötzlichen Herztodes durch einfache Maßnahmen erheblich verringern können: nicht rauchen, vernünftig ernähren (Gemüse, Salate, Olivenöl, Fisch statt Fleisch, weniger Wurst und Süßigkeiten), regelmäßig Bewegung machen (täglich eine halbe Stunde flott gehen, würde schon reichen). Und natürlich die ärztlich verordneten Medikamente auch wirklich nehmen!

Prim. Prof. Dr. Jörg Slany
Facharzt für Kardiologie, Wien

Herzrasen ohne fassbare Ursache

Michael P.: *Meine Frau, 57, hat seit einigen Jahren in verschiedenen Abständen immer wieder Herzrasen bzw. laut EKG Vorhofflimmern. Immer mitten in der Nacht. Diverse Untersuchungen in Spitälern lieferten keine Ursache, alle Organe sind gesund. Medizinisch ist also angeblich nichts zu machen. Dennoch leidet meine Frau unter diesem Zustand. Ich bitte daher um Rat.*

Den beschriebenen Zustand nennt man „intermittierendes Vorhofflimmern". Nachdem die Durchuntersuchung keine Herzerkrankung ergeben hat, dürfte eine sehr seltene Form des so genannten isolierten Vorhofflimmerns vorliegen. In diesem Fall werden keine speziellen Medikamente benötigt.

Steigt jedoch die Herzfrequenz sehr stark an („Herzrasen"), dann werden doch Arzneimittel im akuten Anfall empfohlen. Es gibt hochwirksame Substanzen (etwa Flecainid oder Propafenon), die das erste Mal unter EKG-Kontrolle verabreicht werden sollten. Darüber weiß der behandelnde Arzt Bescheid.

Prim. Prof. Dr. Thomas Stefenelli
Facharzt für innere Medizin, Kardiologe, Wien

Lebenslänglich Medikamente?

Josef D.: *Ich leide laut Herzuntersuchung an hochgradiger Verengung von Herzkranzgefäßen und wurde mit zwei Stents versorgt. Danach wurden mir sechs Medikamente verordnet, die ich laut Arzt, bis auf eines, lebenslänglich nehmen muss. Stimmt das wirklich? Ich bin erst 60 Jahre alt! Befunde lege ich bei.*

Den Befunden entnehme ich, dass es im Rahmen des Spitalsaufenthaltes gelungen ist, eine höchstgradige Gefäßverengung zu dehnen und mit einem Stent offen zu halten. Ursache solcher Probleme ist Arteriosklerose, also „Gefäßverkalkung". Diese kann im schlimmsten Fall auch zu kompletten Verschlüssen von Arterien führen. Im konkreten Fall ist diese chronische Erkrankung durch eine Störung im Fettstoffwechsel sowie durch Bluthochdruck begünstigt.

Im Gegensatz zu Krankheiten wie akuten Infektionen, die sich durch die Gabe von zum Beispiel Antibiotika meistens in wenigen Tagen erfolgreich behandeln lassen, zwingen chronische Leiden wie Arteriosklerose zu einer langen Therapie. Die Dauerbehandlung umfasst grundsätzlich die Bekämpfung der Risikofaktoren, um ein weiteres Fortschreiten der Veränderungen in den Wänden der „verkalkten" Adern zu verhindern. Die genannten Medikamente dienen größtenteils diesem Zweck.

Es wurden auch Präparate verordnet, die ein Aneinanderkleben der Blutplättchen am Stent vermindern sollen und dadurch die Ergebnisse der Gefäßdehnung verbessern. Nach 9 Monaten ist der Stent so eingewachsen, dass lediglich eines der Mittel weiter eingenommen werden muss, um Verschlüsse zu verhindern.

Zusammenfassend rate ich dringend, aufgrund der vorliegenden Befunde die verschriebenen Medikamente langfristig einzunehmen. Allerdings können Anzahl und Dosis der Tabletten durchaus durch Änderung des Lebensstiles (gesunde Ernährung, vernünftiger Ausdauersport, Verzicht auf Konsumgifte wie Alkohol und Zigaretten) beeinflusst werden.

Prim. Prof. Dr. Thomas Stefenelli
Facharzt für innere Medizin, Kardiologe, Wien

Was stärkt den Herzmuskel?

Hermine B.: *Ich bin 86 Jahre alt und seit mehr als 40 Jahren zuckerkrank. Ich habe eine schlechte Durchblutung und leide an Herzschwäche. Gibt es dagegen Medikamente?*

Zunächst im Hinblick auf die Herzschwäche: Da hat sich die Behandlung in den letzten Jahrzehnten gewandelt. Man gibt nicht mehr so häufig herzstärkende Medikamente. Diese Substanzen konnten nämlich nachweislich das Leben der Patienten nicht verlängern, sondern haben einen erschöpften Organismus nur noch weiter belastet.

Der Trend der Therapie geht immer mehr in Richtung Entlastung des Herzens durch Stoffe, die die Blutgefäße erweitern und von Medikamenten, die die Herzfrequenz herabsetzen.

Damit kann einer vorschnellen kompletten Erschöpfung des Herzmuskels vorgebeugt werden. Treten Wasseransammlungen (Ödeme) auf, werden entwässernde Mittel (Diuretika) eingesetzt. Diese Ausschwemmung angestauter Flüssigkeit entlastet ebenfalls das Herz.

Hilft bei Herzschwäche ein Schrittmacher? Schrittmacher sind im Grunde nur Taktgeber. Bei Phasen von zu langsamer Herzfrequenz oder allgemein zu langsamer Herztätigkeit treten sie in Funktion und sorgen für Normalisierung des Herzschlages bzw. heben die Frequenz an. Das kann auch zu verbesserter Herzleistung führen.

In den meisten Fällen geht aber Herzschwäche mit erhöhter Herzfrequenz einher. Dann nützen Schrittmacher jedoch nicht.

OA Dr. Herbert Woschnagg
Facharzt für innere Medizin, Wien

Wenn das Herz anfallsweise „rast"

Renate D.: *Vor rund drei Jahren hat es begonnen: Ich bin mit meinen Kindern zu einem Jahrmarkt gegangen. Plötzlich wurde mir ganz heiß und mein Herz begann zu rasen. Ich zitterte um mein Leben. Nach einigen Minuten war der Anfall vorbei. Seither habe ich diesen Zustand öfter. Die Ärzte haben aber keine Krankheit gefunden. Ich nehme Beruhigungsmittel, lebe aber dennoch ständig in Angst, ich könnte doch ernstlich krank sein. Ich bitte um Rat.*

Die Schilderung des Anfalles mit „rasendem Herzklopfen" legt die Diagnose „paroxysmale Tachykardie" (anfallsartiges Herzjagen) nahe. Zur Klärung sollten folgende Untersuchungen durchgeführt werden: Bruströntgen, EKG in Ruhe und bei Belastung (Ergometrie), Ultraschall des Herzens, 24-Stunden-EKG, Schilddrüsenuntersuchung und Suche nach einem möglichen Entzündungsherd im Körper. Nützlich wäre es, ein EKG während eines Anfalles anfertigen zu lassen. Dazu kann man auch an Wochenenden zum Beispiel die Notfallstation eines Krankenhauses aufsuchen.

Mit dem 24-Stunden-EKG kann ein Anfall beobachtet und die Diagnose bestätigt werden. Die anderen Untersuchungen dienen der Feststellung eventueller Ursachen, die sich dann gezielt behandeln lassen.

Wird keine Ursache gefunden und das Herz für gesund erklärt, kann man davon ausgehen, dass diese Anfälle zwar unangenehm, aber grundsätzlich harmlos sind. Sie müssen dann auch nicht automatisch behandelt werden. Ist das Befinden nicht allzu stark beeinträchtigt, kann man den Anfall in Ruhe und Gelassenheit abwarten.

Sehr hilfreich ist in solchen Fällen das Erlernen einer Entspannungstechnik wie zum Beispiel autogenes Training. Betroffene sollten darüber mit ihrem Hausarzt sprechen. Dieser kann im Bedarfsfall auch ein Medikament verordnen, das den Anfall unterbricht (das im Brief genannte Präparat erfüllt diese Anforderung nicht). Schon alleine das Mitführen dieses Helfers kann die Lage entspannen.

Prof. Dr. Paul Haber
Facharzt für innere Medizin, Wien

Physiotherapie trotz Herzschrittmacher?

Gertrude M.: *Ich habe wegen meiner Kniebeschwerden physikalische Therapien verschrieben bekommen. Dazu gehört auch Behandlung mit Strom. Da ich aber wegen Herzrhythmusstörungen einen Schrittmacher eingepflanzt bekam, habe ich nun Angst, dass das Gerät ausfallen könnte. Sind meine Bedenken berechtigt? Ich bitte um Auskunft.*

Teilweise ja. In jedem Fall soll der behandelnde Arzt vor der Verschreibung der jeweiligen physikalischen Therapie vom Herzschrittmacher informiert sein. Besonders Kurzwellen- aber auch Elektrotherapie im Nahbereich des Gerätes könnten ungünstige Auswirkungen auf den Schrittmacher haben.

Dr. Hans Malus
Facharzt für physikalische Medizin, Wien

Fitnessprogramm nach Herzinfarkt

Richard V.: *Ich bin 72 und hatte vor fünf Jahren einen Herzinfarkt. Ich bekam fünf Bypässe. Seit der ärztlich verordneten Rehabilitation führe ich folgendes Fitnessprogramm durch: im Sommer täglich Radfahren (rund 20 km), im Winter täglich Spaziergänge (rund 7 km), das ganze Jahr über täglich 10 km am Ergometer (120 Watt, 80 bis 85 Puls). Außerdem esse ich vorwiegend Vollwertkost mit wenig Fleisch. Alkohol trinke ich mäßig. Mein Blutdruck beträgt 120/70, der Puls 40 bis 45. Der Leberwert lag vor meiner Krankheit bei 22 und ist jetzt auf 96 angestiegen. Derzeit nehme ich folgende Medikamente: Tenormin®, Thrombo Ass®, Pravachol®. Sind diese Werte normal? Nehme ich die richtigen Mittel? Ist mein Fitnessprogramm angemessen?*

Hier wird eindrucksvoll die Möglichkeit beschrieben, durch Änderung des Lebensstils mit einem Herzinfarkt fertig zu werden. Der Mann befindet sich auf dem richtigen Weg! Bezüglich der Lebensführung wird regelmäßige Ausdauerbelastung empfohlen: also rasches Gehen, Laufen, Radfahren, Schwimmen, Langlaufen, Rudern usw. Allfälliges Übergewicht muss normalisiert werden. Das erreicht man durch Umstellung der Kost.

Hinsichtlich der Medikamente ist zu sagen, dass sowohl Betablocker (Tenormin®) als auch Aspirin® (Thrombo Ass®) die Aussichten verbessern. Unter Betablockern können neben dem erwiesenen Schutz für das Herz Blutdruck und Pulsfrequenz absinken. Der Blutdruck ist aber im konkreten Fall genau richtig.

Ein Puls von 40 bis 45 liegt zwar an der unteren Grenze, kann jedoch bei Fehlen von Schwindelgefühl bei trainierten Personen durchaus toleriert werden.

Das eingenommene Pravachol® gehört zur Gruppe der „Statine“ und senkt die Blutfettwerte. In Einzelfällen kann es zum Anstieg der Leberwerte führen. Ich rate, nach Rücksprache mit dem behandelnden Arzt, mit diesem Mittel zu pausieren und die Leberwerte nach etwa zwei Monaten ohne Pravachol® zu kontrollieren.

Prim. Prof. Dr. Thomas Stefenelli
Facharzt für innere Medizin, Kardiologe, Wien

Belastbarkeit nach Herzentzündung

Manfred P.: *Ich bin 49 und lag vor etwa einem Jahr zwei Wochen im Krankenhaus. Diagnose: Herzmuskel- und Lungenentzündung. Mein Ruhepuls betrug 160. Das hat sich seither fast normalisiert. Ich habe wieder leicht mit dem Hometrainer zu üben begonnen. Da steigt der Puls aber noch immer stärker an als vor meiner Krankheit. Muss ich mich mit der Fitness eines 80-Jährigen abfinden? Meine Befunde habe ich beigelegt.*

Im Spital wurde eine Entzündung des Herzmuskels festgestellt und behandelt. Häufig kommt es dabei auch zur Flüssigkeitsansammlung im Herzbeutel (Perikarderguss) und zu Rhythmusstörungen.

Als Folge der Entzündung ist der Herzmuskel überaus empfindlich gegenüber Belastungen und reagiert oft überschießend, das heißt zum Beispiel mit hoher Pulsfrequenz.

Entscheidend für die Empfehlung der weiteren Belastbarkeit ist die Frage, ob die Entzündung gänzlich abgeklungen ist oder ob noch ein Restzustand zurückgeblieben ist. Um das abzuklären, empfehle ich einen Herzultraschall. Dabei wird beurteilt, ob die Pumpleistung des Herzens schon wieder ausreichend ist.

Fällt das Ergebnis gut aus, kann vorsichtig mit kontrolliertem Ausdauertraining begonnen werden, um die Kreislaufsituation wieder zu verbessern. Sollten dabei allerdings Phasen von Herzjagen oder unrhythmischem Puls auftreten, muss unverzüglich ein Spezialist aufgesucht werden.

Prim. Prof. Dr. Thomas Stefenelli
Facharzt für innere Medizin, Kardiologe, Wien

Herzerkrankungen und Nitratpflaster

Johann B.: *Ich leide an leichter Verengung der Herzkranzgefäße (angina pectoris), muss aber noch nicht operiert werden. Jetzt bekam ich ein Nitratpflaster verschrieben. Bin ich dadurch in meinem Tagesablauf irgendwie eingeschränkt?*

Bei Herzerkrankung durch Verengung der Herzkranzgefäße (die das Herz selbst mit Blut und Sauerstoff versorgen) kann es zu Schmerzanfallen mit Brennen und Stechen in der Herzgegend sowie Atemnot und Beklemmung kommen. Bei Belastung werden die Anfälle häufiger.

Seit langem verwendet man gegen diese „Angina-pectoris-Anfälle“ mit Erfolg Nitroglycerin – in Form von Tabletten, Spray oder Salbe. Aber auch hautfarbene Nitratpflaster können an einer beliebigen unauffälligen Stelle auf die Haut geklebt werden. Darüber muss der Arzt entscheiden.

Der Wirkstoff ist in niedriger Dosierung in einer Art Kammer enthalten und wird über feinste Membranen über 24 Stunden an den Kreislauf abgegeben. Mit dem Pflaster kann der Patient problemlos schwimmen und sonstigen Tätigkeiten nachgehen. Diese Therapie ist dann von besonderem Vorteil, wenn die Nitrobehandlung zeitlich begrenzt sein soll: Wird das Pflaster entfernt, so ist auch die Wirkung sofort weg.

MR Dr. Karl Maier
Internist und Kurarzt, Bad Gleichenberg (Steiermark)

Vorhofflimmern: Ursache erforschen!

Erwin P.: *Vor drei Jahren wurde bei mir erstmals Vorhofflimmern festgestellt, nachdem ich einen rapiden Leistungsabfall verzeichnete. Bis heuer im April nahm ich blutverdünnende Medikamente. Mein Bluthochdruck ist gut eingestellt. Kürzlich trat das Vorhofflimmern am Ende eines zweiwöchigen Urlaubes im Ausland nach kurzer Belastung wieder auf. Wie sind neuerliche Rückschläge zu vermeiden?*

Für das Auftreten von Vorhofflimmern gibt es eine Vielzahl von möglichen Ursachen. Oft entsteht diese Rhythmusstörung des Herzens durch Veränderungen des Herzmuskels im Rahmen eines länger bestehenden Bluthochdruckes.

Durch die vermehrte Arbeit, die das Herz leisten muss, kommt es zur Verdickung des Herzmuskels im Sinne einer Anpassung an die vermehrte Druckarbeit des Herzens. Rhythmusstörungen, aber auch Atemnot und Leistungsschwäche können Folgen sein.

Grundsätzlich muss der Blutdruck wirklich bestmöglich eingestellt sein! Mit dem Ziel, dass 75 Prozent aller Werte unter 140/ 90 mmHg liegen. Der ideale Blutdruck beträgt übrigens weniger als 130/85 mmHg.

Zusätzlich muss nach weiteren Ursachen für die Entstehung des Vorhofflimmerns gesucht wer den – mit Echokardiographie, Belastungstest. In jedem Fall sollte bis zur endgültigen Stabilisierung des Herzrhythmus die Blutverdünnung mit Medikamenten fortgeführt werden.

Prim. Prof. Dr. Thomas Stefenelli
Facharzt für innere Medizin, Kardiologe, Wien

Kein Vorhofflimmern durch Verkrampfung

Gerhard P.: *Ich bin 61 und leide seit 40 Jahren an Krampfadern. Auch die Prostata ist laut Befund verändert. Überhaupt neige ich zu Verkrampfungszuständen. Nun habe ich vor einigen Monaten einen Schlaganfall wegen Vorhofflimmern erlitten. Kann ein Zusammenhang bestehen?*

So genannte „Verkrampfung“ hat mit den erwähnten Befunden nichts zu tun. Vielmehr hat etwa das Vorhofflimmern fast immer Veränderungen am Herzen als Ursache. Diese müssen mittels Herzultraschalls (Echokardiographie) abgeklärt werden.

Ziel muss es sein, das Auftreten von Vorhofflimmern durch bestimmte Medikamente zu verhindern. Falls das nicht vollständig gelingt, ist vor allem bei einem bereits erfolgten Schlaganfall eine blutverdünnende Therapie zu besprechen, um einem neuerlichen Schlaganfall vorzubeugen.

Bezüglich der anderen Beschwerden müssen die dafür zuständigen Spezialisten (Venenfachmann, Urologe) aufgesucht werden.

Prim. Prof. Dr. Thomas Stefenelli
Facharzt für innere Medizin, Kardiologe, Wien

Herzbeschwerden durch zu viel Alkohol

Ulrike B.: *Mein 40-jähriger Freund leidet seit kurzem an unregelmäßigem Herzschlag. Kann das mit Alkohol zusammenhängen? Er trinkt nämlich schon lange viel zu viel. Er ist dadurch auch psychisch ein anderer Mensch geworden. Ich mache mir Sorgen ...*

Wird Alkohol über längere Zeit in zu großen Mengen getrunken, dann sind tatsächlich Schäden am Herzen zu erwarten. Die kritische Menge lässt sich nicht genau sagen, aber Frauen vertragen erfahrungsgemäß weniger.

In welcher Form die Schäden durch Alkoholmissbrauch auftreten werden, kann man nicht von vornherein abschätzen. Bei den einen geht zuerst die Leber kaputt, bei den anderen die Bauchspeicheldrüse oder der Herzmuskel.

Auf jeden Fall treten nervliche und seelische Schäden auf. Die Kranken glauben in vielen Fällen unter Alkoholeinwirkung mit ihren Problemen besser zurechtzukommen. Mit der Zeit verlieren sie jede Kritikfähigkeit. Dadurch entstehen immer mehr Konflikte mit der Umwelt – der Teufelskreis schließt sich.

Allerdings gibt es heute sehr gute Behandlungsmöglichkeiten. Die Alkoholkranken müssen jedoch der Therapie zustimmen ...

OA Dr. Herbert Woschnagg
Facharzt für innere Medizin, Wien

Arge Probleme mit Knochenmarködem

Konrad P.: *Nach viermonatigen Schmerzen in Hüftgelenk, Oberschenkel, Wade und Knöchel wurde aufgrund einer MR-Untersuchung endlich eine Diagnose gestellt: Ich leide an einem Knochenmarködem. Ich bekam Infusionen im Krankenhaus und nehme nun Tabletten. Dennoch sind meine Schmerzen nach wie vor so schlimm, dass ich sie kaum aushalte. Ich bitte um einen fachärztlichen Rat.*

Der Beschreibung nach handelt es sich um ein Knochenmarködem im Oberschenkelkopf. Dabei kommt es zu vermehrter Flüssigkeitsansammlung und Druckbildung in diesem Knochen. Das wiederum verursacht die ausstrahlenden Schmerzen.

Wenn durch eine Infusionskur – wie sie durchgeführt wurde – das Ödem nicht gebessert werden kann, besteht die Gefahr eines Einbruches des Hüftkopfes. Die Folge sind ganz schlimme Schmerzen.

Man spricht in solchen Fällen von einer Nekrose (Absterben) des Knochengewebes. Sollte das der Fall sein, so nützt nur noch die Einpflanzung eines künstlichen Hüftgelenkes. Als vorübergehende Hilfe empfehle ich entlastendes Gehen mit zwei Krücken und Schmerzmedikamente.

Prim. Prof. Dr. Peter Bösch
Facharzt für Orthopädie, Wiener Neustadt (Niederösterreich)

Laser für die Durchblutung

Gerda C.: *Ich leide immer wieder an argen Durchblutungsstörungen in den Beinen. Bei mir wurde die so genannte Raynaud'sche Erkrankung festgestellt. Nun habe ich gelesen, dass Laserbehandlung helfen kann. Stimmt das?*

Durchblutungsstörungen gehören zu den erfolgreichsten Einsatzgebieten der Laserbestrahlung. Auch die Raynaud'sche Erkrankung (bei der vor allem Zehen und Finger anfallweise schlecht durchblutet sind) spricht sehr gut darauf an. Vor allem eine Kombination aus Laserpunktur (Bestrahlung von Akupunkturpunkten) und Flächenlaser erwies sich in der Praxis als höchst wirksam.

Dieser durchblutungsfördernde Effekt kann natürlich auch für die Steigerung von Leistungen des Gehirns ausgenützt werden. Sowohl Gedächtnis als auch Konzentrationsfähigkeit lassen sich mit Laser verbessern.

Dr. Michael Kesztele
Arzt für Allgemeinmedizin, Linz (Oberösterreich)

Schluckauf nach einem Schlaganfall

Josef R.: *Mein 80-jähriger Onkel leidet seit einem schweren Schlaganfall im vorigen Herbst an immer wiederkehrendem, lang anhaltendem Schluckauf. Weder im Krankenhaus noch im Rehabilitationszentrum bekommt man diese Beschwerden in den Griff. Wissen Sie einen Rat?*

Schluckauf (Singultus) entsteht durch Zusammenziehen des Zwerchfellmuskels zwischen den Rippen bei gleichzeitigem Verschluss des Kehldeckels während der Einatmung. Das kommt auch bei gesunden Menschen vor. Entweder einzeln oder in so genannten Salven. Fast immer hört dieses Phänomen von selbst wieder auf.

Die Ursachen sind fast immer unbekannt. Allerdings kann Schluckauf mit anderen Krankheiten in Zusammenhang stehen, wie zum Beispiel Urämie (wenn Schadstoffe aus dem Harn ins Blut gelangen – bei Nierenleiden), Entzündungen und Tumoren im Gehirn, fallweise eben auch nach Schlaganfällen. Vor allem dann, wenn das Geschehen den Hirnstamm betrifft, dort, wo sich das Zentrum für die Atmung befindet.

Ständiger Schluckauf beeinträchtigt die Lebensqualität beträchtlich. Die Patienten sind oft verzweifelt. Erfahrungsgemäß nimmt aber – wie erwähnt – die Häufigkeit automatisch ab. Medikamente werden zwar angeboten, sie wirken aber keineswegs zuverlässig.

In den Lehrbüchern ist zwar auch von Anästhesie (Betäubung) der betreffenden Nerven die Rede. Ich gebe jedoch zu bedenken, dass die Ausschaltung jenes Nervs, der das Zwerchfell versorgt (Nervus phrenicus) zur Behinderung der Atmung führt. Das kann vor allem für ältere Personen schwerwiegende Folgen haben.

Ich rate, sich an einen Facharzt für Neurologie zu wenden und mit ihm alle Möglichkeiten der Therapie, auch im Hinblick auf eventuelle Begleitkrankheiten, zu besprechen.

Prim. Prof. Dr. Wolfgang Grisold
Facharzt für Neurologie, Wien

Noch ungeschickt nach Schlaganfall

Herbert D.: *Ich hatte vor einigen Wochen plötzlich Probleme beim Sprechen. Ich konnte mich nicht mehr wie gewohnt ausdrücken und verspürte auch Taubheitsgefühl im rechten Arm und Bein. Im Spital stellte man einen Schlaganfall fest. Die Beschwerden haben sich durch die Behandlung gebessert. Allerdings brauche ich für einfache Tätigkeiten noch immer mehr Zeit, bin weniger belastbar und mit der rechten Hand noch ungeschickt. Was kann ich dagegen tun?*

In solchen Fällen bestehen noch Restsymptome des Schlaganfalles. Dagegen kann etwas unternommen werden – mit intensiver neurologischer und neuropsychologischer Rehabilitation. Hinsichtlich der Sprachschwierigkeiten sollte mit einem Sprachtherapeuten (Logopäden) gezielt geübt werden. Dann verschwindet die Störung mit der Zeit vollständig. Wenn der Schlaganfall noch relativ kurze Zeit zurückliegt, stehen die Chancen für weitreichende Verbesserungen besonders gut.

Auch die fühlbar geringere Belastbarkeit und Müdigkeit ist eine Nachwirkung der Krankheit. Geteilte Aufmerksamkeit, also die Fähigkeit, mehrere Dinge gleichzeitig wahrzunehmen, sowie Konzentration werden zu den so genannten „höheren" Hirnleistungen gezählt. Diese können mit Unterstützung durch einen Neuropsychologen mit speziellen Trainingsprogrammen (auch computerunterstützt) verbessert werden. Die Ungeschicklichkeit in der Hand ist durch eine feinmotorische Störung bedingt. Sie ist ein Rest der anfangs bestehenden Lähmung. Koordinationstraining mit einem Physiotherapeuten sowie Training der Feinmotorik mit einem Ergotherapeuten führen gleichsam zum Wiedererlernen der Geschicklichkeit.

Was dringend benötigt wird, ist eine intensive Rehabilitation in einem darauf spezialisierten Zentrum. Ich empfehle, mit dem Hausarzt oder Neurologen zu sprechen und mit Hilfe des Arztes einen entsprechenden Antrag zu stellen.

Prim. Doz. Dr. Michaela Pinter
Fachärztin für Neurologie, Neurologisches Rehabilitationszentrum Rosenhügel, Wien

Seit Schlaganfall kein Hunger mehr

Thomas F.: *Ich bin 76 und hatte vor drei Jahren einen Schlaganfall. Seither nehme ich ständig ab. Ich habe einfach keinen Hunger mehr. Ich bin 185 cm groß, war immer schon schlank, wiege aber derzeit nur noch 63 Kilo. Ich nehme das Medikament Halcion® gegen Schlafstörungen. Kann das die Ursache sein? Seit dem Tod meiner Frau esse ich hauptsächlich Fertigprodukte. Ich bitte um einen Rat.*

Appetitlosigkeit und Gewichtsverlust sind keine typischen Zeichen eines Schlaganfalles. Ich rate daher dringend, sich an einen Facharzt für innere Medizin überweisen zu lassen.

Mehrere Möglichkeiten, die mit Gewichtsabnahme einhergehen, sind bekannt:

Zum Beispiel Überfunktion der Schilddrüse, Zuckerkrankheit, aber auch Krebs. Das erwähnte Medikament Halcion® ist eher nicht die Ursache der Störung.

Bezüglich der Ernährung sind Fertigprodukte durchaus sinnvoll. Man sollte sie jedoch im Sinne ausgewogener Ernährung zusätzlich mit Vitaminen (frisches Obst, Gemüse) ergänzen.

Prim. Prof. Dr. Wolfgang Grisold
Facharzt für Neurologie, Wien

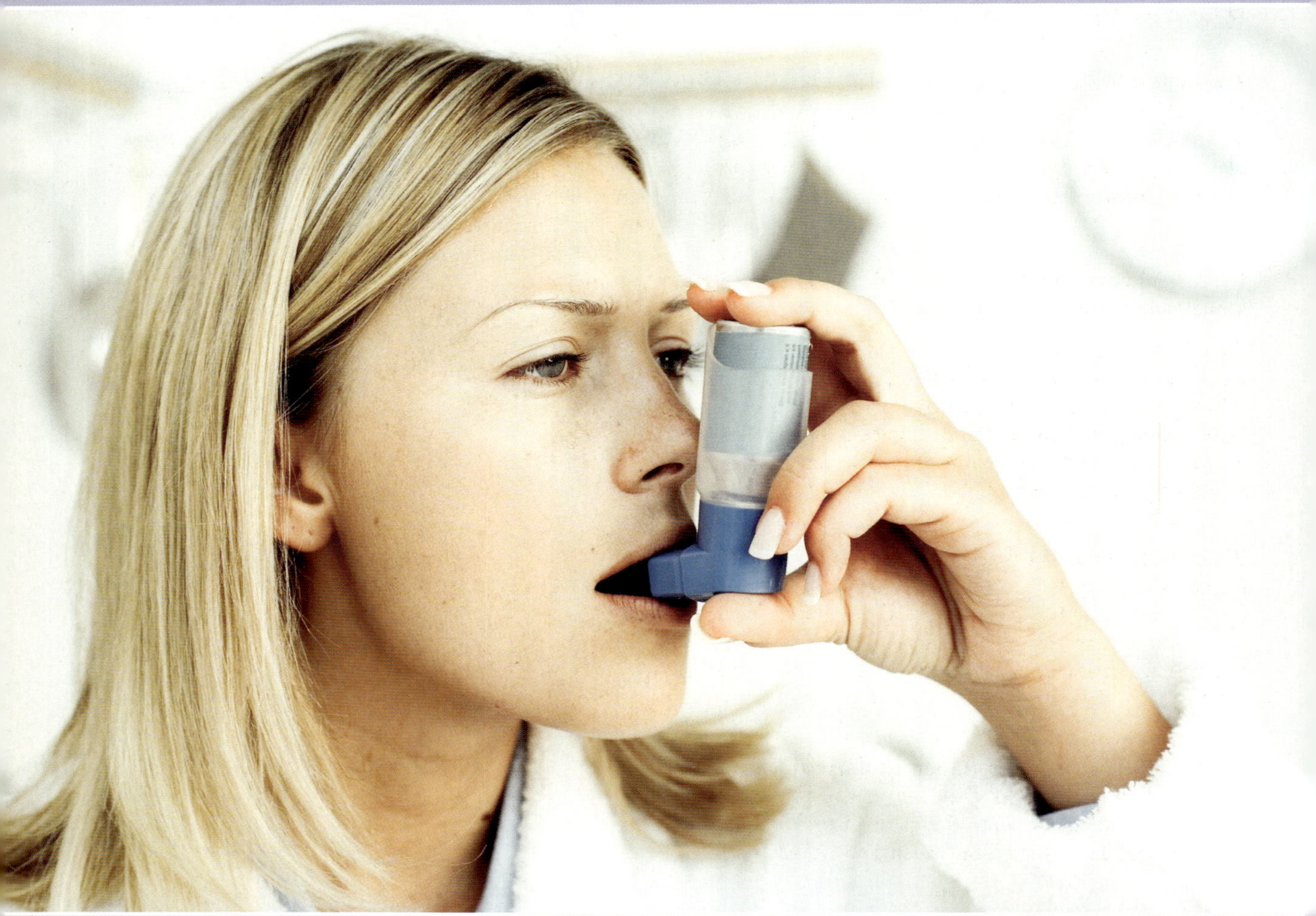

Bronchien und Lunge

Raucher hustet öfter Blut …

Friedrike B.: *Mein Lebensgefährte ist starker Raucher. Seit einigen Wochen hustet er immer wieder so, dass auf dem Taschentuch Blutspuren zu sehen sind. Er fühlt sich aber immer noch nicht so krank, dass er zum Arzt geht. Welche Ursachen kann das Bluthusten haben? Ich habe Angst.*

Die Angst ist durchaus berechtigt und der Mann sollte so schnell wie möglich zum Arzt gehen!

Jeder Husten, der länger als 14 Tage dauert und natürlich jedes Bluthusten sind grundsätzlich verdächtig auf eine schwerwiegende Krankheit. Außer einer allgemeinen Untersuchung sollten zusätzlich Lungenröntgen, Lungenfunktionsüberprüfung und EKG sowie verschiedene Labortests gemacht werden. All das wird der betreuende Arzt rasch anordnen.

Bleibt die Diagnose auch nach diesen Maßnahmen noch unklar, sind eine HNO-ärztliche Untersuchung sowie eine ergänzende Abklärung durch den Lungenfacharzt nötig. Als weitere Untersuchungsmethoden können CT (Computertomographie), Magnetresonanz (MRT) und mitunter die Spiegelung der Bronchien zielführend sein.

Die häufigste Ursache für Husten ist unumstritten die chronische Bronchitis des Rauchers. Ständige Schädigung der Schleimhaut durch Rauchinhaltstoffe zerstört das Gewebe. Es kommt schließlich zum Austritt von Blut.

Blutungen treten auch in 40 Prozent aller Fälle von krankhafter Erweiterung der Bronchien (Bronchiektasien) auf. Diese werden mittels CT bzw. auch bei einer Spiegelung der Bronchien nachgewiesen.

Auch andere Lungenerkrankungen, die zur Entwicklung einer chronischen Schwäche der rechten Herzkammer („Cor pulmonale“) sowie allgemeiner Herzschwäche führen, können Husten mit Blutbeimengung bewirken. Bei Bluthusten besteht überdies Verdacht auf eine Krebsgeschwulst (etwa Bronchuskarzinom).

Neben der Sicherung der Diagnose ist natürlich bei Rauchern vorrangig, die Zigaretten sofort und endgültig wegzulegen! Handelt es sich bei den geschilderten Symptomen „nur“ um die Folge eines Raucherschadens, dann können völliger Nikotinverzicht, körperliches Training und Medikamente sehr gut helfen, wieder weitgehend beschwerdefrei zu werden.

MR Dr. Karl Maier
Internist und Kurarzt, Bad Gleichenberg (Steiermark)

Reizhusten und keine Besserung

Manuela L.: *Meine 13-jährige Tochter hustet schon seit rund zwei Monaten. Anfangs hatte sie eine Bronchitis, die mit Hustensaft und schließlich mit Antibiotika behandelt wurde. Angeblich ist die Lunge selbst nun gesund, der Husten geht aber weiter. Ist das gefährlich? Was soll ich tun?*

Laut vorliegenden Befunden dürfte bei dem Mädchen ein so genanntes hyperreagibiles Bronchialsystem vorliegen. Das heißt, die Bronchien reagieren auf geringste Reize überschießend, was den ständigen Husten verursacht. Auslösend könnte durchaus die beschriebene Virusinfektion gewesen sein, die zu einem derart ausgeprägten Beschwerdebild führen kann.

Durch eine spezielle Untersuchung sollte man diese Vermutung bestätigen lassen. Dann ist über längere Zeit eine Behandlung mit Inhalationen notwendig, damit es nicht zu Dauerschäden kommt.

Dr. Stephen Losch
Facharzt für Lungenkrankheiten, Wien

Zeitweise Blutung beim Husten

Sonja W.: *Seit ein paar Jahren habe ich zeitweise Bluthusten. Laut Arzt liegt die Störung im linken Lungenlappen. Man kann mich operieren oder ich soll damit weiterleben und bei stärkerer Blutung ins Spital gehen. Soll ich mich nun operieren lassen oder nicht?*

Laut Befund dürfte im linken Unterlappen irgendwann eine Lungenembolie passiert sein. Darauf kam es zur Lungenentzündung und seither dürfte es aus dieser Gegend zeitweise bluten. Ich rate dringend zur Abklärung der Ursache für die Lungenembolie.

Weiters muss die betroffene Stelle nochmals genau untersucht werden. Zu den Behandlungen wie Blutverdünnung und Behandlung der Entzündung muss auch eine chirurgische Sanierung des Unterlappens in Betracht gezogen werden. Darüber entscheidet das Ergebnis der Untersuchungen.

Dr. Stephen Losch
Facharzt für Lungenkrankheiten, Wien

Physiotherapie bei Bronchitis

Johann Z.: *Ich leide an chronischer Bronchitis mit quälendem Husten und starker Verschleimung. Kann ich neben der Einnahme der verordneten Medikamente noch etwas unternehmen, um meinen Zustand zu verbessern?*

Gerade bei Atemwegserkrankungen ist die Physiotherapie wichtig und auch erfolgreich. Ziel solcher Maßnahmen ist die Senkung der Atemarbeit und das verbesserte Abhusten des Schleimes. Es gibt wie folgt Methoden mit und ohne Hilfsmittel.

Ohne Hilfsmittel:

a) Lippenbremse: Mit fast geschlossenen Lippen langsam ausatmen. Dadurch wird das Zusammenfallen der Bronchien (Kollaps) verhindert. Die Atmung erfolgt leichter, weiters wird die Anreicherung des Blutes mit Sauerstoff gezielt angeregt.

b) Huffing: Mit offenem Kehlkopf ausatmen, so, als ob man etwas anhauchen würde. Der untere Brustkorbdurchmesser wird dabei größer, die Bronchien erweitern sich.

c) Die Hand fest vor den Mund halten und husten – auch das verhindert den Kollaps der Bronchien.

d) Klopfmassage: Durch sanftes Klopfen auf den Brustkorb kann versucht werden, den Schleim aus den Bronchien förmlich „herauszuklopfen“.

Mit Hilfsmitteln:

a) Äußere Vibration mit einem Vibrationsgerät (Fachhandel). Durch die Schwingungen am Brustkorb wird der hartnäckige Schleim gelockert.

b) Innere Vibration. Mit geringen Luftmengen von hoher Frequenz werden Druckschwankungen erzeugt, die zur Lockerung und zum besseren Abhusten des Schleimes führen. Den Facharzt danach fragen.

c) Flutter – das ist ein kleines, pfeifenähnliches Gerät mit einem Trichter, in dem sich eine Metallkugel bewegt. Beim Hineinatmen entsteht durch den Trillereffekt ein positiver Druck, der sich über Schwingungen auf die Wände der Bronchien überträgt.

Außerdem gibt es noch eine Reihe von gymnastischen Übungen sowie spezielles Atemtraining. Die Übungen erfordern Anleitung und Überwachung durch einen Atemtherapeuten. Auch diesbezüglich sollte man sich von seinem Facharzt beraten lassen.

MR Dr. Karl Maier
Internist und Kurarzt, Bad Gleichenberg (Steiermark)

Emphysem durch Bronchitis?

Hermann T.: *Ich habe oft Husten mit Schleim und auch manchmal Fieber. Angeblich eine Bronchitis. Kann das eine chronische Krankheit werden? Kann ich dadurch Asthma oder ein Emphysem bekommen? Was sind eigentlich die Unterschiede dabei?*

Für die Diagnose „chronische Bronchitis" müssen Husten und Auswurf (Schleim) in zwei aufeinanderfolgenden Jahren durch mindestens drei Monate bestehen. Es dürfen auch keine anderen Ursachen wie zum Beispiel Rauchen vorhanden sein.

In den meisten Fällen ist der Reinigungsmechanismus der Bronchien gestört. Diese haben im Normalfall kleinste Flimmerhärchen, die den Abtransport von Schadstoffen besorgen. Bei Bronchitis sind diese Flimmerhärchen zugrunde gegangen.

Passiert das, so kann der Schleim nicht mehr ordnungsgemäß aus dem Körper befördert werden. Der angereicherte Schleim erzeugt wiederum Hustenreiz und auch eine Entzündung der Schleimhaut. Wichtig ist die Feststellung der Verengung der Bronchien mittels eines Lungenfunktionstests (Spirometrie).

Neben medikamentöser Behandlung sind bei Bronchitis Atemgymnastik und das Erlernen der richtigen Hustentechnik von entscheidender Bedeutung.

Beim Lungenemphysem sind die winzigen Lungenbläschen (Alveolen) auf Dauer krankhaft erweitert. Es kommt in der Folge zum Verschmelzen von Bläschen zu viel größeren Blasen. Dadurch ist die Gasaustauschfläche in der Lunge verringert – die körperliche Leistungsfähigkeit nimmt ab. Außerdem wird das Abhusten weiter erschwert.

Beim Asthma steht die entzündliche Schleimhautschwellung in den Bronchien im Vordergrund. Die Schleimbildung ist stark erhöht, der Abtransport stark vermindert. Zusätzlich sind die Bronchien zeitweise krampfartig zusammengezogen. Das Symptom ist daher plötzlich auftretende Atemnot mit Hustenreiz.

Die Verengung der Bronchien kann sich von selbst zurückbilden. Beim chronischen Asthma hingegen kann die Verengung auch auf Dauer bleiben. Ausgelöst wird Asthma durch Unverträglichkeit bestimmter Stoffe (Allergie), Infektionen, körperliche Anstrengung, aber auch durch bestimmte Medikamente (wie etwa manche Schmerzstiller).

Bei Asthma ist es besonders wichtig, die Ursache genau abzuklären. Bei allen Erkrankungen der Bronchien und Lunge ist Selbstkontrolle durch Selbstmessung (Peak-Flow-Meter) von großer Wichtigkeit.

MR Dr. Karl Maier
Internist und Kurarzt, Bad Gleichenberg (Steiermark)

Raucher sorgt sich wegen der Lunge

Otto L.: *Ich bin 75 und hatte vor einigen Jahren einen Schlaganfall. Seither leide ich an Vergesslichkeit und bin untergewichtig. Seit dem Tod meiner Frau vor drei Jahren, die an Lungenkrebs starb, bin ich depressiv und mache mir auch Sorgen wegen meiner Lunge. Ich möchte nicht verheimlichen, dass ich starker Raucher bin. Das Röntgenbild ist in Ordnung, allerdings habe ich ein Stechen im linken Schulterblatt. Ich bitte Sie um einen Rat.*

Dass man nach dem Verlust der Partnerin depressiv und ängstlich ist, ist verständlich. Wegen des beigelegten Lungenröntgens besteht vorläufig kein Grund zur ernsten Sorge. Soweit ich dem Befund entnehmen kann, ist eine gewisse Lungenblähung zu erkennen.

Das weist auf das Vorliegen einer COPD hin, einer Erkrankung, die sich meistens durch Husten und Atemnot bei körperlicher Belastung bemerkbar macht. Um zu erkennen, ob diese Krankheit tatsächlich vorliegt, sollte eine Lungenfunktionsanalyse erfolgen. Falls die Diagnose bestätigt wird, kann man auch entsprechend behandeln.

Allerdings muss ich den Patienten fragen: Hat er nicht schon genug geraucht? Es ist nie zu spät, um aufzuhören! Der Schlaganfall und das Untergewicht hängen mit großer Wahrscheinlichkeit mit dem Rauchen zusammen.

Ich empfehle also die Konsultation eines Lungenfacharztes, der die nötige Untersuchung veranlassen wird. Er wird auch dabei helfen, den Zigarettenkonsum zu beenden. Nach Maßgabe der Lungenfunktion gibt es auch Therapiemöglichkeiten, die das Leben wesentlich erleichtern.

Prim. Prof. Dr. Hartmut Zwick
Facharzt für Lungenkrankheiten, Wien

Mit 13 Diabetiker und leider Raucher

Anneliese R.: *Mein Sohn, 13, ist seit seinem 5. Lebensjahr Diabetiker und spritzt 4-mal täglich Insulin. Nun raucht er auch noch und lässt sich nicht belehren. Seine Kontrollwerte sind ziemlich schlecht. Ich mache mir natürlich Sorgen und bitte um Ratschläge.*

Die Verschlechterung der Diabeteseinstellung dürfte auf die beginnende Pubertät zurückzuführen sein. Es ist ein bekanntes Phänomen, dass es im Rahmen der Pubertät immer wieder zur Verschlechterung der Zuckerkrankheit kommt, weil die Krankheit zu diesem Zeitpunkt leider nicht so wichtig genommen wird.

Trotzdem sollte bei einem Diabetesspezialisten oder in einer Spitalsambulanz für jugendliche Diabetiker überprüft werden, ob die grundsätzlichen Einstellungsdaten noch stimmen bzw. ob sich die Einstellung nicht doch verbessern lässt.

Die Sorgen hinsichtlich des Rauchens sind jedenfalls berechtigt. Rauchen wirkt sich auf alle Spätschäden des Diabetes ungünstig aus und sollte daher unbedingt vermieden werden. Vielleicht kann man den jungen Mann doch damit motivieren, dass er mit massiver Beeinträchtigung seiner Lebensqualität (z. B. Impotenz, Erblindung) rechnen muss, wenn er raucht.

Prof. Dr. Rudolf Prager
Internist und Endokrinologe, Wien

Ist Lungenbefund gut oder schlecht?

Charlotte F.: *Ich habe ein Computertomogramm meiner Lunge machen lassen. Nun beunruhigt mich das Ergebnis. Ist es gut oder schlecht?*
Der Befund lautet nämlich: Zarte pleurale Veränderungen im Bereich der Lungenspitzen rechts mehr als links, in erster Linie Pleurakappenschwielen entsprechend. Ein knapp über 1 cm Durchmesser großer Rundherd im rechten Hilus, entspricht am ehesten einem Lymphknoten. Des Weiteren erkennt man axillär links mehr als rechts einzelne, fettig involutierte kleine Lymphknoten. Tumoröse Veränderungen sind nicht sicher erkennbar.

Da kann ich beruhigen:
Der CT-Befund ist weitgehend unauffällig! Es finden sich lediglich Zeichen einer längst abgelaufenen Entzündung.

Dr. Stephen Losch
Facharzt für Lungenkrankheiten, Wien

Was man unter COPD versteht

Martin B.: *Ich habe ständig mit der Lunge zu tun. Die Diagnose lautet COPD. Ich habe auch ein so genanntes sekundäres Cor pulmonale. Was versteht man genau darunter? Gibt es eine Heilungschance?*

Unter der Abkürzung COPD versteht man eine chronisch obstruktive Atemwegerkrankung. Das heißt, die luftführenden Wege in der Lunge, die Bronchien, sind dauernd verengt. Meistens ist die Ausgangssituation eine chronische Bronchitis, am häufigsten durch Zigarettenrauchen verursacht.

Diese asthmaähnliche Erkrankung bewirkt Atemnot, vermehrte Schleimproduktion und verminderte Leistungsfähigkeit. Länger bestehende COPD belastet das Herz – speziell die linke Herzkammer. Eine Folge kann Herzversagen sein: Der rechte Herzanteil arbeitet nicht mehr genügend. Das führt zur Ansammlung von Flüssigkeit in der Lunge und manchmal auch im Bauch sowie zu Beinschwellungen. Diese Erscheinung bezeichnet man als sekundäres Cor pulmonale. Infolge der Lungenerkrankung ist das rechte Herz belastet.

Gegen dieses Leiden wurden erst in jüngster Zeit Medikamente entwickelt, die Besserung oder sogar Heilung ermöglichen sollen. Wichtig ist allerdings auch die Mithilfe der Patienten: regelmäßiges Atemtraining und völliger Verzicht auf Zigaretten ...

OA Dr. Herbert Woschnagg
Facharzt für innere Medizin, Wien

Übergewicht und Lungenkrankheit

Johann V.: *Ich leide an der Lungenkrankheit COPD und bin auch seit 8 Jahren deshalb in Behandlung. Ich rauche seit vielen Jahren nichts mehr, bin aber ziemlich stark übergewichtig. Dazu kommt Herzschwäche. Ich möchte nun Näheres über mein Leiden wissen und um Ratschläge bitten.*

Zunächst gratuliere ich, dass der Patient nicht mehr raucht. Damit ist eine wichtige Tat gesetzt. Allerdings stellt auch das Übergewicht ein Problem dar. Vor allem auch im Hinblick auf die Herzschwäche rate ich dringend zur raschen Gewichtsreduktion!

Die COPD wird laut beiliegenden Befunden nach dem neuesten Stand der Wissenschaft behandelt. Dennoch ist eine Verschlimmerung zu erkennen. Es fällt auf, dass die Lungenfunktionswerte in letzter Zeit stark schwanken.

Da sollte hinterfragt werden, ob der Magen auch wirklich gesund ist (kein saures Aufstoßen?). Bestehen sicher keine Allergien? Sind die Nasennebenhöhlen in Ordnung? Diese Fragen müssen geklärt werden. Daraus könnte sich die Antwort ergeben, warum es dem Patienten trotz bestmöglicher Therapie zunehmend schlechter geht.

Prim. Prof. Dr. Hartmut Zwick
Facharzt für Lungenkrankheiten, Wien

Antibiotika und Nebenwirkungen

Simone M.: *Anhand einer Röntgenuntersuchung wurde bei mir eine Lungenentzündung festgestellt. Ich bekam über 10 Tage Antibiotika verordnet. Was kann ich tun, um Nebenwirkungen der Medikamente vorzubeugen? Ist es wirklich notwendig, Antibiotika so lange einzunehmen?*

Um eine Lungenentzündung bestmöglich zu behandeln, wäre der Nachweis des verursachenden Erregers notwendig. Das gelingt in der Praxis kaum, würde auch zu lange dauern. Die Auswahl des entsprechenden Antibiotikums und die Einnahmedauer richten sich daher nach dem wahrscheinlichen Erreger, dem Alter sowie den Abwehrkräften des Patienten und dem Schweregrad der Infektion.

Eine Behandlungsdauer von zehn Tagen ist nicht ungewöhnlich. Man kann nur raten, dieser Empfehlung Folge zu leisten! Die Therapie sollte unbedingt – schon um einen Rückfall zu verhindern – auch nach Abklingen der Beschwerden fortgesetzt werden.

Zur Behandlung einer Lungenentzündung steht uns heute eine Vielzahl üblicherweise gut verträglicher Antibiotika zur Verfügung. Die häufigsten Nebenwirkungen betreffen den Verdauungstrakt – von Magendrücken und Übelkeit bis zum Durchfall.

Ein Hausmittel zur Vorbeugung gibt es leider nicht. Die Nützlichkeit der vorbeugenden Einnahme von Bakterienpräparaten ist wissenschaftlich nicht bewiesen. Wenn Probleme auftreten, so informiert man am besten den Arzt, der je nach Situation einen Therapievorschlag macht.

OA Dr. Oskar Janata
Hygienebeauftragter des Sozialmedizinischen Zentrums Ost (SMZ-Ost), Wien

Klebestoff für das Lungengewebe ...

Paul N.: *Ich leide seit Jahren an einem Lungenemphysem mit so genanntem Alpha-1-Antitrypsinmangel. Meine Fragen: Welche Organe erzeugen eigentlich diesen Klebestoff für das Lungengewebe? Könnte eine Lungentransplantation die Verabreichung von Medikamenten hinfällig machen?*

Das Alpha-1-Antitrypsin ist ein Eiweißstoff, der in der Leber gebildet wird und zur Neutralisierung von jenen Fermenten dient, die durch die weißen Blutkörperchen transportiert und auch freigesetzt werden. Diese Fermente wiederum spielen bei Entzündungen eine große Rolle.

Sie können auch zur Bewältigung von Entzündungen beitragen, müssen aber durch einen speziellen Antistoff unter Kontrolle gehalten werden. Einer der wichtigsten Hemmstoffe dieser Art ist eben das genannte Alpha-1-Antitrypsin.

Wenn dieses aus genetischen Gründen (angeboren) nicht aus der Leber ausgeschleust werden kann, erleidet der Körper einen Mangel. Die eiweißspaltenden Fermente können nicht in Schach gehalten werden. Sie schädigen dann vor allem empfindliche und gefäßreiche Organe wie die Lunge.

Deshalb ist Alpha-1-Antitrypsin auch nicht ein „Klebestoff" für die Lunge, sondern eine Hemmsubstanz, die die Lunge vor der unkontrollierten Wirkung der Fermente schützen soll.

Als Behandlung gibt man wöchentlich eine Infusion mit Alpha-1-Antitrypsin, das aus Spenderplasma gewonnen wird. Nach einer totalen Lungentransplantation ist diese Therapie nicht mehr notwendig.

Prim. Prof. Dr. Friedrich Kummer
Facharzt für Lungenkrankheiten, Wien

Diagnose: Beidseits Lungenembolie

Alfred K.: *Was bedeutet bitte folgende Diagnose: Beidseitig periphere Lungenembolie, Cor pulmonale?*

In diesem Fall entstand irgendwo im Körper eine Venenthrombose. Das heißt, ein Blutpfropfen hat eine Vene verschlossen. Meistens tritt diese Komplikation in den Beinen auf.

Von einer Thrombose können sich Blutklumpen ablösen, die dann über die Venen in das rechte Herz und dann weiter in die Lungengefäße wandern. Dann spricht man von einer Lungenembolie.

Im Versorgungsbereich der verstopften Blutgefäße tritt in der Folge Sauerstoffmangel ein. Außerdem kommt es durch den Verschluss zu einer verstärkten Belastung der rechten Herzkammer. Diesen Zustand wiederum bezeichnet man als Cor pulmonale.

Dieses Cor pulmonale ist im EKG, im Röntgen, bei der physikalischen Krankenuntersuchung und an Hand von Beschwerden erkennbar. An Symptomen können Beinschwellungen, Leistungsschwäche, nächtlicher Harndrang und Atemnot auftreten.

Auf jeden Fall muss der Verschluss durch geeignete Maßnahmen des Arztes (Spital!) beseitigt werden. Je nach Größe des Ausfalles besteht Lebensgefahr!

OA Dr. Herbert Woschnagg
Facharzt für innere Medizin, Wien

Wie viel Kortison verträgt man?

Kurt Z.: *Ich leide an Asthma und muss Kortison inhalieren. Ist das auf Dauer gefährlich? Sind Tabletten besser?*

Es kommt bei der Behandlung mit Kortison darauf an, die persönliche „Schwelle“ herauszufinden.

Das ist jene Dosierung, bei der ein Behandlungserfolg mit den langfristig geringsten Nebenwirkungen zu erzielen ist.

In der Praxis funktioniert das so: Der Patient ist zum Beispiel mit 10 mg Kortison praktisch beschwerdefrei. Daraufhin wird unter ständiger Kontrolle mittels Peak-Flow-Meter die Dosierung jede Woche um 2 mg vermindert. Sobald sich ab einer gewissen Menge der Peak-Flow-Wert verschlechtert, wird wieder um 2 mg erhöht. Dieser Vorgang kann sich über Wochen und Monate hinziehen. Er bringt aber für den Patienten weitreichende Vorteile.

Kortison sollte am besten vor den Mahlzeiten inhaliert werden. Dann trinkt man etwas Wasser nach oder spült den Mund aus. Wenn die Inhalation mit Kortison nicht ausreicht, müssen Tabletten oder Injektionen gegeben werden.

Mögliche Nebenwirkungen von Kortison können sein:

- Hautveränderungen – die Haut wird dünner, es kann auch zu kleinen Hautblutungen kommen.
- In den Knochen kann der Kalkgehalt abnehmen (Osteoporose). Es besteht erhöhte Gefahr von Brüchen.

Als Vorbeugung ist unter anderem rückfettende Hautpflege mit geeigneten Cremes sowie verstärkte Zufuhr von Milchprodukten (Kalzium!) empfehlenswert.

Manchmal müssen zusätzlich auch bestimmte Medikamente eingenommen werden.

MR Dr. Karl Maier
Internist und Kurarzt, Bad Gleichenberg (Steiermark)

Naturheilmittel bei Lungenkrebs?

Maria D.: *Ich bitte um Auskunft über zusätzliche Hilfe für meinen Mann, der an Lungenkrebs erkrankt ist. Die Befunde liegen bei. Ich habe in einer Broschüre über das Mittel Helixor® gelesen, das den Krebs zwar nicht besiegen, die Lebensqualität jedoch verbessern kann. Darf mein Mann dieses Präparat nehmen? Derzeit wird er bestrahlt.*

Leider kann der Lungenkrebs im konkreten Fall nicht operiert werden, weil der Allgemeinzustand des Patienten zu schlecht ist. Aus diesem Grund wurde eine Strahlentherapie eingeleitet. Eine Heilung wird letztlich bedauerlicherweise nicht möglich sein.

Was allerdings die Stärkung der Körperabwehr betrifft, so kann eine Kur mit Helixor® (ein Mistel-Präparat) durchaus durchgeführt werden. Vorausgesetzt der Patient möchte das und hat das Gefühl, dass ihm diese Maßnahme gut tut.

Mistelkuren haben zwar keinen unmittelbaren Einfluss auf die Krankheit, ein Teil der Patienten fühlt sich allerdings dadurch besser.

Die wichtigste Unterstützung für Menschen mit dieser schweren Krankheit ist und bleibt eine liebevolle Betreuung durch Lebenspartner und Familie. Der vorliegende Brief legt nahe, dass der Kranke in diesem Sinne besonders gut versorgt ist.

Prim. Prof. Dr. Heinz Ludwig
Internist, Leiter der Abteilung für Onkologie und Hämatologie am Wilhelminenspital, Wien

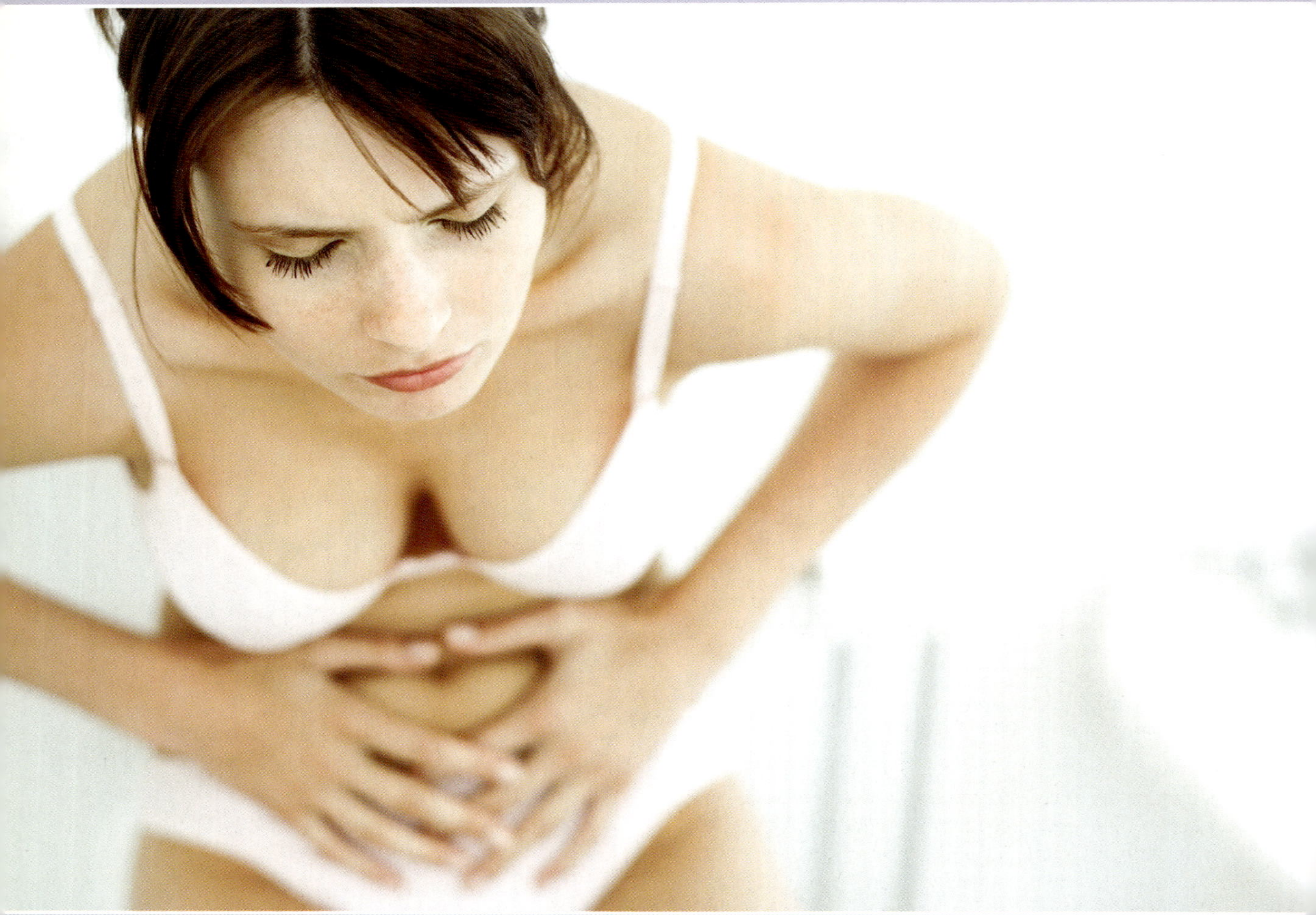

Magen-Darm-Trakt

Bauchspeicheldrüse entzündet: Gefahr!

Sieglinde T.: *Warum ist eine Entzündung der Bauchspeicheldrüse so gefährlich?*

Aus verschiedenen Gründen. Zunächst werden in den Gängen dieses Organs die Verdauungsstoffe Amylase (für die Verwertung der Kohlenhydrate), Lipase (für Fett) und Trypsin (für Eiweiß) in riesigen Mengen hergestellt. Werden diese Substanzen im Zuge einer Entzündung der Drüse (medizinisch: Pankreas) nicht verbraucht, so kommt es zu einem Akt der Selbstzerstörung: Die genannten Flüssigkeiten verzehren die Bauchspeicheldrüse gleichsam selbst!

Die Anzeichen dafür beginnen häufig nach einer üppigen Mahlzeit, vor allem in Kombination mit Alkohol, einem Hauptrisikofaktor für die Entstehung des Leidens. Heftige Schmerzen im ganzen Bauchbereich strahlen in den Rücken aus. Übelkeit, Erbrechen und rasch ansteigendes Fieber kommen hinzu. Die Patienten fühlen sich sehr krank und benötigen dringend eine Behandlung.

Ein weiteres Symptom für eine akute Entzündung ist eine eigenartig elastisch gespannte Bauchdecke. Es entsteht ein so genannter „Gummibauch".

Die Hauptkomplikation bei der Pankreatitis, wie die Entzündung der Bauchspeicheldrüse medizinisch heißt, ist ein Herz-Kreislauf-Schock mit drohendem Versagen aller wichtigen Organe. Diese Katastrophe tritt in etwa 15 Prozent aller Fälle ein. Bei blutigem Erbrechen besteht die große Gefahr von Darmverschluss und Nierenversagen.

Für frühzeitige Diagnose ist neben der ärztlichen Untersuchung das Labor am wichtigsten. Im Blut sieht man das Ansteigen von Lipase, Amylase, Leukozyten (weiße Blutkörperchen), Harnstoff, Kreatinin (beides Nierenwerte) und CPK. Die Blutgase sind stark verändert, der Kalziumspiegel fällt deutlich ab.

Zur Routinediagnostik gehören auch Röntgen des Brustkorbes und des Bauches sowie Ultraschall und Computertomogramm. Auf diese Weise lassen sich Entzündung und Vergrößerung des Organs meistens sehr gut darstellen.

Die akute Entzündung der Bauchspeicheldrüse ist immer ein Fall für die Intensivstation! Auch deshalb, weil anfangs nicht beurteilt werden kann, wie sich das Krankheitsbild weiter entwickelt und ob Komplikationen zu befürchten sind. In 80 Prozent der Fälle ist aber schon nach wenigen Tagen eine Rückkehr zu normalen Verhältnissen zu erwarten. Mitunter muss jedoch operiert werden.

MR Dr. Karl Maier
Internist und Kurarzt, Bad Gleichenberg (Steiermark)

Warum entsteht ein Zwerchfellbruch?

Birgit J.: *Wann muss ein Zwerchfellbruch operiert werden? Wie entsteht er?*

Vermehrter Druck im Bauchraum (etwa durch das Heben schwerer Lasten) kann zu Weichteilbrüchen jeder Art führen. So kann sich die im Zwerchfell vorhandene Lücke, durch die die Speiseröhre vom Brustraum in den Bauchraum eintritt, wesentlich erweitern. In weiterer Folge kann sich der Magen oder sogar ein Teil des Dickdarmes in den Brustraum vorwölben.

Viele Patienten, die wegen „Zwerchfellbruch" operiert werden, haben allerdings nur eine so genannte Refluxkrankheit – angesäuerter Speisebrei aus dem Magen fließt in die Speiseröhre zurück und verursacht dort Entzündungen. Dafür verantwortlich ist ein gestörter Verschlussmechanismus zwischen Speiseröhre und Magen. Warum einzelne Menschen diese Veränderung haben, ist ungeklärt. Das Hauptsymptom, das zum Arzt führt, ist Sodbrennen. Mittels Magenspiegelung wird die Diagnose gestellt.

Patienten mit einem echten Zwerchfellbruch müssen operiert werden, da Komplikationen durch Brucheinklemmung drohen. Der Eingriff ist laparoskopisch möglich, also mit vier etwa 1 cm kleinen Schnitten und unter Sicht einer Videokamera. Bei der zweiten Gruppe, also bei Refluxerkrankung, kann die Behandlung zu 90 Prozent medikamentös erfolgen. Es gibt eine Reihe moderner Präparate, welche die Magensäureproduktion unterdrücken. Nur wer mit diesen Mitteln nicht zurechtkommt, kann sich einer Operation unterziehen.

Dabei wird aus dem Anfangsteil des Magens eine Manschette gebildet. Diese wird wie ein Schal um den Endteil der Speiseröhre geschlungen und in sich vernäht. Diese Manschette bewirkt einen Verschluss zwischen Speiseröhre und Magen und ersetzt auf diese Weise den krankhaften Verschlussmechanismus. Derzeit sind auch einige andere Techniken in klinischer Erprobung, werden aber noch nicht routinemäßig angewendet.

Prim. Prof. Dr. Albert Tuchmann
Facharzt für Chirurgie, Wien

Beschwerden durch Zwerchfellbruch

Konrad T.: *Beiliegend mein Röntgenbefund. Die Frage: Können durch einen Zwerchfellbruch Herzrhythmusstörungen auftreten? Ist überhaupt mit ernsten Komplikationen zu rechnen? Schmerzen oder Sodbrennen habe ich nicht.*

Die Speiseröhre gelangt durch eine Lücke im Zwerchfell-Muskel in den Bauchraum und mündet dort in den Magen. Ist diese Lücke krankhaft erweitert, so spricht man vom Zwerchfellbruch (Hiatushernie). In diesen Spaltraum kann sich nun der oberste Magenanteil schieben und Beschwerden verursachen: Sodbrennen, Aufstoßen, Druckgefühl im Oberbauch, „Herzdrücken", manchmal auch Kollaps. Ausgelöst werden die Probleme etwa durch Bücken, üppige Mahlzeiten, zu viel Alkohol und Kaffee sowie Zigaretten.

Grundsätzlich können dadurch auch Herzrhythmusstörungen auftreten. Allerdings eher selten. Meistens handelt es sich dann um eigenständige Herzprobleme, die durch den Zwerchfellbruch höchstens verschärft werden.

Die Diagnose eines Zwerchfellbruches wird mittels Magenspiegelung gestellt. Die Behandlung erfolgt mit säurehemmenden Medikamenten sowie Mitteln, die den Nahrungsfluss fördern. In der Diät ist es wichtig, große Mahlzeiten sowie spätes Essen zu vermeiden. Natürlich sind auch Alkohol, Kaffee und Nikotin sehr ungünstig.

Hilft diese Behandlung nicht, so wird eine Operation überlegt. Der abnorm große Spalt im Zwerchfell wird dann verkleinert.

MR Dr. Karl Maier
Internist und Kurarzt, Bad Gleichenberg (Steiermark)

Zwerchfellbruch: Beschwerden erst nach Jahren

Richard K.: *Schon 1968 wurde bei mir ein Zwerchfellbruch (Hiatushernie) festgestellt. Ich hatte bis vor fünf Jahren keinerlei Beschwerden. Dann aber stellte man bei mir im Zuge einer Magenspiegelung eine Entzündung in der Speiseröhre fest. Ich leide seither an Aufstoßen, Völlegefühl und zeitweise an Sodbrennen. Medikamente brachten keine Besserung. Kann eine Operation helfen?*

Es ist durchaus typisch, dass der Zwerchfellbruch lange keine Beschwerden verursacht hat. Nun aber ist die Erkrankung durch Zunahme der Lücke im Zwerchfell so ernst geworden, dass unter Umständen Komplikationen wie Verengung der Speiseröhre und Blutungen aus Geschwüren drohen.

Die angegebenen Beschwerden sind eine logische Folge des Zustandes. Da der Patient auf Medikamente nicht anspricht, ist er ein Kandidat für eine Operation. Diese wird mittels Bauchspiegelung (Laparoskopie) durchgeführt. Der Chirurg verschließt den Zwerchfellbruch und sorgt auch dafür, dass kein Magensaft (hochkonzentrierte Salzsäure) mehr in die Speiseröhre rückfließen kann.

Das weitere Vorgehen: Neuerliche Magenspiegelung, spezielle Untersuchung der Speiseröhre (Ösophagusmanometrie und Druckmessung der Speiseröhre) sowie Bestimmung des pH-Wertes. Dann wird ein Termin mit dem Chirurgen vereinbart.

Prim. Prof. Dr. Albert Tuchmann
Facharzt für Chirurgie, Wien

Sodbrennen durch Zwerchfellbruch

Ingrid T.: *Ich bin 64 und habe seit längerer Zeit Sodbrennen. Dagegen nehme ich Medikamente. Im Rahmen einer Magenspiegelung wurde nun auch ein Zwerchfellbruch festgestellt (5 cm). Muss ich mich deshalb operieren lassen?*

Die Behandlung kann vorläufig zweifellos mit Medikamenten fortgesetzt werden. Ich rate allerdings zu Kontrollen mittels Gastroskopie (Magenspiegelung). Sollte die Patientin die Medikamente einmal nicht mehr nehmen wollen oder die Beschwerden weiter bestehen, dann ist eine Operation empfehlenswert.

Diese kann auch laparoskopisch, also mit Hilfe der Bauchspiegelung, ohne größeren Schnitt durchgeführt werden. Für den Eingriff sind jedoch weitere Untersuchungen wie Druckmessung und pH-Wert-Bestimmung nötig. Der Arzt stellt damit fest, ob es im Magen sauer oder alkalisch ist.

Die Größe des Zwerchfellbruches alleine macht noch keine Operation notwendig. Es entscheidet einzig das Ausmaß der Beschwerden. Allerdings rate ich doch dazu, große Zwerchfellbrüche chirurgisch zu versorgen.

Einem Rat, den ich dem beiliegenden Befund entnehme, schließe ich mich auch ausdrücklich an: überschüssiges Körpergewicht sollte auf jeden Fall abgebaut werden.

Prim. Prof. Dr. Albert Tuchmann
Facharzt für Chirurgie, Wien

Rhythmusstörung durch Hiatushernie

Kurt G.: *Ich habe eine so genannte Hiatushernie. Können dadurch Herzrhythmusstörungen auftreten? Die Beschwerden treten lagebedingt auf. Sonst habe ich keine Schmerzen, auch kein Sodbrennen. Muss ich mit ernsten Komplikationen rechnen?*

Wie ich dem beigelegten Magenröntgen entnehme, liegt hier eine beachtlich große Hiatushernie vor. Dabei ist jene Lücke, durch die die Speiseröhre vom Brust- in den Bauchraum übertritt, abnormal erweitert. Ein Anteil des Magens ist durch das Zwerchfell in den Brustraum hochgezogen.

Üblicherweise haben die Patienten dann Sodbrennen durch Rückfluss von Magensäure in die Speiseröhre. Bedingt durch die Magenblase im Brustraum kommt es aber auch zur Verschiebung bzw. Drehung des Herzens. Das kann in Abhängigkeit von Nahrungsaufnahme oder Darmgasen mehr oder weniger stark ausgeprägt sein.

Als Folge können Extrasystolen – das sind unregelmäßige Herzschläge – auftreten; oder auch Phasen von fühlbar rascherem Pulsschlag. Lageveränderung kann diese Symptome ebenso beeinflussen wie Pressen oder Husten.

Grundsätzlich ist eine Hiatushernie nicht gefährlich. Bei Beschwerdefreiheit wird nicht zur Operation geraten. Bezüglich der Rhythmusstörungen wäre aber zu hinterfragen, ob es sich wirklich nur um ungefährliche – einzelne Extraschläge – bzw. eine harmlose überschießende Pulsregulation handelt oder eventuell um schwerwiegende Rhythmusstörungen. Der Arzt wird zur Abklärung ein 24-Stunden-EKG heranziehen.

Prim. Prof. Dr. Thomas Stefenelli
Facharzt für innere Medizin, Kardiologe, Wien

Gallenblase weg – zeitweise krampfartige Beschwerden

Herta W.: *Meiner 63-jährigen Mutter wurde vor 15 Jahren die Gallenblase entfernt. Sie hatte sehr viele Steine, die zu Koliken geführt haben. Nun leidet sie aber noch immer zeitweise an krampfartigen Beschwerden. Bei einer Untersuchung wurde eine Entzündung der Bauchspeicheldrüse festgestellt. Meine Mutter wurde behandelt und hält strengste Diät ein. Was soll sie noch tun?*

Mit der Operation ist das Problem mit der Gallenblase beseitigt. Krampfartige Schmerzen (Koliken) im rechten Oberbauch mit Übelkeit und Brechreiz dürften nicht mehr auftreten. Eine Gallenkolik setzt das Vorhandensein einer funktionierenden Gallenblase voraus.

Die Schmerzen seit der Operation müssen also andere Ursachen haben. Welche, ist leicht zu vermuten: Beim Gallensteinleiden kann es nicht nur zur Ablagerung von Steinen in der Gallenblase kommen, sondern auch in den Gallengängen der Leber sowie in der Bauchspeicheldrüse. Das verlegt den Gang und verursacht Entzündungen.

In so einem Fall ist es wichtig zu kontrollieren, ob noch Steine im Gangsystem von Leber und Bauchspeicheldrüse sind. Dazu ist eine Untersuchung (ERCP) erforderlich, bei der mittels eines Endoskopieschlauches die Gänge mit Kontrastmittel aufgefüllt werden. Wird ein Stein festgestellt, kann er eventuell gleich mit einer Schlinge entfernt werden.

Als Diät empfiehlt sich fettarme Kost. Allerdings muss der Patient bezüglich Verträglichkeit einzelner Nahrungsmittel selbst Erfahrungen sammeln. In Studien konnte bewiesen werden, dass die Einnahme von Verdauungsenzymen die Beschwerden lindert.

OA Dr. Herbert Woschnagg
Facharzt für innere Medizin, Wien

Gallensteine löst man nicht mehr auf

Irene K.: *Ich habe seit einem Jahr einen Gallenstein und soll mich jetzt deshalb operieren lassen. Nun habe ich gelesen, dass es ein Medikament gibt, mit dem man Gallensteine auflösen kann. Da ich Angst vor der Narkose habe, möchte ich Näheres über diese Möglichkeit wissen. Kann man gegen Gallenkoliken vorbeugend Medikamente nehmen?*

Cholesteringallensteine lassen sich mit einem bestimmten Medikament tatsächlich auflösen. Allerdings ist man von dieser Behandlungsmethode wieder abgekommen, weil sich nach Absetzen des Präparates die Gallensteine erfahrungsgemäß wieder bilden.

Die beste Methode zur Entfernung von Gallensteinen ist die so genannte laparoskopische Cholezystektomie. Das heißt, man operiert die Gallenblase heraus, ohne die Bauchdecke aufschneiden zu müssen.

Vor einer Narkose braucht man sich längst nicht mehr zu fürchten. Ein klärendes Gespräch mit dem Anästhesisten (Narkosearzt) vor dem Eingriff ist nicht nur üblich, sondern sogar vorgeschrieben. Ich bin sicher, dass dann die Ängste vor dem chirurgischen Eingriff beseitigt werden können.

Eine medikamentöse Vorbeugung zur Verhinderung von Gallenkoliken gibt es nicht. Sollte vor dem geplanten Operationstermin eine Gallenkolik auftreten, so ist die Gabe von Buscopan® das Mittel der Wahl.

Prim. Prof. Dr. Werner Weiss
Internist und Gastroenterologe, Wien

Schmerzen nach Gallenoperation

Maria B.: *Ich wurde vor einigen Monaten an der Gallenblase operiert. Dennoch leide ich immer noch unter Schmerzen. Muss ich neuerlich operiert werden? Ich bitte um Rat.*

Nach der Entfernung der Gallenblase (was bei einer Operation immer der Fall ist) sind bei vernünftiger Lebensführung eigentlich keine Beschwerden zu erwarten. Dennoch zeigt die Erfahrung, dass fallweise trotzdem Probleme wie Verdauungsstörungen, Unverträglichkeit von Fett, Gewichtsverlust und Schmerzen auftreten.

Treten solche Komplikationen ein, so muss hinterfragt werden, ob die Gallensteine überhaupt die Ursache der ursprünglichen Beschwerden waren. Es könnten sich nämlich auch andere Krankheiten wie Magengeschwüre, Entzündung der Bauchspeicheldrüse oder Tumoren im Dickdarm dahinter „verbergen".

Selten, aber doch können auch Steine verblieben oder Verwachsungen eingetreten sein. Es ist auch nicht ausgeschlossen, dass sich in den Gallengängen (die Blase ist ja weg) neue Gallensteine gebildet haben.

Schließlich besteht noch die Möglichkeit einer Gallengangsentzündung, falls operativ eine Verbindung zwischen Darm und Gallenwegen geschaffen wurde.

Was auch immer: Ich rate zu einem ausführlichen Untersuchungsprogramm: genaues Studium der Krankengeschichte, Laborwerte, Ultraschall, Röntgen, Magenspiegelung, Spiegelung des Dickdarmes, Computertomographie. Steht die Diagnose dann fest, so richtet sich die weitere Behandlung nach der Ursache.

MR Dr. Karl Maier
Internist und Kurarzt, Bad Gleichenberg (Steiermark)

Wenn Gallensteine schwarz sind ...

Sylvia G.: *Bei mir wurde kürzlich die Gallenblase entfernt. Ich hatte ganz schwarze Steine. Was hat diese Farbe zu bedeuten?*

Die Entfernung der Gallenblase – meistens in Form der Laparoskopie, also Bauchspiegelung – erfolgt grundsätzlich wegen Beschwerden durch Gallensteine. Die Farbe der Steine hat dabei wenig Bedeutung.

Die Farbe ist abhängig von der Zusammensetzung der Gallensteine. So bewirkt der Gallenfarbstoff Bilirubin Schwärze. Reine Cholesterinsteine sind gelb.

Auch die Anzahl, Größe und Form der Gallensteine hat für die Krankheit und somit Operationsnotwendigkeit nur eher theoretische Bedeutung. Größere (ab 1 bis 2 cm), einzeln liegende Gallensteine führen vorwiegend zur akuten Entzündung der Gallenblase. Mehrere oder viele Steine („Sand") wandern eher in den Gallengang. Sie können diesen verschließen und damit eine Gelbsucht auslösen.

Prim. Prof. Dr. Albert Tuchmann
Facharzt für Chirurgie, Wien

In der Gallenblase sind Polypen

Erwin K.: *Im Rahmen der Gesundenuntersuchung ergab sich bei mir ein leicht überhöhter Leberwert. Daraufhin wurde ich zum Ultraschall geschickt. Der Befund ergab mehrere Polypen in der Gallenblase. Sind diese bösartig? Kann man sie anders als durch eine Operation beseitigen?*

Polypen sind gutartige Tumoren; in diesem Fall in der Gallenblase. Meistens werden sie dort durch Zufall beim Ultraschall entdeckt. Sie bereiten keine oder nur sehr gelegentliche Beschwerden.

Ihren Ausgang nehmen diese Gewächse von der Schleimhaut, welche die Gallenblase innen auskleidet. Polypen können klein wie Erbsen oder groß wie Zwetschken sein. Die Ursache der Entstehung ist unbekannt. Ernährung und Lebensstil etwa dürften damit nichts zu tun haben.

Obwohl wie erwähnt kaum Beschwerden auftreten, liegt das gesundheitliche Problem darin, dass man sie nicht immer mit Sicherheit von bösartigen Wucherungen unterscheiden kann. Auch wissen wir nicht mit Gewissheit, ob solche Polypen nicht doch irgendwann einmal bösartig werden können.

Zur Feststellung reicht eine einmalige Ultraschalluntersuchung (Sonographie). Im Zweifel kann der Befund noch durch Computertomographie oder Magnetresonanz ergänzt werden.

Gelöst wird das Problem nur durch Entfernung der Gallenblase. Auf anderem Wege ist nämlich keine Gewebeprobe des Polypen zu erhalten. Eine andere Möglichkeit, die Polypen loszuwerden, gibt es nicht.

MR Dr. Karl Maier
Internist und Kurarzt, Bad Gleichenberg (Steiermark)

Fettleber zeigt Krankheit an

Heide R.: *Ich mache mir wegen eines Leberbefundes große Sorgen. Laut Ultraschall habe ich die Leber vergrößert und verplumpt. Die Diagnose heißt: ausgeprägte Steatose der Leber. Was heißt das? Ist es gefährlich? Ich trinke übrigens keinen Tropfen Alkohol! Sind Medikamente schuld?*

Der Ausdruck „Steatose" der Leber bedeutet vermehrte Fetteinlagerung in dieses Organ. Die Fettleber kommt nicht nur bei überhöhtem Alkoholkonsum zustande, sondern auch zum Beispiel bei Stoffwechselstörungen wie Diabetes, stark erhöhten Blutfetten und bei Übergewicht.

Die Fettleber als solche ist also keine gefährliche Erkrankung. Sie zeigt aber die oben erwähnten Störungen an. Ich rate daher, den Blutzucker (eventuell mit Belastungsprobe), die Leberwerte und die Blutfette kontrollieren zu lassen.

Ob Medikamente zur Ausbildung einer Fettleber beitragen, kann der Arzt sagen, der über die jeweils eingenommenen Medikamente Bescheid weiß.

Prof. Dr. Enno Hentschel
Facharzt für innere Medizin, Wien

Wie gefährlich ist eine „Fettleber"?

Manfred B.: *Bei mir wurde die Diagnose „Fettleber" gestellt. Ist das gefährlich? Was muss man beachten?*

Die Diagnose einer Fettleber (Steatosis hepatis) erfolgt mittels Ultraschall und Labortest. Es gibt einige mögliche Ursachen für diese Veränderung. In sehr vielen Fällen liegt länger dauernder Missbrauch von Alkohol vor. Aber auch starkes Übergewicht und bestimmte Medikamente können eine Rolle spielen.

Der mikroskopisch sichtbare Prozess, der zur Fettleber führt, zeigt sich in krankhafter Beladung der Leberzellen mit Fett. Der Vorgang kann durchaus umkehrbar sein – es ist also möglich, dass sich die Fettleber zurückbildet, wenn die Ursache (etwa Alkohol) nicht mehr besteht.

Dauert der Schaden jedoch jahrelang an, so kommt es nach und nach zu entzündlichen Veränderungen und zur Einlagerung von minderwertigem Bindegewebe in die Leber. Am Ende dieser unheilvollen Entwicklung steht die Leberschrumpfung, die Zirrhose. Diese ist dann nicht mehr heilbar.

Gelegentlich haben Menschen eine geringgradige Fettleber, obwohl sie gesund leben, keinen Alkohol trinken und keine Medikamente nehmen. Solche Befunde sind dann harmlos. Die Erscheinung bedarf keiner Behandlung, sondern nur jährlicher Kontrolle. Die Ursache bleibt in den meisten Fällen ungeklärt.

Eine spezielle Diät gegen Fettleber gibt es nicht. Auch keine nützlichen Medikamente. Die Behandlung besteht grundsätzlich im Weglassen der schädlichen Ursache. Abbau von starkem Übergewicht kann unterstützend nützlich sein.

MR Dr. Karl Maier
Internist und Kurarzt, Bad Gleichenberg (Steiermark)

Kein Alkohol, aber Leberkrankheit

Hannelore K.: *Bei mir wurden eine biliäre Leberzirrhose sowie ein Lupus erythematodes festgestellt, obwohl ich keinen Tropfen Alkohol trinke. Hängt die Lebererkrankung mit dem Hautleiden zusammen? Ich bitte um Auskunft.*

Sowohl die primär biliäre Zirrhose als auch der Lupus erythematodes sind so genannte Autoimmunerkrankungen. Ein kombiniertes Auftreten ist selten, aber grundsätzlich möglich. Die Entstehung dieses Leberleidens hat mit Alkoholkonsum nichts zu tun.

Eine erfolgversprechende Behandlung kann mit Ursodeoxycholsäure erfolgen. Zur Festlegung der erforderlichen Dosierung und einer näheren Beratung sollte die Patientin eine Spezialambulanz für Lebererkrankungen aufsuchen.

Prim. Prof. Dr. Werner Weiss
Internist und Gastroenterologe, Wien

Welcher Sport nach Leberentzündung?

Ulrich E.: *Ich habe eine Leberentzündung (Hepatitis A) hinter mir und möchte wieder Sport betreiben. Darf ich das? Welche Sportarten sind für mich geeignet? Ich bin 48.*

Die Leber ist zwar das wichtigste Entgiftungsorgan unseres Körpers – eine bedeutende Helferrolle spielt aber auch die Muskulatur. Die Muskeln sind teilweise in der Lage, die Entgiftungsfunktion der Leber zu übernehmen und diese dadurch zu entlasten. Bei abgeklungener Leberentzündung ist regelmäßige körperliche Betätigung daher ein ganz wichtiger Gesundheitsfaktor. Vor Beginn des Trainings sollte allerdings ein Arzt die Sporttauglichkeit überprüfen.

Für Leberkranke geeignet ist Ausdauersport wie Wandern, Radfahren, Langlauf, Nordic Walking, Joggen, Gymnastik, Tanzen usw.

Nicht zu empfehlen sind zum Beispiel Geräteturnen, Kampfsport, Reiten, Eislauf oder Sprintbewerbe.

MR Dr. Karl Maier
Internist und Kurarzt, Bad Gleichenberg (Steiermark)

Leberwert Gamma GT ist stark erhöht

Johann T.: *Ich bin 82 und habe bis auf den Leberwert Gamma GT alle Laborwerte normal. Die Leber wurde daher untersucht. Man fand nichts. Was kann dieser erhöhte Wert eigentlich bedeuten?*

Gamma GT ist der bei uns Österreichern am häufigsten erhöhte Leberwert. In den meisten Fällen ist zu viel Alkohol die Ursache. Dafür genügt etwa ein halber Liter Wein täglich. „Kampftrinker" erreichen sogar Werte über 1.000 U/l!

Neben Alkohol können aber auch bestimmte Medikamente (wie etwa gegen Epilepsie), jede Art der Gallengangreizung sowie manche Infektionen einen Anstieg dieses Leberwertes bewirken. Jedenfalls empfiehlt es sich grundsätzlich, bei einer Erhöhung des Gamma GT den Alkoholkonsum einzuschränken.

OA Dr. Herbert Woschnagg
Facharzt für innere Medizin, Wien

Laut Ultraschall „Herde" in der Leber

Gerhard F.: *Bei mir wurden im Zuge einer Ultraschalluntersuchung so genannte Herdläsionen in der Leber festgestellt. Was ist das und warum soll nun auch noch eine Magnetresonanztomographie (MRT) durchgeführt werden?*

Bei Ultraschalluntersuchungen wird mit einem hochfrequenten Schall auf die Leber gezielt. Aus den Reflexionen („Antworten") des Schalls, die immer dann auftreten, wenn Gewebe unterschiedlicher Dichte vorhanden ist, lassen sich wichtige Informationen gewinnen bzw. Bilder des Organs formen.

Herdläsionen bedeuten, dass in der Leber Gewebe unterschiedlicher Dichte erkennbar ist. Da mit dem Ultraschall natürlich keine mikroskopische Untersuchung durchführbar ist, kann man damit auch nicht eindeutig zwischen bösartigen und gutartigen Veränderungen unterscheiden.

Bösartiges muss aber immer ausgeschlossen werden. Deshalb sind weitere Untersuchungen als Ergänzung notwendig. Dazu gehört die angesprochene MRT.

Bestehen dann weitere Unklarheiten, so wird eine Gewebeprobe entnommen (man nennt den Vorgang Punktion) und unter dem Mikroskop untersucht. Bestätigt sich ein Verdacht auf Bösartigkeit nicht, dann wird vom Arzt nur der Verlauf kontrolliert. Das heißt, man untersucht in Abständen von einigen Monaten die Leber mittels Ultraschall, ob sich die Herde vergrößert haben. Ist das nicht der Fall, so spricht das auch gegen Bösartigkeit.

OA Dr. Herbert Woschnagg
Facharzt für innere Medizin, Wien

Hepatitisimpfung: Antikörper positiv

Irene N.: *Ich wurde bereits dreimal gegen Hepatitis A und B geimpft. Früher waren meine Antikörper negativ, jetzt sind sie positiv. Ist da vielleicht etwas schief gegangen?*

Nein, der Organismus kann gegenüber einem Erreger immun werden. Das heißt, das Abwehrsystem erkennt besondere Merkmale, die auf der Oberfläche des Erregers sitzen und bildet nur gegen diese Merkmale Abwehrstoffe (Antikörper).

Sollte zu einem späteren Zeitpunkt wieder eine Infektion stattfinden, dann werden diese Stellen an der Oberfläche von den bewussten Antikörpern besetzt. Dadurch wird der Erreger am Vermehren und auch in seiner Aktivität gehindert.

Die Impfung betrifft nur die erwähnte Oberflächeneigenschaft. Der Geimpfte entwickelt nicht durch eine Infektion, sondern durch die Impfung Antikörper, ohne zu erkranken – das ist ja der Sinn dieser Maßnahme. Bei der Untersuchung werden die Antikörper, die Helfer also, erkannt. Der Befund ist positiv, was dann den Impferfolg beweist.

OA Dr. Herbert Woschnagg
Facharzt für innere Medizin, Wien

Wie kommt es zu Bauchwassersucht?

Therese P.: *Mein Vater (64) hat eine schwere Lebererkrankung (Zirrhose) und leidet nun laut ärztlicher Aussage an Bauchwassersucht. Wie kommt es zu dieser Erscheinung? Was kann dagegen unternommen werden?*

Im Zuge einer Leberzirrhose verhärtet sich die Leber. Diese wirkt dann wie eine Wehranlage in einem Flussbett – Blut wird zurückgestaut. In der Folge tritt Blutwasser in die freie Bauchhöhle aus. Die gestauten Mengen können 10 Liter und wesentlich mehr ausmachen.

Symptome sind dementsprechend gewaltige Zunahme des Bauchumfanges mit dicken, geschwollenen Beinen. Durch Hochdrängung des Zwerchfells tritt zunehmend Atemnot auf.

Die Behinderung durch den großen Bauchumfang kann den Betroffenen recht unbeweglich machen. Verrichtungen wie das Anziehen von Schuhen oder das Hineinsteigen in eine Badewanne bereiten Schwierigkeiten.

Die Behandlung erfolgt stufenweise. Wichtig ist vor allem die Kochsalzbeschränkung (salzarm ernähren!). Entwässernde Mittel müssen vorsichtig verabreicht werden. Die Punktion der Bauchhöhle wird unter sorgfältiger Überwachung durchgeführt. Die Gewichtsabnahme soll nämlich pro Tag ein halbes Kilo nicht überschreiten.

MR Dr. Karl Maier
Internist und Kurarzt, Bad Gleichenberg (Steiermark)

Hepatitis B auch für Jugend gefährlich!

Sabine V.: *Wie wird Hepatitis B übertragen? Ab wann soll man sich dagegen impfen lassen? Ich bin 16 Jahre alt.*

Gerade Jugendliche sind besonders durch Hepatitis B gefährdet! Vor allem durch ihren Lebensstil mit häufigerem Partnerwechsel, durch Tätowierungen und Piercings. Das Hepatitis-B-Virus wird vor allem durch Körperflüssigkeiten übertragen: Blut, Speichel, Samenflüssigkeit und Scheidensekret. Sogar durch die gemeinsame Benützung von Handtüchern und Zahnbürsten kann man sich anstecken – wenngleich selten.

Was Jugendliche meistens nicht wissen: Hepatitis B ist 100-mal ansteckender als AIDS. Im Blut eines einzigen Virusträgers können sich so viele Keime befinden, dass man damit die ganze Weltbevölkerung infizieren könnte.

Hepatitis B wäre durch Impfung auszurotten. Ein Ziel, das die Weltgesundheitsorganisation (WHO) seit rund fünf Jahren verfolgt. Deshalb wird die Impfung in Österreich Kindern und Jugendlichen bis zum 15. Lebensjahr auch kostenlos zur Verfügung gestellt.

Wenn die Hepatitis-B-Impfung im Jugendalter verabreicht wird, besteht nach dem derzeitigen Stand der Wissenschaft sogar die Chance auf lebenslangen Schutz vor dieser schweren Krankheit, die zu Leberkrebs führen kann.

Prof. Dr. Herwig Kollaritsch
Facharzt für Tropen- und Reisemedizin, Wien

Hepatopathie heißt Leberschaden

Franz T.: *In meinem aktuellen Befund steht „Toxisch nutritive Hepatopathie und C2-Abusus". Was bedeutet das genau? Ich bitte um Erklärung dieser für mich unverständlichen Abkürzungen.*

Hepatopathie bedeutet soviel wie Leberschaden. Toxisch weist auf die Ursache hin – nämlich auf eine für die Leber giftige Substanz. Der Begriff „nutritiv" erklärt, wie dieser Stoff in den Körper gelangt ist, nämlich durch Essen und Trinken. C2 betrifft die Vermutung des Untersuchers: Er nimmt im konkreten Fall Missbrauch von Alkohol an.

OA Dr. Herbert Woschnagg
Facharzt für innere Medizin, Wien

Kaum Alkohol aber Leberwerte erhöht

Josef T.: *Bei mir wurden kürzlich im Rahmen einer berufsorientierten Gesundenuntersuchung erstmals erhöhte Leberwerte festgestellt: GOT 39 U/L, GPT 44 U/L, GGT 14-2 U/L. Wie ist das erklärbar? Ich trinke kaum Alkohol, habe meine Ernährung umgestellt und nehme auch keine Medikamente. Beim letzten Labortest waren die Werte noch im Normalbereich. Ich bitte um Rat.*

Es wird immer schwerer, Gesundheit nachzuweisen. Die Untersuchungsmethoden werden immer genauer. Ich bin seit mehr als 30 Jahren ärztlich tätig und mir ist im mittleren Lebensalter noch kein zu 100 % Gesunder vorgekommen.

Wenn man z. B. ständig viele Laborbefunde kontrolliert, dann müsste laut Statistik jeder 20. von der Norm abweichen. Es gibt nur wenige Werte, die eindeutig als gesund oder krank eingestuft werden können. Wie etwa eine Schwangerschaft – dann ist man schwanger oder nicht.

Meistens gibt es zwischen dem Normwert und dem sicher krankhaften Befund einen großen Graubereich. Sind also Laborwerte wie im konkreten Fall grenzwertig erhöht, dann reicht es, den Befund in einigen Wochen zu wiederholen.

Anders sieht es aus, wenn Beschwerden vorliegen: Schmerzen im Bauch, abnorme Müdigkeit, Völlegefühl, Blähungen usw. Dann müsste unverzüglich weitere Diagnostik, wie etwa Ultraschall, veranlasst werden.

Geringe Erhöhung der Leberwerte findet sich auch bei harmlosen Infektionen. Im vergangenen Jahr suchten mich verstörte Patienten auf, deren Leberwerte gegenüber den Vorkontrollen auf das Doppelte gestiegen waren. Die einfache Erklärung: Es gibt durch eine neue Messtechnik neue Grenzwerte. Diese sind nun zum Teil doppelt so hoch ...

OA Dr. Herbert Woschnagg
Facharzt für innere Medizin, Wien

Hepatitis: Keine Gefahr für Enkel

Hermine J.: *Ich habe seit Jahrzehnten Hepatitis und dadurch eine Leberzirrhose. Bin ich für meine Urenkel (4 bis 12 Jahre alt) ansteckend? Im Krankenhaus wurde einmal darauf hingewiesen. Bin ich eine Gefahr für andere? Es gab auch Vermutungen wegen Alkohol – ich trinke aber keinen!*

Bei der Patientin besteht laut Befunden eine Leberzirrhose, die auf kombinierten Befall mit Hepatitis-B- und C-Viren zurückzuführen ist. Der Hinweis auf Ansteckungsgefahr im Krankenhaus bezieht sich vorwiegend auf Blutabnahmen. Alkohol spielt bei dieser Form der Zirrhose keine Rolle. Er sollte allerdings gemieden werden. Eine Ansteckungsgefahr für die Urenkel besteht nicht.

Prim. Prof. Dr. Werner Weiss
Internist und Gastroenterologe, Wien

Helicobacter – der Magenfeind Nr. 1!

Adelheid B.: *Ich bin 50 Jahre alt und seit sieben Jahren wegen meines Magens in ärztlicher Behandlung. Die meisten Probleme waren psychischen Ursprungs. Das habe ich soweit überwunden. Geblieben sind starkes Sodbrennen und Brennen im Magenbereich. Bei einer Spiegelung wurde eine leichte Entzündung der Speiseröhre sowie Befall mit Helicobacter pylori festgestellt. Angeblich hat diesen Keim aber ohnedies jeder Mensch. Ich bitte um Rat.*

Den Helicobacter pylori kann man durchaus als Magenfeind Nummer 1 bezeichnen. Diese Bakterie siedelt sich in der Schleimhaut des Magens an. Dort kann der Keim zu einer ständigen Quelle von Entzündung und Geschwür werden. Eine ebenso unheilvolle Rolle spielt er bei der Rückflusskrankheit („Reflux") der Speiseröhre.

Zusätzlich gilt er auch noch als Krebserreger – Infizierte haben ein sechsmal höheres Risiko, an Magenkrebs zu erkranken. Seitdem bei Magenspiegelungen meistens auch auf Helicobacter untersucht wird, wissen wir, dass ungefähr jeder zweite Erwachsene mit diesem Keim infiziert ist.

Das Bakterium selbst ist ein spiralförmiges Stäbchen mit 4 bis 6 Geißeln. Innerhalb von rund einer Million Jahre hat sich dieses Lebewesen ideal an die Verhältnisse im sauren Magensaft angepasst und lässt sich von diesem nicht umbringen.

Der Keim erzeugt für diesen Zweck einen Stoff, der Harnstoff spaltet. Harnstoff kommt im Magensaft vor. Aus gespaltenem Harnstoff wird Ammoniak, der den Keim vor der Magensäure schützt.

Eine Infektion mit dem Helicobacter kann zu Aufschürfungen der Magenschleimhaut, zu chronischer Entzündung (Gastritis) und eben auch zu Krebs führen. Die Übertragung erfolgt wahrscheinlich durch infiziertes Wasser oder verunreinigte Lebensmittel (Kot von Fliegen und anderen Insekten!). Auch eine Ansteckung von Mensch zu Mensch ist etwa über den Speichel möglich.

Der Keim wird mittlerweile auch mittels Atemtest und Blutprobe „entlarvt". Der bedeutende Nachteil: In beiden Fällen kann der Arzt die Magenschleimhaut nicht beurteilen.

Die Behandlung erfolgt mit einer Kombination aus zwei Antibiotika und einem säurehemmenden Präparat. Die Erfolgsrate liegt bei 90 Prozent. Allerdings kann der Helicobacter irgendwann wieder auftauchen: Etwa 5 Prozent aller Behandelten sind nach drei Jahren neuerlich infiziert.

Dieses Malheur passiert dann durch in der Magenschleimhaut verbliebene Keimnester. Selbst unter dem Einfluss von Antibiotika gelingt es dem Keim nämlich, sich zu verkapseln und für ihn lebenswichtige Funktionen zu bewahren. Später vermehrt er sich und breitet sich wieder aus.

In solchen Fällen hilft nur ein weiterer Ausrottungsvorgang mit den erwähnten Medikamenten. Eine spezielle Diät dagegen gibt es nicht, ebenso keine sichere Vorbeugungsmöglichkeit.

MR Dr. Karl Maier
Internist und Kurarzt, Bad Gleichenberg (Steiermark)

Magenprobleme durch Pilzbefall?

Günther L.: *Ich bin jetzt 40 und habe seit meiner Kindheit Probleme mit Magen und Zwölffingerdarm. Ich wurde wegen Geschwüren schon mit 18 operiert und war auch lange beschwerdefrei. Seit 2002 geht es mir wieder schlecht – die Geschwüre traten erneut massiv auf. Ich habe viele Behandlungen hinter mir, die nicht wirklich halfen. Auf mein Verlangen wurde eine Stuhluntersuchung auf Pilze durchgeführt. Tatsächlich lautet die Diagnose: Candida albicans. Das wird allerdings von den Ärzten kaum zur Kenntnis genommen. Ich bitte um Rat, wohin ich mich wenden kann.*

Dazu möchte ich wie folgt Stellung nehmen: Der alleinige Nachweis von Pilzen im Stuhl ist kein Hinweis auf eine tatsächliche Darminfektion. Denn bei bis zu 30 Prozent der gesunden Bevölkerung ist eine Besiedelung des Darmes mit Sprosspilzen der Gattung Candida nachweisbar. Das hat allerdings keinerlei Krankheitswert.

Nur deutlich vermehrtes Wachstum des jeweiligen Erregers mit Keimzahlen von mehr als 103 Organismen pro Gramm kann gelegentlich Symptome wie Völlegefühl, Blähungen oder Verdauungsstörungen, selten auch Durchfall erzeugen.

Viele andere unklare Beschwerden wurden in den letzten Jahren mit Darmpilzen in Verbindung gebracht. Die wissenschaftliche Bestätigung dieser Vermutung wurde nicht erbracht. Daher muss auch die Empfehlung zucker- und kohlenhydratfreier Diäten in diesem Zusammenhang mit großem Vorbehalt beurteilt werden.

Einer „echten" Darmmykose, also einer krankhaften Besiedelung des Darmes mit Pilzen, liegt häufig eine Erkrankung wie Diabetes oder eine schwere Beeinträchtigung der Körperabwehr zugrunde. Auch eine Störung der natürlichen Darmflora (im Darm leben viele nützliche Pilze und Bakterien) durch längere Einnahme von Antibiotika oder Kortisonpräparaten kann ein Überwuchern der Pilze verursachen.

In solchen Fällen werden zur Behandlung Medikamente in Tablettenform eingesetzt, die vom Körper nicht aufgenommen werden und die ihre volle Wirkung daher erst im Darm entfalten.

Nach einer Kur von drei Wochen werden üblicherweise Kontrollen durchgeführt. Rückfälle sind jedoch sehr häufig und müssen wieder kritisch auf ihren tatsächlichen Krankheitswert überprüft werden. Andernfalls wird unnötig behandelt. Der Grundsatz sollte lauten: Die Patienten behandeln, nicht aber nur die Laborbefunde.

Im speziellen Fall würde ich den Versuch einer pilzbezogenen Darmsanierung jedenfalls nur als zusätzliche Maßnahme betrachten, die eine konsequente internistisch-chirurgische Therapie nicht ersetzt.

Dr. Claudia Heller-Vitouch
Fachärztin für Haut- und Geschlechtskrankheiten, Wien

Komplikationen bei Magengeschwür

Albert D.: *Ich habe immer wieder ein Magengeschwür. Es verschwindet durch Medikamente, kommt aber wieder. Welche Gefahren bestehen durch diese Krankheit?*

Je länger ein Magengeschwür besteht und je häufiger es auftritt, desto mehr ist mit Komplikationen zu rechnen. Eine davon ist die Blutung. In etwa 20 Prozent der Fälle kommt es dazu. Eher bei Zwölffingerdarmgeschwüren, aber auch bei Defekten des Magens.

Ein Großteil dieser Blutungen hört von selbst wieder auf. Dennoch muss man bei geringstem Verdacht sofort ins Krankenhaus gebracht werden. Ein massives Zeichen ist das Erbrechen von Blut. Wenn das Blut schon einige Zeit im Magen war, kann das Erbrochene auch schwarz wie Kaffeesatz aussehen. Der Grund der Schwarzfärbung liegt in der Zersetzung des Blutfarbstoffes durch die aggressive Magensäure.

Beim Zwölffingerdarmgeschwür ist eher mit schwarzem Stuhl zu rechnen. Dafür ist allerdings eine größere Blutmenge erforderlich und das Blut muss mindestens acht Stunden im Darm gewesen sein.

Ist die Blutung stark und anhaltend, so drohen ernste Schwierigkeiten mit dem Kreislauf. Alarmsignale sind Herzklopfen, sinkender Blutdruck, Müdigkeit und Blässe. Unbehandelt kommt es zum Kollaps und schließlich zum Schock.

Ist die Blutung klein, aber wiederholt, dann sind die einzigen Anzeichen Leistungsabfall und Müdigkeit (Blutarmut, Eisenmangel).

Außer Geschwüren können Tumoren, aufgebrochene Krampfadern in der Speiseröhre und hochakute Entzündungen der Magenschleimhaut für Blutungen verantwortlich zeichnen.

Zur richtigen Diagnose gelangt der Arzt mit Hilfe der Spiegelung (Gastroskopie). Man schluckt einen dünnen Schlauch, der an der Spitze eine kleine Videokamera enthält. Damit können alle Abschnitte des oberen Verdauungstraktes genau betrachtet werden. Im Bedarfsfall entnimmt der Arzt gleich Gewebeproben.

Auch lebensrettende Eingriffe lassen sich im Zuge der Gastroskopie fallweise durchführen – der Arzt spritzt blutstillende Substanzen in die offene Stelle. Auch eine Verschorfung mittels Elektrizität oder Laser ist möglich. Lässt sich die blutende Stelle damit nicht sanieren, muss operiert werden. Das ist aber durch moderne Verfahren immer seltener nötig.

Bei Geschwüren beginnt die Behandlung unmittelbar nach dem Eingriff mit Medikamenten, die die Salzsäureproduktion im Magen drosseln. Über die Art der Präparate entscheidet der Arzt. Mitunter ist eine längere Behandlung notwendig.

Wichtig für die Heilung ist auch eine „magenfreundliche" Lebensweise. Das Rauchen muss unbedingt aufgegeben werden! Alkohol und Kaffee sollte man – wenn überhaupt – nur in kleinen Mengen und nur zusammen mit Mahlzeiten trinken. Günstig ist milde Kost mit häufigeren, kleineren Mahlzeiten. Der Magen sollte nie leer sein.

Zu meiden sind kohlensäurehaltige Getränke und scharfe Gewürze, fette und gebratene Speisen. Milchprodukte werden meistens gut vertragen. Vorsicht auch bei Schmerz- und Rheumamitteln – vor der Einnahme den Arzt fragen!

MR Dr. Karl Maier
Internist und Kurarzt, Bad Gleichenberg (Steiermark)

Magenoperation: Schweißausbrüche

Johann A.: *Trotz Magenoperation habe ich noch immer große Probleme mit der Verdauung und Schweißausbrüche. Muss ich deshalb nochmals operiert werden?*

Mehr als zwei Drittel aller Magenoperierten sind danach beschwerdefrei. 10 Prozent der Patienten sind trotz Beschwerden mit dem Ergebnis zufrieden. Bei den übrigen bestehen aber Restbeschwerden. Diese sollte man nach dem Zeitpunkt ihres Auftretens auseinanderhalten:

- Bestehen die bisherigen Beschwerden nach der Operation weiter, so ist zu fragen, ob das richtige Organ operiert wurde. Nochmals mit dem Chirurgen sprechen und die Nachbarorgane untersuchen lassen.
- Wenn die Beschwerden erstmals nach der Operation aufgetreten sind, spricht man von der Dumping-Krankheit. Rasche Füllung und Überdehnung des Dünndarms nach dem Essen führen zu Schweißausbruch, Pulsanstieg, Brechreiz und Durchfall.

Diese Symptome verschwinden nach einer Gewöhnungsphase meistens von selbst. Selbsthilfe: Langsam und in kleinen Portionen essen (auf mehrere Mahlzeiten verteilen), kohlenhydratreiche Kost meiden, zum Essen nichts trinken und nach dem Essen, falls möglich, noch eine halbe Stunde hinlegen.

Es gibt allerdings schon Situationen, wo bei anhaltenden Beschwerden wie Oberbauchschmerzen, Erbrechen und Durchfall nochmals operiert werden muss. Das wird im Zuge einer nochmaligen Untersuchung mit Magenröntgen rasch festgestellt.

- Wenn die Beschwerden längere Zeit nach dem Eingriff auftreten, besteht der Verdacht auf ein neuerliches Geschwür oder so genannten „Stumpfkrebs". Eine Gastroskopie sowie entsprechende Behandlung sollten rasch erfolgen.

Stumpfkrebs tritt so häufig auf, dass jeder Magenoperierte jährlich gastroskopiert werden sollte.

MR Dr. Karl Maier
Internist und Kurarzt, Bad Gleichenberg (Steiermark)

Diagnose lautet Gastritis C

Walter D.: *Ich bin 39 und habe seit Jahren Probleme mit dem Magen. Bei einer Gastroskopie wurde nun die Diagnose Gastritis C gestellt. Ich nehme das Medikament Agopton®. Ich bitte um nähere Informationen.*

Alle chronischen Entzündungen der Magenschleimhaut, die „Gastritis" also, werden je nach Ursache und Entstehung unterteilt und mit den Buchstaben A, B und C bezeichnet. Alle drei Formen lassen sich unter dem Mikroskop gut voneinander unterscheiden. Der Schweregrad der Erkrankung wird mit I, II und III angegeben. Die Diagnose erfolgt mittels Magenspiegelung und Entnahme einer Gewebeprobe, die unter dem Mikroskop untersucht wird.

Die A-Gastritis ist Folge einer Immunerkrankung: Der Organismus erzeugt Abwehrstoffe gegen bestimmte, eigene Magenzellen und das für den Magen wichtige Vitamin B_{12}. Die B-Gastritis ist die Folge einer chronischen Infektion mit dem Keim Helicobacter pylori und kann antibiotisch recht erfolgreich behandelt werden.

Die in den unteren zwei Dritteln des Magens beheimatete C-Gastritis wird durch Rheumamittel, durch übermäßige Salzsäureproduktion im Magen, durch Rückfluss von Gallensaft aus dem Zwölffingerdarm oder durch eine Schwächung der Schutzschicht des Magens ausgelöst. Die Beschwerden sind meistens undeutlich. Der Verdacht besteht, wenn Sodbrennen oder galliges Aufstoßen vorliegen. Ebenfalls oft genannte Beschwerden sind Schmerzen im Oberbauch, Völlegefühl nach Mahlzeiten und Blähungen. Die C-Gastritis kann allerdings lange ohne Symptome verlaufen.

Am wichtigsten bei der Behandlung dieser Magenkrankheit ist es, schädigende Stoffe zu vermeiden. Dazu gehören zum Beispiel Zigaretten und Alkohol. Erleichternd sind Mittel, welche die Verdauung anregen, gallebindende Medikamente und Substanzen, welche die Zusammensetzung der Gallenflüssigkeit verändern. Die C-Gastritis ist zwar nicht heilbar, verkürzt das Leben aber nicht.

MR Dr. Karl Maier
Internist und Kurarzt, Bad Gleichenberg (Steiermark)

Bei Reizmagen an die Seele denken

Elfriede L.: *Mein Mann, 64, hat seit einigen Jahren Beschwerden jeglicher Art. Derzeit plagen ihn Magenschmerzen, für die die Ärzte keine fassbare Ursache finden. Die Diagnose lautet „Reizmagen". Mein Mann wurde einst wegen Konkurses der Firma frühpensioniert. Da hat es eigentlich begonnen. Wir führen eine harmonische Ehe, mit der Magengeschichte komme ich aber nicht gut zurecht. Könnte das Leiden vielleicht auch seelische Hintergründe haben?*

Mit der Diagnose „Reizmagen" meint der Arzt ein Beschwerdebild, das sich auf den Magen konzentriert, bei dem aber keine organischen Veränderungen bestehen. Man spricht auch von NUD, das heißt übersetzt „nichtgeschwürige Verdauungsstörung". Fast ein Drittel aller Menschen mit Magenbeschwerden leiden daran.

Der Reizmagen tritt bei Menschen auf, die eben dieses Organ als Schwachpunkt haben. Es handelt sich grundsätzlich um Personen mit zartem „Nervenkostüm". Das äußert sich zum Beispiel in gesteigerter Nervosität. Oft ist allerdings unklar, ob die Beschwerden die Nervosität auslösen oder umgekehrt …

Nervliche Belastungen verstärken jedenfalls die Probleme mit dem Magen, müssen sie aber nicht unbedingt auch bewirken.

Symptome sind Völlegefühl, Drücken und Unbehagen im Oberbauch, Blähungen. Die Beschwerden treten vor allem während oder nach einer Mahlzeit auf. Sie werden durch Stress und „schwere" Kost (fettreich, Fast Food) verstärkt. Zusätzliche Erscheinungen können Ermüdbarkeit, Konzentrationsschwäche, Migräne, Schwindel, Schlafstörungen, Schwitzen, feuchte Hände und schwankender Blutdruck sein. Meistens halten die Beschwerden einige Tage an und verschwinden plötzlich ohne Behandlung.

Der Arzt wird zunächst eine Magenspiegelung anordnen, um organische Ursachen auszuschließen. Steht die Diagnose Reizmagen fest, besteht die Behandlung in einer Regelung der Essgewohnheiten, der Vermeidung von Genussgiften (Alkohol, Zigaretten, Kaffee) und der Beruhigung einer hektischen Lebenssituation. Einige Urlaubstage können Wunder wirken …

Selbst wenn keine Übersäuerung des Magens festgestellt wird, können so genannte Säureblocker bzw. Antisäuremittel und „Schleimhautschützer" sehr gute Dienste tun. Vorbeugend dient als weitere Selbsthilfemaßnahme mäßiger Ausdauersport.

MR Dr. Karl Maier
Internist und Kurarzt, Bad Gleichenberg (Steiermark)

Nichts hilft gegen Magendrücken

Friederike B.: *Ich leide seit einem Jahr immer wieder unter Magendrücken und Sodbrennen. Angeblich eine Gastritis. Ich bekam Tropfen sowie Tabletten verordnet. Fetthaltige Speisen oder Süßes vertrage ich trotzdem überhaupt nicht. Was könnte mir da helfen?*

Gastritis nennt man eine Entzündung der Magenschleimhaut. Die Diagnose erfolgt ausschließlich mittels Magenspiegelung (Gastroskopie). Dabei werden Gewebeproben (Biopsien) entnommen und unter dem Mikroskop untersucht.

Eine Gastritis kann durch Bakterien (Helicobacter pylori) oder chemische Reizstoffe bedingt sein, aber auch auf einer Fehlsteuerung des Immunsystems beruhen (das nennt man dann Autoimmunerkrankung).

Als chemische Reizstoffe kommen neben Gallensäuren, die vom Dünndarm in den Magen zurückfließen können, auch Alkohol und einige Medikamente (speziell schmerzstillende und entzündungshemmende) in Frage. Dann muss der Arzt bei der Verschreibung einen entsprechenden Magenschutz mit einplanen.

Nicht immer jedoch findet sich eine organische Ursache für Magenbeschwerden. Daran muss gedacht werden, wenn Medikamente oder Diät keine Wirkung zeigen. In solchen Fällen könnten seelische Faktoren der Hintergrund sein. „Das liegt mir im Magen" ist ja ein gebräuchlicher Satz!

Für den Magen ist nicht nur das Was, sondern auch das Wie von entscheidender Bedeutung. Manchmal ist ein genüsslich in Ruhe gegessener Schweinebraten besser verträglich als ein Diätbissen, der hastig im Auto hinuntergewürgt wird.

OA Dr. Herbert Woschnagg
Facharzt für innere Medizin, Wien

Untergewicht und Magenschmerzen

Werner N.: *Ich hatte innerhalb von zwei Jahren dreimal starke Gastritis und nehme unaufhörlich ab. Ich wiege nur noch 61 Kilo (vorher 69), obwohl ich sogar ziemlich viel esse. Bisherige Befunde brachten keinen Hinweis auf eine spezielle Krankheit. Ich bitte um Rat und Hilfe.*

Die Ursachen eines ständigen Gewichtsverlustes sind sehr unterschiedlich. Bei jungen, sehr mageren Menschen steckt meistens nervöse Magersucht dahinter. Die Betroffenen streben nach einem falschen Schönheitsideal und haben eine Essstörung, die fachärztlich (Psychiater) behandelt werden sollte.

Natürlich ist die Aufnahme von Nahrung auch bei Erkrankungen des Magen-Darm-Traktes behindert. Dann treten dabei aber meistens auch Beschwerden wie Durchfall, Krämpfe oder Blähungen auf.

Geht der Gewichtsverlust mit gutem, ja sogar gesteigertem Appetit einher, so muss man an eine Überfunktion der Schilddrüse denken und entsprechend untersuchen.

Bei chronischen Infektionen leiden die Betroffenen meistens auch unter deutlichem Krankheitsgefühl. Sie sind nicht normal leistungsfähig, müde und schwach. Ist eine Herz- oder Lungenerkrankung die Ursache der unfreiwilligen Gewichtsabnahme, so besteht in der Regel auch Atemnot.

Bei jeder Gewichtsabnahme ohne fassbare Ursache muss freilich auch an eine Krebserkrankung gedacht werden. Auf jeden Fall sollte ständiger Gewichtsverlust ohne Essstörung Anlass zu einem Besuch beim Arzt sein.

OA Dr. Herbert Woschnagg
Facharzt für innere Medizin, Wien

Sodbrennen: Pillen oder Operation?

Sebastian I.: *Ich bitte um einige Auskünfte bezüglich Sodbrennen. Mein Magenschließmuskel ist angeblich erschlafft – was ist da besser: Medikamente (Säurehemmer) oder eine Operation? Kann es nicht sogar schädlich sein, wenn die Säureproduktion stark gedrosselt wird?*

Viele Menschen leiden an Sodbrennen, bzw. einer Refluxkrankheit. Reflux heißt Rückfluss und bedeutet, dass saurer Magensaft in die falsche Richtung fließt, nämlich in die Speiseröhre. Ursache ist ein fehlerhafter „Ventilschluss" zwischen der Speiseröhre und dem Magen.

Gelangt Säure in die Speiseröhre, wird diese verätzt und entzündet. Was den Ventildefekt auslöst, ist noch nicht ganz geklärt. Auf jeden Fall spielt falscher Lebensstil mit Kaffee, Alkohol, säuernden Speisen (viel Fleisch, Süßigkeiten, Fett usw.) und Zigaretten eine wesentliche Rolle.

Symptome sind eben Sodbrennen und Schmerzen vorwiegend hinter dem Brustbein, aber auch im Rachen. In der Hälfte aller Fälle finden sich auch Schluckstörungen. Seltener tritt Übelkeit auf.

Vermehrter Reflux in der Nacht kann zu Asthmabeschwerden und morgendlichem Halskratzen führen. Die Probleme verstärken sich in Rückenlage, beim Bücken, Pressen, bei Anstrengung und auch unter Stress. Oft tritt Sodbrennen erstmals bei größerer Gewichtszunahme auf.

Die entscheidende Untersuchung ist die Spiegelung (Gastroskopie) von Speiseröhre und Magen. Ergänzt wird durch Druck- und Langzeit-Säuremessungen in der Speiseröhre. Dazu muss man eine dünne Sonde schlucken, die 24 bis 48 Stunden in der unteren Speiseröhre liegen bleibt.

Zur Behandlung stehen neben Diät Medikamente und die Operation zur Verfügung. Zur Diät: keine späten Mahlzeiten, Verminderung von Fett, Süßigkeiten und Zitrussäften sowie Alkohol, Verzicht auf Zigaretten, Gewichtsabnahme, kleine Mahlzeiten über den Tag verteilen.

Die wichtigste Waffe gegen das Sodbrennen ist die Medikamentengruppe der so genannten Protonenpumpenhemmer (PPI). Diese Mittel verringern die Magensäure drastisch und schützen dadurch die Schleimhaut der Speiseröhre. Sie müssen allerdings lange eingenommen werden, sind aber meist gut verträglich.

Zur Operation entschließt sich der Arzt dann, wenn die Tabletten nicht helfen. Bei der Operation wird der Übergang der Speiseröhre in den Magen verengt. Unbehandelt besteht bei Refluxkrankheit erhöhtes Risiko für Speiseröhrenkrebs.

MR Dr. Karl Maier
Internist und Kurarzt, Bad Gleichenberg (Steiermark)

Sodbrennen – wenn der Magen rebelliert

Peter D.: *Ich leide seit einiger Zeit an Sodbrennen. Bei einer Magenspiegelung wurde eine so genannte Refluxösophagitis festgestellt. Ich bekam ein Medikament, das auch gewirkt hat. Aber nach dem Absetzen kamen die Beschwerden leider wieder. Was soll ich jetzt unternehmen?*

Reflux heißt zurückfließen. Als Refluxösophagitis bezeichnet man eine Entzündung im unteren Teil der Speiseröhre, die durch Zurückfließen von Magensäure entsteht. Die Schleimhaut in der Speiseröhre ist für diese starke Säure nicht gerüstet – die Folge ist Sodbrennen. Ausgelöst wird der Säuretransport in die falsche Richtung durch eine Ventilschwäche. Zwischen Speiseröhre und Magen befindet sich ein ringförmiger Muskel, der eben als Ventil fungiert. Die Schwäche kann angeboren sein oder im Laufe der Zeit entstehen; häufig durch einen so genannten Zwerchfellbruch (medizinisch „Hiatushernie") – jene Lücke im Zwerchfell, durch die die Speiseröhre vom Brust- in den Bauchraum gleitet, ist zu groß. Ein Magenteil wird eingeklemmt.

Ernährungsfehler verschärfen die Lage: zu fett, zu süß, zu viel (!), zu spät am Abend. Auch Gewürze, Kaffee, Alkohol und Zigaretten sowie Stress können die Beschwerden begünstigen.

In vielen Fällen lässt sich im Zuge der Magenspiegelung (Gastroskopie) Bakterienbefall im Magen nachweisen. Der „Helicobacter pylori" ist ein Unruhestifter, der die Säurebildung fördert und somit auch seinen Beitrag zum Sodbrennen leistet. Der Keim kann aber mit Medikamenten gut behandelt werden.

Selbsthilfemaßnahmen sind Diät, Stressabbau, Schlafen mit erhöhtem Oberkörper und regelmäßige körperliche Aktivität mit Atemgymnastik, um das Zwerchfell zu stärken. Verzicht auf Zigaretten! Der Arzt verschreibt zusätzlich Medikamente, die konsequent und im Bedarfsfall auch über einen längeren Zeitraum eingenommen werden müssen.

MR Dr. Karl Maier
Internist und Kurarzt, Bad Gleichenberg (Steiermark)

Seit Monaten Sod- und Zungenbrennen

Michaela L.: *Seit einigen Monaten leide ich (58 Jahre) an starkem Sodbrennen und auch die Zunge brennt. Bei einer Magenspiegelung wurde sowohl eine Gastritis als auch eine Entzündung der Speiseröhre festgestellt. Medikamente wie OMex®, Agopton® und Zantac® haben nichts geholfen. Ich glaube gar nicht, dass die Magensäure schuld ist, weil Bohnenkaffee sogar etwas lindert. Zusätzlich fühle ich mich erschöpft. Ich bitte um Rat.*

Sodbrennen ist immer die Folge des Zurückfließens von saurem Magensaft in die Speiseröhre. Die Ursache ist ein mangelhafter Schluss jenes ringförmigen Muskels, der den Übergang von der Speiseröhre in den Magen bildet. Übermäßige Produktion von Magensaft verstärkt das Problem. Der mangelnde Muskelschluss entsteht durch Gewebeschwäche, Entzündungen, Ausbuchtungen oder manchmal Tumoren. Neben der Magenspiegelung sollten auch Röntgenuntersuchung sowie Druck- und Säuremessungen in der Speiseröhre erfolgen.

Grundsätzlich hilft die Behandlung mit so genannten Protonenpumpenhemmern und Mitteln, welche die Beweglichkeit der Organe im Magen-Darm-Trakt normalisieren.

Zungenbrennen hat nur selten eine organische Ursache. Es kann sich allenfalls um Mangel an Vitamin B_{12} handeln, der durch eine einfache Blutuntersuchung abgeklärt wird. Der Ersatz von Vitamin B_{12} mittels Injektionen oder Tabletten bringt das Brennen zum Verschwinden.

In den meisten Fällen jedoch steckt hinter dem Zungenbrennen eine Depression. Das wichtigste Symptom ist der fehlende Lebensschwung. Das Befinden ist durch Lustlosigkeit, Antriebsschwäche und Erschöpfung gekennzeichnet. Dagegen helfen moderne Antidepressiva hervorragend. Das richtige Mittel, ausreichend lange eingenommen, bessert nicht nur alle Symptome, sondern führt auch zur Heilung. Dazu kann auch eine Änderung der Lebensumstände entscheidend beitragen.

MR Dr. Karl Maier
Internist und Kurarzt, Bad Gleichenberg (Steiermark)

Selbsthilfe bei Sodbrennen

Martha D.: *Ich leide immer wieder an Sodbrennen. Bei der Magenspiegelung wurde keine Krankheit festgestellt. Man riet mir nur zur Umstellung der Ernährungsgewohnheiten und zur Gewichtsreduktion. Ich bitte nun um konkretere Tipps.*

Sodbrennen entsteht durch Rückfluss von Magensäure in die verkehrte Richtung, also in die Speiseröhre.

In diesem Sinne ungünstige Nahrungsmittel sind Fette, Öle, Schokolade, Kaffee, Tomaten, Zitrussäfte und Alkohol, um nur einige Beispiele zu nennen. Auch Rauchen und bestimmte Medikamente fördern diesen Rückfluss. Anstrengung, Stress, Bücken und Rückenlage verstärken die Beschwerden meistens. Übergewicht ist auch „strafverschärfend".

Wird die Ursache festgestellt (ein Ventildefekt zwischen Speiseröhre und Magen, Bakterien etc.), so stehen Medikamente und, falls diese nicht helfen, eine Operation für die Behandlung zur Verfügung.

Wichtig ist in jedem Fall Selbsthilfe! Einige Tipps:

- Keine späten Abendmahlzeiten
- Reduktion von säuernden Lebensmitteln (wie oben)
- Kleine eiweißreiche Mahlzeiten
- Gewichtsabnahme
- Rauchen einstellen

Oft erweist es sich als günstig, mit erhöhtem Oberkörper (Kopfteil erhöhen) zu schlafen. Weiters sollte man keine beengenden Kleider bzw. Gürtel tragen und für regelmäßigen Stuhlgang sorgen.

MR Dr. Karl Maier
Internist und Kurarzt, Bad Gleichenberg (Steiermark)

Colon-Hydro-Therapie: Ja oder eher Nein?

Herbert W.: *Freunde von mir machen jährlich eine Dickdarmspülung (Colon-Hydro-Therapie) und fühlen sich angeblich nachher recht wohl. Soll ich das auch einmal machen? Ein Arzt hat mir davon abgeraten.*

Behandelt wird bei der Colon-Hydro-Therapie der Dickdarm. Das Behandlungsmittel ist Wasser, dem fallweise Kräuter oder Enzyme beigesetzt werden. Soll nur der untere Darmabschnitt „behandelt" werden, genügt ein herkömmlicher Einlauf. Für den ganzen Dickdarm hingegen werden Apparaturen für längere Spülungen benützt.

Manche Ärzte raten zu dieser Maßnahme bei Verstopfung, Durchfall und sonstigen Störungen im Magen-Darm-Bereich. Immer wieder wird ins Treffen geführt, dass es zu einer „Entschlackung" käme und man „Gifte" aus dem Körper entfernen könne.

Meiner Ansicht nach kann keine dieser Versprechungen tatsächlich erfüllt werden. Berichtet wird allerdings von Komplikationen wie Infektionen und Verletzungen oder Verschiebungen des Mineralhaushaltes. Es gibt also für mich keinen seriösen Grund, zu einer Colon-Hydro-Therapie zu raten.

MR Dr. Karl Maier
Internist und Kurarzt, Bad Gleichenberg (Steiermark)

Darmkrankheit und Raucherentwöhnung

Hildegard F.: *Mein Mann ist 44 und leidet seit sieben Jahren an Coltis ulcerosa. Kann diese Krankheit anders als mit Kortison behandelt werden? Medikamente wie Salazopyrin® verträgt er nicht. Vor einem halben Jahr hörte er mit dem Rauchen auf – seither ist die Darmentzündung schlechter! Bisher hatte er vor allem unter Stress Schübe dieser Krankheit. Gibt es eine spezielle Diät? Könnte eine Mayr-Kur helfen? Haben homöopathische Mittel einen Sinn?*

Ein akuter Schub der entzündlichen Darmerkrankung Colitis ulcerosa, der auf die üblichen Medikamente nicht anspricht, muss mit Kortison behandelt werden. Anschließend ist eine Dauervorbeugung mit einem so genannten 5-ASA-Präparat bzw. mit einem Probiotikum sinnvoll. Darüber weiß der behandelnde Arzt Bescheid.

Ungünstige Erfahrungen von Colitis-ulcerosa-Patienten nach einer Rauchentwöhnung sind bekannt. In diesem Fall bewähren sich Nikotinpflaster oft recht gut.

Eine homöopathische Behandlung ist bestenfalls zusätzlich sinnvoll. Eine spezielle Diät gibt es bei dieser Krankheit nicht. Eine Mayr-Kur ist unseren Erfahrungen nach wertlos.

Auf jeden Fall sollte der Betroffene eine Spezialambulanz aufsuchen, die sich mit chronisch entzündlichen Darmerkrankungen befasst. Weiters empfehle ich Kontaktaufnahme mit einer entsprechenden Selbsthilfegruppe, die es in jedem Bundesland gibt.

Prim. Prof. Dr. Werner Weiss
Internist und Gastroenterologe, Wien

Stuhl verändert sich immer wieder

Harald K.: *Ich bin 76 und mache mir Sorgen wegen meines Stuhles. Er verändert sich seit einiger Zeit dauernd: Einmal härter, einmal weicher, dicker, dünner. Er ist aber nie flüssig und immer fast geruchlos. Bei der Vorsorgeuntersuchung wurde keine Krankheit festgestellt. Ich ernähre mich normal und mache auch etwas Bewegung. Wie beurteilt ein Arzt meinen Zustand?*

Auch ohne Krankheit oder Essstörung kann sich die Beschaffenheit des Stuhles ständig ändern. Verantwortlich dafür sind Trinkmenge, Kost und körperliche Aktivität.

Für einen geregelten Stuhlgang sind eine gewisse Flüssigkeitsmenge und ausreichend Bewegung unerlässlich. Bezüglich Kost: Gemüse und Obst sorgen verstärkt für Gärung im Darm, Fleisch, Milch und Eier regen Fäulnisprozesse an. Fett und Nüsse wirken stopfend.

Das Geheimnis eines gleichbleibend geformten Stuhles besteht in der richtigen Mischung aller Nahrungsmittel. Am besten ist Mischkost, aufgeteilt auf mehrere Mahlzeiten und in Ruhe verspeist.

MR Dr. Karl Maier
Internist und Kurarzt, Bad Gleichenberg (Steiermark)

Durch Schleim am Stuhl beunruhigt

Renate L.: *Mich beunruhigen seit einiger Zeit Schleimbeimengungen zum Stuhl. Darmspiegelungen verliefen ohne Ergebnis. Ich bitte einen Fachmann um Rat.*

Schleimbeimengungen beobachtet man bei bestimmten Formen von Dickdarmpolypen. Diese hätte man aber bei der Darmspiegelung festgestellt. Auch entzündliche Darmerkrankungen sind mögliche Auslöser sowie das so genannte Reizkolon, bei dem nervliche Fehlsteuerung eine Rolle spielt. Ich rate in Zukunft einmal im Jahr zur Darmspiegelung.

Prof. Dr. Alfred Huber
Facharzt für Chirurgie, Leiter des Zentrums für Proktologie an der Confraternität Wien

Massive Blutungen aus dem Darm ...

Friedrich P.: *Ich hatte kürzlich massive Blutungen aus dem Darm, aber sonst keine Beschwerden. Eine Untersuchung im Spital erbrachte keine klare Ursache. Wie soll ich mich jetzt verhalten?*

Dem Brief ist zu entnehmen, dass nach der Blutung gründlich im Rahmen eines Spitalsaufenthaltes untersucht wurde. Dabei konnten gefährliche Blutungsquellen wie Geschwülste (Tumoren), Divertikel (Darmausstülpungen), entzündliche Darmerkrankungen oder Hämorrhoiden ausgeschlossen werden.

Als Ursachen kommen allerdings auch Medikamente in Frage. Besonders solche, die das Blut verdünnen (Zustand nach Herzinfarkt!), manchmal auch Rheumamittel. Ich rate deshalb im beschwerdefreien Intervall nochmals zu untersuchen. Vor allem das Blutbild mit Gerinnungsfaktoren, ein Hämoccult-Test und eine Dickdarmspiegelung (Koloskopie) sollten enthalten sein.

Prof. Dr. Alfred Huber
Facharzt für Chirurgie, Leiter des Zentrums für Proktologie an der Confraternität Wien

Stuhlprobleme mit einem „Langdarm"

Karoline L.: *Ich habe ein Problem: Ich habe höchstens dreimal wöchentlich Stuhl. Andere gehen regelmäßig täglich. Angeblich habe ich einen zu langen Dickdarm. Ist das gefährlich? Kann man irgendetwas dagegen unternehmen?*

Ein Teil der Menschen wird mit einem Dickdarm geboren, der länger ist, als es dem Durchschnitt entspricht. Dieser „Langdarm" bedeutet natürlich einen längeren Weg, den die Stuhlmassen bis zum Ausgang nehmen müssen.

Probleme mit geändertem Stuhlverhalten in Form sehr seltener Stühle treten dadurch meistens erst im späteren Erwachsenenalter auf. Die sichere Diagnose des Langdarms wird mittels Spiegelung (Koloskopie) und Röntgen (Irrigoskopie) gestellt. Das abweichende Verhalten ist allerdings keine eigentliche Krankheit.

Andererseits fühlen sich die Betroffenen häufig unwohl, leiden an Völlegefühl und auch an der Unsicherheit, ob sich hinter dem seltenen Stuhlgang nicht doch eine gefährliche Krankheit verbirgt. Daher sollte man Maßnahmen setzen!

Abhilfe schafft in erster Linie ballaststoffreiche, vegetarische Kost (Obst, Gemüse, Salate) in Verbindung mit viel Trinken. Medikamentös helfen darmanregende Mittel wie Prepulsid® und ein bestimmtes Quellmittel, enthalten im Medikament Movicol®. Eine völlige Normalisierung mit täglichem Stuhlgang lässt sich jedoch meistens nicht erreichen.

Werden Hausmittel wie Leinsamen oder Flohsamen verwendet, ist es besonders wichtig, die Trinkmenge drastisch zu erhöhen! Andernfalls droht durch die breiige Verkleisterung des Darminhaltes Darmstillstand. Der wiederum kann lebensbedrohend sein!

Dr. Karl Maier
Internist und Kurarzt, Bad Gleichenberg (Steiermark)

Wenn der Darm nervenkrank ist

Barbara C.: *Ich habe manchmal innerhalb einer Stunde bis zu dreimal Stuhlgang. Bei der ärztlichen Untersuchung fand man keine Krankheit. Die Diagnose lautet „Reizdarm". Ich bitte um nähere Auskünfte darüber.*

Gleich vorweg: Die Hälfte aller Patienten mit gestörter Stuhlentleerung leidet daran. Man könnte von einem nervenkranken Darm sprechen.

Die Symptome dieser unangenehmen Erscheinung reichen von häufigen, weich-wässrigen Stühlen über harte „Schafkotstühle" und dem Gefühl unvollständiger Entleerung bis zu Schleimabgang und Blähungen. Die organischen Befunde sind in den meisten Fällen völlig normal.

Die Diagnose stellt der Arzt allerdings erst nach genauer Untersuchung und Anamnese (Befragung), um gefährliche Krankheiten nicht zu übersehen, die ähnliche Symptome verursachen.

Den Reizdarm findet man hauptsächlich bei Frauen, die unter Stress stehen. Das kann im beruflichen wie im privaten Bereich sein. Meistens liegt die Situation schon lange vor, ehe sich die typischen Beschwerden zeigen.

Erster Ansatz zur Besserung ist naturgemäß die Bereinigung der auslösenden Faktoren. Das ist vielfach nicht so leicht möglich. Deshalb sollte man sich eventuell im Rahmen einer Psychotherapie helfen lassen. Ansonsten nützen tägliche Spaziergänge, nette Gespräche mit Freunden und Nahrung mit hohem Ballaststoffanteil. Auch ein Kuraufenthalt kann die Nerven beruhigen bzw. zu positiverer Lebenseinstellung als bisher führen.

Gegen die Beschwerden selbst gibt es wirksame Medikamente, die allerdings keine Dauerlösung darstellen. Die Naturheilkunde empfiehlt Pfefferminzöl in geringen Mengen, warme Bauchwickel, Tees (Fenchel, Anis, Kümmel, Kamille, Melisse, Lavendel). Für unterwegs bietet sich übrigens Baby-Fertignahrung an. Dafür steht eine Reihe von Produkten zur Verfügung, auch Tees.

MR. Dr. Karl Maier
Internist und Kurarzt, Bad Gleichenberg (Steiermark)

Arge Probleme mit einem „Reizdarm"

Gertrude W.: *Ich bin 75 und habe schon seit längerer Zeit Stuhlprobleme. Immer wieder plagen mich Durchfälle. Dazwischen habe ich völlig normalen Stuhl. Eine Darmspiegelung ergab einen normalen Befund. Der Arzt spricht von einem Reizdarm. Ich bitte um nähere Informationen darüber.*

Der Reizdarm entsteht durch eine Störung der Funktion von Magen und Darm. Die Organe selbst zeigen sich bei der Untersuchung (Spiegelung) normal. Die Beschwerden ergeben sich aus einem fehlerhaften Zusammenspiel dieser mehrere Meter messenden Hohlorgane im Bauch.

Ein Viertel der Bevölkerung leidet weltweit daran – Frauen sind viermal häufiger betroffen. Am häufigsten tritt diese Erscheinung zwischen 30 und 40 auf, allerdings durchaus auch bei älteren Menschen.

Die Ursachen sind vielschichtig: Überempfindlichkeit der Magen-Darm-Nerven, frühere Infektionen mit Bakterien, Stress bzw. seelische Störungen. Es dürfte auch eine gewisse familiäre Häufung geben.

Wir kennen mehrere Ausdrucksformen. Die krampfartige Form ist bestimmt von Bauchschmerzen und Verstopfung. Bei einer zweiten Variante stehen Durchfälle im Vordergrund. Dann gibt es noch eine Mischform, bei der ein Wechsel aus Verstopfung und Durchfall besteht.

Fast immer wird über Blähungen geklagt. Die Schmerzen sind teils krampfartig, teils drückend oder brennend, begleitet von Völlegefühl. Stuhlgang lindert immer die Beschwerden. Oft sind Schleimbeimengungen zu beobachten. Blut hingegen ist untypisch und muss unbedingt abgeklärt werden.

Die Durchfälle bei Reizdarm sind breiig bis wässrig. Gelegentlich berichten die Patienten von unverdauten Nahrungsresten. Nächtliche Beschwerden sind selten, das Körpergewicht verändert sich meistens nicht, auch der Appetit ist gut.

Die Diagnostik dient dazu, andere Leiden wie Entzündungen oder gar Krebs mit Sicherheit auszuschließen. Findet der Arzt in diese Richtung nichts, dann kann die Diagnose Reizdarm gestellt werden.

Die Untersuchungen: Magen- und Darmspiegelung, Labor, Dünndarmuntersuchung, Ultraschall, eventuell Computertomographie, Stuhlanalyse sowie einige Funktionstests.

Für die Behandlung wichtig ist verträgliche Kost mit einem höheren Ballaststoffanteil. Allerdings können verstärkte Blähungen auftreten. Bei Verstopfung werden moderne Abführmittel gemeinsam mit Ballaststoffen eingesetzt.

Eigentliche Medikamente wie Krampflöser oder darmberuhigende Substanzen werden nur kurz angewendet. Hilfreich ist oft eine psychologische Beratung, im Einzelfall auch eine Psychotherapie. Mitunter können auch Antidepressiva erfolgreich verordnet werden.

MR Dr. Karl Maier
Internist und Kurarzt, Bad Gleichenberg (Steiermark)

Divertikel müssen nicht schmerzen

Irene W.: *Ich bin 68 Jahre alt und bekam kürzlich eine Darmspiegelung, bei der Polypen entfernt wurden. Dabei stellte der Arzt auch zahlreiche Divertikel fest. Ich bekam aber keine Behandlung. Allerdings leide ich auch nicht an Beschwerden. Sollte ich nicht behandelt werden?*

Divertikel sind erbsen- bis kirschgroße Ausstülpungen der Wand des Dickdarmes. Meistens entstehen sie im fortgeschrittenen Alter vorwiegend im linken absteigenden Dickdarmast.

Bereiten diese Ausstülpungen keine Beschwerden, dann spricht man von Divertikulose. Sind Beschwerden vorhanden, spricht man von Divertikelkrankheit. Wenn sich die Divertikel entzündet haben, liegt eine Divertikulitis vor.

Der entscheidende Auslöser ist zu starkes Druckgefälle zwischen Darmlichtung und Bauchhöhle. Bei häufiger auftretenden, krampfartigen Bauchbeschwerden und Verstopfung ist demnach früher mit Divertikeln zu rechnen.

80 Prozent der Divertikelträger haben keinerlei Beschwerden. Die Feststellung der Veränderung ist dann lediglich ein Zufallsbefund. Machen sich Divertikel hingegen bemerkbar, dann sind die Symptome Schmerzen im linken Unterbauch, Stuhlunregelmäßigkeiten, eine tastbare „Walze“ (der entzündete Darm) links unten. Es können Blutungen eintreten, wenn ein Äderchen in der ausgebuchteten Darmwand reißt.

Entzündete Divertikel äußern sich mit Schmerzen, Koliken, Fieber und gestörter Harnentleerung. Komplikationen sind ein Übergreifen der Entzündung auf das Bauchfell (Peritonitis), Blutvergiftung, Abszesse und Darmlähmung (Ileus). Chronisch entzündliche Formen können zu Fisteln (Löcher in der Darmwand) und Darmverengung (Stenose) führen.

Die Diagnose wird mittels Darmspiegelung (Koloskopie) und Darmröntgen (Irrigoskopie) gestellt. Auch Ultraschall und Computertomographie können die Diagnostik ergänzen. Das wird speziell im hochakuten Stadium oder bei Gefahr einer Darmdurchbohrung der Fall sein.

Sind Divertikel unkompliziert, machen aber trotzdem Beschwerden, so genügt es, als Behandlung ballaststoffreich zu essen und reichlich Flüssigkeit zuzuführen. Der Druck im Dickdarm wird dadurch vermindert. Mein Kostvorschlag: Vollkornprodukte, Gemüse, Erdäpfel und Obst.

Entzündliche Formen hingegen brauchen Antibiotika und leichte Kost bis hin zu Formeldiäten. Darüber sollte man den Arzt entscheiden lassen. Schwere Formen müssen im Spital behandelt werden – es ist vielfach künstliche Ernährung mit Infusionen nötig.

Abszesse, Fisteln und Darmdurchbrüche müssen natürlich operiert werden.

MR Dr. Karl Maier
Internist und Kurarzt, Bad Gleichenberg (Steiermark)

Therapien gegen Hämorrhoiden

Michael H.: *Ich bin 54 Jahre alt, nicht übergewichtig und leide immer wieder unter Hämorrhoiden. Vor mehr als einem Jahr wurde ich deshalb in Vollnarkose operiert. Die Knoten kommen aber wieder. Jetzt habe ich von ambulanten Behandlungsmöglichkeiten gelesen. Ich hätte gerne nähere Auskunft darüber.*

Hämorrhoiden stellen eine recht häufige Veränderung des Enddarmes dar und sind für die Patienten mit immer wiederkehrenden Beschwerden verbunden. Es handelt sich um krankhafte Erweiterungen von Venenräumen in der Analregion. Die Entstehung wird zum Beispiel durch Vererbung, Übergewicht und auch chronische Verstopfung gefördert.

Typische Symptome sind Jucken und Brennen am After, sowie in weiterer Folge auch Schmerzen und Blutbeimengungen am Stuhl.

Hämorrhoiden sollten grundsätzlich immer von Fachärzten (Chirurgen, Internisten) begutachtet werden. Bei Blutungen sollte der gesamte Dickdarm mittels Spiegelung untersucht werden, um andere, gefährlichere Blutungsquellen auszuschließen.

Steht die Diagnose Hämorrhoiden fest, so werden diese in verschiedene Klassen eingeteilt. Die Behandlung kann dann von der Verabreichung von Zäpfchen und Salben bis zur Operation reichen.

Sind die Hämorrhoiden noch nicht so deutlich ausgeprägt, kommt eine so genannte Gummibandligatur als Therapie in Frage. Dabei werden die Knoten mittels Gummiband abgeklemmt. Sie fallen nach einer gewissen Zeit von selbst ab. Dieser völlig unblutige Eingriff erfolgt am besten in Kurznarkose, aber ambulant – man muss nicht im Spital bleiben.

Ebenso ist eine Verödung möglich. Auch diese Behandlung geschieht ambulant. Für Schmerzfreiheit sorgt am besten eine Oberflächenanästhesie („Vereisung").

Sind die Hämorrhoiden hingegen deutlich ausgeprägt, bzw. nach einer Operation wieder aufgetreten, so ist eines der eben beschriebenen Verfahren vermutlich nicht mehr möglich. Dann bleibt eine neuerliche Operation mit Abtragung der Hämorrhoiden unumgänglich.

Dafür stehen verschiedene Vorgehensweisen zur Wahl. Welche Methode im Einzelfall die richtige ist, wird ein erfahrener Chirurg nach eingehender Abklärung vorschlagen.

Prim. Dr. Christoph Handl
Facharzt für Chirurgie, Wien

Colitis ulcerosa: Oft Operation nötig

Dagmar V.: *Ich bin 38 und leide seit einigen Monaten an Colitis ulcerosa. Ich nehme Medikamente, aber das Blut im Stuhl hört einfach nicht auf. Ich bitte um einen Rat. Kann mir eine Operation helfen?*

Colitis ulcerosa ist eine chronische Entzündung der Dickdarmschleimhaut aus ungeklärter Ursache. Die Krankheit beginnt im Mastdarm und breitet sich von dort aus.

Betroffen sind alle Altersgruppen. Meistens beginnt das Leiden aber zwischen dem 20. und 30. Lebensjahr. Das Leitsymptom ist immer die Darmblutung. Das Stuhlverhalten kann verschieden sein. Je nach Schwere der Krankheit stellen sich Gewichtsverlust, Fieber und Blutarmut ein. Auch Gelenkschmerzen und Augenentzündungen können in der Folge auftreten.

Diagnostiziert wird die Krankheit durch Dickdarmspiegelung (Koloskopie). Bei sehr akuten Formen wird allerdings wegen der Gefahr des Darmrisses darauf verzichtet. Durch Laboruntersuchungen werden eventuelle Komplikationen festgestellt.

Die Behandlung richtet sich nach Schwere und Dauer des Leidens. Für leichtere Formen genügen bestimmte Entzündungshemmer als Zäpfchen oder Tabletten. Schwere Schübe brauchen zusätzlich Kortison als Einlauf oder Tabletten. Bei sehr schweren Formen wird die eigene Körperabwehr durch Medikamente gezielt unterdrückt. Eine spezielle Colitis-Diät gibt es nicht.

Falls die genannte Behandlung nicht zufriedenstellend anspricht, bleibt als Ausweg nur eine Operation. Das ist bei ungefähr 15 Prozent der Erkrankten der Fall. Patienten mit Colitis ulcerosa müssen engmaschig überwacht werden.

MR. Dr. Karl Maier
Internist und Kurarzt, Bad Gleichenberg (Steiermark)

Lebensgefahr durch Darmbakterien

Friedrich G.: *Mir geht es derzeit gesundheitlich nicht gut. In meinem Befund steht: Blutkultur: E. Coli, sept. HWI mit drohendem Multiorganversagen. Da mir der Befund nicht wirklich erklärt wurde, bitte ich nun Sie darum.*

Sie leiden an einer massiven Infektion der Harnwege. Der Keim wurde „entlarvt“ – es handelt sich um das grundsätzlich im Darm lebende Bakterium Escherichia Coli, das im Harntrakt nichts zu suchen hat. Es gilt allerdings als einer der häufigsten Erreger von Harnwegsinfektionen.

Gelangt der E. Coli durch eine aufsteigende Infektion durch die Harnröhre nach oben, wird man krank. Der Harn wird trüb, stinkend und es brennt meistens stark beim Urinieren.

Bei schweren Infektionen kann es sogar zum Übertritt der Keime ins Blut kommen. Dadurch entsteht eine so genannte Sepsis, eine Blutvergiftung. Ist diese sehr schwer, dann droht das Versagen lebenswichtiger Organe wie Niere, Leber oder auch Herz.

Soweit lassen es die Ärzte aber ganz bestimmt nicht kommen, zumal der Erreger ja ohnedies bereits bekannt ist. Man kann solche Infektionen heute zum Glück erfolgreich behandeln.

OA Dr. Herbert Woschnagg
Facharzt für innere Medizin, Wien

Darmspülung bei arger Verstopfung

Brigitte P.: *Ich leide seit 20 Jahren nach Umstellung meiner Ernährung (habe von 130 Kilo auf 67 Kilo abgenommen) an arger Verstopfung. Ich trinke viel, esse Ballaststoffe und war auch schon im Spital. Dort wurde ein Blähdarm festgestellt. Homöopathische Arzneien halfen ebenso wenig wie Abführmittel. Gibt es für mich eine Chance, jemals wieder halbwegs normal auf die Toilette gehen zu können?*

Eine sehr gute Möglichkeit, abgelagerten Stuhl zu lösen, stellt die Colon-Hydro-Therapie dar. Dabei wird mit einem Gerät der gesamte Dickdarm durchspült. Alte Stuhlschlacken weichen sich nach und nach auf und können mit Wasser ausgeschieden werden.

Während der Spülung liegt man bequem auf dem Rücken. Nach drei Therapieeinheiten (Dauer jeweils 45 Minuten) ist eine schwere Verstopfung meistens beseitigt. Die Kosten liegen bei etwa 90 Euro pro Behandlung.

Dr. Andrea Anschütz
Ärztin für Allgemeinmedizin, Neulengbach (Niederösterreich)

Nähere Auskünfte unter 02772 55775

Verstopfung durch Muskelschwäche

Waltraud K.: *Ich bin 58 Jahre alt und leide seit einigen Jahren an chronischer Verstopfung. Angeblich sind meine Darmmuskeln zu schwach. Wie könnte ich diesen Zustand bessern? Ich bitte um Rat.*

Bei zu geringer Muskeltätigkeit des Dickdarmes ist vermehrte Aufnahme von Ballaststoffen und Flüssigkeit das Richtige. Das ist bekannt. Allerdings wird oft zu wenig genommen. Je zwei Esslöffel Weizenkleie oder geschroteter Leinsamen in ein Jogurt oder in die Suppe gerührt und zwei Liter Flüssigkeit pro Tag verfehlen nur recht selten die Wirkung.

Zusätzlich kann der Hausarzt ein Medikament verordnen, das die Muskeltätigkeit des Darmes anregt. Auch Zäpfchen, die durch Gasbildung den Stuhlreflex auslösen, können hilfreich sein und haben keine Nebenwirkungen.

Prof. Dr. Enno Hentschel
Facharzt für innere Medizin, Wien

Seit Monaten nur mit Abführmitteln

Irene P.: *Ich bin 18 und habe schon seit sechs Monaten keinen Stuhlgang mehr ohne Abführmittel. Ich musste außerdem die Dosis ständig steigern. Derzeit nehme ich schon 11 Dragees. Alle „natürlichen" Versuche mit Müsli usw. sind fehlgeschlagen. Ich bitte um Rat! Muss ich ins Spital?*

Bei einer derart ausgeprägten Verstopfung ist eine Röntgenuntersuchung des Darmes, eventuell auch Spiegelung, sicher sinnvoll. Aus dem Röntgen lässt sich erkennen, ob ein schlaffer Darm, ein stark verkrampfter Darm oder eine andere Störung vorliegt. Daraus ergeben sich unterschiedliche Behandlungen.

Die Einnahme von Ballaststoffen, die ja schon versucht wurde, wird oft nicht genügend konsequent durchgeführt. Weizenkleie oder geschroteter Leinsamen sollten langsam gesteigert werden. Beginnend mit 2-mal 1 EL bis schließlich 3-mal 2 EL in Jogurt, Buttermilch, Suppe, Müsli usw.

Ganz wichtig ist, sehr viel zu trinken – mindestens 2 Liter pro Tag. Andernfalls können die Ballaststoffe nicht aufquellen, was die Wirkung ausmacht.

Nach den Mahlzeiten wenigstens eine Viertelstunde Bewegung machen. Etwa Gehen und dabei die Bauchdecke immer wieder kräftig einziehen und loslassen. Das hilft ebenfalls, den Stuhlreflex auszulösen.

Um von 11 Abführtabletten pro Tag wegzukommen, ist eine Umstellung im Krankenhaus wahrscheinlich zweckmäßig.

Prim. Prof. Dr. Enno Hentschel
Facharzt für innere Medizin, Wien

Blähungen durch Fermentschwäche

Elfriede L.: *Ich leide seit Monaten an starken Blähungen und auch an Brennen beim Urinieren. Der Arzt hat keine Ursache gefunden. Muss ich mich damit abfinden oder gibt es Hilfe?*

Bei vielen Menschen bestehen mehrere Beschwerden gleichzeitig, ohne dass dafür konkrete organische Ursachen gefunden werden. Blähungen etwa sind an sich keine Krankheit. Die Luft im Darm kann aber auf Fermentschwäche beruhen. So sind etwa zehn Prozent der Menschen in unseren Breiten nicht in der Lage, Milchzucker aufzuspalten.

Wenn die von diesem Fermentmangel betroffenen Personen Milch oder Milchprodukte zu sich nehmen, treten Blähungen und Durchfälle auf. Bohnen und etliche andere Gemüsesorten wiederum enthalten so genannte Trisaccharide (dreiwertige Zucker), die vom Darm nur ungenügend verarbeitet werden. Für die Aufspaltung sind bestimmte Bakterien notwendig, die mitunter fehlen. Dann entsteht Luft – der Mensch hat also Blähungen.

Brennen beim Urinieren ist ein eindeutiges Zeichen einer Entzündung bzw. Infektion im Harntrakt. Das wäre aber mit Sicherheit vom Arzt erkannt worden. Das gleichzeitige Auftreten mehrerer Symptome lässt eine funktionelle Störung vermuten.

Das heißt, es könnte eine Störung des unbewussten Nervensystems (Vegetativum) vorliegen, die durch seelische Belastungen verschiedenster Art entstehen kann. Das Vegetativum ist ein „Ventil der Seele".

Ich rate zu Medikamenten, die eine Normalisierung der Darmtätigkeit bewirken. Weiters nach Rücksprache mit dem Arzt zu antidepressiv wirkenden Substanzen (leichte Beruhigungsmittel), zu vermehrter körperlicher Aktivität (wie etwa Ausdauersport), zu allfälligen Änderungen der Essgewohnheiten (man stellt ja selbst fest, was man verträgt und was nicht) und eventuell zu psychotherapeutischer Betreuung. All das kann hilfreich sein, um die Beschwerden zu beheben.

OA Dr. Herbert Woschnagg
Facharzt für innere Medizin, Wien

Verzweifelt wegen starker „Winde"

Renate L.: *Ich bin 34 und leide seit Jahren an starken Blähungen. Meistens verbreiten diese Winde einen so unangenehmen Geruch, dass ich schon Angst habe, unter Leute zu gehen. Ich bin so verzweifelt, dass ich ohne Partner lebe, weil ich Angst habe, „es" könnte beim Sex passieren. Die Blähungen treten auf, egal, ob ich Wurst, Obst, Vollkornprodukte oder Nudeln esse. Was kann mir weiterhelfen?*

Zunächst Grundsätzliches über „Winde": Die Gasmenge im Magen-Darm-Trakt beträgt zu einem beliebigen Zeitpunkt 100 Milliliter. 99 Prozent der Gase bestehen aus Stickstoff, Sauerstoff, Wasserstoff, Methan und Kohlendioxid. Der Rest entfällt auf Schwefelwasserstoff oder Ammoniak.

Im Magen ist nur wenig Gas, als so genannte Magenblase. Das Gas dort besteht aus der Luft, die beim Essen und Trinken dorthin gelangt. Im oberen Dünndarm entsteht nach einer Mahlzeit vermehrt Kohlendioxid, das fast zur Gänze wieder in den Körper aufgenommen wird.

Den höchsten Gasgehalt hat der Dickdarm. Dieses Gas besteht vorwiegend aus Wasserstoff, Kohlendioxid, Stickstoff und Methan. Gebildet werden diese Gase aus Ballaststoffen und Fettsäuren. Die tägliche Gasmenge ist enorm: Zum Beispiel bis zu 10 Liter alleine an Wasserstoff! Die Gase werden zum Teil abgeatmet und teilweise von Dickdarmbakterien („Darmflora") verwertet.

Vermindert wird der Gasgehalt aber natürlich auch durch Windabgänge. Die normale Frequenz beträgt 8- bis 20-mal am Tag. Insgesamt verlassen auf diesem Wege 500 bis 1.200 Milliliter Gas den Körper.

Für den typischen Geruch verantwortlich sind Stoffe aus der Nahrung und nach neuen Erkenntnissen auch die Zufuhr von Spurenelementen wie etwa Zink.

Wer sich von zu vielen Winden belästigt fühlt, sollte den Arzt aufsuchen. Wichtige Untersuchungen sind bestimmte Labortests und die Spiegelung von Magen und Darm. Organische Ursachen (beispielsweise Störung der Bauchspeicheldrüse) müssen und können entsprechend behandelt werden. Bei normalen Befunden sollte man an eine Änderung der Lebensgewohnheiten denken:

- Tägliche Bewegung an der frischen Luft (Arbeit, Sport) „entgast" den Bauch
- Blähende Speisen wie Hülsenfrüchte, Kraut, Kohl, Lauch, Gurken, Zwiebeln, Rettich und Blattsalate reduzieren; „Windmacher" sind auch etwa unreifes Obst, Rosinen, Nüsse, Pilze, Beeren
- Windlindernd sind Gewürze wie Anis, Kümmel, Fenchel, Kamille, Koriander, Liebstöckel, Petersilie, Pfefferminze oder Wermut

MR Dr. Karl Maier
Internist und Kurarzt, Bad Gleichenberg (Steiermark)

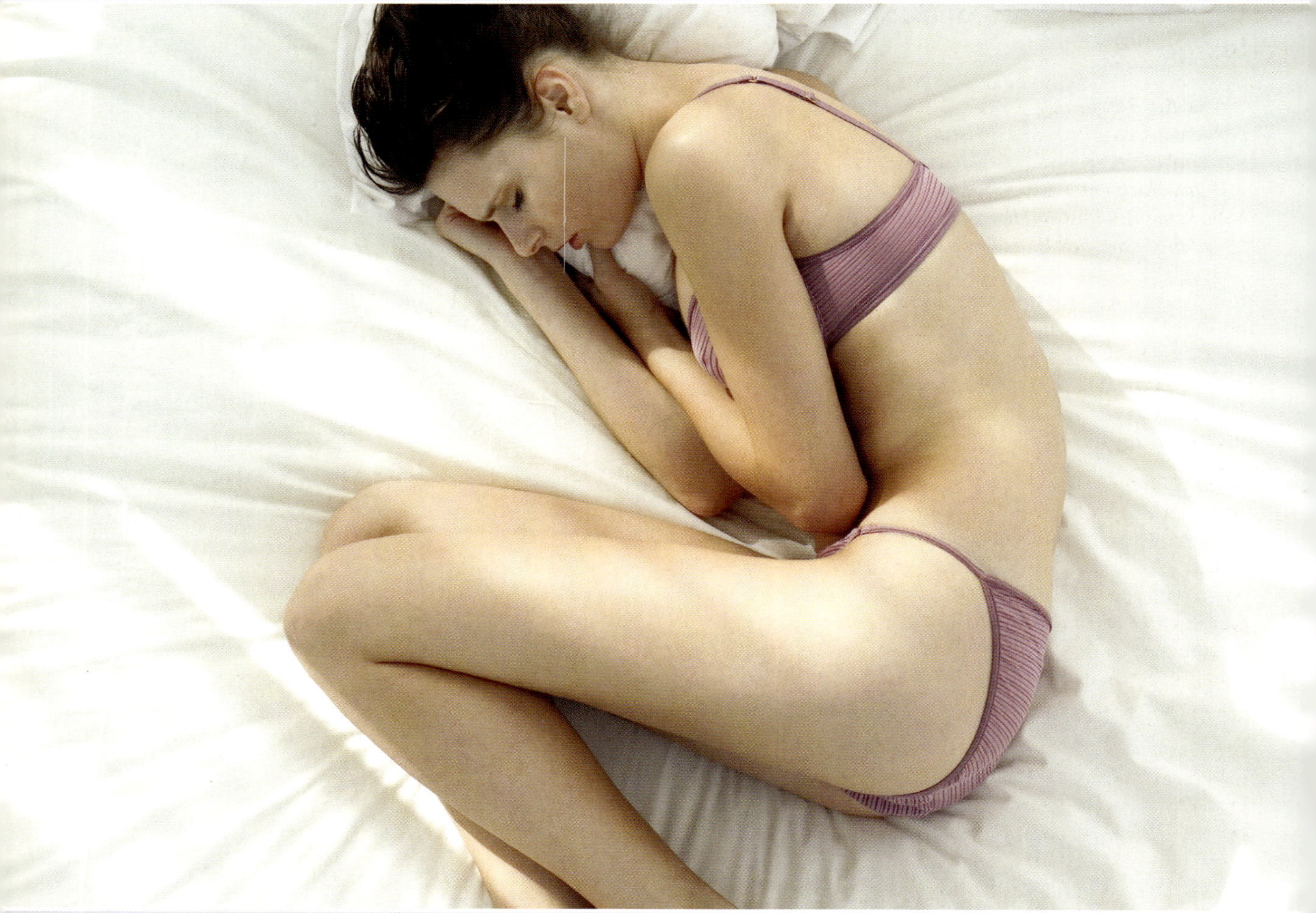

Harnwege
Harnblase und Nieren

Unsichtbares Blut im Harn festgestellt

Maria K.: *Bei mir, 57, wurde Blut im Harn festgestellt, das ich jedoch nicht sehen konnte. Zusätzlich finden sich seit einem Monat bräunliche Flecken auf meiner Unterwäsche. Nach einer Curettage meinte der Frauenarzt, er habe keine Blutungsquelle gefunden. Kann das Blut vom Harnleiter oder der Blase kommen?*

Mit freiem Auge nicht sichtbare Blutbeimengungen im Harn nennt man Mikrohämaturie. Dieser Befund wird sehr häufig bei der routinemäßigen Untersuchung von Urinproben erstellt. Meistens liegt eine vermehrte Durchlässigkeit von roten Blutkörperchen durch die Poren der Nierenkanälchen vor.

Diese Durchlässigkeit besteht verstärkt nach Viruserkrankungen (wie grippale Infekte), nach schweren Allgemeinerkrankungen, nach der Einnahme von Medikamenten über eine längere Zeit, bei Erkrankungen des Nierengewebes, bei hohem Blutdruck oder Diabetes, um einige Beispiele zu nennen. Diese Blutbeimengungen kann man durch eine spezielle mikroskopische Untersuchung von frischen Blutungen unterscheiden. Meistens haben sie keine krankhafte Bedeutung.

Frische rote Blutkörperchen dürfen dem Harn nur in ganz kleinen Mengen beigemengt sein, etwa 6 pro Mikroliter. Wird diese Zahl überschritten, muss der Ursache der Blutung unbedingt nachgegangen werden. Mögliche Ursachen sind Harnsteine, Entzündungen, aber auch Krebs.

Sichtbare Blutbeimengungen (Makrohämaturie) bedürfen natürlich immer einer Abklärung. Zu unterscheiden sind Blutungen, die mit Symptomen einhergehen, und solche ohne Symptome. Blutiger Harn mit Blasenbeschwerden hat meistens einen entzündlichen Hintergrund. Blutungen ohne Beschwerden deuten auf Krebs oder Harnsteinerkrankungen hin.

Bräunliche Flecken in der Wäsche weisen eher auf ein Geschehen im Bereich der Harnröhrenöffnung hin. Da kommen kleine Einrisse der Schleimhaut in Frage, die bei Frauen nach dem Wechsel häufig auftreten. Es können sich auf der Schleimhaut auch gutartige Wucherungen bilden, die zu Blutungen führen.

Eine Spiegelung der Harnröhre kann außerdem seltene Ursachen auffinden: Ausstülpungen der Harnröhre (Divertikel) oder bösartige Tumoren. Mit Hilfe von Tampons kann vor einem intensiven urologischen Eingriff ausgeschlossen werden, dass die Blutung nicht doch aus der Scheide kommt.

Prof. Dr. Christian P. Schmidbauer
Facharzt für Urologie, Wien

Blutausfluss aus der Harnröhre

Josef P.: *Ich habe kürzlich Blutspuren in meiner Unterhose entdeckt. Was sind die möglichen Ursachen und was soll ich unternehmen?*

Tritt Blut aus der Harnröhre, so ist es von Bedeutung, ob gleichzeitig Schmerzen beim Urinieren bestehen oder nicht. Bei Schmerzen handelt es sich meistens um eine Infektion der Harnröhre oder um eine Entzündung der Blase.

Eine Untersuchung des Harns liefert in Zusammenhang mit den Beschwerden meistens eindeutige Ergebnisse. Wenn die Beschwerden abklingen und sich der Harnbefund normalisiert, so ist mit keinen weiteren Folgen zu rechnen.

Tritt die Blutung hingegen schmerzlos auf, so ist zu entscheiden, ob das Blut ohne Harnbeimengung aus der Harnröhre fließt, ob es am Ende des Urinierens auftritt oder sich der Harn blutig verfärbt. Ein blutig gefärbter Harn stellt immer ein Alarmzeichen dar.

In diesem Fall ist eine Untersuchung des gesamten Harntraktes erforderlich, um die Blutungsquelle herauszufinden. Häufigste Ursachen sind ein Tumor, ein Harnstein oder eine ohne Schmerzen einhergehende Entzündung der Niere.

Blut am Ende des Urinierens weist auf Veränderungen im Bereich der Prostata und der Harnblase hin.

Eine reine Blutung – meistens sind es nur wenige Tropfen – aus der Harnröhre ohne Beschwerden entsteht durch Verletzungen, kleine Einrisse, manchmal bei Verengung der Harnröhre und auch bei Vergrößerung der Prostata: Da platzen mitunter winzige Blutgefäße, die auf der vergrößerten Prostata liegen.

Auf jeden Fall sind Blutabsonderungen aus der Harnröhre bzw. Blutspuren im Harn ein wichtiger Grund, umgehend einen Urologen aufzusuchen, um schwerwiegende Folgen in der Zukunft zu vermeiden.

Prof. Dr. Christian P. Schmidbauer
Facharzt für Urologie, Wien

Harnwegsinfekt: Viel oder wenig trinken?

Lisbeth W.: *Ich habe häufig Brennen beim Urinieren und musste schon öfter Antibiotika nehmen. Mein Arzt empfahl mir, viel zu trinken. Nun höre ich aber, man soll nur wenig Flüssigkeit zu sich nehmen. Was ist nun richtig?*

Brennen beim Urinieren ist ein typisches Zeichen für eine Harnwegsinfektion – eine durch Bakterien verursachte Infektion der Blase oder auch der Nieren.

Glücklicherweise kann diese Krankheit längst recht gut mit Antibiotika behandelt werden. Diese töten den Erreger im Harn ab.

Im Allgemeinen wird Patienten, die an Harnwegsinfekten leiden, geraten, viel zu trinken. Das hat auch durchaus Berechtigung. Lediglich während der Behandlung mit einem Antibiotikum soll nicht mehr getrunken werden, als es der Durst ohnedies gebietet.

Das hat eine einfache Erklärung: Trinkt der Patient während der Medikamenteneinnahme, dann kommt es zu einer starken Verdünnung des Präparates im Harn. Weniger empfindliche Keime können dann überleben und die Infektion würde unter Umständen nicht abheilen.

OA Dr. Herbert Woschnagg
Facharzt für innere Medizin, Wien

Wenn die Harnblase geschädigt ist

Carla I.: *Ich bin 60 und habe ein Blasenleiden: Eine interstitielle Zystitis. Bisher haben weder schulmedizinische noch homöopathische Behandlungen genützt. Ich bitte um Rat.*

Bei der interstitiellen Zystitis kommt es durch Schädigung der oberflächlichen Schichten der Harnblase zum dauernden Eintritt gewisser Stoffe, die dann mit dem Harn transportiert werden. Das führt zu einer chronischen Entzündung mit ständigem Harndrang und bei längerem Verlauf auch zur Verdickung der Blasenwand. Das vermindert das Füllvermögen der Blase weiter. Bei gleichzeitiger Schwächung des Schließmuskels kann auch unwillkürlicher Harnverlust (Inkontinenz) dazukommen.

Zur Diagnose dieser Erkrankung gehört eine urodynamische Untersuchung, bei der die Funktion der Harnblase und des Schließmuskels bestimmt werden. Weiters ein Kaliumchlorid-Sensitivitätstest und eine spezielle Untersuchung in Narkose, bei der auch Gewebeproben aus der Blasenschleimhaut entnommen und unter dem Mikroskop untersucht werden.

Wenn sich die Diagnose bestätigt und andere Erkrankungen wie etwa bakterielle Harnwegsinfektionen und bösartige Veränderungen der Blasenschleimhaut ausgeschlossen sind, wird gezielt behandelt.

Es gibt etwa die Möglichkeit Substanzen einzunehmen, welche die Beschaffenheit der Oberfläche der Harnblase wieder verbessern sollen. Man kann dafür Tabletten schlucken oder das Medikament in die Blase einspülen, was laut Anfrage geschehen ist.

Gleichzeitig aber müssen die häufigen bakteriellen Infektionen antibiotisch behandelt werden. So genannte Anticholinergika können zusätzlich verordnet werden, wenn der Harndrang sehr quälend ist.

Falls diese Mittel wegen Austrocknung der Schleimhäute vor allem im Mundbereich nicht vertragen werden, stehen Substanzen mit geringeren Nebenwirkungen zur Verfügung, die direkt über ein Hautpflaster aufgenommen werden.

Bei einer Schädigung des Schließmuskels und einer Harninkontinenz aus diesem Grund kann eine Operation helfen.

Im Extremfall können einpflanzbare Nervenstimulatoren zur Verbesserung dieses schwierigen Krankheitsbildes führen. Sind die Intervalle beim Wasserlassen so kurz oder die Blasenschmerzen so groß, dass die Lage unerträglich wird, so kann die erkrankte Harnblase chirurgisch ersetzt werden.

Prof. Dr. Christian P. Schmidbauer
Facharzt für Urologie, Wien

Bei Reizblase hilft am besten Wärme

Heidemarie T.: *Ich bin 48 und habe ein lästiges Problem: Beim geringsten Kältegefühl spüre ich sofort meine Blase. Ich muss oft auf die Toilette und bekomme im Unterbauch Krämpfe. Bakterien wurden bei mehreren Kontrollen keine im Harn festgestellt, deshalb will ich auch die verordneten Antibiotika nicht mehr nehmen. Was kann ich noch tun?*

Nach der chinesischen Medizin ist Kälte der klassische Auslöser für Nieren- und Blasenbeschwerden. Behandelt wird dementsprechend mit Wärme: Ärzte, die in traditioneller chinesischer Medizin (TCM) ausgebildet sind, erwärmen mehrere Punkte auf dem Nieren- und Blasenmeridian mit einer glosenden Zigarre aus Beifußkraut (Moxa).

Die Betroffenen müssen auch ihre „kalte" Ernährung ändern: statt kühlendem Jogurt, Orangensaft, rohem Salat oder Müsli besser Erwärmendes wie gekochte Getreidegerichte, Ingwer, gut gewürzte Gemüseeintöpfe, warmes Kompott mit Zimt, viel Kräutertee (Zinnkraut, Goldrute, Heidekraut, in Apotheken erhältlich oder bestellbar) zu sich nehmen.

Zusätzlich macht eine Vaginalcreme aus pflanzlichem Östrogen die Schleimhaut widerstandsfähiger und beugt Überempfindlichkeit vor. Sehr angenehm erleben die Patienten die entkrampfende und durchblutungsfördernde Wirkung eines Magnetfeldkissens am Unterbauch: Täglich zweimal 15 Minuten, 1 bis 5 Hertz, 10 bis 20 Gauß. Man wird durch all diese Maßnahmen bald wieder beschwerdefrei und auch „wetterfest".

Dr. Patricia Winkler-Payer
Vitalarztpraxis, Klagenfurt

Wie viel kann die Harnblase fassen?

Richard L.: *Wie viel fasst die Harnblase eines durchschnittlich großen Menschen? Können Kürbiskerndragees gegen Blasen- und Prostatabeschwerden wirklich helfen?*

Das Fassungsvermögen der Blase nimmt mit dem Wachstum zu. Bei Kindern bis zum Schulalter multipliziert man das Alter mit 30 ml und erhält so einen Richtwert. Beim Erwachsenen hängt die Kapazität der Blase vom Alter und von der Geschwindigkeit der Blasenfüllung ab.

Bei durchschnittlicher Trinkmenge (etwa 2,5 l/Tag) wird die Blase bei mittlerer Kapazität (400 ml) alle 4 Stunden entleert. Im Alter wird das Fassungsvermögen durch Abnahme der Elastizität der Blasenwand und durch Veränderungen der Nerven, die Füllung und Entleerung steuern, geringer.

Wesentliche Veränderungen können sich auch durch Erkrankungen wie etwa Vergrößerung der Prostata und die damit verbundene erschwerte Entleerung ergeben. Jüngere Erwachsene können bis zu 1 l Flüssigkeit halten. Besonders unter dem Einfluss von Drogen und Alkohol kann das Fassungsvermögen sogar noch weiter ansteigen.

Ältere Menschen haben meistens eine kleinere Blasenkapazität und müssen daher häufiger entleeren. Wird die Blase aus krankhaften Gründen nicht vollständig entleert, bleibt so genannter Restharn in der Blase zurück, was das Fassungsvermögen vermindert.

Vor allem Kürbiskerne werden seit langem zur Behandlung der Prostatavergrößerung und bei Blasenproblemen (häufiges Wasserlassen) eingenommen. In den Kürbiskernen ist eine große Anzahl verschiedener chemischer Stoffe vereint, die alle eine gewisse Wirkung entfalten. Es ist jedoch schwierig, diese einzelnen Substanzen wissenschaftlich zu beurteilen.

Prof. Dr. Christian P. Schmidbauer
Facharzt für Urologie, Wien

Probleme mit der Blase immer ärger

Helga R.: *Ich bin 72 und habe schon seit Jahren mit der Harnblase Probleme, die aber nun immer ärger werden. Dauernd muss ich auf die Toilette gehen – oft komme ich zu spät. Ich möchte mit niemandem darüber sprechen, weil ich mich schäme. Gibt es für mich Hilfe? Vielleicht Medikamente?*

Wenn jemand so oft auf die Toilette muss und den Drang nicht mehr unterdrücken kann, also unter unfreiwilligem Harnverlust leidet, dann hat er wahrscheinlich ein so genanntes Reizblasensyndrom mit Dranginkontinenz. Der unkontrollierte Harnabgang entsteht dabei nicht durch eine Schwäche des Schließmuskels der Blase, sondern durch eine Funktionsstörung dieses Organs.

Mit zunehmendem Alter bekommt auch unsere Blase „Falten" – altersbedingte und krankhafte Veränderungen in der Blase selbst machen sie dann leichter erregbar. Schon bei kleinen Füllmengen tritt heftiger Drang auf, der rasch zur Entleerung zwingt. Durch eine mangelhaft gewordene Steuerfunktion des Gehirns hat die Blase infolge der geschilderten Veränderungen gleichsam „verlernt" zu warten und den Harndrang zu unterdrücken.

Behandlungsmöglichkeiten stehen zur Verfügung! Leider suchen die Betroffenen oft zu spät aus falscher Scham oder auch Unwissenheit professionelle Hilfe. Man schätzt die Zahl der in Österreich an dieser Form der Blasenschwäche Leidenden auf mehr als 850.000 Frauen und Männer. Davon sprechen jedoch nur wenige mit ihrem Arzt über das Problem.

Aus Untersuchungen geht hervor, dass mehr als zwei Drittel der Betroffenen versuchen, alleine mit dem Umstand zurechtzukommen, nicht mehr „dicht" zu sein.

Diese Einstellung hat schwerwiegende Folgen. Nicht nur gesundheitlich, sondern auch sozial. Die Kranken vereinsamen, beginnen depressiv zu werden. Das wiederum verstärkt den unfreiwilligen Harnabgang. Ein verhängnisvoller Kreislauf schließt sich.

Zur Behandlung: Für alle Formen der Blasenschwäche gilt, dass verschiedene Maßnahmen ergriffen werden müssen. Dabei helfen Arzt und Physiotherapeut – mit Medikamenten und Anleitungen zum Blasentraining sowie Beckenbodengymnastik.

Die bewussten Medikamente üben entspannende Wirkung auf die Blase aus. Diese kann nun deutlich mehr Harn behalten, die Zeit bis zum Auftreten des Dranges wird verlängert.

Die Betroffenen müssen weniger häufig die Toilette aufsuchen, die Kontrolle über die Entleerung wird so verbessert. Das Training wiederum stärkt jene Muskeln, die auch mithelfen, den Harn wieder besser halten zu können.

Die Servicenummer 0810 100455 (zum Ortstarif) der Medizinischen Kontinenzgesellschaft steht Montag bis Freitag von 8.00 bis 12.00 Uhr für allgemeine Anfragen zur Verfügung. Unter dieser Nummer kann auch gratis Informationsmaterial angefordert werden.

Jeden Montag von 17.00 bis 18.00 Uhr beraten Expertinnen und Experten der Medizinischen Kontinenzgesellschaft Österreich unter der Hotline-Nummer 0810 100455 anonym und zum Ortstarif zu allen Fragen der Inkontinenz.

Prof. Dr. Helmut Madersbacher
Facharzt für Urologie, Innsbruck

Ständig Schmerzen beim Urinieren

Gerhard S.: *Ich habe ständig Schmerzen beim Urinieren. Es brennt immer – aber nicht direkt in der Harnröhre, sondern nur vorne im Bereich der Eichel. Alle paar Tage werden die Schmerzen so arg, dass ich sie kaum mehr aushalte. Die Ärzte haben mir schon zahlreiche Medikamente verschrieben, jedoch ohne Erfolg. Die Prostata ist gering vergrößert und es besteht aufgrund einer Gewebeprobe der Verdacht auf eine Entzündung. Ich bitte dringend um Rat!*

Schmerzen beim Urinieren an der Eichel können zwei wesentliche Ursachen haben. Bei jüngeren Patienten sind es häufig Infektionen der Harnröhre oder Verengungen im Bereich der vorderen Harnröhre. Diese Infektionen sind mit Antibiotika einfach zum Abheilen zu bringen.

Harnröhrenverengungen kann man mit wenig belastenden Untersuchungen diagnostizieren und auch unkompliziert behandeln.

Bei älteren Patienten sind meistens die Prostata oder andere Veränderungen am Blasenauslass die Ursache. Hier handelt es sich um einen fortgeleiteten Schmerz entlang der Harnröhre, der aber vorwiegend in der Eichel gespürt wird.

Wenn Antibiotika oder Medikamente nicht helfen, die eine Verbesserung der Entleerungsfunktion der Blase bewirken, dann muss eine wesentliche Einengung der Harnröhre durch gut- oder bösartige Prostataveränderungen in Betracht gezogen werden.

Im vorliegenden Fall ist eine Gewebeprobe bereits vorgenommen worden. Es liegt kein Krebs vor. Nun sollte geklärt werden, ob eine Prostataoperation die Situation verbessern kann.

Als weitere Behandlungsmöglichkeit kommt eine Elektrostimulation an den Nerven, die zur Blase und zur Prostata ziehen, in Frage. Auch Akupunktur wäre empfehlenswert.

Prof. Dr. Christian P. Schmidbauer
Facharzt für Urologie, Wien

Seit Jahren ständig Blasenentzündung

Christine D.: *Ich bin 47 Jahre alt und leide seit drei Jahren an chronischer Entzündung der Harnblase mit ständigem Harndrang. Weder operative Ausschälung noch verschiedene Medikamente haben nennenswerte Besserung gebracht. Die Spiegelungen sind recht schmerzhaft. Ich bitte um Rat.*

Entzündung der Harnblasenwand ist die häufigste Ursache für ständigen Harndrang. Wenn durch eine Gewebeprobe (wie im vorliegenden Fall) eine bösartige Veränderung des Organs ausgeschlossen wurde, kann die Untersuchung des Gewebes unter dem Mikroskop Anhaltspunkte für die weitere Vorgangsweise liefern.

Für die Planung der Behandlung empfehle ich ein so genanntes Toilettenprotokoll: Die jeweilige Harnmenge und die Zeitpunkte des Wasserlassens werden über eine ganze Woche hindurch aufgezeichnet. Damit kann der Arzt rasch das Fassungsvermögen der Blase beurteilen.

In vereinzelten Fällen wird eine so genannte urodynamische Untersuchung notwendig sein, um noch Genaueres über die Arbeitsweise von Blase und Harnröhre zu erfahren.

Häufig helfen Medikamente, die den Blasenmuskel dämpfen. Meistens ist auch gezieltes Blasentraining wirksam. Man versucht dabei, die Harnmenge, die man in der Blase halten kann, langsam zu steigern. Das heißt, nicht gleich beim ersten Drang aufs Klo gehen, sondern so lange warten, wie man es ohne Probleme aushält. Gelingt das, so verringert sich die Häufigkeit des Urinierens.

Eine weitere Behandlungsmöglichkeit ist eine Elektrostimulation. Hier wird mit Hilfe eines Reizstromgerätes über Elektroden gereizt; bei der Frau in der Scheide und beim Mann im Enddarm oder vorne am Penis. So erreicht man bei vielen Patienten eine Desensibilisierung der überempfindlich gewordenen Nerven der Harnblase.

Prof. Dr. Christian P. Schmidbauer
Facharzt für Urologie, Wien

Untersuchung nach Harnblasenkrebs

Karl N.: *Seit zwei Jahren wird bei mir alle drei Monate nach der Operation eines Harnblasentumors die Harnblase gespiegelt und ein Medikament zur Vorbeugung eingespritzt. Das ist äußerst schmerzhaft! Gibt es eine Möglichkeit, diese Schmerzen rasch zu lindern?*

Um ein neuerliches Auftreten von Harnblasenkrebs zu verhindern, werden verschiedene Substanzen in die Harnblase eingespritzt. Diese Stoffe, besonders BCG, können sehr schmerzhafte Reaktionen hervorrufen. Zum Teil sind diese Reaktionen allerdings gewollt, da sie auf ein gutes Ansprechen der Harnblase auf den Reiz hinweisen. Um Schmerzen vorzubeugen, können Schmerzmittel von Aspirin bis zu hochwirksamen morphiumähnlichen Medikamenten verwendet werden. Diese Arzneien werden die Schmerzen so eindämmen, dass die Behandlung erträglich ist. Bei stärkeren Präparaten darf jedoch nicht vergessen werden, dass der Patient auf dem Heimweg begleitet werden muss – die Verkehrsfähigkeit ist nämlich dadurch eingeschränkt.

Prof. Dr. Christian P. Schmidbauer
Facharzt für Urologie, Wien

Blasensenkung und Beckenschiefstand

Marianne G.: *Ich bin 34 und habe eine leichte Blasensenkung. Was könnte die Ursache sein? Wie soll ich mich weiter verhalten? Außerdem sind meine Beckenknochen nicht gleich hoch. Der Unterschied beträgt 6 Millimeter. In den vergangenen zwei Jahren habe ich vermutlich dadurch oft Schmerzen beim Gehen. Wer ist dafür zuständig?*

Eine Blasensenkung kann mehrere Ursachen haben. Meistens aber liegt eine angeborene Gewebeschwäche vor. In diesem Zusammenhang spielt natürlich auch eine Rolle, ob bzw. wie viele Kinder man geboren hat.

Nicht selten geht eine Blasensenkung mit unfreiwilligem Harnabgang einher. In solchen Fällen muss man schon an eine gezielte Behandlung denken. Diese erfolgt je nach Situation medikamentös oder durch eine Operation. Darüber entscheidet der Arzt.

Bezüglich der ungleich hohen Beckenknochen – man spricht von einem Beckenschiefstand – wendet man sich an einen Facharzt für Orthopädie. Oft genügt Ausgleichsgymnastik, mitunter sind Einlagen nötig.

Prim. Prof. Dr. Sepp Leodolter
Facharzt für Frauenheilkunde, Wien

Ständig Krämpfe im Unterbauch

Sigrid B.: *Ich bin 44 Jahre alt, habe keine Kinder und leide seit dem Einsetzen einer Hormonspirale vor rund zwei Jahren an krampfartigen Schmerzen im Unterbauch. Der Urologe hat eine so genannte interstitielle Zystitis festgestellt und mich mit verschiedenen Medikamenten behandelt. Leider ohne bleibenden Erfolg. Auch homöopathische Mittel (Weidenröschen) brachten nur kurzzeitige Linderung. Die Spirale wurde nicht entfernt, da sie angeblich nichts mit meinem Zustand zu tun hat und ich nicht auf die Pille umsteigen möchte. Außerdem leide ich an einem Reizdarm. Ich bitte um ärztlichen Rat und Hilfe.*

Die interstitielle Zystitis ist eine klar beschriebene Krankheit der Harnblase. Sie kann einen unterschiedlichen Verlauf nehmen. Für einige wenige Patientinnen bedeutet das eventuell eine Operation. Beim Großteil der Betroffenen verläuft diese Entzündung chronisch.

Der Krankheitsverlauf lässt sich durch eine Reihe von Therapien erleichtern. Etwa durch Medikamente gegen Schmerzen und Krämpfe, Antibiotika sowie Mittel, die in die Blase eingefüllt (instilliert) werden. Damit wird die Oberfläche der Blase gegen verschiedene Reize, die vom Urin ausgehen, geschützt, das Blasengewebe wird dadurch unempfindlicher gemacht.

Dass eine Spirale eine solche Erkrankung auslösen könnte, ist eher unwahrscheinlich. Im Zusammenhang mit dem Reizdarm könnte man sich eine allgemeine Beteiligung der Organe im kleinen Becken vorstellen. Man spricht dann von einem Schmerzsyndrom im kleinen Becken.

Zur Bekämpfung der Beschwerden ist eine enge Zusammenarbeit mehrerer Spezialisten wie Gynäkologen, Urologen, Chirurgen und Schmerztherapeuten notwendig. Eine Heilung kann nicht immer erreicht werden, jedoch eine wesentliche Verbesserung.

Prof. Dr. Christian P. Schmidbauer
Facharzt für Urologie, Wien

Niereninsuffizienz und Nierenzysten

Hermann J.: *Ich bin 51 Jahre alt und habe eine Niereninsuffizienz sowie eine fast faustgroße Nierenzyste. Kann man das Wachstum von Zysten stoppen? Besteht zwischen der Zyste und der Nierenkrankheit ein Zusammenhang? Besteht die Gefahr, Dialysepatient zu werden oder eine neue Niere zu brauchen?*

Die Niereninsuffizienz hat mit der Nierenzyste nichts zu tun. Zysten entwickeln sich im Laufe des Lebens meist durch Abkapselungen von kleinen Nierenkanälchen. Ein Drittel der Bevölkerung über 60 hat Nierenzysten.

Diese sind mit klarer Flüssigkeit gefüllt und stellen für den Patienten selten ein Risiko dar. Regelmäßige jährliche Kontrollen können einfache Nierenzysten von komplizierten unterscheiden. Letztere müssen mittels CT weiter untersucht werden. Die Zysten können im Laufe der Zeit an Größe zunehmen.

Selten aber erreichen die Zysten eine Größe, die eine Behandlung nötig macht. Chirurgisch müssen Zysten entfernt werden, wenn sie den Abfluss von Harn aus der Niere behindern oder wenn sie Ursache für hohen Blutdruck sein können.

Die beschriebene Nierenkrankheit lässt sich aus der Entfernung nicht beurteilen. Da wird der behandelnde Facharzt Auskunft geben.

Prof. Dr. Christian P. Schmidbauer
Facharzt für Urologie, Wien

Was soll man tun bei Nierenzysten?

Werner T.: *Ich habe an beiden Nieren Zysten mit einem Durchmesser von knapp 6 Zentimetern. Kann man die Entstehung der Zysten verhindern? Was passiert, wenn sie größer werden? Beim Sport habe ich manchmal krampfartige Schmerzen in den Lenden.*

Nierenzysten sind mit Flüssigkeit gefüllte und von einer Kapsel umgebene Hohlräume in den Nieren. Zysten können auch in anderen Organen vorkommen. Sind sie nicht sehr groß, verursachen sie keine Beschwerden. Bei manchen Patienten treten etwa ab dem 40. Lebensjahr doch viele Zysten („Zystennieren") auf. Das kann dann die Nierentätigkeit negativ beeinflussen. Diese Erkrankung ist vererblich.

Entdeckt werden die Zysten oft rein zufällig mittels Ultraschall. Einzelne Zysten müssen nicht behandelt werden. Allerdings können sie bei stärkeren Beschwerden (Druck auf andere Organe) entfernt werden. Da es sich um eine angeborene Missbildung handelt, ist Vorbeugung nicht möglich.

OA Dr. Herbert Woschnagg
Facharzt für innere Medizin, Wien

Bei Tumorverdacht rasch handeln!

Elisabeth A.: *Laut beiliegendem Befund habe ich eine krankhafte Veränderung in einer Niere, die laut Meinung der befundenden Ärzte operiert werden soll. Ist das wirklich nötig? Könnte auch eine Punktion genügen? Ich bitte um eine Auskunft.*

Laut einem Computertomographiebefund besteht der Verdacht auf einen Tumor im Bereich der rechten Niere. Diesen Befund muss man unbedingt ernst nehmen und möglichst rasch durch eine MRT (Magnetresonanzuntersuchung) näher abklären.

Mit dem Ergebnis bitte rasch an einen Facharzt für Urologie oder eine Fachabteilung für Urologie im Krankenhaus wenden. Dort fällt die Entscheidung, ob dringend operiert werden muss, ob man noch warten kann oder ob es andere Vorgangsweisen (wie zum Beispiel eine Punktion) gibt.

Prim. Prof. Dr. Albert Tuchmann
Facharzt für Chirurgie, Wien

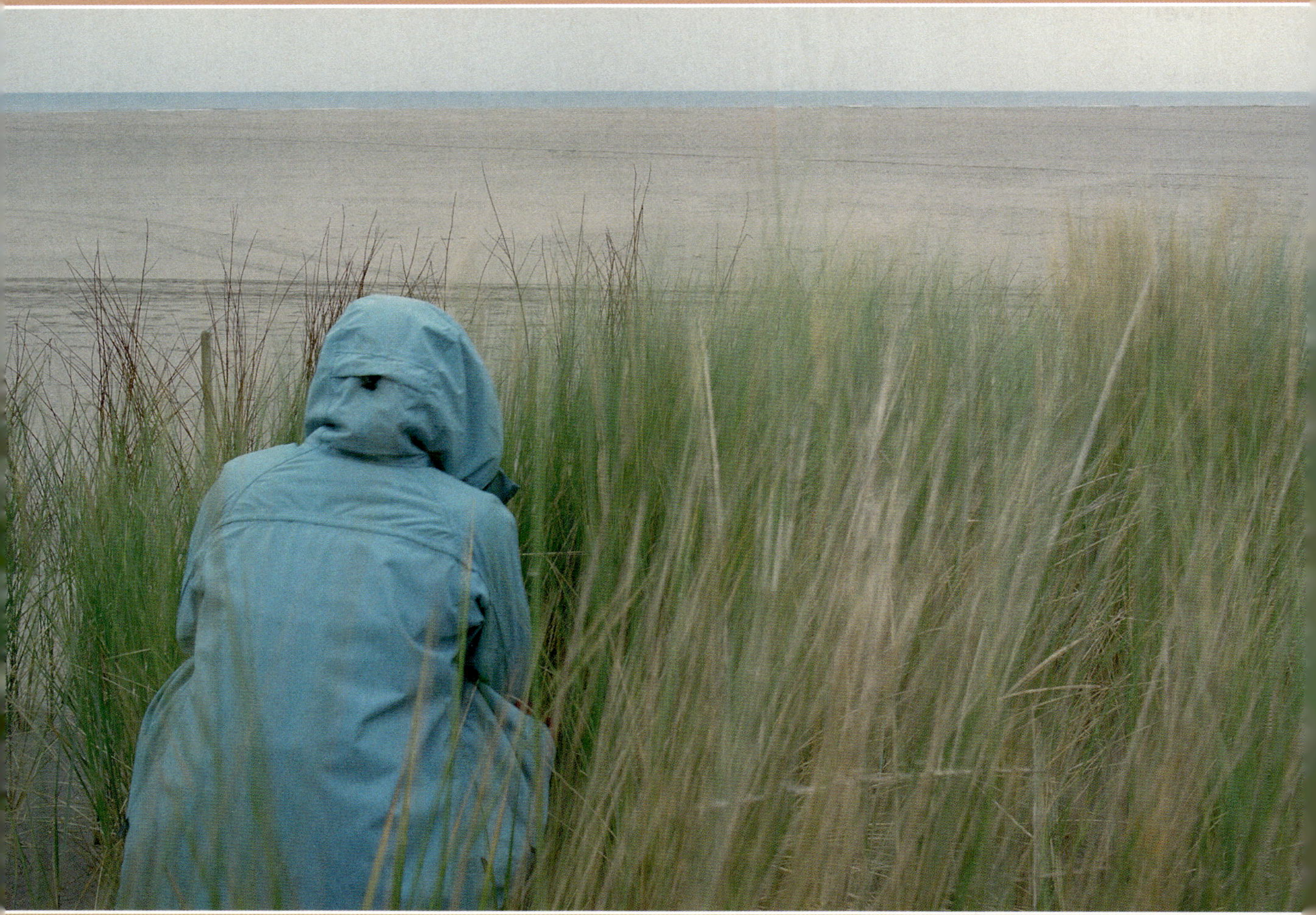

Nervenleiden psychische Probleme und Schlafstörungen

Nervenschaden noch behebbar?

Gerlinde F.: *Ich habe eine wichtige Frage: Kann es bei einer Läsion des Plexus lumbalis mit Paresen (laut Befund) eine Besserung geben? Ich habe Schmerzen und Schwächen trotz Medikamenten und täglichen Übungen. Ich habe bisher keine klare Auskunft erhalten.*

Beim erwähnten Begriff handelt es sich um ein Nervengeflecht im unteren Rückenbereich. Das Wort Läsion bedeutet Störung, Verletzung, Parese heißt Erschlaffung bzw. unvollständige Lähmung. Falls diese Verletzung nicht mit einer nachgewiesenen kompletten Durchtrennung der Nerven einhergegangen ist, kann eine Erholung innerhalb von 12 Monaten eintreten.

Leider kommt es nicht selten vor, dass in dieser Zeit, aber manchmal auch anhaltend, die Nerven Schmerzempfindungen, aber auch Kribbeln, Brennen usw. verursachen können.

OA Dr. Gedeon Perneczky
Facharzt für Neurochirurgie, Wien

Nervenschmerz nach Operation

Marianne V.: *Ich wurde vor Monaten wegen eines Tumors rechts am Hals operiert. Zurück blieben im rechten Kieferwinkel arge Schmerzen. Ich kann kaum beißen. Röntgen und Ultraschall brachten keinen Befund. Könnten die Beschwerden von durchtrennten Nerven stammen?*

Die Schilderung lässt an die Möglichkeit einer durch den Eingriff nicht vermeidbaren Verletzung eines Hautnervs denken. Allerdings wurden die Schmerzpunkte an Hand einer beigelegten Skizze gekennzeichnet. Das bezeichnete Gebiet gehört zum Versorgungsgebiet des Nervus trigeminus, der bei der Operation nicht berührt wird.

Aus diesem Grund sollte auch an eine andere Möglichkeit als den Zusammenhang mit der Operation gedacht werden. Zum Beispiel an eine so genannte Trigeminusneuralgie. Auch die beschriebenen Beschwerden beim Beißen sprechen eher dafür.

Die Durchtrennung von Hautnerven, die bei derartigen Eingriffen vorgenommen werden muss, führt nur in seltenen Fällen zu anhaltenden Beschwerden. Sollte das der Fall sein, können örtliche Behandlungen mit Laser und Akupunktur die Situation verbessern. Ich rate jedoch vorher zu einer neuerlichen Untersuchung.

OA Dr. Gedeon Perneczky
Facharzt für Neurochirurgie, Wien

Druck auf Nerven: „Ameisenlaufen“

Elfriede G.: *Immer wenn ich mich hinlege, werden nach kurzer Zeit die Finger beider Hände seltsam taub, wie Ameisenkribbeln. Ich bin 53 und neige zu Bluthochdruck. Was kann die Ursache sein?*

Taubheitsgefühl und „Ameisenlaufen“ an Armen und Händen können durch Reizung bzw. Druck auf Nerven entstehen. Entweder in Höhe der unteren Halswirbelsäule (etwa durch einen Bandscheibenvorfall), des Ellbogengelenkes oder des Handgelenkes (Karpaltunnelsyndrom).

Zur Unterscheidung dienen die jeweiligen Stellen der Gefühlsstörungen (zum Beispiel Handinnenfläche, Handrücken, äußere Handkante usw.) sowie so genannte Provokationstests. Eine genaue Abklärung, aus der sich dann auch die Behandlung ergibt, ist mit Hilfe der Messung der Nervenleitgeschwindigkeit sowie eines CT der Halswirbelsäule möglich.

OA Dr. Ronald Koppelent
Facharzt für Orthopädie, Wien

„Kribbeliges“ Gefühl an den Fußsohlen

Johann T.: *Ich bin 75 Jahre alt und leide seit einiger Zeit an einem unangenehmen kribbeligen Gefühl auf beiden Fußsohlen. Gefühllosigkeit ist damit nicht verbunden. Laut Facharzt sind die Nervenströme verlangsamt. Die Diagnose lautet: Neuropathie unbekannter Genese. Könnte es sich um etwas Ähnliches handeln wie das „Karpaltunnelsyndrom“ an den Handgelenken? Was soll ich tun? Ich möchte gerne weiter Wandern und Bergsteigen …*

Das oben beschriebene Krankheitsbild lässt den Neurologen in erster Linie an eine Polyneuropathie denken: Darunter versteht man eine Erkrankung der Nerven, die sich in handschuh- bzw. sockenförmigen Gefühlsstörungen an Händen bzw. Füßen äußert.

Tatsächlich gibt es ein so genanntes „Tarsaltunnelsyndrom“ im Fußbereich, bei dem ein bestimmter Nerv am Innenknöchel eingeklemmt ist. Dadurch entsteht allerdings eine Gefühllosigkeit im Bereich der Fußsohle.

Weiters wäre auch eine Verengung in einem Abschnitt der Lendenwirbelsäule möglich (eine so genannte Vertebrostenose). Um das festzustellen, ist eine Kernspintomographie der Lendenwirbelsäule notwendig.

Ich rate jedenfalls zu nochmaliger Abklärung, da sich eine gezielte Behandlung nur über Feststellung der Ursache ergeben kann.

Prim. Prof. Dr. Wolfgang Grisold
Facharzt für Neurologie, Wien

Taubheitsgefühl im Oberschenkel

Kurt S.: *Ich bin 54 Jahre alt und leide seit etwa zwei Jahren bei längerem Stehen und langsamem Gehen an Taubheitsgefühl an der Außenseite des linken Oberschenkels. Ich wurde deshalb vor einem Jahr an der Wirbelsäule operiert – man vergrößerte den Nervenaustrittskanal. Leider bestehen die Beschwerden aber noch. Kann mir Gymnastik, Chirotherapie oder Akupunktur helfen? Muss ich mit einer neuerlichen Operation rechnen?*

Die genannten Beschwerden sind typisch für eine so genannte claudicatio spinalis durch eine Verengung des Wirbelkanals. Die Entlastung durch Operation brachte nur eine teilweise Besserung. Vermutlich ist der Wirbelkanal entweder an derselben oder auch an einer anderen Stelle noch eingeengt. Erfahrungsgemäß können konservative Maßnahmen zumindest vorübergehend Besserung bringen. Allerdings kommt es – anders als beim Bandscheibenvorfall – meistens langsam zu einer neuerlichen Zunahme der Beschwerden, weil nur eine Operation die Enge des Wirbelkanals (die durch verdickte Bänder oder Knochenkanten entsteht) beseitigen kann.

Der Zeitpunkt für eine eventuelle neuerliche Operation hängt von der Stärke der Beschwerden, der Geduld des Patienten und zusätzlich davon, ob sich die Probleme eher bessern oder verschlechtern, ab. Solange keine schwerwiegenden Ausfallserscheinungen (wie etwa Lähmung) vorhanden sind, besteht für einen chirurgischen Eingriff keine Dringlichkeit.

Voraussetzung für eine weitere Operation ist auf jeden Fall der Nachweis einer noch vorhandenen oder schon wieder eingetretenen Enge des Wirbelkanals. Dafür ist eine Kernspintomographie oder eine Myelographie notwendig.

Bei eindeutiger Verengung und typischen Beschwerden liegt die Chance, diese anhaltend für viele Jahre durch eine Operation zu beseitigen, bei 90 bis 95 Prozent, also sehr gut. Was sich dadurch allerdings nicht ändert, sind örtliche Schmerzen in der Wirbelsäule.

OA Dr. Gedeon Perneczky
Facharzt für Neurochirurgie, Wien

Diagnose Lumboischialgie – Therapie erfolglos

Ingrid T.: *Ich habe seit einem halben Jahr starke Schmerzen in der linken Gesäßbacke. Nach erfolgloser Injektionsbehandlung wurde ich ins Spital eingewiesen. Dort stellte man die Diagnose „Lumboischialgie" und behandelte mich 14 Tage ebenfalls erfolglos. Die Orthopäden erklärten sich schließlich nicht für zuständig, weil es sich um Nervenschmerzen handle. Medikamente haben mich nur müde gemacht, aber nichts geholfen. Ich bitte dringend um Rat!*

Die Beschwerden wurden sehr typisch beschrieben. Was noch fehlt, ist eine genaue Anamnese, also ausführliche Informationen über den Beginn der Krankheit und eventuelle Auslöser. Wenn man sich jedoch mit der Diagnose „Lumboischialgie" abfinden muss, dann zeigt eine große Studie aus Deutschland, dass man mit Akupunktur einiges bessern kann.

Wunderheilung wird nicht möglich sein. Aber es würde wohl schon helfen, sagen zu können: Der Schmerz ist zwar noch da, aber deutlich erträglicher.

In der Traditionellen Chinesischen Medizin (TCM) sieht man in Schmerzen im Gesäß und Oberschenkel eine Störung des Blasen-Meridians. Oft verschlechtern sich die Beschwerden dann bei Zugluft und Kälte.

Es kann tatsächlich eine funktionelle Beteiligung der Eingeweide des kleinen Beckens, wie Blase, Dickdarm oder Gebärmutter vorliegen. Daher sollten diese Organe auch abgeklärt werden. In Österreich haben zahlreiche Ärzte eine diplomierte Akupunkturausbildung und können in solchen Fällen weiterhelfen.

Hinweise auf unterstützende Selbsthilfe durch Akupressur und Gesundheitsübungen finden Sie in dem Buch „Chinesische Heilkunst", Kneipp-Verlag.

Prof. Dr. Alexander Meng
Facharzt für Neurologie, Spezialist für Traditionelle Chinesische Medizin (TCM), Wien

Was tun bei akutem Ischiasschmerz?

Martin V.: *Mir ist vor ein paar Wochen ein Missgeschick passiert: Bei einer ruckartigen Bewegung klemmte sich offenbar der Ischiasnerv ein. Die Schmerzen waren höllisch, ich konnte mich kaum rühren. Ich musste im Krankenhaus behandelt werden. Um künftig keinen Fehler zu begehen, ersuche ich um folgende Auskünfte:Sind kalte oder warme Umschläge besser? Soll das Bett härter oder weicher sein? Helfen Massagen?*

Bei Akutschmerz ist Ruhe oberstes Gebot. Man soll sich möglichst schmerzarm hinlegen: am besten auf den Rücken in Stufenlage. Dafür kann man einen aufblasbaren Bandscheibenwürfel verwenden oder einen Sessel. Unterschenkel und Oberschenkel sollen dabei ebenso einen rechten Winkel bilden wie Oberschenkel und Rücken.

Keine Wärme auf das Kreuz! Viel besser ist Eis: Ein Handtuch nass machen und in das Tiefkühlfach legen. Wenn es steif gefroren ist, für einige Minuten auf das Kreuz legen, allerdings nicht direkt auf die Haut. Man kann auch einen Jogurtbecher mit Wasser füllen, tiefkühlen, dann den Eisblock herausschlagen, in ein Handtuch wickeln und den Rücken mit dem Eis entlang der Schmerzausstrahlung abreiben.

Auch Schmerzmittel können eingesetzt werden. Zum Beispiel Tramal® oder ein Antirheumatikum. Doch Vorsicht bei Magenbeschwerden: Schmerzmittel haben oft Nebenwirkungen auf Magen und Darm.

Keine Massagen in der Schmerzgegend! Günstig sind sanfte Einreibungen mit Johanniskrautöl, Minzöl und Pferdefluid (Apotheke). Auch eine vorsichtige Behandlung der entsprechenden Fußreflexzonen bewährt sich sehr gut. Sollten sich die Schmerzen aber nicht in absehbarer Zeit lindern lassen, muss unbedingt ein Arzt zu Rate gezogen werden. Die genannten Maßnahmen sind dann nur zur Überbrückung.

Dr. Peter Zillner
Facharzt für physikalische Medizin, Wien

Wenn Ischiasnerv eingeklemmt ist …

Hilde B.: *Ich bin 73 und leide seit Wochen an einem eingeklemmten Ischiasnerv. Ich war auch schon im Krankenhaus. Eine Operation wurde abgelehnt, weil ich an einem Lungenemphysem leide. Ich bitte um Ihren Rat!*

Ein eingeklemmter Ischiasnerv ist meistens durch einen Bandscheibenvorfall oder durch eine Einengung des Wirbelkanals bedingt. An konservativen Therapien sind gezielte Infiltrationen mit Kortison möglich, die die Nerven beruhigen können. Der Erfolg dieser Behandlung ist allerdings vom Grad der Einklemmung bzw. Einengung des Nervs abhängig.

Ich rate, eine Magnetresonanzuntersuchung (MRT) der Lendenwirbelsäule durchführen zu lassen. Anhand der Bilder kann man die Chancen einer konservativen Behandlung (ohne Operation) wesentlich besser beurteilen.

Allerdings sollte auch eine Operation im Falle des Falles möglich sein, weil man den Eingriff ja auch unter Spinalanästhesie (der so genannte „Kreuzstich", keine Vollnarkose) vornehmen kann. Das Lungenemphysem wäre dann kein Hindernis, da ja nicht intubiert (Narkoseschlauch in die Luftröhre) werden muss.

Doz. Dr. Martin Buchelt
Facharzt für Orthopädie, Wien

Seit Monaten ständig müde

Richard V.: *Ich bin 24 Jahre alt, normalgewichtig und lebe leidlich gesund. Dennoch plagen mich seit einigen Monaten Müdigkeit und Abgeschlagenheit. Eine Pollenallergie spüre ich nur im Mai. Allerdings wurden weitere Allergien festgestellt: gegen Schimmelpilz sowie Katzen- und Hundehaare. Ich wohne aber ohne diese Tiere. Laut Blutbefund liegt ein Mangel an Ferritin vor. Dazu habe ich Verdauungsprobleme. Was könnte mit mir los sein?*

Müdigkeit kann sehr viele Ursachen haben. Angefangen von psychosozialen Umständen (Burn-out) über Depressionen bis zu organischen Krankheiten reicht die Palette. Akute und chronische Entzündungen sind von Müdigkeit begleitet. Aber auch Störungen von Hormonsystemen (Schilddrüse, Sexualhormone, Nebenniere, Hypophyse) sowie Stoffwechselstörungen können den inneren Motor eines Menschen bremsen.

Bei Durchsicht der Befunde fallen einige Veränderungen auf. Der Eisenspiegel im Blut ist zwar sogar leicht erhöht, aber Ferritin, ein Laborwert, der Auskunft über die Eisenreserven im Körper gibt, ist deutlich erniedrigt. Niedriges Ferritin beweist Eisenmangel, während die direkte Bestimmung von Eisen im Blut nur recht geringe Aussagekraft besitzt.

Wenn zu wenig Eisen vorhanden ist, kommt es zu verminderter Neubildung von Blut. Die roten Blutkörperchen werden kleiner als üblich. Sie enthalten weniger roten Blutfarbstoff, was sich auf den Sauerstofftransport im Körper auswirkt. Typische Folgen sind vermehrte Ermüdbarkeit, Unlustgefühle und Antriebsarmut. Erfahrungsgemäß fühlen sich die Patienten nach der Behandlung (Gabe von Eisenpräparaten) bereits nach wenigen Wochen frischer.

Natürlich muss man auch die Ursache des Eisenmangels suchen. Fehl- oder Mangelernährung (zu wenig Fleisch), Blutverluste (bei Frauen etwa Monatsblutung) und Aufnahmestörungen im Darm kommen als Auslöser in Frage.

OA Dr. Herbert Woschnagg
Facharzt für innere Medizin, Wien

Platzangst in der engen MR-Röhre

Ingrid L.: *Ich habe Schmerzen in der Leistengegend, die laut Orthopäden aus der Hüfte stammen. Ich soll mich nun einer MR-Untersuchung unterziehen. Mein Problem: Ich leide an starker Platzangst und habe Panik davor in der engen Röhre zu liegen. Ich habe nun gelesen, dass es auch eine offene Röhre gibt, vor der ich keine Angst hätte. Ich bitte um eine diesbezügliche Information.*

Angst bei MR-Untersuchungen ist verständlich, da der Patient in einer Röhre liegt, die nur am oberen und unteren Ende offen ist. Da wir tagtäglich mit diesem Problem zu tun haben, machen wir bei Hüftuntersuchungen einen kleinen Trick: Wir schieben den Patienten mit den Füßen voran soweit in die Röhre, dass der ganze Kopf heraußen bleibt.

So liegt der Patient zwar verkehrt auf der Untersuchungsliege, muss aber nicht das unangenehme Gefühl ertragen, in eine Röhre geschoben zu werden.

Offene Systeme bringen bei einer Hüftuntersuchung keinen wesentlichen Vorteil, da hier der Patient zwischen zwei Platten liegt, die lediglich einen Abstand von etwa 40 cm aufweisen.

Prim. Prof. Dr. Bernhard Schwaighofer
Facharzt für Radiologie, Wien

Partner hat Krebs – nervlich am Ende

Heide W.: *Meine Tochter lernte vor fünf Jahren ihren jetzigen Mann kennen. Nach einem Jahr erkrankte er an Krebs; eine Chemotherapie nach der anderen. Meine Tochter ist mit den Nerven am Ende. Wo kann sie professionelle Hilfe in Anspruch nehmen?*

Das geschilderte Schicksal zeigt deutlich, wie sehr eine Krebserkrankung das familiäre Umfeld beeinflusst. Bei den Partnern entsteht sehr oft das Gefühl einer ständigen Überforderung mit entsprechenden seelischen Beschwerden.

Am wichtigsten ist, dass die Betroffenen bereit sind, professionelle Hilfe in Anspruch zu nehmen. Abgesehen vom Hausarzt, der oft selbst die richtigen Stellen kennt, ist die Österreichische Krebshilfe eine Einrichtung, die über ein Beratungsnetz verfügt – auch für betroffene Angehörige.

Niedergelassene Fachärzte für Psychiatrie, Psychotherapeuten und speziell ausgebildete Psychoonkologen können ebenfalls solche Hilfestellung leisten.

OA Dr. Alexander Bernhaut
Facharzt für Psychiatrie, Neurologie und Psychoonkologie, Wien

Problem: Massiv widriger Geruch

Regine P.: *Ich nehme all meinen Mut zusammen und schildere Ihnen mein Problem: Ich bin 60 Jahre alt und leide seit Jahren an massiv widrigem Körpergeruch. Ich stinke sozusagen aus allen Poren, auch aus dem Mund. Dazu habe ich Schweißfüße. Dabei wasche ich mich sorgfältig, putze die Zähne und bin angeblich organisch gesund. Woran ich leide, weiß niemand. Ich bitte Sie um Rat und Hilfe.*

Wenn jemand glaubt zu stinken, dann gibt es zwei Möglichkeiten: Entweder er stinkt wirklich oder er fürchtet nur, dass es so sein könnte. Daher sollte man sich in diesem Fall zunächst an einen Menschen seines Vertrauens wenden und ihn darauf ansprechen. Diese Person könnte auch der Hausarzt sein!

Liegt wirklich übler, meist beißender Körpergeruch vor, dann kann man annehmen, dass Haut und Haare von bestimmten Bakterien besiedelt sind. Hier kann eine antiseptische oder antibiotische Salbe binnen weniger Tage wahre Wunder wirken.

Man darf in diesem Zusammenhang auch nicht darauf vergessen, dass durch sehr schonend gewaschene Kleidungsstücke (Waschtemperatur unter 60 Grad C) jederzeit eine neuerliche Infektion, also eine Neubesiedelung der Haut mit Bakterien stattfinden kann.

Auch Schweißfüße haben eine infektiöse Ursache: Pilzbesiedelung. Bei Mundgeruch kommen mehrere Auslöser in Frage: Zähne, Zahnfleisch, Zahnfleischtaschen, Nasennebenhöhlen, Lunge, Magen, aber auch Mundtrockenheit.

Auch die Geschlechtsteile sollten natürlich nicht stinken. Fischgeruch weist auf eine Infektion mit Gardnerella hin. Bei mangelnder Reinigung entsteht der typische Pissoirgeruch durch Darmbakterien.

In allen Fällen gibt es gute Behandlungsmöglichkeiten. Ich rate, sich einmal mit dem Hausarzt offen darüber zu unterhalten.

OA Dr. Herbert Woschnagg
Facharzt für innere Medizin, Wien

Schmerzen kommen aus der Seele ...

Paul N.: *Ich bin 68 Jahre alt und leide seit Jahren an Schmerzen, besonders in der linken Brust. Zahlreiche Untersuchungen blieben ergebnislos. Angeblich bin ich völlig gesund. Aber von irgendwo her müssen meine Schmerzen doch kommen. Ich habe Angst vor einem Herzinfarkt und leide schon an Panikattacken. Bitte geben Sie mir einen Rat!*

Aus der Schilderung ist zu schließen, dass die Beschwerden – da organisch alles abgeklärt wurde – am ehesten seelischer Natur sind. Es liegt mit großer Wahrscheinlichkeit eine so genannte chronisch-psychosomatische Störung vor.

Das heißt, dass es im Leben derart Betroffener leidvolle Erfahrungen gibt, die unbewusst größtenteils verdrängt wurden. Das schlägt sich in der Folge häufig auf ein Organsystem nieder.

Natürlich kann auch grundsätzlich eine Depression dahinterstecken. Als Behandlung steht die Kombination aus Gesprächstherapie, verbunden mit modernen Medikamenten zur Verfügung. Ich rate daher, sich an einen Facharzt für Psychiatrie zu wenden.

Diese Ärzte sind für seelische Krankheiten zuständig wie ein Augenarzt für die Augen oder ein Chirurg für kaputte Knie. Es lässt sich sicher eine deutliche Besserung des Beschwerdebildes erreichen.

OA Dr. Alexander Bernhaut
Facharzt für Psychiatrie, Neurologie und Psychoonkologie, Wien

Beziehungswahn – eine Krankheit?

Elfriede F.: *Ich habe kürzlich im Fernsehen das Wort „Beziehungswahn" gehört. Ist das wirklich eine Krankheit? Ich habe einen Fall in der Familie, der darauf passt und bitte um nähere Informationen.*

Als Wahn werden allgemein Gedanken bezeichnet, die für Betroffene in krankhafter Weise auf einer falschen Annahme beruhen, die sich durch Tatsachen und Argumente nicht korrigieren lässt. Wahnideen sind Zeichen von Krankheiten, die unterschiedlich sein können. Auch die Wahninhalte können unterschiedlich sein.

Bei einem „Beziehungswahn" beziehen die davon Betroffenen Menschen, Abläufe oder Gegenstände in übertriebener Weise auf sich. Sie glauben dann fest, dass alles mit ihnen in Zusammenhang (eben „in Beziehung") steht.

Ich empfehle hier, unbedingt einen Arzt zu Rate zu ziehen. Dieser kann aus der ausführlichen Schilderung der Beobachtungen beurteilen, ob im konkreten Fall eine Krankheit vorliegt oder ob eventuell andere Probleme eine Rolle spielen.

Chefarzt Dr. Stephan Rudas
Facharzt für Psychiatrie, psychosoziale Dienste Wien

Behandlung bei Angstzuständen

***Maria G.:** Ich bin 71 Jahre alt und leide seit langer Zeit an Ängsten. Ich fühle mich im Autobus, im Theater, in Aufzügen „eingesperrt". Angeblich nennt man diesen Zustand Agoraphobie. Gibt es Hilfe?*

Agoraphobie ist eine Form der Platzangst. Die Betroffenen fürchten sich davor, sich auf öffentlichen Plätzen aufzuhalten. Im geschilderten Fall liegt eine andere Angststörung vor: Die Klaustrophobie.

Dabei besteht Angst vor einem Aufenthalt in geschlossenen Räumen und vor besonders beengenden Situationen. Beide Angstformen können leicht oder schwer auftreten.

Die leichten Formen kommen bei sehr vielen Menschen vor. Vielen Betroffenen gelingt es, die Furcht dann zu überwinden, wenn sie sich daran erinnern, dass es eigentlich überhaupt keine fassbaren Gründe für die Angst gibt.

Bei schweren Formen, die das tägliche Leben nachhaltig beeinträchtigen, muss gezielte Behandlung durch den Facharzt empfohlen werden. Falls überhaupt, werden dabei Medikamente nur in Kombinationen mit anderen Therapien eingesetzt. Ich rate zu einem Gespräch mit dem Arzt des Vertrauens, der beurteilt, ob eine Behandlung notwendig ist oder nicht.

Chefarzt Dr. Stephan Rudas
Facharzt für Psychiatrie, psychosoziale Dienste Wien

Angst, „scheintot" begraben zu werden

***Markus V.:** Meine Frau hat eine so genannte Irisverklebung und leidet an großer Angst, eventuell als Scheintote lebend begraben zu werden. Gibt es außer dem Pupillenreflex andere Möglichkeiten, den Tod sicher nachzuweisen?*

Der Ausfall des Pupillenreflexes zählt zu den so genannten unsicheren Todeszeichen. Um den sicheren Tod festzustellen, werden von den Totenbeschau-Ärzten das Auftreten der Totenflecke, die Ausbildung der Totenstarre und die Abkühlung des Körpers (Totenkälte) beurteilt.

Diese sicheren Todeszeichen sind frühestens zwei bis drei Stunden nach Eintritt des Todes feststellbar. Diese Zeitspanne ist unbedingt abzuwarten, um den sicheren Tod zu registrieren. Vorher wird ganz bestimmt niemand begraben.

Prof. Dr. Walter Ulrich
Facharzt für Pathologie, Wien

Albträume seit dem Tod des Ehemannes

Karoline B.: *Ich bin 79 Jahre alt und leide seit dem Tod meines Mannes vor rund zehn Jahren an schweren Schlafstörungen und Albträumen. Ich wache mindestens dreimal nachts schweißgebadet auf und bin am nächsten Tag wie zerschlagen. Ich bitte um Rat.*

Falls vor dem Tod des Mannes keine Schlafprobleme vorhanden waren, ist sicher ein Zusammenhang mit dem Ableben des Lebenspartners zu sehen. Leid und Einsamkeit können zu solchen Erscheinungen führen. Weil erfahrungsgemäß auch depressive Phasen dazukommen, empfehle ich die Einnahme eines schlaffördernden Antidepressivums.

Das Medikament wird vor dem Zubettgehen eingenommen. Es wirkt nicht nur sehr gut, sondern führt auch nicht zur Gefahr der Abhängigkeit bzw. Sucht.

Zusätzlich rate ich, verstärkt Kontakt zur Familie (Kinder, Enkel) und zu Freunden zu suchen. Besteht diese Möglichkeit nicht, so kann die Situation durch Gespräche mit einem professionellen Helfer (Psychotherapeut) gebessert werden. Dieser könnte auch die Albträume deuten.

OA Dr. Alexander Bernhaut
Facharzt für Psychiatrie, Neurologie und Psychoonkologie, Wien

Panikattacken sind gut zu behandeln!

Renate D.: *Mein Leben wird seit einigen Jahren durch Panikattacken schwer belastet. Diese tauchen ohne jede Vorwarnung auf. Ich beginne zu zittern und glaube, die Kontrolle zu verlieren. Beruhigungstropfen helfen nur kurz, andere Medikamente auch nur, solange ich sie einnehme. Ich möchte aber bald schwanger werden – sind die Mittel da schädlich? Ich bitte um Ratschläge, um endlich wieder ein normales Leben führen zu können.*

Panikattacken sind leider ein recht häufiges Problem. Die Störung lässt sich durch Medikamente gut behandeln. Allerdings wird dabei oft vergessen, dass gerade während der Zeit des medikamentösen Schutzes der beste Augenblick ist, um eine Psychotherapie in die Wege zu leiten.

Vor allem Verhaltenstherapie kann deutliche Erleichterung bringen bzw. letztlich zu einer Dauerlösung führen. Auch Hypnose kann möglicherweise helfen.

Zur Schwangerschaft: Gerade die neuen Antidepressiva, die zur Behandlung von Panikstörungen eingesetzt werden, bedeuten in niedriger Dosierung kein erhöhtes Risiko für das Kind. Viel eher sollten in dieser Phase Beruhigungsmittel vermieden werden!

An manchen psychiatrischen Krankenhäusern gibt es Spezialambulanzen, die sich gezielt mit Panikattacken beschäftigen. Ich rate, sich diesbezüglich zu erkundigen und dort entsprechende Beratung zu suchen.

Prim. Prof. Dr. Christian Simhandl
Facharzt für Psychiatrie, Neunkirchen (Niederösterreich)

Seelisch krank – es gibt Medikamente!

Andrea W.: *Mein 28-jähriger Sohn ist seit einigen Jahren psychisch krank. Er leidet unter schweren Angstzuständen und dem Gefühl von kalten Zehen. Trotz verschiedener Medikamente trat bisher keine Besserung ein. Auch organisch wurde alles abgeklärt. Wissen Sie noch einen Rat?*

Nach der Schilderung und beigelegten Befunden handelt es sich hier um eine so genannte schizophrene Psychose. Diese Erkrankung ist durch gestörte Gefühls- und Denkprozesse gekennzeichnet. Unter anderem kann sich eine Verminderung der Arbeits- bzw. Schulleistung einstellen, weil auch Konzentrationsfähigkeit und Aufmerksamkeit beeinträchtigt sind.

Angst, aber mitunter auch Wahnvorstellungen bis hin zu Halluzinationen (Sinnestäuschungen) komplettieren die Symptomatik. Das Gefühl der kalten Zehen fällt in die Kategorie der Halluzinationen und wird als Körpermissempfindung bezeichnet.

Grundsätzlich stehen heute genügend wirksame Arzneien zur Verfügung. Allerdings ist es in vielen Fällen nicht leicht, das Passende zu finden. Deshalb ist enge Zusammenarbeit zwischen Patient und Arzt wichtig, um die Suche nach der geeigneten Therapie erfolgreich zu gestalten.

Der Arzt braucht die Rückmeldung des Behandelten, um die richtige Therapie (die meistens aus der Verabreichung einer Kombination von Substanzen besteht) herauszufinden. Und der Patient wird um Geduld gebeten – die „Anpassung“ kann auch länger dauern.

OA Dr. Alexander Bernhaut
Facharzt für Psychiatrie, Neurologie und Psychoonkologie, Wien

Kann Kleptomanie geheilt werden?

Maria H.: *Ist Kleptomanie heilbar? Ist sie strafbar?*

Unter Kleptomanie versteht man den krankhaften, immer wieder zwanghaft auftretenden Drang, etwas zu stehlen. Oft werden Gegenstände entwendet, die der/die Betroffene gar nicht benötigt.

Eine Behandlung ist durchaus möglich und sollte auch unbedingt durchgeführt werden. Dabei klärt der Facharzt für Psychiatrie die Ursachen der zwanghaften Impulse auf und wendet in der Folge verhaltenswirksame Therapien an.

Stellt das Gericht fest, dass ein Diebstahl auf eine vom ärztlichen Gutachter bescheinigte Kleptomanie zurückzuführen ist, so gilt das als schuldmindernd. Die Betroffenen sollten aber – das möchte ich nochmals betonen – unverzüglich Hilfe suchen. Die Therapeuten sind übrigens zur strengsten Geheimhaltung der Probleme, deretwegen man sie aufsucht, verpflichtet.

Chefarzt Dr. Stephan Rudas
Facharzt für Psychiatrie, psychosoziale Dienste Wien

Welche Ursache hat häufiges Gähnen?

***Otto K.:** Ich muss abends vor dem Einschlafen, aber auch tagsüber häufig gähnen. Was bedeutet das?*

Gähnen ist ein Reflex der wahrscheinlich vom unteren Hirnstamm (im Übergangsbereich zum Rückenmark) vermittelt wird. Typischerweise tritt Gähnen bei Schläfrigkeit und Übermüdung auf. Vermutliche medizinische Ursache: wenn der Sauerstoffgehalt des Blutes unter einen bestimmten Wert sinkt.

Es gibt keine neurologische Erkrankung, für die Gähnen das charakteristische Symptom ist. Allerdings wird gehäuftes Gähnen bei einer Reihe von Funktionsstörungen des Gehirns beobachtet. Wie etwa bei Gehirn- oder Hirnhautentzündung, bei Leiden, die den Hirndruck steigern, nach Schlaganfall oder zu Beginn eines epileptischen Anfalles.

Falls also kein Anhaltspunkt für eine derartige Krankheit vorliegt, so sollte die Ursache des Gähnens in vermehrter Tagesmüdigkeit gesucht werden. Hier ist sehr häufig eine schnarchende Nachtatmung verantwortlich, die dazu führt, dass der Erholungswert des Schlafes absinkt. Gewöhnlich kommt es dabei zu kurzfristigen Atemaussetzern und anschließendem verstärkten Schnarchen. Man spricht vom so genannten Schlaf-Apnoe-Syndrom. Das gehört fachärztlich abgeklärt. Am bestem im Schlaflabor. Eine andere Möglichkeit ist die Schlafstörung auf der Basis einer Depression. Da zwingt typischerweise nach ungestörtem Einschlafen ein Erwachen in den frühen Morgenstunden zu Grübeln und Nachdenken. Das Wiedereinschlafen gelingt erst in den Morgenstunden. Hierdurch entsteht natürlich auch Tagesmüdigkeit mit verminderter Konzentration und eben Neigung zum Gähnen.

Ausschluss einer Schlafstörung (wie erwähnt), regelmäßige körperliche Aktivität (ohne zu übertreiben) sowie Verzicht auf Beruhigungsmittel sind die wichtigsten Maßnahmen, um das Problem zu beseitigen.

Prim. Doz. Dr. Manfred Schmidbauer
Facharzt für Neurologie, Wien

Durch Stressberuf Burn-out-Syndrom

***Kurt I.:** Ich bin 58 und in einem extremen Stressberuf tätig. Seit einigen Jahren hat sich mein körperlicher und seelischer Zustand arg verschlechtert. Ich leide an Schlafstörungen, Verkrampfungen im Mundbereich, Verdauungsproblemen und häufig an Erkältungen, obwohl ich mein Leben lang Sport betrieben habe. Schon bei geringer Belastung wird alles schlimmer. Kann es sich um ein Burn-out-Syndrom handeln? Organisch bin ich angeblich gesund. Ich weiß nicht mehr weiter und bitte um Hilfe.*

Ob es sich bei diesem Beschwerdebild tatsächlich um ein Burn-out-Syndrom, also einen nervlichen Erschöpfungszustand handelt, kann ich nicht eindeutig sagen. Die Vermutung liegt aber doch nahe.

Bei den geschilderten Symptomen, vor allem wenn sie schon länger dauern, sollte unbedingt in Richtung einer Depression untersucht werden. Offenbar liegt eine deutliche Veränderung des unbewussten Nervensystems mit Schwächung des Immunsystems vor. Ich rate, mit dem Hausarzt zu sprechen, ob ein Facharzt für Psychiatrie behilflich sein könnte. Ebenso rege ich eine genaue Untersuchung der Schilddrüse an.

Im Falle einer Depression rate ich unbedingt zu fachärztlicher Betreuung. Wir verfügen heute über ausgezeichnete Medikamente gegen diese Erkrankung. Weiters sollte hinsichtlich des Stressberufes gemeinsam ein Antistressprogramm entwickelt werden.

Prof. Prim. Dr. Christian Simhandl
Facharzt für Psychiatrie, Neunkirchen (Niederösterreich)

Auch Injektion bei Schizophrenie

Paul I.: *Unser Sohn (44) leidet seit rund 25 Jahren an Schizophrenie und war bisher gut mit Medikamenten eingestellt. In letzter Zeit fiel uns aber eine Verhaltensänderung auf. Darauf angesprochen, gestand uns der Sohn, er fühle sich so wohl, dass er seine Medikamente nicht mehr nimmt. Wir machen uns nun große Sorgen wegen der Verschlechterung seines Zustandes.*

In der ganzen Medizin gibt das große Problem der so genannten „Compliance", das heißt der Bereitschaft der Patienten, die verordneten Medikamente wirklich regelmäßig einzunehmen. Der Arzt ist auf diese Mithilfe der Patienten angewiesen, kann sie aber meistens nicht beeinflussen.

Im vorliegenden Fall rate ich, den Betroffenen eventuell mit Hilfe des betreuenden Arztes/Facharztes von der Notwendigkeit der konsequenten Medikamenteneinnahme zu überzeugen. Gleichsam als „Zuckerl" kann eine Depotneuroleptika-Behandlung angeboten werden – der Patient bekommt zweimal monatlich einen Wirkstoff (Risperidon) in den Muskel injiziert.

Der entscheidende Vorteil besteht im Wegfall der oft als lästig empfundenen täglichen Einnahme von Tabletten bei gleichzeitiger Erhaltung der therapeutischen Langzeitwirkung.

OA Dr. Alexander Bernhaut
Facharzt für Psychiatrie, Neurologie und Psychoonkologie, Wien

Organisch gesund – Selbstvertrauen null

Günther T.: *Ich habe vor rund fünf Jahren begonnen, mich immer mehr zurückzuziehen. Weder will ich jemanden treffen, noch strebe ich neue Kontakte an. Ich bin zwar laut Arzt organisch völlig gesund, habe aber längere Zeit an Depressionen gelitten und seither ist mein Selbstvertrauen praktisch Null. Wie könnte mir geholfen werden?*

Hier muss man die Definition „gesund" hinterfragen. Wer sich aus irgendeinem Grund nicht wohl fühlt, ist nicht gesund! Das bestätigt auch die Weltgesundheitsorganisation: Laut WHO bedeutet Gesundheit körperliches und seelisches Wohlbefinden.

Somit liegt im vorliegenden Fall der Verdacht nahe, dass die depressive Phase nicht oder nicht ausreichend lange behandelt wurde. Hier sollte mit Hilfe eines Facharztes unbedingt angesetzt werden.

Das Sichzurückziehen, verbunden mit deutlich vermindertem Selbstwertgefühl, lässt sich mit modernen psychotherapeutischen Methoden und medikamentösen Mitteln – meistens in Kombination – sehr wirkungsvoll verbessern.

OA Dr. Alexander Bernhaut
Facharzt für Psychiatrie, Neurologie und Psychoonkologie, Wien

Tochter bricht in Weinkrämpfe aus

Eva H.: *Seit einem halben Jahr fällt meinem Mann und mir auf, dass unsere 17-jährige Tochter sich immer öfter zurückzieht und manchmal in Weinkrämpfe ausbricht. Angeblich ohne konkreten Grund. Wir haben auch den Verdacht, dass sie heimlich nach dem Essen auf die Toilette geht und erbricht. Wir machen uns große Sorgen und bitten um Rat.*

Bei der Beschreibung des Zustandsbildes der jungen Frau kann man ziemlich sicher von einer depressiven Episode ausgehen. Da der Zeitraum von einem halben Jahr doch schon als lange zu bezeichnen ist, sollte zusätzlich zu einer dringend empfohlenen Psychotherapie oder psychologischen Beratung mit medikamentöser Behandlung begonnen werden.

Als Wirksubstanz bietet sich ein so genannter Serotoninhemmer an, der dafür sorgt, dass der bei Depressionen wichtige Botenstoff Serotonin nicht zu schnell abgebaut wird. Er steht länger zur Verfügung und „vertreibt" die Depression.

Da eine kombinierte Essstörung – in diesem Fall eine Bulimie – nicht auszuschließen ist, eignet sich auch die Substanz Sertralin (das Präparat heißt Tresleen® und muss vom Arzt verschrieben werden) besonders gut.

OA Dr. Alexander Bernhaut
Facharzt für Psychiatrie, Neurologie und Psychoonkologie, Wien

Depressionen: Ein Jahr Medikamente!

Karoline H.: *Im vergangenen Oktober hatte ich zum zweiten Mal eine depressive Phase und bekam wie beim ersten Mal antidepressive Medikamente verschrieben. Sie haben nach rund drei Wochen auch Erfolg gebracht. Nun rät mir mein Hausarzt, das Präparat noch bis zum Herbst weiterzunehmen. Ich fühle mich aber gut – kann ich das Mittel nicht schon früher absetzen?*

Nein! Der Hausarzt hat völlig recht – beim Wiederauftreten einer depressiven Erkrankung gilt: Einnahme der antidepressiven Medikamente rund ein Jahr! Außerdem wäre ein rasches Absetzen der Arznei nicht ratsam.

Ich rate zum „Ausschleichen" in halben Tabletten-Schritten (je nach Erhaltungsdosis) über mindestens 14 Tage. Aber nochmals: Vorerst bitte unbedingt weiternehmen!

OA Dr. Alexander Bernhaut
Facharzt für Psychiatrie, Neurologie und Psychoonkologie, Wien

Depression, nun starkes Schwitzen

Richard P.: *Ich bin 72 Jahre alt und werde gegen Depressionen mit Medikamenten behandelt. Seit einiger Zeit leide ich an extrem starkem Schwitzen. Muss ich mich damit abfinden oder gibt es irgendeine Behandlungsmöglichkeit?*

Bei bekannter Depression kann vermehrte Neigung zum Schwitzen, besonders nachts, Ausdruck einer verbesserungsbedürftigen Einstellung mit Medikamenten sein.

Nicht immer steht nämlich bei einer Depression die „Traurigkeit" im Vordergrund. Auch Schwitzen, Veränderung des Verhaltens sowie Störungen der Verdauung oder des Appetites können Symptome dieser Krankheit sein.

Falls die Schilddrüse in Ordnung ist und auch keine Zuckerkrankheit (Diabetes) besteht, rate ich mit dem Facharzt eine Überprüfung der antidepressiven Medikamente zu besprechen.

Prim. Doz. Dr. Manfred Schmidbauer
Facharzt für Neurologie, Wien

Depression nach Schilddrüsen-OP

Maria G.: *Ich bin 57 Jahre alt und aufgrund meiner Erkrankung in Frühpension. Mein Leidensweg begann nach einer Schilddrüsenoperation vor 9 Jahren. Es wurden zwei heiße Knoten entfernt. Danach erkrankte ich an einer Depression, von der ich bis heute nicht geheilt bin. Die Antidepressiva sind abgesetzt, ein Beruhigungsmittel nehme ich aber noch immer und bin danach bereits süchtig. Ich bitte um Rat!*

Es ist bekannt, dass im Anschluss an Schilddrüsenerkrankungen gehäuft auch Depressionen auftreten. Dabei ist es wichtig, dass einerseits die derzeitige Stoffwechsellage der Schilddrüse bestmöglich eingestellt und dass andererseits die Depression ausreichend weiter behandelt wird. Jetzt nur noch ein Beruhigungsmittel zu nehmen, reicht sicher nicht.

In solchen Fällen sind immer folgende Vorgangsweisen zu überlegen:

- Einen Facharzt für Psychiatrie aufzusuchen und die Situation zu besprechen.
- Der Arzt des Vertrauens sollte wiederum eine antidepressive Therapie einleiten. Damit fällt es vielleicht leichter, vom Beruhigungsmittel wegzukommen.
- Wenn man ein Beruhigungsmittel auch in niedriger Dosierung so lange Zeit eingenommen hat, sollte man es niemals plötzlich absetzen, sondern zuerst auf ein anderes Beruhigungsmittel umsteigen.
- Manchmal ist auch eine so genannte Schutzbehandlung notwendig, damit keine Entzugssymptome entstehen können.

All diese Punkte sollten mit einem Facharzt in Ruhe durchgegangen werden. Dann gelingt es bestimmt, einen Weg aus der Sucht und zu besserer Lebensqualität zu finden.

Prim. Prof. Dr. Christian Simhandl
Facharzt für Psychiatrie, Neunkirchen (Niederösterreich)

Übergewicht durch Antidepressiva?

Hilde T.: *Meine Frage: Ich muss Medikamente gegen Depressionen nehmen und habe seither 30 Kilo zugenommen. Gibt es Antidepressiva, die keinen derartigen Einfluss auf das Körpergewicht haben? Wie soll ich weiter vorgehen?*

Grundsätzlich können einige wenige antidepressive Substanzen für eine unerwünschte Gewichtszunahme verantwortlich sein. In diesem Zusammenhang ist es aber immer auch wichtig, andere mögliche Ursachen dafür abzuklären bzw. auszuschließen. Zum Beispiel Unterfunktion der Schilddrüse, falsche Ernährung oder Mangel an Bewegung.

Falls der behandelnde Arzt zu dem Schluss kommt, dass das eingenommene Mittel wirklich der Grund für das Dicksein ist, gibt es grundsätzlich zwei Möglichkeiten:

Die Dosis zu verringern oder, wenn dafür kein Spielraum besteht, das bisherige Medikament vorsichtig abzusetzen und gleichzeitig ein anderes Antidepressivum aus der Klasse der so genannten SSRI (Serotoninwiederaufnahmehemmer, wie z. B. Cipralex®) „einzuschleichen".

OA Dr. Alexander Bernhaut
Facharzt für Psychiatrie, Neurologie und Psychoonkologie, Wien

Sorge um Enkel wegen „Tic"

Irene F.: *Ich mache mir große Sorgen um meinen 22-jährigen Enkel. Ich bitte um Aufklärung über den so genannten „Tic": Der junge Mann zwirbelt immer die Haare. Nur bei Kopfbedeckung ist Ruhe. Dazu leidet er auch an Depressionen.*

Tic-Erkrankungen sind unwillkürliche Zuckungen von einzelnen Muskeln oder ganzen Muskelgruppen, vor allem im Gesichts- und Halsbereich. Manche Menschen leiden allerdings unter solchen Zuckungen sogar am ganzen Körper.

Das immer wiederkehrende Drehen von Haaren, vor allem in der Kopfmitte, wird als „Trichotillomanie" bezeichnet. Darunter versteht man eine zwanghafte Handlung immer wiederkehrender Berührungen der Kopfhaut, die bis zum kreisrunden Haarausfall führen kann. Dagegen hilft häufig eine Kopfbedeckung.

Beide beschriebenen Symptome gehen grundsätzlich mit einer Depression einher. Die Patienten genieren sich nicht nur, sie leiden auch gemütsmäßig. Hilfe schafft medikamentöse Einstellung gegen die Kombination von Zwang und Depression. Ergänzend muss auch eine Verhaltenstherapie stattfinden.

Prof. Dr. Max H. Friedrich
Facharzt für Kinder- und Jugendpsychiatrie, Wien

Schlafprobleme – völlig erschöpft

Gertraud W.: *Seit einigen Monaten leide ich an so argen Schlafstörungen, dass ich schon völlig erschöpft bin. Ich schlucke derzeit Schlaftabletten, das kann aber keine Dauerlösung für mich sein. Wie soll ich mein Problem lösen?*

Fast die Hälfte aller Menschen leidet gelegentlich oder dauernd unter gestörter Nachtruhe.

15 Prozent der Erwachsenen haben sogar schwere Schlafstörungen. Mit dem Alter nehmen Schlafstörungen noch zu. Sie sind die Folge einer gestörten Schlaf-Wach-Regulation, die eine aktive Leistung des Gehirns darstellt („Biorhythmus").

Schlaflosigkeit (Insomnie) äußert sich als Nicht-Einschlafen-Können, als nächtliches Aufwachen (Durchschlafstörung) oder als zu frühes Erwachen. Alles führt am nächsten Tag zu den bekannten Problemen wie Müdigkeit, depressiver Verstimmung und Konzentrationsmangel, zu Beeinträchtigung des Wohlbefindens und herabgesetzter Leistungsfähigkeit.

Es gibt viele körperliche Ursachen für Schlaflosigkeit. Diese müssen durch entsprechende Diagnostik ausgeschlossen werden. Ist das geschehen, dann bleiben persönliche Lebensumstände und depressive Verstimmung. Aktuelle Lebensumstände, die schlafmindernd wirken, sind Stress, Frust, Alkohol, Nikotin, Lärm, Licht- und Reizüberflutung sowie spätabendliches, üppiges Essen. Besonders Durchschlafstörungen und zu frühes Erwachen sind in hohem Maße Ausdruck einer Depression. Die Schlaflosigkeit kann das vordergründige Symptom sein. Abhilfe kann eine Analyse des Lebensstiles und des Schlafortes schaffen. Im Einzelfall kann Psychotherapie nützlich sein.

Schlaftabletten können, kurzfristig eingesetzt, hilfreich sein, stellen aber keine ursächliche Behandlung dar. Im Falle einer Depression ohne äußeren Anlass sind Antidepressiva eine heilende Therapie.

MR Dr. Karl Maier
Internist und Kurarzt, Bad Gleichenberg (Steiermark)

Schlafstörungen – Medikamente?

Elisabeth H.: *Ich leide seit Wochen unter Schlafstörungen. Ich kann weder gut ein-, noch durchschlafen. Zudem plagen mich Albträume. Soll oder muss ich Schlafmittel nehmen? Ich bitte um Rat.*

Nicht unbedingt! Es sollte zunächst der möglichen Ursache der Probleme auf den Grund gegangen werden. Dazu gehören eine Abklärung mittels EEG (Hirnstrommessung) zum Ausschluss möglicher organischer Erkrankungen und ein eingehendes fachärztliches Gespräch. Wobei auch Begleiterscheinungen wie nächtliches Schwitzen oder Atemnot eine Rolle spielen.

Auf jeden Fall sollte in diesem Gespräch auf die aktuelle Lebenssituation (privat wie beruflich) eingegangen werden! Eventuelle Konflikte müssen gezielt angesprochen werden.

Falls – wie in den meisten Fällen – keine organische Störung vorliegt, kann die Behandlung schon in einer Änderung von Lebensabläufen bestehen. Mitunter entschließt sich der Arzt zur Verschreibung von schlaffördernden Medikamenten als vorübergehende, unterstützende Maßnahme.

Was solche Mittel betrifft, werden heute eher Pharmaka aus der Klasse der modernen Antidepressiva (Stimmungsaufheller) empfohlen. Damit verhindert man unerwünschte Nebenwirkungen der klassischen Schlafmittel. Allerdings haben auch diese bei richtiger Anwendung von Fall zu Fall durchaus ihre Berechtigung.

OA Dr. Alexander Bernhaut
Facharzt für Psychiatrie, Neurologie und Psychoonkologie, Wien

Ganzheitsmedizin bei Schlafstörungen

Anneliese H.: *Ich bin 57 und leide seit vielen Jahren an Ein- und Durchschlafstörungen. Ich brauche bis zu einer Stunde zum Einschlafen und wache beim leisesten Geräusch auf. Laut Befund vom Schlaflabor ist keine Behandlung erforderlich, nur jährliche Kontrollen. Ich würde mir eine ganzheitsmedizinische Behandlung meines Problems wünschen.*

Wenn keine krankhaften Ursachen (Hormonmangel, Unterfunktion der Schilddrüse usw.) für die geschilderten Schlafprobleme gefunden werden konnten, dann könnte eine so genannte psychosomatische Störung vorliegen. Wir sprechen von fehlender Harmonie zwischen Körper und Seele. Diese Betrachtung ist die moderne Form der Ganzheitsmedizin.

In solchen Fällen kann ein neuro-psychiatrischer Facharzt weiterhelfen. Die Medizin kennt heute eine Reihe von Verfahren, die nützen können: wie etwa autogenes Training, Verhaltenstherapie, Gesprächstherapie, Medikamente.

Von der Traditionellen Chinesischen Medizin her ist die Ganzheitsmedizin fest im Konzept verankert. Für Ärzte mit fundierter Ausbildung in Akupunktur spielt die Schlafstörung eine erhebliche Rolle in der Befunderhebung.

Der Tag, also die Aktivität, und die Nacht, die Ruhe, sollen einander harmonisch abwechseln. Andernfalls liegt laut chinesischer Medizin eine Störung im Gleichgewicht zwischen Yang (Wach) und Yin (Schlaf) vor. Für die Therapie kommen neben der Akupunktur auch Akupressur, Tuina, Qigong, Schattenboxen usw. in Frage.

Eine Liste von Ärzten, die das Österreichische Ärztekammerdiplom für Akupunktur haben, ist bei jeder Landesärztekammer erhältlich. Akupressur-Tipps findet man unter anderem in dem Buch „Chinesische Heilkunst“, erschienen im Kneipp-Verlag.

Prof. Dr. Alexander Meng
Facharzt für Neurologie, Spezialist für Traditionelle Chinesische Medizin (TCM), Wien

Schlaflos durch Psychopharmaka?

Marianne T.: *Ich habe jahrelang schwere Psycho-Mittel genommen und leide seither an quälender Schlaflosigkeit. Jetzt bekomme ich zusätzlich so genannte Neuroleptika, die ich auch nicht besonders gut vertrage. Soll ich mit den Medikamenten aufhören? Ich bitte um einen Rat.*

Neuroleptika, also Medikamente, die bei bestimmten psychiatrischen Erkrankungen verschrieben werden, wirken nicht bei allen Menschen gleich. In den vergangenen paar Jahren sind neue, besonders gut wirksame und nebenwirkungsarme Neuroleptika entwickelt worden. Es ist zu empfehlen, mit dem behandelnden Arzt die Möglichkeit einer Umstellung auf andere Präparate zu besprechen.

Ohne ärztliche Verordnung sollte die Medikation jedoch keinesfalls abgesetzt oder verändert werden! Bei hartnäckigen Schlafstörungen – die übrigens nicht unbedingt mit der Erkrankung oder den Medikamenten zusammenhängen müssen – ist leider häufig viel Geduld bei den Betroffenen nötig.

Tritt in absehbarer Zeit keine Besserung ein, so rate ich, sich vom Arzt zum Beispiel an das Schlaflabor der Psychiatrischen Universitätsklinik am Wiener AKH überweisen zu lassen.

Chefarzt Dr. Stephan Rudas
Facharzt für Psychiatrie, psychosoziale Dienste Wien

Seit vielen Jahren Schlafstörungen

Josef P.: *Ich kann seit vielen Jahren nicht mehr durchschlafen. Ich habe deshalb sehr lange Beruhigungsmittel genommen. Als Folge trat aber Muskelschwäche auf. Ich setzte das Medikament deshalb ab. Ich leide an schweren Depressionen. Welches Schlafmittel kann mir noch helfen?*

Bei dieser sehr leidvollen Kombination aus den Symptomen einer Depression und Schlafstörungen bietet sich die Einnahme so genannter schlaffördernder Antidepressiva an.

Die Vorteile: Bei diesen Präparaten braucht man keine Angst zu haben, abhängig zu werden. Überdies wird das Durchschlafen gewährleistet. Schließlich wird natürlich auch die depressive Verstimmung selbst positiv beeinflusst.

Derzeit stehen fünf sehr wirkungsvolle Arzneien aus dieser Gruppe zur Verfügung, die vom Arzt verschrieben werden.

OA Dr. Alexander Bernhaut
Facharzt für Psychiatrie, Neurologie und Psychoonkologie, Wien

Neue Behandlung gegen Schnarchen

Thomas K.: *Ein Freund von mir hat sich kürzlich in Berlin einer Operation gegen Schnarchen unterzogen. Er schnarcht nicht mehr und hat nun keine getrennten Schlafzimmer mehr. Da ich auch fürchterlich schnarche, möchte ich fragen, ob so ein Eingriff auch in Österreich möglich ist.*

Natürlich kann man Schnarchprobleme auch in Österreich erfolgreich behandeln lassen. Da es aber verschiedene Formen des Schnarchens gibt, sollte ein Facharzt (HNO, Lunge) eine entsprechende Abklärung vornehmen.

Bei der häufigsten Form des Schnarchens gibt es ein neues Therapieverfahren: die Radiofrequenztechnik. Es handelt sich dabei um eine kontrollierte Erwärmung des Gewebes am weichen Gaumen.

Dieser Vorgang bewirkt eine Schrumpfung bzw. Versteifung. Gleichzeitig kann auch im Bedarfsfall das Gaumenzäpfchen verkleinert und überschüssige Gaumenschleimhaut entfernt werden.

Durch diese Operation wird der weiche Gaumen so stabilisiert, dass er während des Schlafens nicht mehr flattert – damit fällt die Hauptursache für das Schnarchen weg. Der Eingriff wird in örtlicher Betäubung durchgeführt. Beschwerden bzw. Schmerzen sind nicht zu erwarten.

Diese Behandlung wird in Österreich von einigen HNO-Ärzten und Kliniken angeboten. Auskünfte sind unter anderem auch über das Sanatorium für HNO-Krankheiten in Feldbach (Steiermark) möglich: 03152 3005.

Prim. MR Dr. Herwig Edlinger
HNO-Facharzt und Leiter des Zentrums für Tinnitusbetroffene, Feldbach (Steiermark)

Partnerproblem Schnarchen ...

Paula E.: *Mein Mann schnarcht derartig laut, dass ich nicht mehr schlafen kann und durch meine Müdigkeit am Arbeitsplatz große Probleme habe. Ich habe mich nun entschlossen, aus dem gemeinsamen Schlafzimmer auszuziehen, was mein Mann leider nicht verstehen kann. Das belastet unsere Ehe. Was kann man gegen hartnäckiges Schnarchen unternehmen?*

Schnarchen (medizinisch: Rhonchopathie) kann heute erfolgreich behandelt werden. Neben allgemeinen Ratschlägen bewähren sich spezielle Therapieverfahren.

Zu den allgemeingültigen Verhaltensmaßnahmen gehören zum Beispiel:

- Nicht in Rückenlage schlafen!
- Übergewicht vermeiden!
- Keine schweren Mahlzeiten am Abend!
- Kein Alkohol, keine Schlafmittel vor dem Zubettgehen!

Speziell hilft gegen die häufigste Form des Schnarchens zum Beispiel die Radiofrequenztechnik, eine neue Methode. Bei diesem Eingriff wird mittels Radiofrequenzenergie eine kontrollierte Erwärmung des Gewebes am weichen Gaumen erzielt. Das führt in der Folge zur Vernarbung bzw. Schrumpfung des Gewebes. Dieses wird versteift und kann nicht mehr „flattern".

Gleichzeitig erfolgt bei entsprechender Notwendigkeit eine Verkürzung des Gaumenzäpfchens sowie Abtragung überschüssiger Gaumenschleimhaut. Mitunter muss auch der Zungengrund mitbehandelt werden. Durch diese Operation wird einerseits der weiche Gaumen stabilisiert, sodass es während des Schlafens nicht mehr zum Flattern des Gaumensegels kommt, andererseits wird eine anatomische Enge im Rachen beseitigt. Dadurch fallen die Ursachen für das Schnarchen weg.

Der Eingriff wird in örtlicher Betäubung durchgeführt und hinterlässt praktisch keine Schmerzen oder sonstige Beschwerden. In Österreich gibt es einige spezialisierte HNO-Ärzte und Kliniken, die diese Therapie anbieten. Nähere Auskünfte: 03152 3005.

Prim. MR Dr. Herwig Edlinger
HNO-Facharzt und Leiter des Zentrums für Tinnitusbetroffene, Feldbach (Steiermark)

Gibt es schon Hilfe gegen Schnarchen?

Oswald G.: *Ich schnarche fürchterlich und meine Partnerin droht schon mit dem Auszug. Gibt es bereits Hilfe?*

Schnarchen kann eine krankhafte Störung sein und sollte bei extremem Ausmaß genauer ärztlich untersucht werden. Diese Möglichkeit ist in einem so genannten Schlaflabor gegeben. Was man gegen Schnarchen auf jeden Fall selbst unternehmen kann:

- Abbau von eventuellem Übergewicht – 80 Prozent aller starken Schnarcher sind einfach zu dick!
- Vermeidung von Alkohol und Beruhigungsmitteln.
- Änderung der Schlafposition – nicht flach auf dem Rücken liegen.
- HNO-Untersuchung etwa bei großen Mandeln.
- Zahnuntersuchung bei vermutlichem Fehlbiss.
- Training der Nasenatmung bzw. HNO-Begutachtung, falls die Nasenatmung behindert ist.
- Beim Arzt oder in der Apotheke nach einem neuen Präparat erkundigen.

MR Dr. Karl Maier
Internist und Kurarzt, Bad Gleichenberg (Steiermark)

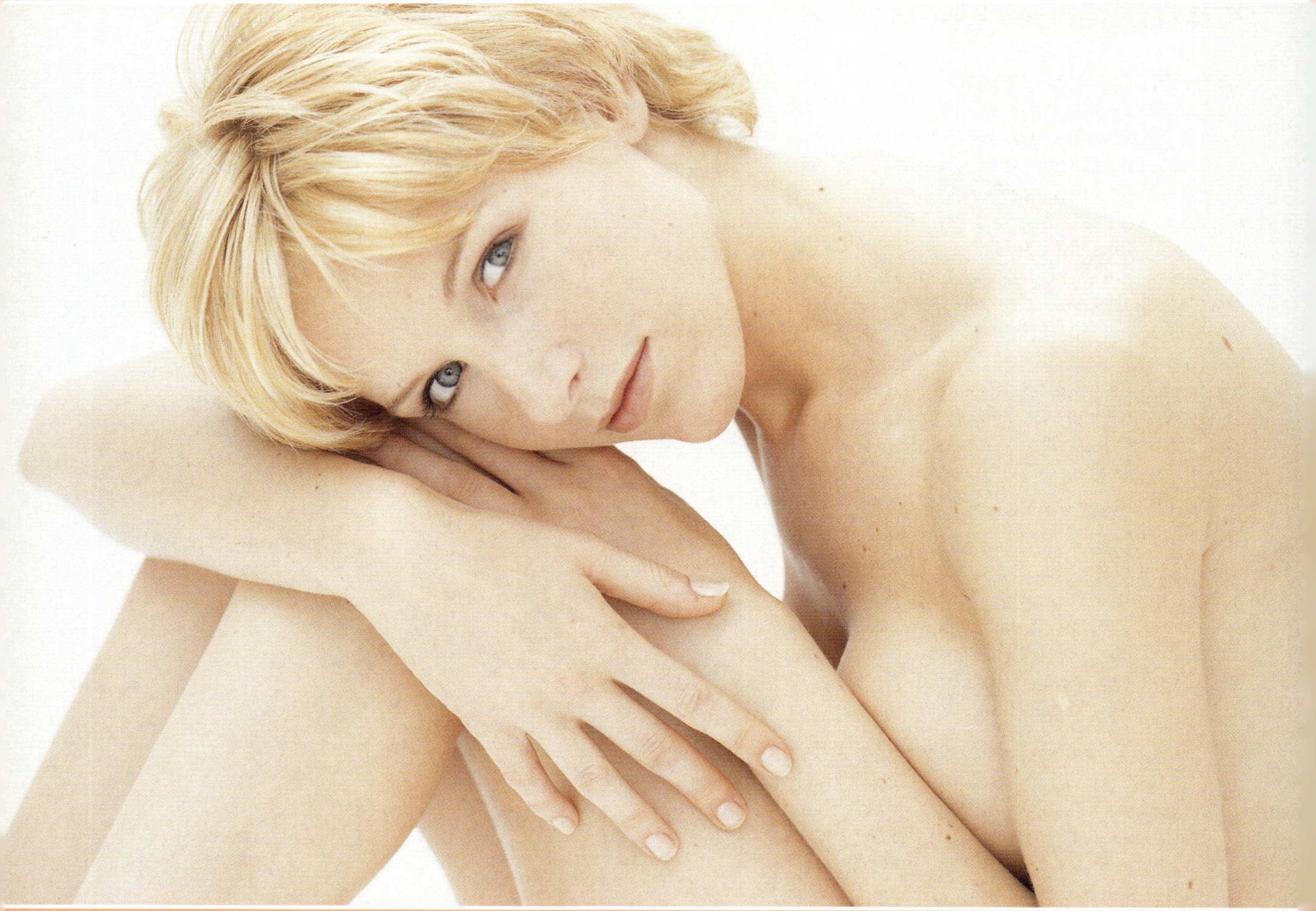

Mit Haut und Haar

Viele Fragen zum Thema „Haut"

Maria B.: *Ich habe einige Fragen hinsichtlich Haut und Durchblutung: Wie kann man die Durchblutung auf natürliche Weise fördern? Nützt Knoblauch? Kann man die Haut testen, um zu wissen, welche Creme am besten tagsüber bzw. nachts geeignet ist? Ich bin 55 und verwende seit 10 Jahren die gleiche Creme. Kann man Fettgeschwülste mit Cremes beseitigen? Kann man testen lassen, ob man genügend Vitamine, Mineralstoffe und Spurenelemente hat? Wie kann man starkes Salzen vermeiden bzw. Salz ersetzen?*

Knoblauch hat zwar eine Wirkung gegen Gefäßverengung (Arteriosklerose), wirkt aber nicht gezielt durchblutungsfördernd. Zu den natürlichen Medikamenten würde ich in diesem Zusammenhang homöopathische Mittel zählen, die aber individuell „angepasst" werden müssen.

Eine Creme, die der Haut ein angenehmes, entspannendes Gefühl vermittelt, kann selbst nach 10-jähriger Verwendung noch ausreichend sein. Menschen mit trockener, feinporiger Haut sehen ungefähr ab dem 50. Lebensjahr meistens etwas älter aus als Menschen mit fetter, grobporiger Haut.

Die trockene Haut verzeiht auch Sonnenschäden weniger und neigt verstärkt zur Faltenbildung. Hormonmangel spielt bei Frauen in diesem Altersbereich natürlich ebenfalls eine Rolle, genauso wie die Lebensweise (Kaffee, Nikotin, Ernährung, Schlafmangel).

Die Beurteilung des Hautzustandes ist grundsätzlich Sache des Hautfacharztes. Aber auch die Kosmetikerin kann Nützliches dazu beitragen.

Fettgeschwülste kann man mit Cremes nicht „wegzaubern". Diese lassen sich nur chirurgisch entfernen. Ob das im Einzelfall notwendig ist, sollte der Facharzt entscheiden.

Blutuntersuchungen auf Mineralstoffe, Spurenelemente und Vitamine werden in Speziallabors durchgeführt. Am häufigsten mangelt es übrigens an Zink und Selen. Diese Substanzen müssen über einen längeren Zeitraum eingenommen werden, um tatsächlich ihre Wirkung (hauptsächlich auf Haut und Immunsystem) entfalten zu können.

Ein gewisser Salzgehalt in der Nahrung ist beim gesunden Menschen notwendig. Schließlich geben wir beim Schwitzen sehr viel Salz ab – vor allem in der warmen Jahreszeit. Ich empfehle allerdings das wesentlich mildere Kräutersalz. Würzen kann man zudem mit frischen Kräutern, Knoblauch und Zwiebeln. Das gibt den Speisen mehr Geschmack, man kann dafür beim Kochsalz einsparen.

Dr. Susanne Leinweber
Fachärztin für Hautkrankheiten, Graz

Lassen Sie Ihren Hauttyp bestimmen!

Cornelia O.: *Ich habe leider eine sehr problematische Gesichtshaut und finde keine Creme, die ich vertrage. Auf die eine bekomme ich Pickel, die andere trocknet die Haut zu stark aus. Die nächste verursacht unter den Augen rote Flecken und Juckreiz. Meine Frage: Gibt es so etwas wie eine Hautanalyse? Kann man testen, was ich vertrage?*

Hautärzte und geschulte Kosmetikerinnen sind in der Lage, den richtigen Hauttyp zu bestimmen. Es gibt aber auch an fast jeder dermatologischen Abteilung eine kosmetische Ambulanz, wo man sich beraten lassen kann.

Der Fettgehalt der Haut hängt neben der Veranlagung auch vom Alter ab. Jüngere Menschen neigen selbst bei trockenem Hauttyp an bestimmten Stellen (Stirne, Nase, Kinn) zu fettigen Absonderungen und zu Hautunreinheiten. Ältere Menschen zeigen immer stärkere Austrocknung.

In der Kosmetik wird zwischen trockener, fetter und Mischhaut unterschieden. Bei jüngeren Menschen mit empfindlicher Haut bewähren sich rückfettende, beruhigende Badezusätze. Feuchtigkeitsmilch empfehle ich nur bei starkem Trockenheitsgefühl. Sollte die Feuchtigkeitsmilch auch dann zur Rückfettung nicht ausreichen, sollte eine halbfette Creme verordnet werden.

Sobald sich das Hautbild beruhigt hat, kann man dem jeweiligen Hauttyp entsprechend auf normale Kosmetikprodukte übergehen.

Erfahrungsgemäß sind Personen mit heller, trockener Haut besonders empfindlich und auf milde Pflege angewiesen. Weder zu starke Austrocknung noch zu starke Rückfettung sind dann angebracht. Auch fruchtsäurehaltige Cremes werden schlecht vertragen.

Ein beim Hautfacharzt durchgeführter Allergietest, bei dem auch Salbengrundlagen und mitgebrachte Cremes getestet werden, kann recht hilfreich sein.

Dr. Susanne Leinweber
Fachärztin für Hautkrankheiten, Graz

Seit zehn Jahren Sorgen mit der Haut

Sabine F.: *Meine nun 20-jährige Enkelin hat seit zehn Jahren große Probleme mit ihrer Haut! Wenn es kalt oder heiß ist, bekommt sie rote, juckende Flecken, die dann zu richtigen Beulen werden. Die Ärzte nennen es Urticaria, konnten aber bisher nicht erfolgreich behandeln. Was raten Sie?*

Diese Erscheinung nennt man chronisch rezidivierende (immer wiederkehrende) Urticaria, die durch thermische Reize (Kälte, Hitze) hervorgerufen wird. Bei der üblichen Durchuntersuchung sollte auch immer nach einem Entzündungsherd im Körper (Zähne, Mandeln, Nebenhöhle, Blinddarm usw.) „gefahndet" werden.

Ich rate solchen Patienten zudem, einmal eine Darmentschlackung durchzuführen: zwei Tage Tee und Zwieback, dazu Tierkohletabletten und viel Flüssigkeit trinken. Anschließend zwei Wochen eine eiweißfreie Schonkost einhalten. Unterstützend sollte das homöopathische Mittel Dulcamara D 4 eingenommen werden.

Dr. Susanne Leinweber
Fachärztin für Hautkrankheiten, Graz

Hautknoten nach jeder Verkühlung

Michaela J.: *Ich bekomme seit einigen Jahren immer nach einer Verkühlung (mit Schnupfen und Halsweh) Knoten an Händen und Füßen. Behandelt werde ich dann mit Kortison und Kompressen. Was kann ich tun, um diese Knoten nicht mehr zu bekommen?*

Wenn diese Hauterscheinung etwa zwei Wochen nach einer Angina bzw. nach einem grippalen Infekt auftritt, so handelt es sich vermutlich wirklich um ein Geschehen, das damit in Zusammenhang steht. In diesem Fall rate ich, sich an einen HNO-Arzt zu wenden, der auf eine chronische Beherdung (Mandeln etc.) untersucht. Auch die Bestimmung eines Antistreptolysin-Titers ist hilfreich.

Darüber hinaus besteht aber auch die Möglichkeit, dass das Leiden durch bestimmte Medikamente ausgelöst wurde, die im Zuge der Infektion eingenommen worden sind. Zum Beispiel Salizylate oder Sulfonamide. Auch manche Verhütungsmittel können diese Hautkrankheit (Erythema nodosum) auslösen.

Doz. Dr. Helmut Lindemayr
Facharzt für Hautkrankheiten, Allergiespezialist, Wien

Tatoo erst nach „Hautbetäubung"

Michaela M.: *Ich möchte mir ein Tatoo machen lassen, habe aber gehört, dass das weh tut. Angeblich gibt es eine Creme namens „Emla 5 %", welche die Haut betäubt. Ich bitte um nähere Auskunft.*

Die genannte Creme enthält oberflächlich betäubende Wirkstoffe. Sie wirkt daher bei Eingriffen in die Haut schmerzstillend. So auch beim Tätowieren.

Nach einer gewissen Einwirkzeit muss die Creme entfernt und unmittelbar danach mit dem Tätowieren begonnen werden. Wird die Creme vollständig entfernt, sind keinerlei Auswirkungen auf das Endergebnis zu erwarten.

Mag. pharm. Kurt Vymazal
Apotheker, Wien

Hautausschläge wegen Histamin

Manfred N.: *Ich bin 71 und leide seit einer Salmonellen-Vergiftung vor vier Jahren an einer Unverträglichkeit von Histamin. Das bewirkt starke Hautausschläge am ganzen Körper, die furchtbar jucken. Trotz Vermeidung vieler Lebensmittel tritt kaum Besserung ein. Ich bitte um Rat.*

Es dürfte sich bei den Beschwerden um chronische Nesselausschläge (Urtikaria) handeln. Derartige Erscheinungen können durch ein Übermaß an der körpereigenen Substanz Histamin verursacht werden, aber auch durch histaminreiche Nahrung.

Rund 2 Prozent der Bevölkerung werden mit einem Übermaß an Histamin nicht fertig bzw. können es nur unzureichend abbauen. Man spricht dann von Histamin-Intoleranz. Das über die Nahrung zugeführte Histamin trägt also nur zum Teil zu den unangenehmen Beschwerden bei. Daher ist die Ursache sicher nicht nur dort zu suchen.

Wir wissen zum Beispiel, dass bestimmte Medikamente, aber schlicht und einfach auch Stress-Situationen den Histaminspiegel im Blut erhöhen können. In vielen Fällen lässt sich die Ursache trotz genauester Untersuchung nicht finden.

Die gute Nachricht: Urtikaria heilt häufig spontan, das heißt ohne Behandlung aus. Zur Therapie setzt man durchaus erfolgreich bestimmte Medikamente (Antihistaminika) ein.

Doz. Dr. Helmut Lindemayr
Facharzt für Hautkrankheiten, Allergiespezialist, Wien

Ständig Ausschlag im Gehörgang

Erich K.: *Ich bin 60 und habe seit rund sieben Jahren ständig einen Ausschlag bzw. ein Ekzem im äußeren Gehörgang. Ich war im Laufe der Zeit bei vielen Ärzten und bekam immer Salben oder milchähnliche Präparate. Es hilft nichts. Dabei gebe ich sehr Acht, dass die Ohren nach Dusche und Haarwäsche gut abgetrocknet sind. Ich bitte um Rat.*

Schuppenbildung und damit verbundener Juckreiz im Bereich des äußeren Gehörganges kann im Rahmen eines Ekzems oder einer Schuppenflechte (Psoriasis) auftreten oder auch ausschließlich im Gehörgang vorkommen.

Ein Grund dafür ist mit hoher Wahrscheinlichkeit, dass überschüssige Kalorien abends nicht richtig verdaut und dann in irgendeiner Form im ganzen Organismus abgelagert werden.

Diese Ablagerungen etwa an den Herzkranzgefäßen spürt man lange Jahre nicht. Im Gehörgang fallen sie jedoch bald durch Juckreiz und Schuppung auf.

Wer also seine Ernährung umstellt (ballaststoffreich und fett- sowie eiweißarm, besonders abends leicht verdaulich, keine Wurst, kein Käse), bekämpft nicht nur das beschriebene Ekzem wirkungsvoll, sondern beugt auch Herzinfarkt vor.

Ich empfehle zusätzlich Reinigung mit pH-neutralen Seifen und mit schwarzem Tee (enthält Gerbsäure, ist damit entzündungshemmend) oder salzhaltigem Wasser. Juckreizstillend ist zum Beispiel Optiderm®-Creme, die man mit einem Wattestäbchen aufträgt.

Wer sich zu einer Heilfastenkur unter ärztlicher Anleitung entschließt, wird ebenfalls bemerken, dass sich die Hauterscheinungen entscheidend bessern.

Dr. Susanne Leinweber
Fachärztin für Hautkrankheiten, Graz

17-Jährige wird von Pickeln geplagt

Sabina G.: *Ich bin 17 Jahre alt und habe leider eine ziemlich unreine Haut. Ich werde von Pickeln geplagt. Ist das schon Akne? Wie entsteht Akne und was kann man dagegen unternehmen?*

Voraussetzung für die Entstehung von Akne ist immer eine vermehrte Produktion von Talg sowie gesteigerte Verhornung im Bereich der Ausführungsgänge der Talgdrüsen. Das äußert sich anfänglich in verstopften Poren, aus denen dann die „Mitesser" oder Pickel entstehen.

In der Folge vermehren sich Aknebakterien auf der Haut rasant und bewirken die Entstehung von Papeln und Pusteln, also von Akne.

Etwa 90 Prozent der Jugendlichen leiden in der Pubertät an fetter Haut. Bei Mitesserakne genügt normalerweise kosmetische Pflege. Handelt es sich jedoch um entzündliche Veränderungen, so muss unbedingt ein Hautfacharzt aufgesucht werden.

Zur angesprochenen Pflege: Dazu gehören Produkte aus der Apotheke (wie etwa Lutsine), welche die Poren offen halten, um auf diese Weise der Akne vorzubeugen. Sie normalisieren das Hautbild, spenden ausreichend Feuchtigkeit und helfen auch dabei, diese zu speichern.

Die medikamentöse Behandlung reicht von äußerlich anzuwendenden, schälenden Produkten, Vitamin-A-Säure-Präparaten und Antibiotika bis hin zu einer speziellen, leichten Form der Anti-Baby-Pille.

Dr. Paulus Zenahlik
Facharzt für Dermatologie, Frohnleiten, Seiersberg (Steiermark)

Tränensäcke: Was man dagegen tut

Hedwig D.: *Ich habe Tränensäcke, die durch diverse Cremes nicht verschwinden. Was kann man dagegen tun?*

Wir unterscheiden zwei Arten von Tränensäcken.

1. Die eine, bei der zu viel Haut vorhanden ist, die in vielen Falten schlaff unter dem Auge liegt. Hier helfen straffende, medizinische Cremes, Schälkuren beim Arzt oder ein operativer Eingriff, bei dem die überschüssige Haut weggeschnitten wird.

2. Die zweite Form des Tränensackes wird durch hervorquellendes Fettgewebe im Bereich unter den Augen verursacht. Dann kann man entweder den dadurch entstandenen Augenring mit Füllmaterial aufspritzen oder das Fettgewebe von der Innenseite des Augenlides her operativ entfernen.

Herkömmliche Augencremes haben meist nur kurzzeitigen Effekt. Diese eignen sich als „Nothilfe" nach üppigen Festen oder einer schlaflosen Nacht.

Dr. Doris Grablowitz
Fachärztin für Hautkrankheiten, Wien

Junger Mann hat zu rote Wangen

Helga C.: *Mein 18-jähriger Sohn hat unnatürlich rote Wangen. Er weigert sich aber, zum Arzt zu gehen, weil es ihn nicht stört. Ich mache mir aber Sorgen! Würde es etwas helfen, wenn er das Gesicht wenigstens täglich eincremt?*

Auf dem mitgeschickten Bild sieht der junge Mann attraktiv und freundlich aus. Ich glaube nicht, dass er wegen der roten Wangen Probleme bekommt. Ich rate also, seine Entscheidung, nicht zum Arzt gehen zu wollen, zur Kenntnis zu nehmen. Auch wenn die Mutter das Beste für ihren Sohn will: Je intensiver sie etwas aufzwingen will, desto ablehnender wird er sich verhalten.

Bezüglich der Cremes: Hautpflege ist immer gut. Wenn aber bereits Rötungen in Form von vielen kleinsten Gesichtsäderchen vorhanden sind, werden kosmetische Cremes alleine nicht mehr viel ausrichten können. Da ist eine Laserbehandlung beim Arzt zu empfehlen. Zusätzlich bewähren sich starke Sonnenschutzcremes, die nicht nur UVA- und UVB-Strahlen abfiltern, sondern auch einen Schutz gegen Infrarotstrahlen bieten können.

Noch ein Tipp für Männer:

Falls diese rote Äderchen mit einem Deck-Make-up verstecken wollen, sollten sie ein Make-up mit grünem Farbton verwenden. Grün neutralisiert den roten Hautton. Erst dann das Deck-Make-up in Hautfarbe darüber geben.

Dr. Doris Grablowitz
Fachärztin für Hautkrankheiten, Wien

„Säufernase" ganz ohne Alkohol …

Franz B.: *Ich bin wegen meines Aussehens verzweifelt! Ich habe eine rote Knollennase. Die Diagnose lautet: Akne, Rosacea. Die Leute glauben aber alle, ich wäre ein schwerer Trinker, obwohl ich mir nur ganz selten ein Glas Bier gönne. Bisherige Behandlungen waren nicht erfolgreich. Gibt es für mich keine Hilfe?*

Akne bzw. Rosacea sind sicher schwerwiegende Hautprobleme. Allerdings gibt es sehr wohl erfolgversprechende Therapiemöglichkeiten. Gegen Akne helfen zum Beispiel Medikamente wie Tetracycline und Retinoide in Form von Tabletten oder Kapseln.

Wichtig ist dabei aber immer auch eine sehr genaue und intensive örtliche Behandlung mit Cremes, Salben bzw. Lotionen durch einen erfahrenen Hautarzt. Es gelingt damit fast immer, das Krankheitsbild entscheidend zu verbessern.

Schwieriger wird die Lage, wenn seelische Probleme dazukommen, die dazu führen, dass der Patient die Pusteln ständig aufkratzt. Dann können die Medikamente nicht richtig wirken, das Krankheitsbild verschwindet daher auch nicht vollständig. In solchen Fällen rate ich zur begleitenden Behandlung durch einen Facharzt für Psychiatrie.

Die Rosacea ist eine Erkrankung, die beim Erwachsenen etwa ab dem 40. Lebensjahr auftreten kann und sich durch Entzündungen, vielfach an der Nase, aber auch an der Stirne und den Wangen bemerkbar macht. Das Leiden ist besonders belastend, weil die Wucherungen an der Nase zur „Knollennase" führen können, die man operativ behandeln muss.

Aber auch gegen die Rosacea gibt es erfolgversprechende Behandlungsmethoden. In erster Linie gibt man Antibiotika, die innerhalb weniger Wochen eine Besserung bringen. Dazu erfolgt ebenfalls eine auf den Patienten abgestimmte, örtliche Behandlung der Haut mit Salben etc.

Prim. Prof. Dr. Fritz Gschnait
Facharzt für Hautkrankheiten, Wien

Sonnenschäden beseitigen lassen!

Helene M.: *Ich bin ganz unglücklich, weil ich auf den Armen entzündete Flecken habe. Hautärzte bestätigten mir, dass es sich um Sonnenschäden handelt. Ich soll Cremes mit hohem Sonnenschutzfaktor nehmen. Verschiedene Salben und Lotionen haben nichts geholfen. Ich habe diese Flecken nun schon seit zehn Jahren und bitte um Ratschläge.*

Der Beschreibung nach handelt es sich bei den Flecken um lichtgeschädigte Haut, die bei hellen Hauttypen mit blauen Augen und blonden bis rötlichen Haaren häufig auftritt.

Tatsächlich soll man diese Erscheinungen (Keratosen) entfernen, zum Beispiel mit Laser, elektrochirurgisch oder durch so genannte Kaltkaustik. Darüber entscheidet der behandelnde Arzt.

Die im Zuge der Therapie entstehenden Wunden heilen normalerweise ohne Narben ab. Es bleibt nur ein Hautgebiet ohne Pigment übrig, was bei hellem Hauttyp keine Rolle spielt. Allerdings sind diese Stellen sehr lichtempfindlich und müssen vor der Sonne geschützt werden – Blusen mit langen Ärmeln im Sommer, hoher Lichtschutz bei Cremen.

Der mitgeschickte Gewebebefund spricht allerdings eher für seborrhoische Warzen, die jedoch nach denselben Methoden zu entfernen oder mit einem scharfen Löffel abzutragen wären, falls sie als störend empfunden werden. Die Abheilung erfolgt in diesem Fall ähnlich. Eine genaue Beurteilung ist natürlich nur möglich, wenn man die befallenen Hautstellen sieht. Möglicherweise liegen Keratosen und seborrhoische Warzen vor.

Man kann die Behandlung auch innerlich unterstützen. Ich rate zur Einnahme von Vitamin A, E und Zink. Wegen Warzen empfehle ich ausreichende Zufuhr von Flüssigkeiten, weil das die Nierentätigkeit anregt und somit die Entgiftung. Abends am besten nur leicht verdauliche Speisen essen, da diese Warzen zum Teil auch Ablagerungen darstellen.

Dr. Susanne Leinweber
Fachärztin für Hautkrankheiten, Graz

Frau bekommt sehr leicht blaue Flecken

Maria K.: *Ich bekomme sehr leicht blaue Flecken, also Blutergüsse. Man braucht mich nur etwas fester angreifen – und schon ist es passiert. Meistens weiß ich gar nicht, wo ich mir schon wieder einen blauen Fleck zugezogen habe. Was kann man tun, damit man nicht so leicht blau wird?*

Unser Gefäß- und Gerinnungssystem ist eine recht raffinierte Einrichtung. Nach einem Gewebeschaden setzt binnen weniger Sekunden folgender Gerinnungsvorgang ein:

- Die Wände der Blutgefäße ziehen sich zusammen und vermindern dadurch den Blutverlust.
- Die Blutplättchen (Thrombozyten) haften sich an die verletzte Stelle im Gefäß und ballen sich aneinander. Zugleich setzen sie die Blutgerinnung in Gang.
- Fibrin (der eigentliche Blutpfropf) bildet sich und verschließt das „Leck“ in der Blutgefäßwand.

Ist nun einer dieser Mechanismen gestört, können leichter blaue Flecken auftreten. Im Alter verliert die Haut bei den meisten Menschen an Elastizität. Sie wird dünner und verletzlicher. Auch nach langer Einnahme von Kortison sind Hautblutungen möglich.

Schmerzmittel, Aspirin® und manche andere Medikamente hemmen die Funktion der Blutplättchen. Daher haben fast alle Menschen, die diese Substanzen einnehmen müssen, eine Neigung zu blauen Flecken.

Schließlich kann auch die Bildung von Gerinnungsfaktoren sowohl durch Leberschäden als auch durch gerinnungshemmende Medikamente wie Marcourmar® behindert sein.

Ist Mangel an Vitamin K die Ursache von Gerinnungsstörungen, dann kann dessen Ergänzung die Blutungsneigung vermindern. Vielleicht beeinflusst auch Vitamin C die Gefäße günstig. Jedenfalls kann es nicht schaden, auf regelmäßige Zufuhr dieses Vitamins zu achten.

OA Dr. Herbert Woschnagg
Facharzt für innere Medizin, Wien

Kleine Flecken, die größer werden ...

Margit P.: *Ich bekam vor ein paar Jahren auf dem rechten Vorfuß kleine Flecken, die immer größer wurden. Der ärztliche Befund lautet: Granuloma anulare. Man hat mir gesagt, dass es keine Möglichkeit gibt, diese Flecken zu stoppen, ich wurde lediglich mit einer Kortisonsalbe behandelt – ohne Erfolg. Ich bitte, mir eventuelle Behandlungsmöglichkeiten mitzuteilen, da ich sehr unter den hässlichen Flecken leide.*

Das Granuloma anulare ist eine grundsätzlich harmlose Hauterkrankung, bei der es zur Ausbildung von manchmal ringförmigen („anulare"), manchmal flächigen, roten Verhärtungen an der Haut kommt. Die Ursache sind gewisse abbauende Veränderungen des Bindegewebes.

Diese sind zwar nicht gefährlich, aber kosmetisch störend. An Behandlungsmöglichkeiten gibt es:

- Salben bzw. Unterspritzungen mit Kortison, was bereits – leider ohne Erfolg – durchgeführt wurde
- Kältebehandlung mit flüssigem Stickstoff
- Bestrahlungen mit ultraviolettem Licht unter Verwendung eines so genannten Photosensibilisators
- Medikamente aus der Gruppe der Sulfone

Prim. Prof. Dr. Fritz Gschnait
Facharzt für Hautkrankheiten, Wien

Verzweifelt wegen weißer Flecken

Johanna C.: *Ich bekam heuer auf beiden Handrücken kleinere und größere weiße Flecken, die nicht mehr verschwinden. Ich bin verzweifelt! Was soll ich tun?*

So wie diese Erscheinung beschrieben wird, handelt es sich vermutlich um die so genannte Weißfleckenkrankheit (Vitiligo). Es gibt aber auch Pilzerkrankungen, die ähnlich aussehen. Letztere sind aber mehr am Rücken oder am Dekolleté zu finden.

Gegen Vitiligo (grundsätzlich harmlos, nur eben kosmetisch störend) gibt es leider noch kein Mittel, das vollständige Heilung garantiert. Aber der Hautarzt wird verschiedene Medikamente und Bestrahlungsarten versuchen, um den bestmöglichen Erfolg zu erzielen. Ansonsten steht ein gutes medizinisches Make-up (Fixierpuder) zur Verfügung, das gut deckt und so stark hält, dass man damit sogar schwimmen kann.

Dr. Doris Grablowitz
Fachärztin für Hautkrankheiten, Wien

Altersflecken und Selbstbräunung

Gerlinde L.: *Ich bin 51 Jahre alt und habe Altersflecken auf dem Handrücken. Gibt es eine wirksame Creme dagegen? Außerdem bin ich ein blasser Typ und möchte ein Selbstbräunungsmittel verwenden. Kann das der Haut schaden?*

Altersflecken lassen sich gut durch Elektrokoagulation und Abtragen mit einem scharfen Löffel ohne Narben entfernen. Der Hautfacharzt muss über die Methode entscheiden.

Über die eventuelle Schädlichkeit selbstbräunender Mittel bei oftmaliger Anwendung liegen keine gesicherten Informationen vor. Ich persönlich empfehle eher, das Gesicht vor dem Ausgehen jeweils mit einer Tagescreme zu tönen.

Es gibt Puder, die sehr natürlich wirken. Für den Körper stehen wasserfeste Make-ups (in Apotheken erhältlich) zur Verfügung.

Dr. Susanne Leinweber
Fachärztin für Hautkrankheiten, Graz

Altersflecken und Laserbehandlung

Gerlinde W: *Seit einiger Zeit habe ich (54) im Gesicht und auf den Armen störende Altersflecken. Ich habe von einer Lasermethode gehört, die diese Flecken beseitigt. Ist diese Methode sinnvoll?*

Es gibt nicht nur eine Lasermethode, sondern man setzt schon seit längerer Zeit jeden hautschälenden Laser gegen Altersflecken ein. Laser brennen die oberste Hautschichte weg, in der sich der Fleck befindet. Diese Methode ist sehr aggressiv. Im schlimmsten Fall kann in der Mitte eine weiße Narbe und am Rand ein brauner Ring entstehen.

Für die Arbeit mit dem Laser muss der Arzt daher viel Erfahrung besitzen und eine Nachbehandlung mit bestimmten Cremes durchführen. Ich persönlich schätze starke Schälkuren mehr, da man damit gezielter, weniger schmerzhaft und billiger arbeiten kann.

Dr. Doris Grablowitz
Fachärztin für Hautkrankheiten, Wien

Mögliche Ursachen von Afterjucken

Gerlinde W.: *Wodurch entsteht Afterjucken und was kann dagegen helfen?*

Die häufigste Ursache für Juckreiz im Analbereich sind Hämorrhoiden. Diese muss man vom Arzt abklären und gegebenenfalls behandeln lassen. In schweren Fällen durch eine Operation, ansonsten helfen Salben und Zäpfchen, die den Juckreiz meistens rasch stillen.

Auch Abszesse können der Grund für die Beschwerden sein. Sie entstehen oft durch eine allergische Reaktion auf Stoffe oder auch Lebensmittel. Ich rate da zu einem Allergietest. Bei Kindern an Würmer denken!

Prof. Dr. Reinhard Neumann
Facharzt für Hautkrankheiten, Wien

Juckreiz immer abklären lassen!

Marianne T.: *Ich bin 56 Jahre alt und fühle mich an sich gesund. Allerdings leide ich seit etwa zwei Jahren unter Anfällen von starkem Juckreiz, meistens am Abend, vor allem im Bereich der Oberarme. Allergie wurde keine festgestellt. Eine Neurologin wollte mich nach fünfminütigem Gespräch mit Antidepressiva behandeln. Das habe ich natürlich abgelehnt. Massage hilft auch nicht. Was raten Sie mir?*

Starker Juckreiz kann die verschiedensten Ursachen haben. Wenn der Arzt an der Haut selbst nichts feststellen kann, besteht die Möglichkeit, dass es sich um einen so genannten Pruritus sine materia handelt. Dabei spürt der Patient zwar tatsächlich schweren Juckreiz, welcher oft auch durch Kratzen nicht stillbar ist, dennoch ist die Haut relativ unverändert.

Pruritus sine materia muss immer ernst genommen werden! Es muss sich nämlich dahinter keineswegs eine psychische Veränderung, wie etwa eine Depression verstecken. In vielen Fällen liegt eindeutig eine organische Störung vor, die gezielt behandelt werden muss.

Der genannte Zustand wird zum Beispiel bei Nierenleiden, Leberkrankheiten aber auch bösartigen Erkrankungen des Blut- und Lymphsystems beobachtet. Deshalb ist unbedingt eine ausführliche Durchuntersuchung zum Ausschluss der genannten Erkrankungen notwendig.

Prim. Prof. Dr. Fritz Gschnait
Facharzt für Hautkrankheiten, Wien

Pilzbehandlung kann sehr lange dauern!

Anita E.: *Ich habe im Gesund-Magazin gelesen, dass man Pilzerkrankungen sehr lange behandeln muss. Wenn die Haare befallen sind, sogar sechs Monate! Ich bin selbst betroffen und habe auf die verwendeten Mittel (Fungoral®, Nizoral®) mit Haarausfall reagiert. Ich bitte um Rat.*

Tatsächlich ist es so, dass viele Mittel gegen Pilze nicht in der Lage sind, diese Schädlinge abzutöten, sondern sie nur in der Vermehrung behindern. Die Medikamente müssen daher so lange angewendet werden, bis sich das jeweilige Gewebe, das vom Pilz betroffen ist, erneuert hat.

Dieser Vorgang dauert bei der Haut selbst 4 bis 6 Wochen, bei den Haaren rund drei Monate und bei den Nägeln sogar etwa 12 Monate. Allerdings gibt es heute Präparate, die sehr wohl auch das Leben des Pilzes verkürzen und darüber hinaus im Keratin (dort lebt der Pilz) eine Art Depot bilden. Dadurch kommt es weniger leicht zum Wiederaufflammen der lästigen Erkrankung.

Diese Therapie verkürzt natürlich die Behandlungsdauer. Näheres erfährt man beim Haus- oder Hautarzt.

Der Haarausfall, über den berichtet wird, ist allerdings mit Sicherheit nicht auf die eingesetzten Mittel zurückzuführen. Der hat andere Ursachen, von denen es ja leider recht viele gibt.

Prim. Prof. Dr. Fritz Gschnait
Facharzt für Hautkrankheiten, Wien

Zeitweise Probleme mit Nachtschweiß

Heinrich K.: *Ich bin 67 und leide zeitweise an unerklärlichem Nachtschweiß am Oberkörper und unter den Achseln besonders stark. Vor zwei Jahren hatte ich eine Herzoperation (4 Bypässe), Nierenversagen und Lungenentzündung. Derzeit ist wieder alles gut eingestellt. Mein Alkoholproblem, das ich vor vielen Jahren hatte, ist ebenfalls gelöst. Was könnte die Erklärung für das nächtliche Schwitzen sein?*

Nachtschweiß ist ein häufiges Beschwerdebild. Laut Statistik klagen Frauen am öftesten über Kreuz- und Knieschmerzen, Männer hingegen über Schwitzen.

Abnormes, vorwiegend nachts auftretendes Schwitzen wird vom Arzt immer ernst genommen. Entzündungen (etwa Tuberkulose, Autoimmunerkrankungen), Stoffwechselleiden und auch Krebs können Ursache sein.

Auch bei Herzschwäche, Übergewicht, Trainingsmangel und Hormonstörungen schwitzen die Menschen oft verstärkt. Weiters gibt es Personen, die grundsätzlich rascher schwitzen als andere. Manche schwitzen trotz Anstrengung nur selten überschießend.

Falls tatsächlich keine organische Ursache für das Schwitzen vorliegt, ist vorsichtiges Aufbautraining (Ausdauersport), Gewichtsreduktion und vernünftige Ernährung (Vorsicht bei Alkohol!) der beste Rat. Medikamente, die das Schwitzen eindämmen, werden nur selten verschrieben.

OA Dr. Herbert Woschnagg
Facharzt für innere Medizin, Wien

Extremes Schwitzen nur auf dem Kopf …

Edith L.: *Ich bin 67 und leide seit Jahren an extremem Schwitzen auf dem Kopf. Am Körper schwitze ich wenig. Bei der geringsten Anstrengung fließt schon nach kurzer Zeit ein wahrer Bach über Gesicht und Nacken. Nach diesen Schweißattacken bin ich auch erschöpft. Meine Lebensqualität ist vermindert. Helfen konnte mir bisher niemand. Wissen Sie einen Rat?*

Sollte das Schwitzen nicht schon von Kindheit an bestehen, sondern erst seit einigen Jahren, muss untersucht werden, ob internistisch und gynäkologisch alles in Ordnung ist. Falls kein Grundleiden (hormonelle Fehlsteuerung, Stoffwechselkrankheit, psychische Erkrankung usw.) festgestellt werden kann, lohnt sich ein Versuch mit der Traditionellen Chinesischen Medizin (TCM).

Die TCM hat ein besonders philosophisch orientiertes Konzept. Das Meridiansystem der Akupunktur sowie Yin und Yang spielen wesentliche Rollen. Der Platz reicht hier nicht, um diese Begriffe grundsätzlich zu erklären. Aber in der TCM deutet viel Schwitzen zum Beispiel auf eine Kontrollschwäche der Haut hin. Der Verdauungstrakt (Magen, Darm, Bauchspeicheldrüse, Leber etc.) wird intensiv miteinbezogen.

In der TCM empfiehlt man daher in solchen Fällen unter anderem Folgendes:

- Die Füße erwärmen, sodass sich der Kopf abkühlen kann: etwa täglich ein heißes Fußbad nehmen.
- Akupunktur bzw. Massage der Reflexzonen für den ganzen Verdauungstrakt.
- Für etwa drei Monate täglich eine Schale Ginseng-Tee trinken.

Auch die westliche Medizin hat etwas beizutragen: Kneipp-Anwendungen, wie Kaltwassergüsse usw. führen auch zur Besserung.

Informationen findet man auch in meinem Buch „Chinesische Heilkunst“, erschienen im Kneipp-Verlag.

Prof. Dr. Alexander Meng
Facharzt für Neurologie, Spezialist für Traditionelle Chinesische Medizin (TCM), Wien

Schwitzen im Brust- und Halsbereich

Gerda S.: *Ich habe folgendes Problem: Nachts schwitze ich nicht am ganzen Körper, sondern nur auf der Brust und im Halsbereich. Jeden Morgen bin ich nass. Wovon kommt dieses teilweise Schwitzen?*

Schwitzen dient dem Körper zur Temperaturregulation. Durch Verdunstungskälte wird dem Körper Wärme entzogen. Wir schwitzen immer dann, wenn die sonstige Wärmeabgabe durch das Öffnen der Blutgefäße in der Haut oder durch die Atmung nicht mehr ausreicht.

Verstärkte Belastungen (so wohl körperlich als auch seelisch), „Verstellungen“ des Temperaturzentrums im Gehirn (etwa im Zuge entzündlicher Erkrankungen – „Abfiebern“) oder Störungen der Temperaturregulation (Nervenleiden bei Alkoholkranken, Diabetikern etc.) können besonders nachts übermäßiges Schwitzen verursachen.

Der Schweiß wird vorwiegend am Rumpf bemerkt. Naturgemäß an Stellen, die in der Regel von Kleidungsstücken bzw. der Bettdecke bedeckt sind. An den Gliedmaßen verdunstet der Schweiß schneller. Das mag die Ursache des beschriebenen Phänomens sein.

OA Dr. Herbert Woschnagg
Facharzt für innere Medizin, Wien

Starkes Schwitzen an Händen, Füßen

Sabine F.: *Ich bin 31 und leide derzeit an abnormer Schweißbildung an Händen und Füßen. Mit den sommerlichen Temperaturen hat das meiner Ansicht nach nichts zu tun. Was meinen Ärzte dazu? Gibt es eine erfolgversprechende Behandlung?*

Schwitzen ist grundsätzlich ein Vorgang, der dazu dient, die Körpertemperatur konstant bei rund 36,5 Grad Celsius aufrechtzuerhalten. An Händen und Füßen tritt übermäßige Schweißbildung in erster Linie durch eine Fehlsteuerung des unbewussten Nervensystems (bei „Stress" im weiteren Sinne) auf.

Abnormes Schwitzen kann auch im Zusammenhang mit verschiedenen Krankheiten (Nerven, Hormone, Stoffwechsel, Krebs), Erschöpfungszuständen oder durch Einflüsse wie Schmerz auftreten. Weiters können Speisen, Gerüche und bestimmte Medikamente (wie etwa Aspirin®) zur Schweißbildung führen.

Wurde vom Arzt eine Grundkrankheit ausgeschlossen, so kann man im Falle nervlich bedingten Schwitzens recht gut behandeln. Zur Verfügung stehen je nach Situation so genannte Antihydrotika (Medikamente, welche die Schweißbildung bremsen), die Leitungswasser-Iontophorese (eine physikalische Therapieform) mittels Heimgerät, medizinische Lösungen (zum Beispiel Aluminiumchlorid, vom Hautarzt verschreiben lassen), aber auch Arzneimittel wie Beta-Blocker und Antidepressiva. Bei unbefriedigender Wirkung kann im Extremfall eine Operation helfen. Dabei trennt der Chirurg bestimmte Nervenfasern durch. Da muss aber gemeinsam mit dem Arzt genau der Nutzen gegen die möglichen Nebenwirkungen abgewogen werden.

Viel können chinesische Heilmethoden zur Besserung beitragen. Das allgemeine Schwitzen ohne Anstrengung wird als „Zihan" bezeichnet. Die Gründe liegen in körperlicher Schwäche oder fieberhaften Krankheiten. Das Schwitzen im Schlaf hingegen nennen die Chinesen „Daohan", verursacht am ehesten durch Verdauungsstörungen, Gewichtsverlust oder Blutarmut (Anämie).

In China werden derartige Störungen mit Akupunktur, aber auch mit Schattenboxen, Qigong und Selbstmassage behandelt (praktische Tipps finden Sie in dem Buch „Chinesische Heilkunst", Kneipp-Verlag).

Die betreffenden Akupunkturpunkte können auch mittels TENS (Reiz durch schwache Stromimpulse) behandelt werden. Ergänzen kann man die genannten Methoden durch Kräutertees, wobei sich besonders Ginseng bewährt.

Prof. Dr. Alexander Meng
Facharzt für Neurologie, Spezialist für
Traditionelle Chinesische Medizin (TCM), Wien

Starkes Schwitzen unter den Achseln

Martina L.: *Ich bin 34 Jahre alt und leide seit meiner Jugend an sehr starkem Schwitzen unter den Achseln. Ich habe schon viel versucht – keine Besserung. Eine Behandlung mit Botulinum-Toxin kann ich mir nicht leisten. Nun habe ich von einer Operation gehört und bitte um nähere Informationen.*

Starkes Schwitzen in den Achselhöhlen kann die verschiedensten Ursachen haben, z. B. nervliche Überlastung, aber auch Überfunktion der Schilddrüse, hormonelle Störungen, Infektionen, Tumorleiden.

Liegt keine „echte" Krankheit vor, sondern eine Fehlsteuerung des unbewussten Nervensystems, so gibt es folgende Behandlungsmöglichkeiten:

Örtliche Maßnahmen: Auftragen von Aluminiumchloridverbindungen in Form eines Gels oder einer alkalischen Lösung. Diese Substanz wirkt allerdings nicht sofort, sondern muss einige Tage hindurch lokal aufgebracht werden. Botulinum-Toxin A – dieses bewirkt eine Blockierung der Schweißdrüsen in der Haut und wird durch zahlreiche kleine Injektionsstiche in die Achselhaut gespritzt. Die Wirkung tritt nach zwei bis fünf Tagen ein und hält zwischen drei Monaten und einem Jahr an.

Operative Eingriffe: Das nervliche Steuerungssystem der Schweißdrüsen im Hals- und Brustkorbbereich kann chirurgisch unterbunden werden. Eine weitere Möglichkeit ist dann noch die Entfernung der Schweißdrüsen durch Absaugen derselben mit einer kleinen Kanüle bzw. auch die Abtragung des gesamten drüsentragenden Gebietes mit dem Skalpell.

Diese Operationen können auch unter örtlicher Betäubung durchgeführt werden und bedeuten eine endgültige Befreiung vom lästigen, übermäßigen Achselschweiß. Allerdings können störende Narben und eine gewisse Gefühlsbeeinträchtigung in der Achsel entstehen.

Botulinum-Toxin und lokal wirkende Substanzen werden vom Hautarzt verschrieben. Die operative Behandlung führt der plastische Chirurg durch.

Prim. Prof. Dr. Jürgen Holle
Facharzt für plastische Chirurgie, Wien

Mit Botox gegen starkes Schwitzen

Gertrude K.: *Ich leide seit 20 Jahren an übermäßigem Schwitzen in den Handflächen, auf den Fußsohlen und unter den Achseln. Alle bisherigen Maßnahmen – Bäder, Salben, Puder usw. – blieben erfolglos. Gibt es Hilfe für mich?*

Starkes Schwitzen ist sehr verbreitet. Eine Möglichkeit, diesen unangenehmen Zustand zu bessern, ist die Infiltration von Botulinum-Toxin (Botox) in die betroffene Gegend.

Da allerdings die Fußsohle recht empfindlich ist, sollte man 30 Minuten vor der Behandlung, nach einem Fußbad, eine örtlich betäubende Creme auftragen. Die Wirkung der Therapie hält ungefähr ein halbes Jahr an und kann danach wiederholt werden.

Weiters kann man im Bereich der Achselhöhlen die Schweißdrüsen auch absaugen. Dieser Eingriff wird von einem Facharzt in örtlicher Betäubung durchgeführt. Unterstützend empfehle ich weiterhin regelmäßige Hand- und Fußpflege sowie richtige Schuhe!

Dr. Heimo Koncilia
Facharzt für plastische Chirurgie, Wien

Schwitzen tritt nur bei Kälte auf

Irene F.: *Ich leide sehr unter Kälte und kaltem Wind. Da bin ich dann leicht verkühlt. Wenn das Ärgste vorbei ist, beginne ich am ganzen Körper zu schwitzen. Bei Hitze ist es mir angenehm und ich schwitze nicht. Alle von mir angesprochenen Ärzte zeigten sich darüber verwundert, dass ich bei Kälte schwitze. Ich bitte um Rat: Bin ich allergisch gegen Kälte und Wind?*

Das Regulationszentrum der Körpertemperatur liegt im Gehirn. Dort wird unter anderem die Temperatur des Blutes registriert sowie werden Meldungen der Hauttemperatur verarbeitet. Von dort werden auch Hautdurchblutung, Hautfeuchtigkeit, Muskelspannung, Muskelzittern sowie die Schweißabsonderung beeinflusst. Viele Faktoren wirken sich zusätzlich auf die Körpertemperatur aus. Jeder weiß zum Beispiel, dass bei Hormonschwankungen in den Wechseljahren Wallungen auftreten. Eine Überproduktion von Schilddrüsenhormonen lässt die Betroffenen kälteunempfindlich werden. Bei Unterfunktion der Schilddrüse hingegen ist verstärkte Kälteempfindlichkeit typisch. Auch bei Infektionen kann es zu seltsamen Schwankungen der Körpertemperatur kommen. Weiters können wir bestimmten Situationen wie etwa im Sport wörtlich „entgegenfiebern“. In solchen Momenten ist es sogar möglich, Kälte und Wärme gleichzeitig zu empfinden.

Seelische Einflüsse dürfen bei der Temperaturregelung keineswegs unterschätzt werden. Haben wir Angst, so kann es uns „kalt über den Rücken laufen“. Wir bekommen mitunter auch „Gänsehaut“. Schwitzen gehört übrigens auch bei Männern über 50 zu den häufigsten Beschwerden.

Die Behandlung erhöhter Neigung zum Schwitzen besteht – falls schwerwiegende Krankheiten ausgeschlossen wurden – hauptsächlich in einer Änderung der Lebensgewohnheiten. Vernünftige Ernährung, maßvoller Umgang mit Genussmitteln (Alkohol usw.), regelmäßiger Sport und durchaus auch Saunabesuche können gut helfen.

OA Dr. Herbert Woschnagg
Facharzt für innere Medizin, Wien

Hässliche Narben sind zu verbessern

Karl J.: *Ich musste mich vor ungefähr 10 Jahren einer Bauchoperation unterziehen, die eine hässliche Narbe hinterlassen hat. Nun habe ich dort Schmerzen durch Verwachsungen. Soll ich mir nochmals den Bauch aufschneiden lassen?*

Hässliche Narben nach einer Bauchoperation treten meistens auf, wenn die Hautwunde nicht ordnungsgemäß verheilt ist. Es kann auch eine angeborene Neigung zu überschießender Narbenbildung (Keloid) vorliegen. Eine plastisch-chirurgische Korrektur kann in solchen Fällen meistens eine wesentliche Verbesserung bringen.

Dabei werden die Narbenränder sorgfältig vereinigt und das unter der Haut gelegene Gewebe wird mit kosmetischen Nähten vernäht. Nach dem Eingriff wird mit Silikonpflaster und Narbensalben nachbehandelt.

Sind allerdings tatsächlich Verwachsungen in der Bauchhöhle vorhanden, die zu Beschwerden führen, dann kann eine einfache Narbenkorrektur keine Besserung bringen. Dann muss der Bauch leider wieder aufgeschnitten werden.

Prim. Prof. Dr. Jürgen Holle
Facharzt für plastische Chirurgie, Wien

Laser bei Warzen auf den Fußsohlen

Carla O.: *Ich leide seit zwei Jahren unter Warzen auf den Fußsohlen. Alle möglichen Behandlungen blieben bisher erfolglos. Ich bitte nun um genauere Informationen hinsichtlich Lasertherapie.*

Nicht selten hört man Geschichten von Patienten, die sich seit Jahren mit Warzen herumplagen. Eine Therapie nach der anderen bleibt erfolglos. Irgendwann pilgern sie dann um Mitternacht auf den Friedhof, legen Warzenkraut auf – und die Warzen verschwinden tatsächlich.

Was sagt uns das? Dass wir uns bei Warzenbefall den nächsten Friedhof aussuchen sollen? Nein, sicher nicht. Aber Entstehung und Verschwinden von Warzen hängen eng mit der Körperabwehr zusammen, weil Warzen zu den Virusinfektionen gehören.

Je besser die Immunabwehr funktioniert, desto unwahrscheinlicher ist Warzenbefall. Wird allerdings eine Warze – egal, nach welcher Methode – komplett entfernt, so kann dennoch bereits die umliegende Haut angesteckt sein. Nach kurzer Zeit entstehen dort dann neue Warzen.

Zu den Behandlungsmöglichkeiten:

Am bekanntesten ist die Entfernung mit einem ätzenden Warzenmittel und einem so genannten Warzenhobel, um die verätzte Haut täglich wegzuschrubben. Weiters gibt es sowohl Kälte- als auch Hitzetherapie, um die Warzen direkt zu zerstören, sowie auch das chirurgische Messer (Skalpell).

Wünscht man eine Lasertherapie, so gibt es zwei verschiedene Arten: Der eine ist ein Softlaser, mit dem man in mehreren schmerzlosen Sitzungen die Stoffwechselsituation in der Hautzelle verbessert und die Abwehrkraft gegen das Warzenvirus im betroffenen Gebiet gezielt stärkt.

Der andere Laser besitzt einen scharfen, gebündelten Lichtstrahl, mit dem Warzen – ähnlich wie mit dem Skalpell – unter örtlicher Betäubung einfach herausgeschnitten werden.

Ich rate, die jeweilige Methode mit dem Arzt zu besprechen. Bezüglich Lasertherapie kann man bei den zuständigen Ärztekammern erfahren, wo diese überall durchgeführt wird.

Wichtig sind Kontrollen alle paar Wochen. Der Arzt muss überprüfen, ob es nicht zur Neubildung (Rezidiv) gekommen ist. Wenn ja, muss sofort weiterbehandelt werden. Ich empfehle zusätzlich zu allen anderen Maßnahmen die Körperabwehr anzukurbeln: Durch vernünftige Ernährung, ausreichend Bewegung, Verzicht auf Konsumgifte (Alkohol, Zigaretten) und Zufuhr von Stoffen wie Propolis oder Echinacea.

Dr. Doris Grablowitz
Fachärztin für Hautkrankheiten, Wien

Fingernägel dünn und durchfurcht

Marianne G.: *Ich leide an Veränderungen der Fingernägel – sie sind dünn und der Länge nach durchfurcht. Pilz habe ich keinen. Da mir die westliche Medizin nicht weiterhelfen konnte, bitte ich um Ratschläge aus der chinesischen Heilkunde.*

In der Traditionellen Chinesischen Medizin (TCM) sind die Nägel Verlängerungen der Sehnen. Sie sind also eng mit den Muskeln verbunden, diese wiederum mit der Leber. Wenn die Nägel nicht normal sind, so bedeutet das in der TCM, dass die Versorgung mit Blut und Enzymen der Leber nicht richtig funktioniert. Das Bild der Störung gibt Aufschluss darüber, ob auch ein Fehler im Bereich des Bewegungsapparates vorliegt. Gibt es Begleiterscheinungen wie rasche Ermüdung, steife Muskeln, Zittern der Hände usw.? Neigen die Betroffenen leicht zu Zornausbrüchen oder umgekehrt zu gedrückter Stimmung? Treten Oberbauchbeschwerden wie Völlegefühl, Schwindel oder trockene und gerötete Augen auf? Nehmen diese Symptome meistens im Frühjahr noch zu? All diese Zeichen deuten auf eine Belastung der Leber hin. Deshalb muss es auch das Behandlungsziel sein, das Blut und die Leber entsprechend aufzubauen. Das geschieht in der TCM mit Ernährungsmaßnahmen sowie Akupunktur bzw. als Selbsthilfe durch Akupressur.

Drücken Sie jeweils eine Minute lang mit dem Daumen leicht vibrierend folgende Punkte:

- Le 3 – in einer Vertiefung im Winkel zwischen der kleinen und der Nachbarzehe auf dem Fußrücken
- N 1 – auf der Fußsohle zwischen dem vorderen und mittleren Drittel, Mitte
- MP 6 – ungefähr vier Querfinger oberhalb des inneren Knöchels am Hinterrand des Schienbeines
- M 36 – vier Querfinger unterhalb des Unterrandes der Kniescheibe, einen Querfinger seitlich rechts vom Schienbein
- KG 12 – genau in der Mitte zwischen Nabel und Unterrand des Brustbeines
- Di 4 – Daumen und Zeigefinger zusammenpressen. Auf der höchsten Erhebung des Wulstes liegt der gesuchte Punkt auf der Verlängerung des Zeigefingers
- KS 6 – drei Querfinger oberhalb der inneren Handgelenkquerfalte in der Mitte

Zusätzlich sollte auch der Blasenmeridian (vorwiegend auf dem Rücken) angeregt werden – durch Bürsten- oder klassische Massage. Ernährung: Mehr wärmende Speisen essen! Zum Beispiel mehr Süßes, weniger Saures. Günstig: Honig, Gemüse, Obst, mageres Fleisch, Ei. Ungünstig: kalte, fette, schwerverdauliche Speisen. Als „Antistressmittel“ bewährt sich zusätzlich die Einnahme von Ginseng. Achten Sie auf hochwertige Produkte (Apotheke), da sonst die Wirkung nicht garantiert ist.

Prof. Dr. Alexander Meng
Facharzt für Neurologie, Spezialist für Traditionelle Chinesische Medizin (TCM), Wien

Viele weitere Ratschläge finden Sie in dem Buch „Chinesische Heilkunst, Prof. Dr. Meng, Kneipp-Verlag

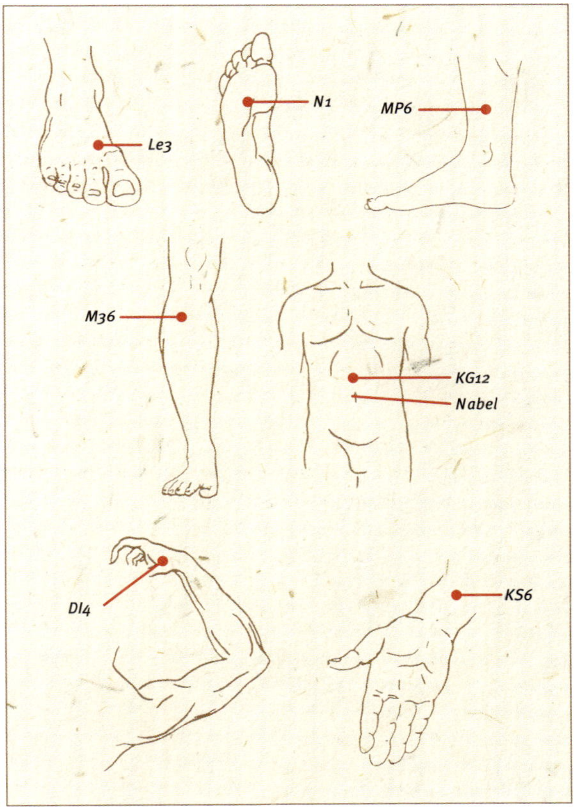

Viele Muttermale – Risiko für Krebs

Martin P.: *Ich habe sehr viele Muttermale. Diese wurden untersucht und sind laut Befund so genannte dysplastisch multiple Basalzellpapillome. Angeblich kann man nicht viel dagegen machen. Mich stören die Muttermale aber so sehr, dass ich gar nicht mehr in ein Bad gehen möchte. Können Sie mir einen Rat geben?*

Zahlreiche Muttermale sind ein Risikofaktor für das Melanom, eine bösartige Form von Hautkrebs. Die Gefahr wird noch erhöht, wenn im Befund von Dysplasie die Rede ist. Aus diesem Grund ist der kosmetische Aspekt nicht das Wichtigste.

Vielmehr sollten regelmäßige Kontrollen beim Hautarzt stattfinden. Sollte sich ein Muttermal ändern – hinsichtlich Größe, Farbe, Oberflächenbeschaffenheit – jucken oder gar bluten, dann muss es so rasch wie möglich operativ entfernt werden.

Die Entstehung von Muttermalen zu verhindern, ist leider nicht möglich. Einzige Vorsichtsmaßnahme ist der vernünftige Umgang mit der Sonne: Darauf achten, keinen Sonnenbrand zu bekommen bzw. grundsätzlich nicht zu lange in der Sonne zu bleiben.

Prof. Dr. Hubert Pehamberger
Facharzt für Dermatologie, Wien

Punkte auf den Fingernägeln

Karin D.: *Ich habe seit Jahren Punkte bzw. Vertiefungen auf nun schon allen Fingernägeln. Jetzt beginnen sich die Fingernägel auch abzulösen. Laut Hautarzt leide ich an Schuppenflechte. Das ist angeblich auf den Nägeln nicht so gut zu behandeln. Kann man die Krankheit mit der Ernährung beeinflussen? Gibt es neue Medikamente dagegen?*

Offenbar liegt hier eine Psoriasis (Schuppenflechte) mit Nagelbeteiligung vor. Es handelt sich dabei um eine genetisch vorprogrammierte Erkrankung, die auf eine Ernährungsumstellung nicht reagieren wird.

Aufgrund des tatsächlich unsicheren Ansprechens auf verschiedenste Therapien ist für Betroffene abzuwägen, ob der Leidensdruck wirklich so groß ist, dass man eine aufwändige Behandlung auf sich nehmen möchte.

In diesem Fall käme in erster Linie eine Therapie mit Cyclosporin A in Frage. Allerdings kommen nach dem Absetzen der Medikamenteneinnahme häufig sehr rasch die Symptome wieder zurück.

Weiters ist die Photo-Chemotherapie zu erwähnen: Hochintensives UVA-Licht kann nach der Einnahme eines so genannten Photo-Sensibilisators (Medikament) gelegentlich die Nagelproblematik bessern.

Mit dieser Behandlung lassen sich übrigens auch gleich ausgedehnte Psoriasis-Herde auf der Haut mitbehandeln. Diese liegen hier aber zum Glück nicht vor.

Bei Verfärbungen der freien Nagelränder könnte zusätzlich eine Besiedelung mit Pilzen oder Bakterien vorliegen. Da kann eine gezielt wirksame Creme helfen.

Doz. Dr. Helmut Lindemayr
Facharzt für Hautkrankheiten, Allergiespezialist, Wien

Probleme mit Haut und Nägelbeißen

Gerlinde W.: *Ich bin 36 und hatte schon als Kind Probleme mit Nägelbeißen. Nun ist auch noch Hautbeißen dazugekommen. Es stehen dadurch Hautfetzen weg und offene Stellen werden immer größer. Da ich an einer Kassa arbeite, sehen viele Menschen meine Hände. Hat das mit Nervosität zu tun? Welcher Arzt kann mir einen Ratschlag geben?*

Von reiner Nervosität würde ich hier nicht sprechen, zweifellos aber ist diese Erscheinung ausschließlich psychisch.

Vermutlich hat diese Frau schon als Kind Dinge erlebt, die ihr Unwohlsein bescherten. Dieses innere Negativgefühl äußert sich in derartigen Handlungen. Man spricht von Kompensation. Es ist wahrscheinlich davon auszugehen, dass keine Depression vorliegt, sondern eine chronisch gewordene, neurotische Störung. Diese lässt sich durch geeignete Psychotherapie in den Griff bekommen.

Der Therapeut (zum Beispiel Facharzt für Psychiatrie) arbeitet mit dem Patienten dessen Lebens- und Leidensgeschichte auf und findet die Art der seelischen Verletzungen heraus, die diese Person erlitten hat.

Schon alleine das Bewusstwerden der Ursachen trägt zur Heilung bei. Schließlich gelingt es in der Folge, die selbstschädigenden Verhaltensmuster wieder loszuwerden. Ich rate also, sich an den Hausarzt zu wenden, der bei der Auswahl des Psychotherapeuten (der Psychotherapeutin) behilflich sein wird.

OA Dr. Alexander Bernhaut
Facharzt für Psychiatrie, Neurologie und Psychoonkologie, Wien

Immer wieder das Nagelbett entzündet

Hildegard W.: *Ich bin 68 Jahre alt und habe schon zum dritten Mal Nagelbettentzündung. Das kommt gleichsam aus heiterem Himmel und dauert dann monatelang. Können Sie mir einen Rat geben?*

Bei immer wiederkehrenden chronischen Nagelbettentzündungen sollte eine Durchuntersuchung beim Internisten stattfinden, um eine Stoffwechselstörung, wie zum Beispiel Diabetes, oder eine Lebererkrankung auszuschließen. Auch das Abwehrsystem sollte entsprechend überprüft werden.

Im akuten Stadium der Entzündung empfehle ich örtlich abwechselnd das Auftragen einer Zugsalbe und einer Betaisodona®-Salbe. Zum Einnehmen sollten Phlogenzym®-Dragees bis zum Abklingen der Entzündung verordnet werden.

Länger als eine Woche sollte man nicht warten – bei starken Schmerzen, Schwellung bzw. Eiterung muss ein Röntgen gemacht werden, um eine Knochenbeteiligung oder Zerstörung der Sehnen zu beurteilen.

Fallweise kann dann nämlich eine kleine Operation mit anschließender Verabreichung von Antibiotika notwendig sein.

In beschwerdefreien Zeiten muss darauf geachtet werden, dass sich der Säureschutzmantel der Haut erholen kann. Dafür rate ich zu rückfettenden Salben wie etwa Lebertranvaseline oder Zinkpasten (Mirfulan®- oder Desitin®-Salbe etc.). Die Zinkpasten werden aufgetragen und tagsüber locker mit einem Pflaster fixiert. Das Pflaster schützt übrigens auch gleich vor mechanischer Reizung des kranken Nagelbettes, wie Zupfen der Nagelhaut, was unbewusst gemacht wird.

Wenn die Haut im Bereich des Nagelbettes vor allem über der Wachstumszone des Nagels (weißer Halbmond) ständig gereizt wird, kommt es zu Wachstumsstörungen der Nägel mit tiefen Furchen und Verdickung der Nagelkappen.

Dr. Susanne Leinweber
Fachärztin für Hautkrankheiten, Graz

Zehennägel brechen immer wieder ab

Friedrich P.: *Meine Frau (70) leidet seit Jahren an spröden, weißlich verdickten Zehennägeln, die auch ständig abbrechen. Tinkturen und Kieselerde haben nicht geholfen. Wir bitten um Ratschläge.*

Zu Farb- und Formveränderungen der Nägel kommt es bei Störung der Nagelbildung und bei Stoffwechselerkrankungen. Am häufigsten jedoch durch Pilzinfektionen. Da verfärben sich die Nägel weißlich, werden dicker und spröder.

Behandelt wird in diesem Fall durch langfristige Einnahme von Medikamenten, die das Pilzwachstum hemmen. Manchmal ist auch ein Ausfräsen oder Ziehen der Nägel notwendig.

Weißfärbung der Nägel wird auch bei schweren Erkrankungen der Leber und der Nieren beobachtet. Ebenso bei Eisenmangel und Schuppenflechte. Ich rate den Hausarzt aufzusuchen, der dann geeignete diagnostische Maßnahmen einleiten kann.

OA Dr. Herbert Woschnagg
Facharzt für innere Medizin, Wien

Bettwäscheallergie aus dem Spital

Jakob L.: *Vor einigen Wochen bekam ich bei einem Spitalsaufenthalt eine Bettwäscheallergie am Gesäß und an den Fersen. Die Stellen sind rot und brennen. Auch Blasen sind aufgetreten. Verschiedene Salben haben nichts geholfen. Ich bitte um Rat und Hilfe.*

Durch längeres Aufliegen sowie Entfettung der Haut durch Reinigungs- und Desinfektionsmittel sind Hautreizungen ein häufiges Problem bei Spitalspatienten. In der Regel erholt sich aber die Haut nach einigen Wochen bis Monaten alleine durch die Anwendung von rückfettenden Salben und Cremes.

Diese Produkte sind übrigens ohne Rezept in allen Apotheken erhältlich. Sollte dennoch weiter Rötung oder gar Blasenbildung auftreten, dann muss man an eine Störung der Durchblutung oder an eine Salbenunverträglichkeit denken. Entsprechende Untersuchungen beim Facharzt (Allergietest, Ultraschall, eventuell eine Gewebeprobe) können dann erforderlich sein.

Doz. Dr. Helmut Lindemayr
Facharzt für Hautkrankheiten, Allergiespezialist, Wien

Allergie zu jeder Jahreszeit möglich

Johann V.: *Ich leide seit einer Woche an krampfartigem Husten, der auf eine Allergie zurückgeführt wird. Gibt es dagegen natürliche Heilmittel wie etwa Homöopathie?*

Allergien nehmen allgemein zu. Daher treten allergische Beschwerden längst nicht mehr nur im Frühjahr, sondern zu jeder Jahreszeit auf. Die auslösenden Ursachen und die Art der Beschwerden werden immer vielfältiger.

So gibt es in den ersten kühleren und feuchten Tagen des Spätsommers bzw. Frühherbstes auch Beschwerden in einer Umgebung, die robusten Menschen nichts ausmacht.

Anfällige Personen hingegen oder bereits bekannte Allergiker haben plötzlich akute Probleme oder Rückfälle chronischer Leiden in Räumlichkeiten mit Teppichböden oder anderen Staubfängern. Auch klimatisierte Räume können zu akuten Störungen führen.

Reizstoffe wie Milben aber auch Bestandteile von Nahrungsmitteln bewirken dann Niesen, Tränen, trockenen, krampfartigen Husten und Atembeschwerden bis hin zu asthmatischer Atemnot mit Erstickungsanfällen.

Natürlich muss die Situation ärztlich abgeklärt werden (Allergietest). In der homöopathischen Akutbehandlung ist der Auslöser jedoch nicht ausschlaggebend für die helfende Maßnahme. Der homöopathisch ausgebildete Arzt richtet sich nach den Beschwerden.

Allgemein hat sich aber als homöopathische Soforthilfe ein aus Chlorgas hergestelltes Präparat bewährt, nämlich Chloralum. Eine Dosis von 5 Kügelchen lässt man unter der Zunge zergehen. Das kann im Akutfall Atembeschwerden lindern, bis ärztliche Hilfe eintrifft.

Dr. Walter Glück
Arzt für Allgemeinmedizin, Homöopath, Baden (Niederösterreich)

Allergisch gegen Konservierungsstoffe

Martha L.: *Ich bin allergisch gegen Konservierungsmittel und leide dauernd an aufgesprungenen, wunden Händen. Trotz Kortisonbehandlung kommt es immer wieder zu diesen quälenden Symptomen. Ich kann schon kaum mehr arbeiten und möchte außerdem vom Kortison weg. Ich bitte um fachärztlichen Rat.*

Ich empfehle, mit der Kortisonbehandlung aufzuhören, da eine Besserung des Hautbildes nicht mehr zu erwarten ist. Vorübergehend (einige Wochen) muss man mit einer Verschlechterung des Zustandes rechnen. Zur Überbrückung rate ich zu Umschlägen mit Schwarztee bzw. Rückfettung mit Mirfulan®-Salbe oder Desitin®-Salbe. Diese hat durch den Zinkgehalt wundheilende Wirkung.

Auch innerlich empfiehlt sich die Gabe von Zink für zwei Monate als Nahrungsergänzung. Weiters sollten die Vitamine A und E zugeführt werden. Gegen Juckreiz hilft unter anderem Optiderm®-Creme.

Auch eine begleitende Entgiftung des Darms kann recht hilfreich sein: mit eiweißarmer Kost, reichlicher Flüssigkeitszufuhr und regelmäßigem Ausschwitzen (warme Bäder, Sauna). Keinen Kaffee trinken. Den Kontakt mit Putzmitteln durch Tragen von Handschuhen (kein Gummi, kein Latex) möglichst vermeiden. Unter den Gummihandschuhen sollten daher Baumwollhandschuhe getragen werden.

Dr. Susanne Leinweber
Fachärztin für Hautkrankheiten, Graz

Fieberblasen auf dem Finger …

Roswitha A.: *Ich suchte vor etwa einem Jahr das Spital auf, weil ich am Ringfinger eine starke Rötung mit Bläschenbildung feststellte. Die Blase wurde abgetragen und ich bekam Antibiotika. Monate später wurde ich mit starken Kopfschmerzen ins Krankenhaus eingeliefert. Die Untersuchung ergab eine Infektion mit Herpes-simplex-Viren Typ II. Ein halbes Jahr später traten wieder Rötung und Blasen am Ringfinger auf. Diagnose: Herpes. Ich wurde mit Famvir® behandelt. Die Symptome verschwanden auch, traten jedoch nach ein paar Monaten wieder auf. Gibt es eine Chance auf Heilung?*

Infektionen mit Herpes-simplex-Viren („Fieberblasen“) sind weltweit verbreitet. Die Krankheit wird durch zwei Typen von Erregern hervorgerufen: Typ I tritt vorwiegend im Gesicht auf, Typ II meistens in der Genitalregion. Infektionen können aber auch an allen anderen Stellen auftreten: am Auge oder sogar im Gehirn.

Die Übertragung erfolgt praktisch nur durch direkten Kontakt. Außerhalb des Organismus gehen die Keime rasch zugrunde. Typisch für die Krankheit ist das ständige Wiederauftreten. Nach der ersten Infektion kann der Erreger zeitlebens in den Ganglien (Nervenknoten) bleiben. Der Ausbruch der Krankheit wird durch verschiedene Faktoren ausgelöst: intensive Sonnenbestrahlung, andere Infektionen wie Grippe, Menstruation, Stress usw.

Eine wirksame Behandlung ist mit Präparaten wie Aciclovir möglich. Je früher man behandelt, desto rascher heilt die Infektion ab. Am besten nimmt man die Medikamente schon bei ersten Anzeichen wie Juckreiz oder ziehenden Schmerzen.

Bei mehr als sechs Herpes-Schüben im Jahr ist auch eine Dauerbehandlung mit Aciclovir möglich.

Prof. Dr. Josef Söltz-Szöts
Hautfacharzt, Boltzmann-Institut zur Erforschung venero-dermatologischer Erkrankungen, Wien

Fieberblasen sehr rasch behandeln!

Martha V.: *Ich leide immer häufiger an Fieberblasen auf den Lippen. Ich bitte um Rat.*

Zur Behandlung von Herpes simplex („Fieberblasen“) stehen derzeit gegen das Virus gerichtete Präparate wie Zovirax® oder Valtrex® zur Verfügung. Voraussetzung für erfolgreiche Therapie ist aber die Anwendung beim Auftreten erster Symptome!

Häufig kann damit die Krankheit unterdrückt bzw. die Krankheitsdauer verkürzt werden. Da sich der Erreger allerdings in einer Vorstufe ständig im Organismus befindet und durch verschiedene Einflüsse wie andere Infektionen (Grippe), Sonnenbestrahlung oder Stress aktiviert wird, kann ein Wiederauftreten leider nicht verhindert werden. Deshalb empfehlen Ärzte in schweren Fällen sogar Dauerbehandlung.

Prof. Dr. Josef Söltz-Szöts
Hautfacharzt, Boltzmann-Institut zur Erforschung venero-dermatologischer Erkrankungen, Wien

Lippen pigmentieren trotz Fieberblasen?

Irene W.: *Ich bin 64 und habe mir ein Augenbrauen-Conture-make-up machen lassen. Ich bin sehr zufrieden und überlege nun eine Lippenpigmentation. In der Kundeninformation steht jedoch: Träger des Herpes-simplex-Virus müssen nach dieser Behandlung mit einem Ausbruch, also Fieberblasen rechnen. Ich leide aber nie unter Fieberblasen, glaube daher auch nicht, eine Virusträgerin zu sein. Ich bitte um Rat.*

Niemand kann sicher sein, keine Herpes-Viren in sich zu tragen. Diese kommen nicht nur als Fieberblasen auf den Lippen, sondern auch in der Mundschleimhaut, am Gesäß oder auf vielen anderen Haut- und Schleimhautstellen vor.

Pigmentiert man die Lippe mittels winzigen Stichen, so wird die Haut dort anschwellen, vielleicht sogar bluten. Durch diese Irritationen können tatsächlich Virusbläschen auf der Lippe hervorgelockt werden.

Die Betroffenen bekommen dann nicht nur alle Nebenwirkungen einer Fieberblase zu spüren, nach dem Abheilen kann an der Bläschenstelle auch das Permanent-make-up (PM) völlig verschwunden sein.

Wer aber wirklich noch nie in seinem Leben eine Fieberblase gehabt hat, muss durch ein PM nicht damit rechnen. Es ist ziemlich unwahrscheinlich. Wer doch darunter leidet, der sollte zwei Tage vor dem PM-Termin mit einer Herpes-Vorsorge vom Arzt beginnen.

Dr. Doris Grablowitz
Fachärztin für Hautkrankheiten, Wien

Bei Gürtelrose kaum Ansteckungsgefahr

Hermine G.: *Können Sie mir bitte mitteilen, ob die Gürtelrose ansteckend ist? Ich erwarte demnächst Besuch meiner Kinder mit den Enkelkindern.*

Gürtelrose (Herpes Zoster) und Schafblattern (Varizellen) werden durch den gleichen Erreger ausgelöst. Varizellen treten häufig im Kindes- und Jugendalter auf, Herpes zoster üblicherweise erst im höheren Lebensalter. Gürtelrose ist bei normalen hygienischen Verhältnissen nicht ansteckend.

Eine Übertragung kann nur durch engen körperlichen Kontakt (Schmierinfektion) erfolgen. Ähnliches gilt für die Übertragung von Varizellen von Kindern auf ältere Menschen. Allerdings ist in diesem Fall das Infektionsrisiko etwas größer, da bei Varizellen die Gefahr einer Tröpfcheninfektion besteht.

Prof. Dr. Josef Söltz-Szöts
Hautfacharzt, Boltzmann-Institut zur Erforschung venero-dermatologischer Erkrankungen, Wien

Gürtelrose klingt nur langsam ab

Elfriede W.: *Ich leide seit Wochen sehr stark an Gürtelrose (Herpes Zoster). Es geht mir zwar nach intensiver Behandlung besser, aber die linsengroßen Bläschen sind noch immer vorhanden und klingen nur langsam ab. Kann man den Heilungsprozess vielleicht etwas beschleunigen?*

Herpes Zoster kommt in fast jedem Lebensalter vor. In der Jugend seltener, im Alter häufiger; der Gipfel liegt zwischen dem 60. und 70. Lebensjahr. Die Gürtelrose, wie die Krankheit auch heißt, ist ein so genanntes segmentales Leiden. Es kommt meistens einseitig zu einem akuten Ausbruch typisch angeordneter, oft in mehreren Gruppen stehenden Bläschen im Verlauf eines oder mehrerer Nervensegmente. Jedes kann befallen sein.

Gelegentlich geht das Leiden im Anfangsstadium mit Abgeschlagenheit, Müdigkeit, Magen- und Darmstörungen, Nervenschmerzen im betroffenen Abschnitt, aber auch mit Zahn- und Halsschmerzen sowie steifem Nacken einher. Auch die Temperatur kann geringfügig erhöht sein. Fieber ist selten.

Die schon zu diesem Zeitpunkt bestehenden Schmerzen erreichen mitunter ein unerträgliches Ausmaß. Sie stehen oft in keinem Verhältnis zur sichtbaren Ausdehnung der Bläschen.

Häufig kündigt sich die Krankheit nicht an, sondern schlägt sozusagen aus heiterem Himmel zu: Es bildet sich an einer bestimmten Körperstelle ein Brennen. Kurz darauf entsteht ein meist ovaler, in der Spaltrichtung der Haut gelegener scharf begrenzter Ausschlag, dem bald darauf an anderen Stellen im Verlauf des betroffenen Nervensegmentes kleinere und größere Rötungen folgen.

In weiterer Folge schießen innerhalb dieser Hautausschläge bis zu reiskorngroße, wasserklare, prall gefüllte Bläschen auf. Zunächst in der Mitte, später auch gegen den Rand zu. Viele Bläschen stehen einzeln, andere fließen ineinander. Das Aufschießen der Bläschen dauert ungefähr zwei bis drei Tage.

Danach wird der Inhalt gelblich. Nach etwa einer Woche beginnt die Austrocknung. Die umgebende Rötung ist in der Regel wieder abgeklungen. Die Bläschen sinken ein. Nach dem 10. Tag finden sich nur noch festhaftende Krusten, die sich einige Wochen später von selbst abstoßen.

Narben kommen hin und wieder vor, besonders, wenn es zu einer stärkeren Entzündung oder zu einer zusätzlichen Infektion gekommen ist. Dann können gruppiert stehende Narben ein Leben lang bleiben.

Um das rasche Austrocknen der Bläschen zu fördern, sind Trockenpinselungen mit Zinkschüttelmixturen (Apotheke) gleich zu Beginn bestens geeignet. Wichtig ist, die Krankheitsherde nicht nass werden zu lassen! Bei starker Narbenbildung sind später allerdings Salben angebracht, die eventuell einen antibiotischen bzw. keimtötenden Zusatz haben sollten (Mirfulan®- oder Fucidine®-Salbe).

Bewährt hat sich die Gabe von Vitaminen, besonders Vitamin-B-Präparaten. Man kann auch mit Schmerzmitteln kombinierte Arzneien nehmen.

Gürtelrose tritt normalerweise nur einmal im Leben auf. Nach Ablauf der akuten Krankheit sollte allgemein nach abwehrschwächenden Ursachen gesucht werden, zu denen auch Krebs gehört. Tritt der gefürchtete Nachschmerz auf, so können die Symptome auf verschiedenste Art gelindert werden. Etwa durch Infiltrationen mit Ameisensäure oder einem örtlichen Betäubungsmittel. Auch Akupunktur kann helfen.

Dr. Susanne Leinweber
Fachärztin für Hautkrankheiten, Graz

Starke Schmerzen nach Gürtelrose

Maria F.: *Ich bin 84 Jahre alt und hatte vor einigen Monaten eine Gürtelrose. Die Bläschen sind bald abgeheilt. Jetzt aber plagen mich starke Schmerzen im Bereich des Rückens und vorne unter der Brust. Ich bekomme ein Medikament gegen die Krankheit und eines gegen die Schmerzen, das ich aber nicht gut vertrage. Was kann man noch unternehmen?*

Noch vor einigen Jahren war die Gürtelrose (Herpes Zoster) eine schwere Hauterkrankung, die oftmals wochenlang im Spital behandelt werden musste. Heute gibt es längst gezielt gegen die auslösenden Viren wirksame Medikamente. Die Präparate sind in der Lage, die Vermehrung der Erreger zu stoppen und damit auch die Krankheit.

Die Arzneimittel sind umso wirksamer, je früher sie eingesetzt werden. Es ist daher wichtig, schon bei ersten Anzeichen einer Infektion zum Arzt zu gehen und sich die Medikamente verschreiben zu lassen.

Ist die Gürtelrose einmal ausgebrochen, werden Nerven und vor allem Nervenumschaltstellen (so genannte Ganglien) durch die Viren in Mitleidenschaft gezogen. Es können dadurch Schmerzen (sie werden als Neuralgien bezeichnet) entstehen, die oft monatelang anhalten. In seltenen Fällen jahrelang.

Dann nützt neben schmerzstillenden Präparaten höchstens noch eine Infusionstherapie. Man kann auch die Nervengruppen und die Ganglien mit bestimmten Mitteln betäuben.

Im Idealfall lässt man es aber nicht soweit kommen. Die gefürchtete Neuralgie ist bei rechtzeitig eingeleiteten Gegenmaßnahmen meistens zu verhindern.

Prim. Prof. Dr. Fritz Gschnait
Facharzt für Hautkrankheiten, Wien

Nun Behandlung bei Psoriasis möglich

Hermann B.: *Sie haben vor einiger Zeit über eine Spritze zur Behandlung von Psoriasis geschrieben. Leider bekomme ich bei keinem Arzt oder Apotheker darüber Auskunft. Jetzt ersuche ich um nähere Informationen, da ich seit 20 Jahren an Schuppenflechte leide.*

Erst in den vergangenen fünf Jahren war es der Wissenschaft möglich, die Ursachen der Psoriasis (Schuppenflechte) weitgehend abzuklären. Man weiß heute, dass sich das Krankheitsgeschehen nicht, wie ursprünglich angenommen, hauptsächlich in der Oberhaut abspielt, sondern seine Ursache eigentlich im Immunsystem hat.

Abwehrzellen werden durch die eigene Haut empfindlich gemacht (die Neigung dazu dürfte erblich bedingt sein). Durch die Immunreaktion treten Entzündung und die für Psoriasis typischen Schuppen auf.

Aufgrund dieser Erkenntnis war es möglich Stoffe zu entwickeln, welche die krankhafte Immunreaktion blockieren können. Daraus wiederum entstanden Medikamente, die weltweit erprobt und in den USA bereits verwendet werden.

In Österreich ist bereits eines dieser Präparate (es handelt sich um eine Spritze) zugelassen. Damit wird die Therapie der Psoriasis gleichsam revolutioniert. In Zukunft genügen eine bis zwei Injektionen wöchentlich, um die Patienten auch über lange Zeiträume erscheinungsfrei zu halten.

Die bisher durchgeführten Studien zeigen hohe Wirksamkeit und gute Verträglichkeit. Nebenwirkungen sind meistens milde und vorübergehend. Sie betreffen in erster Linie Reaktionen an der Einstichstelle.

Welche Art der Behandlung im Einzelfall die geeignete ist, entscheidet aber nach wie vor der Hautarzt.

Prim. Prof. Dr. Fritz Gschnait
Facharzt für Hautkrankheiten, Wien

Was sind Basaliom und Spinaliom?

Hilde R.: *Wenn vor Hautkrebs gewarnt wird, ist meistens die Rede vom Melanom. Ich bitte aber um nähere Auskünfte über Basaliom (angeblich viel häufiger als das Melanom) und Spinaliom.*

Zählt man das Basalbasaliom (Basalzellkarzinom) und das Spinaliom (Plattenepithelkarzinom) sowie das Melanom zusammen, dann steht Hautkrebs in der Häufigkeit an erster Stelle aller Krebsarten. Am häufigsten kommt tatsächlich das Basaliom vor.

Es handelt dich dabei um meistens hautfarbene Knoten, die an der Oberfläche zarte Gefäßerweiterungen zeigen und in der Mitte aufgebrochene bzw. verkrustete Stellen aufweisen (nekrotisches Ulcus).

Das Basaliom tritt vorwiegend an Hautstellen auf, die besonders dem Licht ausgesetzt sind – also im Gesicht oder am Rumpf. Das deutet auf den Einfluss der UV-Bestrahlung bei der Entstehung hin. Die gute Nachricht: Das Basaliom siedelt sich praktisch nie in andere Körperstellen (Metastasen) ab.

Das Spinaliom ist weniger häufig als das Basaliom, aber gefährlicher. Es neigt nämlich sehr wohl zur Metastasierung – Krebszellen wandern in andere Körpergebiete ab. Allerdings nicht so stark wie das Melanom, wenngleich immerhin in 25 Prozent der Fälle.

Der Haupttumor entsteht ebenfalls an stark lichtbelasteten Stellen. Man sieht meistens eine große, weißliche, derbe Geschwulst (Tumor), die hautfarben und mit massiven Schuppen sowie Krusten bedeckt ist.

Die Behandlung beider Krebsarten besteht in einer operativen Entfernung der Geschwulst durch den Hautarzt. Medikamente werden erst beim Auftreten von Metastasen verabreicht. Frühformen des Spinalioms allerdings (so genannte aktinische Keratosen – gerötete, raue, schuppige Stellen auf der Haut) können heute sehr gut mit Salben behandelt werden.

Ein wesentlicher Punkt bei Hautkrebs ist die Früherkennung. Erfahrene Dermatologen (Hautfachärzte) können diese Krebsformen bereits in Phasen „entlarven“, wo eine Heilung noch durch sehr kleine chirurgische Eingriffe möglich ist.

Da sich der Hautkrebs gleichsam unter unseren Augen entwickelt, sollte sich jeder selbst beobachten und beim geringsten Verdacht auf eine krankhafte Veränderung den Arzt aufsuchen. Dieser veranlasst dann die weitere Diagnostik.

Prof. Dr. Hubert Pehamberger
Facharzt für Hautkrankheiten, Wien

Vorbeugung gegen Schuppenflechte?

Andrea P.: *Gerade im Sommer wird meine Psoriasis durch Sonne und Wasser immer gebessert. In der kalten Jahreszeit hingegen verschlechtert sich meine Haut wieder. Kann ich irgendetwas vorbeugend unternehmen?*

Gegen Psoriasis (Schuppenflechte) gibt es verschiedene wirksame Behandlungsmöglichkeiten, die in jüngster Vergangenheit durch Medikamente bereichert wurden, die auf das Immunsystem abzielen.

Da der Psoriasis-Patient üblicherweise auch trockene und überempfindliche Haut aufweist, soll neben der eigentlichen Therapie konsequente Hautpflege und – besonders in der erscheinungsfreien Zeit! – unbedingt entsprechende Vorbeugung erfolgen. Dazu eignen sich in erster Linie medizinische Ölbäder (etwa Hermal).

Unter den angebotenen Produkten sind besonders jene empfehlenswert, die auf den jeweiligen Hauttyp – trocken, extrem trocken, sehr anfällig für Juckreiz – abgestimmt sind.

Sonne und Wasser sind wirksame natürliche Hilfsmittel. Gerade während eines Badeurlaubes sollten aber auch zur Vorbeugung täglich rückfettende und Feuchtigkeit bindende Cremes oder Lotions angewendet werden (zum Beispiel AqeoTM). Zusätzlich sollte man auf eng anliegende Kleidung und kunstfaserhaltige Wäsche verzichten.

Dr. Felix Mayer
Facharzt für Dermatologie, Wien

Hautkrebs auch mit Salbe behandelbar

Nicole P.: *Meine Mutter (89) leidet an einem Basaliom am Kopf. Sie wurde innerhalb von vier Jahren zweimal operiert. Der Tumor wächst aber immer wieder geschwürartig nach. Eine neuerliche Operation hat sie abgelehnt. Was gibt es sonst noch für Möglichkeiten? Vor einiger Zeit wurde im Fernsehen eine spezielle Salbe gegen Hautkrebs vorgestellt. Was ist davon zu halten?*

Zur Behandlung von Basaliomen (der häufigste Hautkrebs überhaupt, Tendenz stark steigend) wurde vor knapp einem Jahr eine Salbe namens Aldara® zugelassen. Sie enthält den Wirkstoff Imiquimod, der eine völlig schmerzfreie Therapie ermöglicht und keine Narben hinterlässt. Das Präparat wird fünfmal wöchentlich sechs Wochen lang auf die erkrankte Hautstelle aufgetragen und einmassiert. Die Substanz ist ein so genannter Immunmodulator, der im Gewebe eine derart starke Reaktion der Körperabwehr hervorruft, dass dadurch Krebszellen zerstört werden. Als Nebenwirkungen treten vorübergehend Rötungen der Haut oder Krusten auf. Diese Reaktionen sind gewollt und ein positives Zeichen des Heilungsprozesses. Vor der Behandlung sollte jedoch eine Gewebeprobe aus der Haut entnommen werden, um die Diagnose unter dem Mikroskop eindeutig abzusichern. Das Verfahren ist vor allem in kosmetisch heiklen Gebieten und für ältere Menschen, die nicht mehr operiert werden können, von Vorteil. Die Heilungsrate beträgt mehr als 80 Prozent, der Tumor wächst nicht mehr nach.

Basaliome treten in erster Linie an Stellen auf, die dem Sonnenlicht ausgesetzt sind. Also im Gesicht, am Dekolleté und am Handrücken. Diese Krebsart verbreitet sich zwar nur sehr selten über Metastasen weiter im Körper, zerstört aber alles umliegende Gewebe. Ein Basaliom im Bereich der Nase beispielsweise kann Knorpel und Knochen angreifen und so gleichsam die Nase wegfressen. Vorbeugend sollte man die Haut also vor zu starker Sonneneinwirkung schützen. Verdächtige Hautveränderungen vom Facharzt begutachten lassen!

Prim. Prof. Dr. Fritz Gschnait
Facharzt für Hautkrankheiten, Wien

Kopfhaut juckt unerträglich

Gerhard L.: *Ich leide seit einigen Jahren an unerträglichem Juckreiz der Kopfhaut. Ich bekam nur Shampoos, die nichts genützt haben. Ich bin 82 Jahre alt und bitte um Hilfe!*

Leider fehlt die Information, ob die Kopfhaut auch gerötet ist und schuppt. Auf jeden Fall rate ich dazu, die Haare nur maximal einmal wöchentlich mit einem milden Shampoo zu waschen. Vor jeder Haarwäsche empfehle ich eine Ultrasic®-Emulsionspackung über Nacht.

Gegen den Juckreiz empfehle ich das Präparat Polidocanol Lotion. Weiters hat sich eine Rosmarin-Haartinktur zur täglichen Kopfmassage bewährt. Falls über längere Zeit kortisonhaltige Lösungen und Salben verwendet wurden, kann eine Besserung erst nach rund fünf Wochen erwartet werden. Die alkoholhaltige Rosmarineinreibung darf erst nachher erfolgen.

Weiters: Abends nur gedünstete Mahlzeiten essen. Man sollte Käse, Wurst und Milchprodukte reduzieren.

Dr. Susanne Leinweber
Fachärztin für Hautkrankheiten aus Graz

Seit vielen Jahren fette Kopfhaut ...

Irene D.: *Ich litt in meiner Jugend an lästigen Schuppen, die nach und nach verschwunden sind. Geblieben ist eine rasch fettende Kopfhaut. Die ärztliche Diagnose lautet „Seborrhoische Dermatitis". Alle mir verordneten Mittel haben nichts geholfen. Ich bitte um Rat.*

Bei über die Norm gesteigerter Talgproduktion glänzt die Haut in den talgdrüsenreichen Gebieten intensiv. Wischt man mit dem Finger über die Falten neben der Nase, die Stirn, die Ohrmuschel oder die Brustrinne, so gleitet man über einen sich fettig anfühlenden Talgfilm.

Gleichzeitig mit der Überfettung der Kopfhaut stellt sich häufig fettige Schuppung ein. Den Zustand nennt man Seborrhoe. Die genaue Ursache ist nicht bekannt. Wichtige Rollen spielen aber Vererbungsfaktoren und Hormone. Testosteron etwa regt die Produktion der Talgdrüsen an, Östrogene hemmen sie hingegen.

Die fettige Kopfhaut bildet einen idealen Nährboden für Bakterien und Pilze. Die Keime lassen sich mit antimykotischen Shampoos recht gut bekämpfen. Es reicht, das Mittel einmal wöchentlich anzuwenden. Nach dem Aufbrauchen der Packung sollte mit einem milden Shampoo einmal wöchentlich gewaschen werden.

Wer die Haare zu häufig wäscht, muss wegen der starken Austrocknung des Haarbodens mit rascher Rückfettung rechnen. Ich empfehle sogar, zur Einbremsung der Talgproduktion eine rückfettende Ultrasic®-Emulsion vor der Haarwäsche zu verwenden. Weiters rate ich abends zu leichter Schonkost nur mit gedünsteten Speisen zur Unterstützung der Lebertätigkeit.

Dr. Susanne Leinweber
Fachärztin für Hautkrankheiten, Graz

Kreisrunder Haarausfall bei Frau

Doris B.: *Ich bin erst 24 und leide zeitweise an kreisrundem Haarausfall. Derzeit ist es so arg, dass ich fast keine Haare mehr auf dem Kopf habe. Naturgemäß belastet mich die Situation auch seelisch sehr stark.*

Der kreisrunde Haarausfall (Alopecia areata) ist charakterisiert durch fleckförmig umschriebene Haarverluste einzeln oder an mehreren Kopf- oder Körperstellen. Die Krankheit kann in jedem Lebensalter auftreten. Am häufigsten jedoch im zweiten und dritten Lebensjahrzehnt. Typischerweise entsteht diese Erscheinung ohne Zeichen einer Entzündung oder Vernarbung. Der Verlauf ist sehr unterschiedlich. Häufig wächst das Haar innerhalb einiger Monate von selbst wieder nach. Allerdings ist die Gefahr eines neuerlichen Haarverlustes doch relativ groß. In anderen Fällen kann die Alopezie weiter fortschreiten, zu vollständiger Kahlheit führen und über viele Jahre bestehen bleiben. Möglich ist auch ein Totalverlust der ganzen Körperbehaarung.

Die Ursachen der Erkrankung sind noch nicht bekannt. Es werden Fehlsteuerungen im Abwehrsystem vermutet. Bestimmte Zellen, die im Immunsystem eine Rolle spielen, greifen dabei die eigenen Haarwurzeln an und zerstören sie. Auch eine erbliche Komponente wird vermutet, weil das Leiden familiär gehäuft vorkommt. Der kreisrunde Haarausfall ist nicht ansteckend. Es handelt sich auch nicht um die Folge von Vitaminmangel oder Unterernährung. Es gibt auch keinen Hinweis dafür, dass Umweltgifte oder andere Schadstoffe eine Rolle spielen. Die Behandlung ist daher naturgemäß schwierig. Meist setzt man kortisonhaltige Lösungen ein. Ein erfolgversprechendes Verfahren verwendet Stoffe, die ein Ekzem auslösen. Da die eingesetzten Medikamente nicht zugelassen sind, ist die Therapie nur in Ambulanzen möglich. Da die Behandlung sehr aufwändig ist, beginnen viele Kliniken erst damit, wenn großflächiger Haarverlust vorliegt. Eine Haartransplantation hingegen hat keinen Sinn, da der Prozess auch vor verpflanzten Haaren nicht Halt machen würde. Sie würden also ebenfalls ausfallen.

Prof. Dr. Herbert Hönigsmann
Facharzt für Dermatologie, Wien

Die Haare nicht täglich waschen!

Luise D.: *Ich bin 38 Jahre alt und möchte auf tägliches Haarewaschen nicht verzichten. Worauf soll ich achten, damit meine Haare dadurch nicht geschädigt werden?*

Haare und Haarboden reagieren auf tägliche Haarwäsche erfahrungsgemäß auf Dauer nicht gut. Vor allem, wenn auch stets Shampoo benützt wird. Die Menschen bekommen von zu häufigem Kopfwaschen häufig Rötung, Juckreiz, Schuppenbildung und mit der Zeit auch Haarausfall.

Bei feinem, dünnem Haar sollte man wenigstens auf keinen Fall gleichzeitig Dauerwelle und Färbung vornehmen lassen. Rückfettende Packungen vor der Haarwäsche mit Emulsionen oder Eidotterölpackungen sind altbewährte Hausmittel.

Dr. Susanne Leinweber
Fachärztin für Hautkrankheiten, Graz

Plötzlich wachsen dunkle Haare

Harald K.: *Ich war bereits mit 55 voll ergraut und hatte eine ziemlich ausgeprägte Glatze am Hinterkopf. Das hat mich nicht gestört. Seit einigen Monaten beobachte ich nun, dass sich meine Haare ohne mein Zutun wieder teilweise dunkel nachfärben. Auch auf den kahlen Stellen wächst wieder Haar. Bisher hat mir niemand sagen können, warum …*

Die Erscheinungen, die der Leser schildert, sind sicher ungewöhnlich. Man müsste wissen, ob er Medikamente einnimmt und welche. Es gibt nämlich einige Substanzen, die möglicherweise solche Haarveränderungen bewirken können. Zum Beispiel Präparate, die die Immunabwehr senken, bestimmte Blutdrucksenker und auch manche Psychopharmaka.

Diese Nebenwirkungen sind allerdings selten. Ebenfalls selten ist eine Störung der Erzeugung des Blutfarbstoffes Hämoglobin, die Porphyria cutanea tarda, die auch solche Symptome verursachen kann. Bei dieser Krankheit kommt es zusätzlich zu Blasenbildung und Verkrustungen an den Handrücken sowie zur Dunkelfärbung des Harns. Man müsste also nähere Details kennen, um eine Antwort geben zu können.

Prof. Dr. Herbert Hönigsmann
Facharzt für Dermatologie, Wien

Maßnahmen gegen „Geheimratsecken"

Michael B.: *Ich bin erst 26 Jahre alt und stelle schon seit einigen Jahren so genannte Geheimratsecken fest. Auch auf dem oberen Kopf werden die Haare immer schütterer. Muss ich mich damit abfinden oder gibt es eine Lösung? Ich habe von der Verpflanzung von Eigenhaaren gehört …*

Erblich bedingter Haarausfall beginnt schon ab etwa dem 20. Lebensjahr. Mittels Eigenhaarverpflanzung kann einer Glatze frühzeitig vorgebeugt werden. Dabei entnimmt der spezialisierte Arzt Haarwurzeln aus dem Haarkranzbereich am Hinterkopf. Es wird dann an den schütteren oder kahlen Stellen wieder eingepflanzt.

In den ersten Tagen nach dem Eingriff kann leichtes Spannungsgefühl auftreten. Starke Schmerzen hingegen sind nicht zu befürchten. Die verpflanzten Haarwurzeln beginnen nach etwa drei bis vier Monaten ganz natürlich zu wachsen. Und das ein Leben lang.

Zuständig für derartige Eingriffe sind Fachärzte für plastische Chirurgie.

OA Dr. Jörg Hugeneck
Facharzt für plastische Chirurgie, Wien

Haarausfall, Haut juckt und schuppt

Michael J.: *Meine Kopfhaut juckt und schuppt seit einiger Zeit. Außerdem gehen mir verstärkt die Haare aus. Woran liegt das, was kann ich tun?*

Zu einer Reizung der Kopfhaut können unzählige Einflüsse führen. Zum Beispiel falsche Ernährung, starke seelische Belastung, aber auch verschiedene Krankheiten. Ich empfehle daher, sich an einen Hautfacharzt zu wenden, der die Diagnose stellt. Nur dann kann zielgerichtet behandelt werden.

Prof. Dr. Herbert Hönigsmann
Facharzt für Hautkrankheiten, Wien

Körperhaare auf Dauer entfernbar?

Christine B.: *Ich habe vor allem auf den Beinen starken Haarwuchs. Ich möchte nicht ständig rasieren oder gar harzen. Kann Laserbehandlung wirklich helfen? Man liest derzeit wieder häufig darüber.*

Die Nachfrage nach dauerhafter Entfernung lästiger Körperhaare ist deshalb so enorm, weil der Leidensdruck besonders groß ist. Die Laser-Epilation, also die Entfernung von Haaren mittels verschiedenster Lasersysteme, ist eine der Möglichkeiten.

Es stellen sich dabei drei Fragen:

1. Wo soll behandelt werden: Gesicht, Achseln, Beine, Bikinizone, Bauch etc.?
2. Ist immer die gewünschte Wirkung zu erwarten?
3. Wenn ja, wie lange hält dieser Effekt an?

Sehr häufig ist lediglich eine vorübergehende Verbesserung zu erzielen. Das bedeutet zum Beispiel, dass eine Frau statt täglich im Gesicht zu zupfen, nach der Laserbehandlung nur mehr jeden 3. Tag oder einmal pro Woche zupfen muss.

Im Grunde sollten die Patientinnen damit rechnen, dass eine lebenslange Lasertherapie nötig sein wird. Allzu optimistischen Versprechungen ist mit größter Vorsicht zu begegnen.

Weitere Methoden, die von der Wirkung her ähnlich einzuschätzen sind: Elektro-Epilation (Behandlung mit Strom), chemische Epilation mit diversen Cremes und das bereits angesprochene Harzen. Es kann jeweils eine lang anhaltende Verbesserung, aber letztlich keine echte Dauerlösung angeboten werden.

Prof. Dr. Reinhard Neumann
Facharzt für Hautkrankheiten, Laserspezialist, Wien

Haarentfernung – Therapie lebenslang

Regine D.: *Ich bin 39 Jahre alt und habe massive Probleme mit der Gesichtsbehaarung. Ich habe mich jahrelang rasiert und jetzt zupfe ich mir die Haare an der Oberlippe und am Kinn aus. Man sieht natürlich bald wieder schwarze Stoppeln, die ich zu überschminken versuche. Kann Laser bei mir nützen?*

Laser-Epilation, also die Entfernung dieser unerwünschten Haare mittels verschiedenster Lasersysteme, ist durchaus eine gute Möglichkeit, wenn man sich nicht zu viel davon verspricht. Die Nachfrage ist enorm, da der Leidensdruck sehr groß ist.

Drei Fragen stellen sich dabei: Welche Stelle soll behandelt werden (Gesicht, Achseln, Beine, Bikinizone, Bauch etc.)? Ist immer dieselbe Wirkung zu erwarten? Wie lange hält die Wirkung an?

Häufig ist lediglich eine vorübergehende Verbesserung zu erzielen. Das bedeutet zum Beispiel, dass eine Frau statt täglichem Zupfen im Gesicht nach Laser nur mehr jeden 3. Tag oder einmal wöchentlich zupft.

Es kann also nur eine Verbesserung der Lage aber keine bleibende Entfernung der Haare erreicht werden. Die Betroffenen müssen damit rechnen, dass sie sich der Laserbehandlung lebenslang unterziehen müssen. Also ist bei allzu optimistischen Versprechungen Vorsicht geboten.

Weiters besteht die Möglichkeit, bei einer Kosmetikerin eine Elektro-Epilation durchführen zu lassen. An bestimmten Stellen (Bikinizone, Achseln) kann die chemische Epilation mit diversen Cremes angewendet werden. Auch das so genannte Harzen kann versucht werden.

Ein Wundermittel, das eine Dauerlösung bietet, gibt es derzeit leider noch nicht.

Prof. Dr. Reinhard Neumann
Facharzt für Hautkrankheiten, Laserspezialist, Wien

Gesichtshaare mit Laser entfernen?

Hilde W.: *Ich habe störende Gesichtshaare und möchte diese unbedingt entfernen lassen. Gibt es eine dauerhafte Lösung? Ich habe von der Lasermethode gehört – ich bitte um eine fundierte Meinung.*

Heute wird von vielen medizinischen Instituten, Schönheitsordinationen oder Laserzentren eine „permanente" Haarentfernung angeboten. Bezüglich Adressen kann man sich an die Ärztekammer wenden.

Gegenüber der so genannten Epilation, bei der meistens mittels Hitzenadel immer nur einzelne Haarwurzeln zerstört werden können, haben Lasergeräte einen großen Vorteil: Mit dem etwa walnussgroßen Laserkopfstück, das an der Haut entlanggleitet, können größere, behaarte Flächen behandelt werden.

Hauptsächliche Einsatzgebiete sind daher bei Frauen die Bikinizone und die Beine, bei Männern ein stark behaarter Rücken.

Noch gibt es allerdings den idealen Haarentfernungslaser nicht! Mehrere Sitzungen müssen hintereinander durchgeführt werden. Erfolg ist meist nur bei dunklem Haar, kaum bei blondem Haar zu erwarten.

Das so genannte „permanente", also dauerhafte Ergebnis ist selbst laut amerikanischen Herstellern von Lasergeräten nur bei 50 bis 80 Prozent der Behandelten wirklich vorzeigbar. „Permanent" wird von manchen Firmen auch nicht als „für immer" definiert, sondern lediglich für die Zeit von 9 Monaten nach der Therapie.

Trotzdem: Die Laserbehandlung ist und bleibt unsere medizinische Zukunft. Die technische Entwicklung verläuft unglaublich rasant. Die Entscheidung, ob man sich auch zwecks Haarentfernung in Laserbehandlung geben sollte, liegt allerdings ganz bei den Betroffenen.

Dr. Doris Grablowitz
Fachärztin für Hautkrankheiten, Wien

Wenn die Barthaare einwachsen …

Ernst V.: *Ich leide seit vier Jahren an eingewachsenen Barthaaren. Es treten immer wieder eitrige Entzündungen auf. Ich bin 30 Jahre alt, war schon bei einigen Ärzten, jedoch bisher erfolglos. Was soll ich noch tun?*

Eingewachsene Barthaare (Pili rekurvati) sind lästig, weil sich ein Teufelskreis entwickelt:

Die Entzündung erschwert das Rasieren, dieses wiederum reizt die Haut weiter. Die Krankheit entsteht dadurch, dass die Barthaare erblich bedingt in einem besonders spitzen Winkel aus der Haut herauswachsen. Die Enden berühren dann wieder die Haut und können eben sogar einwachsen.

Zunächst ist es in solchen Fällen wichtig, die Hautentzündung zum Abklingen zu bringen. Dafür werden verschiedene Medikamente äußerlich und innerlich eingesetzt; zum Beispiel in manchen Fällen Antibiotika.

Ist die Entzündung abgeklungen, empfiehlt es sich, die Barthaare entweder länger wachsen zu lassen, also einen „richtigen" Bart zu tragen oder besonders kurz zu schneiden.

Am besten ist übrigens die Nassrasur. Das Gesicht sorgfältig einschäumen, mit einem Dachshaarpinsel weich machen. Sind die Barthaare ganz kurz, so können sie nicht mehr einwachsen. Diese Maßnahme muss allerdings das ganze Leben lang erfolgen.

Prim. Prof. Dr. Fritz Gschnait
Facharzt für Hautkrankheiten, Wien

Extrem starke Körperbehaarung

Gerhard F.: *Ich leide an extrem starker Körperbehaarung. Um die Haare zu entfernen, habe ich schon viel probiert: Abbrennen, Auszupfen, Enthaarungscremes – die Haare kamen immer wieder und noch stärker. Ich will gar nicht mehr in ein Bad gehen, weil sich die Leute lustig machen. Gibt es ein Mittel, das die Haare nicht mehr nachwachsen lässt?*

Zunächst das Wichtigste: Haarwuchs war und ist ein Zeichen von Männlichkeit. Ich denke an die vielen Männer, die Komplexe haben, weil sie kaum Haare auf der Brust haben.

Zu den möglichen Methoden der Haarentfernung: Da wird tatsächlich viel angeboten. Natürlich besteht auch die Möglichkeit einer hormonellen Behandlung – davon möchte ich aber abraten, da es sich doch um einen schwerwiegenden Eingriff handelt.

Diverse kosmetische Präparate versprechen zwar Dauerenthaarung. Die Erfahrung zeigt aber leider, dass die Haare doch wieder nachwachsen. Ähnliches gilt für Strompinzetten, mit deren Hilfe angeblich die Haarwurzeln zerstört werden. Ich habe derartige Geräte ausprobiert und war vom Ergebnis enttäuscht.

So bleibt nur noch die operative Zerstörung der Haarwurzeln mit einer so genannten Kaustiknadel (Elektrotherapie) durch den Arzt. Diese Technik ist jedoch wegen des enormen Zeitaufwandes nur für kleinere Stellen gedacht. Außerdem ist Narbenbildung nicht ausgeschlossen. Ich erinnere deshalb an die Einleitung: Haarwuchs ist und bleibt ein Zeichen der Männlichkeit!

Dr. Doris Grablowitz
Fachärztin für Hautkrankheiten, Wien

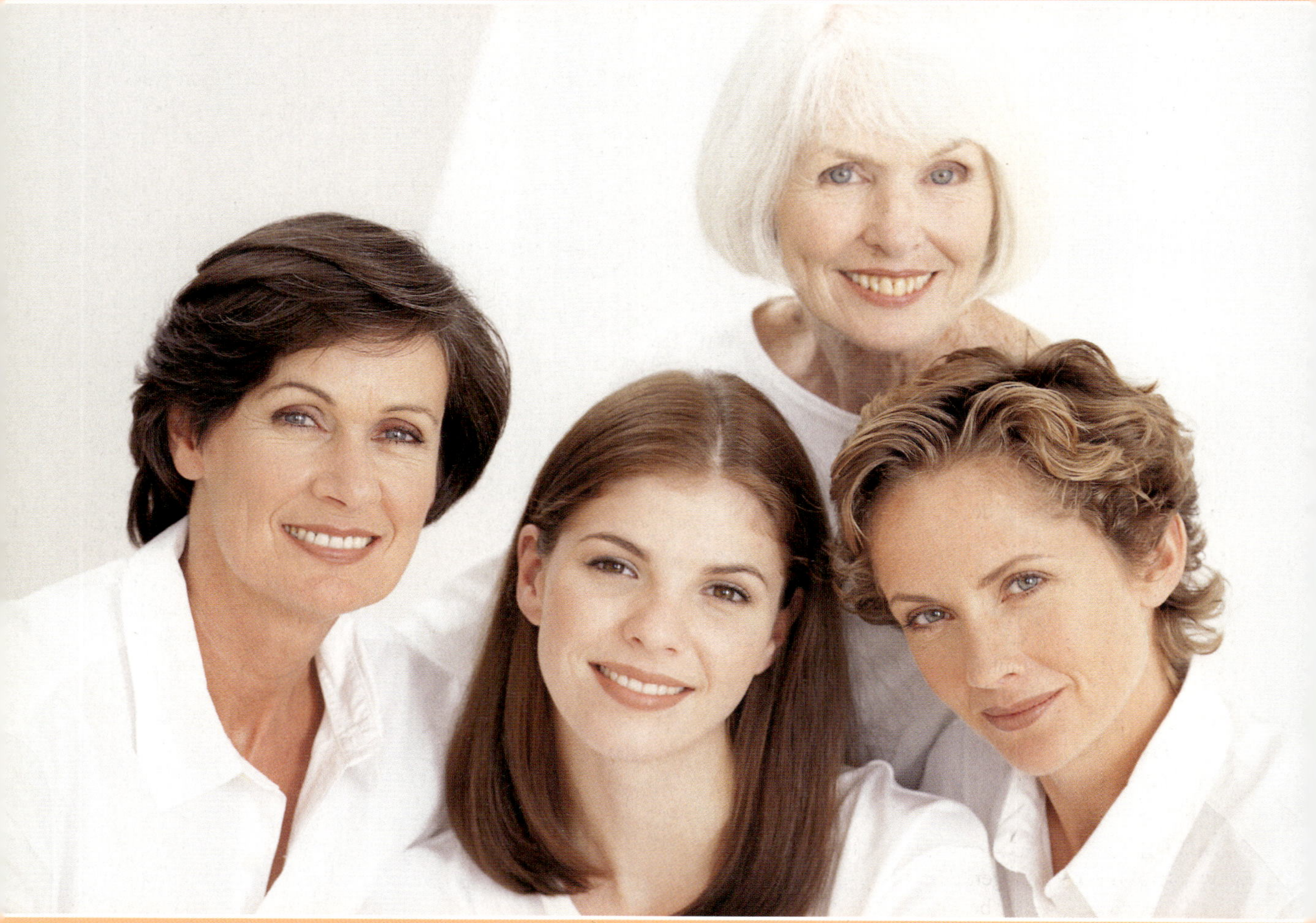

Alles über Frauen

Frau vergisst immer wieder die „Pille"

***Nina M.:** Ich nehme zwar seit langem die Pille, vergesse sie aber immer wieder. Da ich aber in nächster Zeit keinesfalls schwanger werden möchte, bin ich auf der Suche nach einer sicheren Verhütungsmethode, an die ich nicht dauernd denken muss. Die Spirale vertrage ich allerdings nicht. Ich bitte um einen Rat.*

Eine der Möglichkeiten in solchen Fällen ist zum Beispiel die Einpflanzung eines Verhütungsstäbchens (Implanon) unter die Haut des Oberarmes. Dieses Stäbchen verbleibt dort für drei Jahre.

Wie sicher diese Methode ist, zeigt eine wissenschaftliche Studie: In mehr als 73.000 Zyklen ist keine einzige Schwangerschaft aufgetreten. Und man muss nicht jeden Tag an die Verhütung denken.

Grundsätzlich ist diese Methode für jede Frau geeignet. Die Anwenderin muss sich allerdings darüber im Klaren sein, dass bei dieser reinen Gestagen-Verabreichung das Blutungsmuster nicht vorhersehbar ist: Etwa ein Drittel der Frauen hat überhaupt keine Monatsblutungen (am angenehmsten), ein Drittel hat relativ normale Zyklen, rund 20 Prozent haben relativ selten Blutungen, ungefähr 10 Prozent jedoch häufigere und stärkere Blutungen bzw. Schmierblutungen. Letztere sind naturgemäß nicht sehr glücklich mit dieser Methode.

Obwohl durch das Stäbchen der Eisprung gehemmt wird, bleibt die körpereigene Produktion von Östrogen in den Eierstöcken weiter bestehen. Das reicht vollkommen aus, um zum Beispiel die Knochendichte zu erhalten und auch sonst keine Zeichen für Östrogenmangel auftreten zu lassen.

Prof. Dr. Christian Egarter
Universitätsfrauenklinik Wien, Wiener Privatklinik,
Informationen: 01 40180-1660

Die „Spirale" länger nicht gewechselt

***Marianne L.:** Ich möchte einen Frauenarzt fragen, welche Nachteile es hat, wenn man die Spirale länger als zwei Jahre trägt.*

Die heute in Verwendung stehenden kupferhaltigen „Spiralen" (in der Fachsprache als Intrauterinpessare bezeichnet) wirken durch die Abgabe geringer Mengen von Kupfer in die Gebärmutter empfängnisverhütend.

In den vergangenen Jahren wurde allerdings sowohl die Form der Spiralen geändert als auch der Kupfergehalt entsprechend erhöht. Durch diese Maßnahme konnte nicht nur die Verträglichkeit des Pessars wesentlich verbessert, sondern auch die Schutzdauer deutlich verlängert werden.

Laut Firmenangaben muss jetzt eine derartige Spirale erst nach 5 Jahren gewechselt werden. Das ist auch aus ärztlicher Sicht durchaus sinnvoll, da die manchmal auftretenden unerwünschten Nebenwirkungen der Spirale, wie zum Beispiel stärkere Regelschmerzen oder längere bzw. wesentlich stärkere Blutungen im ersten Jahr nach dem Einlegen am häufigsten vorkommen.

Prim. Prof. Dr. Sepp Leodolter
Facharzt für Frauenheilkunde, Wien

Umgang mit dem Verhütungspflaster

Michaela D.: *Das neue Verhütungspflaster ist endlich eine Methode, an die ich nicht täglich denken muss. Allerdings betreibe ich viel Sport, besonders Schwimmen. Ich gehe auch gerne in die Sauna. Meine Frage: Kann ich mich darauf verlassen, dass das Pflaster wirklich hält?*

Das neue Verhütungspflaster (EVRA) hat ausgezeichnete Klebeeigenschaften, vorausgesetzt allerdings, dass es richtig auf die Haut gebracht wird!

Zur Anwendung: Unbedingt 10 Sekunden auf die Haut drücken – nur dann kann das Pflaster bestmöglich seine Klebeeigenschaften entfalten. Außerdem dürfen in unmittelbarer Umgebung des Pflasters keine Cremes, Lotionen, Öle, Puder oder Make-ups aufgetragen werden.

Sport, Schwimmen oder Saunabesuche beeinträchtigen die Klebefestigkeit des Pflasters erfahrungsgemäß kaum. Es wurde sogar genau darüber eine Studie erstellt, in deren Rahmen mehr als 70.000 Pflaster überprüft wurden. Nur 1,8 Prozent der Pflaster lösten sich ab.

Auch kein Malheur: In solchen Fällen sollte versucht werden, das Pflaster neuerlich 10 Sekunden lang mit der Handfläche aufzudrücken. Erst wenn auch das misslingt, muss ein neues Pflaster geklebt werden.

Prof. Dr. Wolfgang Urdl
Facharzt für Gynäkologie und Geburtshilfe, Graz

Wie lange soll man die „Pille" nehmen?

Elfriede L.: *Ich bin 41 und nehme die Pille seit 15 Jahren ohne Pause. Ich gehe regelmäßig zur gynäkologischen Kontrolluntersuchung. Ich bin verunsichert, wie lange ich die Pille nehmen darf. Mein Arzt beruhigt mich zwar, aber ich möchte noch eine weitere Meinung einholen. Gibt es ein bestimmtes Alterslimit?*

Wenn sich eine Frau in ständiger fachärztlicher Kontrolle befindet, bestehen keine Bedenken, die Pille auch noch mit 41 zu nehmen. Für die Einnahme der Pille gibt es kein bestimmtes Alterslimit. Allerdings sollten Frauen über 35 nicht rauchen und sich eben regelmäßig vom Frauenarzt kontrollieren lassen.

Prof. DDr. Johannes Huber
Facharzt für Frauenheilkunde, Hormonspezialist, Wien

Hormonspiegel oft unvollständig

Maria B.: *Ich bin 49 und habe seit dem 45. Lebensjahr keine Menstruation mehr. Ich habe mir schon mehrere Male den Hormonspiegel bestimmen lassen (Befunde liegen bei) und wurde bei Symptomen auf pflanzliche Hormone verwiesen. Tatsächlich fühle ich mich immer wieder abgeschlagen und weinerlich. Ich leide an trockener Scheide, was mein Sexualleben entscheidend beeinflusst. Außerdem habe ich Angst vor Osteoporose. Ich bitte um Rat.*

Die Schilderung der Beschwerden und der Hormonstatus zeigen, dass die Frau im Wechsel ist. Leider sind die Hormone, die bestimmt wurden, nur die üblicherweise erhobenen Werte von Östrogen und FSH, die lediglich anzeigen, ob man im Wechsel ist. Das allerdings ist ja durch das Ausbleiben der Menstruation auch so klar.

Wesentlich wäre, einen umfassenden Hormonstatus mit weiblichen, aber auch männlichen Sexualhormonen sowie Schilddrüsen-, Nebennieren- und Hypophysenhormonen erstellen zu lassen.

Aber auch dann ist nicht die Betrachtung der einzelnen Hormone ausschlaggebend, sondern die Bewertung der Verhältnisse dieser Hormone zueinander.

Besteht hier Unausgeglichenheit in der Balance, so sind viele Beschwerden alleine dadurch erklärbar. Eine individuell abgestimmte Hormonbehandlung ist dann die beste Therapie.

Die Neigung zu Osteoporose (Knochenschwund) lässt sich aufgrund der Knochendichtemessung bestimmen. Im Falle einer verminderten Knochendichte kann man mit geeigneten Medikamenten eine Verbesserung der Lage erreichen.

Prim. Prof. Dr. Erich Müller-Tyl
Facharzt für Frauenheilkunde,
Hormonspezialist, Wien

Informationen: 01 3686900 bzw. www.mueller-tyl.at

MS und Verhütung durch Hormone

Gerlinde C.: *Ich bin 22 und habe vor kurzem erfahren, dass ich an multipler Sklerose leide. Durch die Behandlung bin ich zur Empfängnisverhütung gezwungen. Darf ich hormonell verhüten? Ist mir zu einem Hormonimplantat zu raten? Ich bitte um Auskunft.*

Es spricht nichts gegen die Anwendung von hormonellen Verhütungsmitteln bei MS. Diese vergrößern nicht die Schubgefahr, sondern mindern sie sogar eher. Diese Mittel stellen nämlich den Körper auf eine hormonelle Situation wie in der Schwangerschaft ein – in der Schwangerschaft aber ist die Schubgefahr geringer als normal.

Die Art der hormonellen Verhütung hat keine Bedeutung. Daher spricht auch nichts gegen ein Hormonimplantat, wenn der Gynäkologe keine Einwände hat.

Prim. Prof. Dr. Eva Maida
Fachärztin für Neurologie, Wien

Wachstumshormon nur mittels Injektion

Luise B.: *Ich bin 54 Jahre alt und zeige leider Alterungserscheinungen, die mich sehr belasten: Ein „Schwimmreifen“ um die Körpermitte, Falten und Cellulite. Nun habe ich über das Wachstumshormon Wunderdinge gehört. Angeblich braucht man es nicht mehr injizieren, weil es einen Spray gibt. Hat dieser dieselbe Wirkung? Ich bitte diesbezüglich um nähere Informationen.*

Um Alterungsprozesse zu stoppen bzw. Erschöpfungszustände zu beseitigen, wird das Wachstumshormon tatsächlich überaus erfolgreich eingesetzt. Der behandelnde Arzt strebt dabei einen Wirkspiegel im Blut an, der dem Wert eines gesunden Menschen zwischen 35 und 40 Jahren entspricht.

Dieses Ziel lässt sich durch eine mehrwöchige Gabe des Wachstumshormons in Form von mehreren Injektionen pro Woche erreichen. Das Hormon selbst wird seit rund 10 Jahren gentechnologisch in völlig reiner Form hergestellt. In wirksamer Form ist es derzeit ausschließlich als Injektion verfügbar.

Eine Injektionskur mit dem Wachstumshormon erzeugt mehr Antrieb, bessere Konzentrationsfähigkeit und stärkere sexuelle Lust. Das Aussehen verändert sich deutlich sichtbar: Die Haut wird straffer, Falten gehen zurück, die Haare werden kräftiger und glanzvoller, der Körper baut Fett ab und Muskelsubstanz auf.

Gleichzeitig verschwinden hormonbedingte Stimmungsschwankungen bzw. depressive Zustandsbilder, sofern keine diesbezügliche Krankheit vorliegt. Jedenfalls erlangt der oder die Behandelte mit der Wiederherstellung aller nachlassenden Körperfunktionen meistens automatisch auch das seelische Gleichgewicht wieder. Die alte Leistungsfähigkeit kehrt zurück.

Wie erwähnt, wirken nur Injektionen. Tabletten, Pulver oder Sprays können das Wachstumshormon (HGH) nur dann freisetzen, wenn der Organismus schon ausreichend HGH erzeugt – also nur bei sehr jungen Menschen. Gleichzeitig mit HGH wird jedoch in diesem Fall auch das Hormon Cortisol stark freigesetzt. Das ist ein Stresshormon, das die Alterung beschleunigt.

Das Wachstumshormon ist ein sehr großes, aber „zerbrechliches“ Molekül. Ein Baustein dieser Größe kann keine Zellwand durchdringen, da sie in der Schleimhaut vorliegt. Außerdem bleibt es ausschließlich in der Injektionsform haltbar. Dadurch sind andere Darreichungsformen von HGH völlig unwirksam.

Prim. Prof. Dr. Erich Müller-Tyl
Facharzt für Frauenheilkunde,
Hormonspezialist, Wien

Nähere Informationen über die Hotline 01 3686900

Auch im Wechsel Wunschgewicht

***Paula P.:** Ich bin 48 und neige schon immer zur Gewichtszunahme. Besonders an Hüften, Bauch und Gesäß setzen sich Fettpolster an. Mit Diäten nehme ich zwar ab – aber nicht an den gewünschten Stellen. Jetzt habe ich nach den Feiertagen noch mehr Gewicht und bin völlig verzweifelt. Ich habe bei Ihnen einmal über eine Hormonkur gelesen und bitte um nähere Informationen.*

Wenn es trotz Diäten nicht gelingt, an den genannten Problemzonen abzunehmen, dann muss man an eine hormonelle Störung denken, die in den Wechseljahren ja nicht ungewöhnlich ist. Bei hormoneller Fehlsteuerung bzw. Unterversorgung des Körpers mit männlichen Hormonen ist es schwer möglich, an Hüften, Bauch und Gesäß abzunehmen.

Bei der angesprochenen Hormonkur wird zunächst eine genaue Hormonanalyse vorgenommen (Blutuntersuchung). Daraus ergibt sich, welche Hormone man in welchem Verhältnis zueinander (auch das spielt eine wichtige Rolle) ersetzen muss. Dann gelingt es meistens recht rasch, das Gewicht in den Griff zu bekommen und vor allem an den Problemzonen – wie gewünscht – Fett abzubauen.

Die Kur geht in Form von Injektionen vor sich. Dazu muss für einige Wochen die Kalorienzufuhr in bestimmter Weise eingeschränkt werden. Vor allem das Abendessen sollte in dieser Zeit weitgehend ausfallen.

In weiterer Zukunft ist bei richtiger hormoneller Grundeinstellung dann die Erhaltung des erreichten Wunschgewichtes sowie die damit verbundene Verbesserung der Figur auch ohne Diät kein Problem mehr.

Nähere Auskünfte sind unter der Telefonnummer 01 3686900 erhältlich.

Prim. Prof. Dr. Erich Müller-Tyl
Facharzt für Frauenheilkunde,
Hormonspezialist, Wien

Plötzlich Wallungen mit 64 Jahren

***Rosa W.:** Ich bin 64 Jahre, leide an Diabetes und hohem Blutdruck. Seit einigen Wochen habe ich plötzlich unangenehme Wallungen ohne Schweißausbrüche. Können das verspätete Wechselbeschwerden sein?*

Wallungen treten bei Frauen in den Wechseljahren auf und verschwinden meistens um das 55. Lebensjahr von selbst. Ursache ist eine Veränderung im Hormonhaushalt mit Mangel an den weiblichen Geschlechtshormonen (Östrogen, Gestagen).

Ersatz dieser Hormone einzeln oder in Kombination kann dieses Symptom beseitigen. Auch bestimmte Medikamente gegen Depressionen können wirken.

Wallungen können aber auch bei nervlicher Belastung auftreten oder Anzeichen für eine andere Erkrankung sein. Etwa Störungen der Schilddrüse, bei Infektionen, bei Herzrhythmusproblemen und schwankendem Blutdruck. Das muss natürlich alles untersucht werden.

Häufig findet sich dennoch keine Ursache. Dann sind physikalische Maßnahmen wie Ausdauersport und bei Übergewicht Gewichtsreduktion ratsam.

OA Dr. Herbert Woschnagg
Facharzt für innere Medizin, Wien

Weniger Kopf-, aber mehr Körperhaar

Karin S.: *Ich bin im Wechsel und leide von Beginn an an verstärkter Körperbehaarung. Mein Kopfhaar wird allerdings immer weniger. Einer Hormonbehandlung stehe ich misstrauisch gegenüber. Gibt es eine andere Möglichkeit?*

Verantwortlich für die geschilderte Situation ist mit großer Wahrscheinlichkeit ein Ungleichgewicht zugunsten männlicher Sexualhormone. Daher auch der stärkere Haarwuchs am Körper und der Haarverlust am Kopf. Der Haarausfall beruht auf einer Überempfindlichkeit gegen männliche Hormone.

In solchen Fällen bewährt sich eine Behandlung mit Regaine®. Im Gegensatz zur Hormontherapie greift dieses Mittel nicht in den Organismus ein, sondern wirkt gezielt auf die Haarwurzeln (Follikel).

Trotzdem empfehle ich einen Besuch beim Frauenarzt, der bestimmte Untersuchungen vornimmt.

Prof. Dr. Daisy Kopera
Fachärztin für Dermatologie, Graz

Wie lange darf man Hormone nehmen?

Gerda C.: *Ich bin 66 Jahre alt und hatte vor mehr als zehn Jahren eine totale Operation im Unterleib. Seit damals nehme ich Hormonpflaster. Niemand sagt mir aber, wie lange ich das Pflaster noch weiter nehmen soll. Ich bitte daher um eine klare Auskunft.*

Eine Hormonersatztherapie (gleichgültig ob sie mittels Pflaster, Tablette, Salben usw. erfolgt) dient in erster Linie zur Behandlung von Hormonmangelerscheinungen, wie sie zu Zeiten des „Wechsels" ja nicht selten zu beobachten sind. Eine Berechtigung für den Einsatz ist besonders dann gegeben, wenn durch den Mangel die Lebensqualität beeinträchtigt ist.

Im Zuge der Totaloperation wurden mit großer Wahrscheinlichkeit auch die Eierstöcke entfernt. Da ist es nachvollziehbar, dass damals versucht wurde, das plötzliche Hormondefizit nach der Operation durch das Pflaster auszugleichen.

Im Allgemeinen empfiehlt es sich nach unserem heutigen Wissensstand aber, eine derartige Ersatzbehandlung vorerst einmal rund fünf Jahre durchzuführen. Dann sollte überprüft werden, ob überhaupt noch „Wechselbeschwerden" (wie Hitzewallungen, depressive Verstimmung, Leistungsschwäche) bestehen. Ich rate daher, für einige Zeit zu versuchen, ohne das Hormonpflaster auszukommen.

Sollten Beschwerden auftreten, so ist es zielführend, den behandelnden Frauenarzt aufzusuchen. Mit ihm sollte anhand einer genauen Untersuchung (Hormonstatus, Osteoporoserisiko) eine Möglichkeit eines entsprechenden Hormonersatzes besprochen werden.

Prof. Dr. Sepp Leodolter
Facharzt für Frauenheilkunde, Wien

Verunsichert wegen Hormonersatztherapie

***Maria G.:** Ich bin 52 Jahre alt und seit zwei Jahren im Wechsel. Aufgrund der Zeitungsartikel über die angeblich gefährliche Hormonersatztherapie habe ich vor einem halben Jahr damit aufgehört. Seitdem leide ich an Depressionen und Hitzewallungen.*

Mit großer Wahrscheinlichkeit kommt die depressive Verstimmung verbunden mit den Wallungen von der Hormonumstellung im Wechsel. Die Angst, die Hormonersatztherapie betreffend, ist verständlich, wenngleich richtiger Umgang damit laut neuen wissenschaftlichen Daten kein erhöhtes Risiko bedeutet.

Es gibt jedoch Arzneimittel, die bestimmte Hormonsysteme im Körper spezifisch regulieren, ohne selbst ein typisches Östrogen zu sein (etwa Tibolon). Ich rate deshalb, sich nochmals vom Frauenarzt beraten zu lassen.

Man darf annehmen, dass dadurch die depressive Stimmung positiv beeinflusst wird und sich damit auch die Lebensqualität entscheidend bessert. Sollte der gewünschte Effekt nach einigen Monaten noch immer nicht eingetreten sein, so kann ergänzend ein leichtes Antidepressivum genommen werden.

OA Dr. Alexander Bernhaut
Facharzt für Psychiatrie, Neurologie und Psychoonkologie, Wien

Beschwerden durch Östrogenmangel

***Laura M.:** Ich bin 64 und habe seit 25 Jahren keine Gebärmutter und keine Eierstöcke mehr. Seit einigen Jahren bekomme ich nach der gynäkologischen Untersuchung ein starkes Ziehen im Bauchraum und Blutungen. Dazu leide ich auch an sehr trockener Schleimhaut. Ich habe schon Angst vor der Untersuchung. Muss ich das wirklich jährlich über mich ergehen lassen?*

Die genannten Beschwerden – schmerzhafte gynäkologische Untersuchung mit Blutung – ist Folge des sicherlich schon längst bestehenden massiven Östrogenmangels im kleinen Becken. Die Östrogene sind nämlich unter anderem für die Durchblutung in dieser Region von großer Bedeutung.

Länger bestehender Mangel verursacht nicht selten auch Beschwerden im Bereich der Harnblase sowie eine trockene und verletzliche Scheide. Eine Dauerbehandlung mit Zäpfchen und Salben, die ein spezielles Östrogen (Ostriol) enthalten, das nach unserem heutigen Wissen keine Gefahr etwa in Richtung Brustkrebs darstellt, würde rasch Abhilfe schaffen.

Allerdings handelt es sich dabei um eine Dauertherapie, da der Hormonmangel ja auch ein Dauerzustand ist. Durch die Gabe von Östrogen ist auch zu erwarten, dass die geschilderte Scheiden- und Blasensenkung wenigstens nicht schlechter wird. Die Frage, ob bei fehlender Gebärmutter eine jährliche gynäkologische Untersuchung mit Krebsabstrich notwendig ist, beantworte ich klar mit ja. Zur Untersuchung gehört auch die Begutachtung des Scheideneinganges und der Scheide.

Prim. Prof. Dr. Sepp Leodolter
Facharzt für Frauenheilkunde, Wien

Kinderwunsch: Seele spielt mit ...

Andrea W.: *Ich bin 25 Jahre alt und habe bis vor knapp einem Jahr die Pille genommen. Dann wollte ich ein Kind haben. Kann es sein, dass ich aus seelischen Gründen nicht schwanger werde? Seit ich mit der Pille aufgehört habe, plagt mich zudem immer wieder Zucken im Unterleib. Außerdem habe ich einige Kilo zugenommen. Kann das durch die Hormonumstellung bedingt sein?*

Ich glaube tatsächlich, dass die seelische Verfassung mit eine Rolle spielt, wenn man nicht schwanger wird. Das Unterleibszucken und die Pille stehen meiner Meinung nach in keinerlei Zusammenhang. Ich halte es auch für unwahrscheinlich, dass man beim Absetzen der Pille zunimmt.

Prim. Prof. DDr. Johannes Huber
Facharzt für Frauenheilkunde, Hormonspezialist, Wien

Gebärmutter weg – keine Lust auf Sex?

Tamara W.: *Ich bin 36 Jahre alt und habe eine Gebärmuttersenkung, die sich seit zwei Jahren drastisch verschlimmert. Beckenbodenübungen haben keine Verbesserung gebracht. Die Ärzte raten zur Operation. Ich fürchte nun aber, nach der Entfernung der Gebärmutter beim Sex nichts mehr zu empfinden bzw. überhaupt keine Lust mehr zu haben. Ich bitte um Aufklärung.*

Zur Auswirkung von Gebärmutterentfernungen auf das Sexualleben liegen weltweit zahlreiche große wissenschaftliche Studien vor. Auch wurden unterschiedliche Techniken (Bauchschnitt, endoskopisch oder Entfernung über die Scheide) verglichen.

Zusammenfassend kann gesagt werden, dass für alle Operationsmethoden Vor- und Nachteile angegeben wurden. Bei einer Entfernung über die Scheide verbleiben jedenfalls keine sichtbaren Narben, die Wundheilung am Scheidenende erfolgt rasch.

Bei Belassen der Eierstöcke ändert sich nichts am Hormonhaushalt – die Lust auf Sex bleibt somit unverändert. In mehreren Untersuchungen wurde festgestellt, dass es nach dem Eingriff sogar zu einem problemfreien Sexualleben kommt, weil schließlich die Angst vor ungewollter Schwangerschaft wegfällt.

Bei der Operation über die Scheide kann auch gleichzeitig der Beckenboden (bei vorhandener Senkung) korrigiert und eventueller Harnverlust beseitigt werden. Die einige Wochen nach der Operation wieder intakte Muskulatur verschafft meistens sogar ein gesteigertes Sexualempfinden.

Eine etwas veränderte Technik mit so genannter Leitungsanästhesie und elektrochirurgischem Skalpell verhilft zu geringstem postoperativem Schmerz und kurzer Heilungsphase.

Prim. Prof. Dr. Werner Grünberger
Facharzt für Frauenheilkunde, Wien

Blasenentzündung nach dem Sex

Regine F.: *Ich leide seit Jahren an einer Blasenentzündung, die durch Bakterien verursacht wird. Angeblich gelangen sie durch Geschlechtsverkehr in die Blase. Dabei trinke ich viel und entleere die Blase sofort nach dem Sex. Dennoch bekomme ich danach immer wieder die Entzündung. Gibt es in meinem Fall eine Lösung? Da Kinderwunsch besteht, möchte ich auch keine gering dosierten Antibiotika nach dem Geschlechtsverkehr nehmen.*

Viele Frauen leiden an immer wiederkehrenden Entzündungen im Bereich der Harnblase ab dem geschlechtsreifen Alter. Verschiedenste Ursachen sind dafür verantwortlich: zum Beispiel ererbte Veranlagung, ein enger Zusammenhang zwischen kurzer weiblicher Harnröhre und ihrer Nähe zu den Bakterien im Scham- und Analbereich, Schwächung der Körperabwehr durch Stress und andere Erkrankungen sowie Einschleppen von Keimen beim Sexualverkehr. In den meisten Fällen entstehen unkomplizierte Blasenentzündungen ohne nachhaltige Schäden.

Allerdings werden die Beschwerden besonders von jüngeren Frauen als sehr unangenehm empfunden: schlagartig auftretende Schmerzen, häufiger Harndrang, mitunter blutiger Harn. Durch Selbstreinigung der Harnblase kommt es bei ausreichender Flüssigkeitszufuhr meistens zur völligen Heilung.

Ohne Antibiotika dauert die Infektion jedoch länger. Also werden diese Medikamente dennoch eingesetzt. Sie haben – richtig dosiert – kaum Nebenwirkungen. Pilzbefall entsteht nur durch zu lange Anwendung. Allerdings heilen auch die Pilze meistens selbst ab.

Bei Kinderwunsch können bestimmte Antibiotika trotzdem eingenommen werden. Sie haben auf eine beginnende Schwangerschaft keinen Einfluss.

Meine Ratschläge zur Selbsthilfe: viel trinken (am besten Wasser, Tee, keine Kohlensäure, keinen Alkohol), Entleerung der Harnblase nach dem Geschlechtsverkehr, Reinigung unter fließendem Wasser ohne Kosmetika, kein direktes Einspritzen mit der Dusche (oder Bidet) in die Harnröhre, richtige Stuhltoilette, Ansäuern des Harns mit Fruchtsäften (besonders Preiselbeeren!), einen Esslöffel Apfelessig abends in etwas Wasser trinken.

Erfahrungsgemäß lassen wiederkehrende Blaseninfektionen bei längerer Dauer einer Partnerschaft nach. Negativ wirkt sich häufiger Partnerwechsel aus.

Nur selten liegen krankhafte Veränderungen im Harntrakt vor. Hier ist dann der Urologe gefragt, der bei Verdacht entsprechende Untersuchungen durchführen wird.

Prof. Dr. Christian P. Schmidbauer
Facharzt für Urologie, Wien

Nähere Informationen unter www.urologie-wien.com

Pflanzen gegen Libido-Probleme

Sandra R.: *Ich bin 29 und seit drei Jahren in einer festen Beziehung. Mein Freund und ich verstehen uns an sich sehr gut. Leider habe ich immer weniger Lust, mit ihm zu schlafen. Je seltener wir miteinander schlafen, desto schlimmer wird die Unlust. Natürlich leidet die Beziehung darunter. Nun habe ich bei Ihnen über asiatische Pflanzen gelesen, die dagegen helfen sollen. Was ist davon zu halten? Ich bitte um Rat.*

Sexuelle Unlust bei Frauen ist ein weitverbreitetes Phänomen. Mehr Frauen, als man annimmt, leiden unter Libidomangel. Die wenigsten sprechen allerdings darüber.

Die Gründe sind recht unterschiedlich. Zum Beispiel liegt oft eine Stress-Situation vor. Eventuelle organische Ursachen müssen unbedingt ärztlich abgeklärt werden. In vielen Fällen ist allerdings einfach eine „Stärkung" der Sexualorgane gefragt.

In solchen Fällen bewährt sich das von Ihnen angesprochene pflanzliche Mittel (Shizandra) sehr gut. Es ist nebenwirkungsfrei und kann durch hormonähnliche Pflanzenstoffe das Sexleben wieder „ankurbeln".

Dr. Ewald Birker
Psychologe und Sexualtherapeut, Graz

Sport auch in der Schwangerschaft?

Elfriede W.: *Ich bin 22 Jahre alt und im 4. Monat schwanger. Da ich bis jetzt sehr intensiv Sport betrieben habe, möchte ich wissen, wie ich mich nun in dieser Hinsicht als Schwangere verhalten soll.*

Gut trainierte Schwangere haben unter körperlicher Belastung wesentlich bessere Voraussetzungen für eine komplikationslose Geburt als untrainierte Frauen. Durch Training des Herz-Kreislaufsystems wird auch der Blutdruck bestmöglich gesteuert.

Geeignete Sportarten sind in diesem Sinne Gymnastik, Schwimmen, Radfahren und Wandern. Leistungssportlerinnen hingegen sollten eine Schwangerschaft grundsätzlich planen und vorher drei Monate lang die maximale Trainingsleistung auf etwa 70 Prozent vermindern.

Vor einer Ausdauerbelastung sollte besonders intensiv aufgewärmt werden. In der Schwangerschaft unterlässt man Sprünge sowie stauchende, zu schnelle und ruckartige Bewegungen. Ab der 36. Schwangerschaftswoche sollten sich die Frauen am besten nur noch auf Dehnungs- und Atemübungen beschränken.

Nach einer komplikationslosen Entbindung darf die Sportlerin frühestens ab der 4. Woche wieder mit systematischem Trainingsaufbau beginnen. Es soll nicht vergessen werden, dass eine Geburt körperlich und seelisch sehr kräfteraubend ist. Mit Ausdauertraining daher erst dann wieder beginnen, wenn sich die Körpermasse normalisiert hat und die Kräfte deutlich fühlbar wiedergekehrt sind.

Mit Sportarten, die Bänder, Sehnen und Gelenkkapseln stärker belasten, sollte man nach einer Geburt drei Monate warten.

Prim. Prof. Dr. Erich Müller-Tyl
Facharzt für Frauenheilkunde,
Hormonspezialist, Wien

Zwei Fragen über Schwangerschaft

Elisabeth G.: *Ich habe zwei Fragen zum Thema Schwangerschaft: Welchen Sinn haben Magnesiumgaben während dieser Zeit? Kann niedriger Blutdruck in der Schwangerschaft Probleme machen?*

Während der Schwangerschaft kommt es zu vermehrter Ausscheidung von Magnesium. Die Zufuhr dieses Mineralstoffes hat deshalb durchaus einen günstigen Einfluss auf Mutter und Kind. Magnesium kann die Aborthäufigkeit, die Frühgeburtenrate und die vorzeitige Wehentätigkeit senken. Es beugt zudem kindlicher Mangelernährung vor und mindert das Risiko für eine Schwangerschaftsvergiftung. Magnesium kann während der ganzen Schwangerschaft eingenommen werden.

Es ist erwiesen, dass zu niedriger Blutdruck die Versorgung des Kindes in der Gebärmutter gefährden kann. Das Kind erhält dann zu wenig Sauerstoff. Schwimmen, Laufen und Gymnastik, also körperliches Training in vernünftigem Ausmaß, können den Kreislauf stärken. Treten jedoch Ohnmachtsanfälle oder stärkerer Schwindel auf, dann muss medikamentöse Behandlung erfolgen. Darüber entscheidet dann allerdings der Arzt.

Prim. Prof. Dr. Erich Müller-Tyl
Facharzt für Frauenheilkunde,
Hormonspezialist, Wien

Schwanger und Zahnfleischbluten

Marion P.: *Ich befinde mich in der 23. Schwangerschaftswoche und freue mich schon sehr auf die Geburt unseres Kindes. Allerdings habe ich bemerkt, dass mein Zahnfleisch beim Putzen leicht zu bluten beginnt. Dieses Problem habe ich früher nie gehabt. Ich bin nun beunruhigt und bitte um Rat: Woher kommen diese Blutungen? Hat das irgendwelche Folgen für mein Baby?*

Grundsätzlich erfolgt eine Umstellung des Hormonhaushaltes im Körper einer Schwangeren. Diese Veränderung führt über Umwege zur Steigerung der Durchblutung im Zahnfleisch. Gerade in dieser Zeit ist aber perfekte Mundhygiene enorm wichtig – es können nämlich Keime aus der Mundhöhle (aus Zahnbelägen oder Karies) viel leichter in die Blutbahn gelangen.

Dafür ist entscheidend, in welchem Umfang die Mundhöhle des Überträgers (in diesem Falle der Mutter) infiziert ist. Deshalb ist es notwendig, die Zahl der schädigenden Keime (Bakterien) zu vermindern. Am besten durch professionelle Zahnreinigung beim Zahnarzt.

Die Folgen erhöhter Bakterienanzahl in Zahnbelägen der Mundhöhle können in der Schwangerschaft schwerwiegend sein: Laut neueren wissenschaftlichen Studien drohen geringeres Geburtsgewicht oder sogar eine Frühgeburt! Deshalb müssen die Zähne trotz der Blutungen weiterhin sorgfältig geputzt werden.

Univ.-Ass. Dr. Alexander Löschnak
Facharzt für Zahn- und Kieferheilkunde,
Breitenfurt (Niederösterreich)

Kann eine Geburt den Augen schaden?

Tamara B.: *Ich hatte vor 10 Jahren eine Netzhautlaserung beider Augen wegen Kurzsichtigkeit. In der Netzhaut haben sich mittlerweile kleine Löcher gebildet. Dazu kommt eine Glaskörpertrübung. Nun bin ich schwanger und möchte wissen, ob eine normale Geburt schlecht für meine Augen sein könnte (Presswehen). Ich habe Angst, sogar erblinden zu können und bitte um Rat.*

Ich freue mich, in diesem Fall beruhigen zu können. Es gibt eine große Studie, die sehr klar zeigen konnte, dass es auch bei hochgradiger Kurzsichtigkeit praktisch niemals durch eine Schwangerschaft oder eine Geburt zur Verschlechterung oder gar Erblindung kommt.

Die Leserin möge daher der Geburt ihres Kindes mit Freude entgegensehen und keinerlei Angst haben. Ich rate lediglich zu einer Kontrolle ein paar Wochen vor der Geburt und rund zwei Monate nachher. Das dient aber nur der völligen Beruhigung, es besteht kein zusätzliches Risiko!

Prim. Prof. Dr. Günther Grabner
Facharzt für Augenheilkunde, Salzburg

Brustkrebs: Tasten wirklich wichtig?

Elfriede F.: *Ich bin 36 und habe natürlich auch Angst vor Brustkrebs. Wie erkennt man diesen möglichst frühzeitig? Ist das Abtasten der Brust nach wie vor so wichtig?*

Bei Brustkrebs ist es besonders wichtig, die Erkrankung in einem möglichst frühen Stadium zu erkennen. Dann sind die Heilungschancen am besten.

Das häufigste Erstsymptom ist eine tastbare Verhärtung (Knoten) in der Brust, die zunächst immer verdächtig ist und abgeklärt werden muss. Aber auch einseitige Veränderungen in Form und Größe der Brust, Einziehungen oder Vorwölbungen der Haut bzw. Brustwarzen oder einseitiges Austreten von Flüssigkeit aus der Brustwarze sind Alarmzeichen. Die meisten Tumoren entstehen übrigens im oberen, äußeren Viertel der Brust.

Die erwähnten Verhärtungen sind meistens gut tastbar. Deshalb ist das Abtasten zur Früherkennung nach wie vor äußerst wichtig. Der beste Zeitpunkt dafür ist nach dem Abklingen der monatlichen Blutung. Das sollte regelmäßig durchgeführt werden! Die Frau wird dadurch auch besser mit dem eigenen Körper vertraut und erkennt in der Folge Veränderungen leichter.

Bei Frauen ab dem 35. Lebensjahr ist zusätzlich eine Mammographie zu empfehlen. Diese Methode schafft am besten Klarheit. Auch kleine, nicht tastbare Tumoren können damit entdeckt werden.

Falls eine vorliegende Veränderung mittels Mammographie nicht abgeklärt werden kann, bietet die Untersuchung des Gewebes im verdächtigen Bereich die größte Sicherheit. Dazu wird entweder der ganze Knoten entfernt oder man entnimmt mit einer Hohlnadel gezielt eine Gewebeprobe (Biopsie).

Die Heilungsaussichten bei Brustkrebs hängen vom Stadium zum Zeitpunkt der ersten Diagnose ab. Bei rechtzeitiger „Entlarvung“ können heute mehr als 90 Prozent der Patientinnen geheilt werden.

Dr. Katharina Teiche
Fachärztin für Gynäkologie und Geburtshilfe, Wels (Oberösterreich)

Wichtige Fragen zum Thema Brustkrebs

Renate L.: *Ich bin 39 Jahre alt und an Brustkrebs erkrankt. Nach Chemotherapie und brusterhaltender Operation vor fünf Jahren mussten mir im Vorjahr doch beide Brüste entfernt werden. Ich bekam so genannte Expander unter den Brustmuskel eingesetzt.*

Soweit die Vorgeschichte, nun meine Fragen:

- *Durch die Chemotherapie habe ich Verätzungen der Venen erlitten und leide nun an Schmerzen. Was kann man dagegen unternehmen?*
- *Ich habe im linken Arm ständig einen Lymphstau trotz Lymphdrainage. Auch die Venen am rechten Arm sind kaputt. Wo am Körper kann man noch Blut abnehmen?*
- *Vor meiner Erkrankung war ich ein fröhlicher, überall beliebter Mensch. Nun fühle ich mich leer, kann nichts fühlen und habe auch kein Sexualleben mehr. Ich kenne keine Freude. Mein Mann und meine 11-jährige Töchter leiden mit. Angst beherrscht mein Leben. Ich habe einen TV-Beitrag über Mikrometastasen gesehen und habe nun auch davor Angst. Ich bitte um Informationen.*

Ich möchte zu den einzelnen Fragen wie folgt Stellung nehmen:

Verhärtung der Venen: Manchmal hilft eine Contractubex®-Salbe, die man bis zu zweimal täglich einmassiert. Meistens klingen die Beschwerden nach einiger Zeit ab. Mitunter bilden sich sogar neue Venen, über die dann wieder Blut abgenommen werden kann.

Lymphstau: Zur Behandlung des Lymphödems werden Lymphdrainage sowie das Anlegen von Kompressionsverbänden und Gymnastik empfohlen. Diese Maßnahmen führen gemeinsam zum gewünschten Erfolg. Allerdings ist eine dauernde Therapie nötig. Regelmäßige Blutabnahmen: Diese könnten über einen so genannten Port-A-Cath erfolgen – einen kleinen Katheter, den man unter die Haut einpflanzt. Aber der Arzt kann durchaus auch Blut aus den Beinvenen entnehmen.

Lebenslust und Sexualleben: Auch hier lässt sich einiges verbessern. Allerdings sollte man sich dafür mit einem speziell ausgebildeten Arzt persönlich unterhalten. An meiner Klinik besteht die Möglichkeit dazu.

Sorge vor dem Wiederauftreten der Krankheit: Mit zunehmendem Abstand von der Erstdiagnose der Krankheit und Behandlung wird das Risiko eines Rezidivs kleiner. Auch die Sorge sollte abnehmen.

Mikrometastasen: Seit etwa 10 Jahren weiß man, dass Patienten mit Mikrometastasen (winzige Absiedelungen von Krebszellen) im Knochenmark ein etwas höheres Rezidivrisiko haben. Dennoch gibt es viele Patienten, die trotzdem krankheitsfrei geblieben sind. Als Vorbeugung empfiehlt sich begleitende Chemotherapie, die im konkreten Fall auch erfolgt ist.

Prim. Prof. Dr. Heinz Ludwig
Internist, Leiter der Abteilung für Onkologie und Hämatologie am Wilhelminenspital, Wien

Lymphstau nach Brustoperation

Friederike W.: *Ich bin 67 Jahre alt und wurde vor 4 Jahren wegen Brustkrebs operiert. Die Brust wurde nicht weggenommen, nur der Tumor entfernt. Die Lymphknoten waren gesund, auch nach regelmäßigen Kontrollen. Seit einem Jahr leide ich jedoch unter einem Lymphstau, trotz Lymphdrainage. Ich bitte um Rat.*

Je nach Art der Behandlung (brusterhaltende chirurgische Therapie, Entfernung der Brust plus Lymphknoten und darauf folgende Bestrahlung) kommt es bei einem Teil der Betroffenen zu einem so genannten Armlymphödem.

Das kann unmittelbar nach dem Eingriff, aber durchaus auch erst nach vielen Jahren auftreten – am häufigsten im dritten Jahr nach der Operation.

Vorbeugende Maßnahmen am betroffenen Arm:

- Vermeidung von Verletzungen
- Keine Überanstrengung
- Keine Injektionen
- Keine Blutdruckmessung
- Keine Kleidung, die an dieser Stelle einschnürt

Tritt das Ödem/der Stau dennoch auf, so ist eine physikalische Zwei-Phasen-Entstauungstherapie sinnvoll. Diese beinhaltet in der ersten Phase neben sorgfältiger Hautpflege, manuelle Lymphdrainage, spezielle lymphologische Kompressionsbandagen sowie Entstauungsgymnastik.

Ist das Lymphödem abgeklungen, beginnt die Phase 2. Der erreichte Zustand wird durch einen individuell angepassten Kompressionsstrumpf erhalten.

Diese Behandlung kann bei milden Formen ambulant durchgeführt werden. Ist die Schwellung stärker ausgeprägt oder treten Begleiterkrankungen auf, so ist nur ein Krankenhausaufenthalt sinnvoll. Zwischenzeitliche Kontrolluntersuchungen im Rahmen der Krebsnachsorge sind auf jeden Fall unverzichtbar.

Sollte ein stationärer Aufenthalt erforderlich sein, bietet sich das Zentrum für Lymphologie (Vorstand Prim. Dr. Döller) am LKH Wolfsberg (Kärnten) an. Nähere Auskünfte: 04352 533291.

OA Dr. E. P. Forsthuber
Leiter der Brustambulanz, Abteilung für Gynäkologie und Geburtshilfe, LKH Klagenfurt
(Vorstand Prim. Prof. Dr. Stephan Szalay)

Aus der Narkose erwacht – Brust weg

***Regine P.:** Ich wurde vor 15 Jahren wegen Gebärmutterkrebs total operiert und nachher bestrahlt. An den Folgen leide ich heute noch (Darm). Im Vorjahr bemerkte ich einen Knoten in der Brust, der vorerst nicht als bösartig bezeichnet wurde. Dennoch sollte er entfernt werden. Als ich aus der Narkose erwachte, hatte man mir die Brust amputiert – ich hatte doch Brustkrebs. Ich bin am Boden zerstört – hätte ich vorher einen anderen Arzt fragen sollen? Mit welchen Präparaten kann ich mein Immunsystem verbessern?*

Zur Bestrahlung: Obwohl die Auswirkungen – besonders auf den Darm – belastend sind, haben letztlich diese Prozeduren zur Heilung des Krebses geführt. Natürlich wäre es schöner; wäre das Überleben mit weniger Nebenwirkungen erreichbar gewesen.

Was den Brustkrebs betrifft, so müsste der behandelnde Arzt mit der Patientin über die Operation und die eventuellen Folgen gesprochen haben. Solche Gespräche werden schriftlich dokumentiert und durch Unterschrift bestätigt. Das ist heute Voraussetzung für einen Eingriff, besonders dann, wenn eine Amputation möglich ist.

Selbst diese tiefgreifende Maßnahme hat ein zentrales Ziel: Das Leben zu retten bzw. das Risiko des Wiederauftretens des Brustkrebses zu senken und die Heilungschancen entscheidend zu verbessern.

Hilfreich ist es in solchen schweren Situationen, sich an eine Selbsthilfegruppe zu wenden. Informationen und Rat von Mitbetroffenen können dazu beitragen, die Lebensqualität zu bessern.

Was die Möglichkeiten der Stärkung der Immunabwehr angeht, so würde ich nicht viel Geld für Präparate mit unbewiesener Wirksamkeit ausgeben. Man sollte viel mehr den Lebensstil gesundheitsfördernd gestalten: körperlich aktiv sein (Sportler haben eine deutlich geringere Brustkrebsrate), gesund ernähren und möglichst Freude an Arbeit oder Hobbys im Freundeskreis finden.

Prim. Prof. Dr. Heinz Ludwig
Internist, Leiter der Abteilung für Onkologie und Hämatologie am Wilhelminenspital, Wien

„Wasserstau" im Arm nach Krebs

***Ulrike M.:** Mir wurden vor mehr als einem Jahr im Zuge einer Brustkrebsoperation alle Lymphknoten unter der rechten Achsel entfernt. Trotz physikalischer Therapie habe ich noch immer eine hartnäckige Wasseransammlung im Arm, die meine Beweglichkeit stark einschränkt. Jetzt habe ich gehört, dass dagegen eine neue Operation helfen kann. Ich bitte um nähere Information.*

Leider sprechen erfahrungsgemäß nicht alle Frauen auf manuelle Lymphdrainage, Kompressionstherapie oder spezielle Bewegungsübungen gleich gut an. Neuerdings kann auch diesen Patientinnen geholfen werden. Am Wiener AKH an der Abteilung für spezielle Gynäkologie wurde eine von Prof. Baumeister in München entwickelte und dort recht häufig und erfolgreich eingesetzte Operationstechnik übernommen und verbessert. Die Patientinnen bekommen einen so genannten Lymphbypass, der das Abfließen des Lymphwassers und damit ein Abschwellen des Oberarmes ermöglicht.

Dabei werden aus dem Oberschenkel zwei Lymphgefäße entnommen und mittels mikrochirurgischer Nahttechnik zwischen Oberarm und Hals wieder eingepflanzt. Durch diesen Bypass ist es möglich, eine Überbrückung der bei Brustkrebs-Operationen entfernten Lymphgefäße in der Achsel herzustellen.

Das Ergebnis ist ein deutlich verbesserter Lymphfluss und eine Abnahme des Wasserstaus. Derartige Eingriffe werden übrigens von den Kassen bezahlt.

Prof. Dr. Edvin Turkov
Facharzt für plastische Chirurgie, Wien

Krebs: Sofort neue Brust möglich?

Helga. B.: *Bei mir (36) wurde Brustkrebs festgestellt. Ich muss operiert werden, möchte aber meine Brust nicht verlieren. Die Ärzte haben mir keine Auskunft darüber gegeben, ob es möglich ist, im Rahmen derselben Operation die Brust gleich wiederherzustellen. Ich lasse mich nur operieren, wenn das möglich ist!*

Die Operation ist bei festgestelltem Brustkrebs die einzige Möglichkeit der Heilung. Wird tatsächlich die ganze Brust amputiert, muss der Eingriff keine Verstümmelung hinterlassen. In vielen Fällen kann durchaus eine „Sofortrekonstruktion", wie der gleichzeitige Brustaufbau genannt wird, aus medizinischer Sicht leicht durchgeführt werden.

Dabei besteht auch der Vorteil, dass nur eine Narkose und ein Krankenhausaufenthalt notwendig sind. Allerdings ist diese Sofortrekonstruktion nur in wenigen Kliniken in Österreich möglich, da es dafür einer engen Zusammenarbeit zwischen allgemeiner und plastischer Chirurgie bedarf. Wir liegen in dieser Hinsicht zum Beispiel weit hinter den USA zurück.

Dr. Walther Jungwirth
Facharzt für plastische Chirurgie, Salzburg

Thermalbaden trotz Brustkrebsoperation?

Marianne W.: *Ich bin im Vorjahr wegen Brustkrebs (brusterhaltend) operiert worden und soll viel Bewegung machen, vor allem Schwimmen in etwas wärmerem Wasser. Meine Frage: Gibt es Thermen, die ich wegen meiner Krankheit meiden muss? Oder welche, die für mich besonders gut sind?*

Es liegen keinerlei wissenschaftlich fundierte Angaben vor, die eine Einschränkung bei Thermalbädern bei Patientinnen nach Brustkrebs nahelegen. Also kann die Heilwirkung der verschiedenen Thermalbäder uneingeschränkt genützt werden. Das gilt zum Beispiel auch für Heilstollen mit geringgradiger Radonbelastung. Hier könnte nur jahrelange Einwirkung schaden.

Prim. Prof. Dr. Heinz Ludwig
Internist, Leiter der Abteilung für Onkologie und Hämatologie am Wilhelminenspital, Wien

Fragen zum Thema Misteltherapie

Ingrid G.: *Nach einer Operation wegen Brustkrebs mit anschließender Strahlentherapie nehme ich seit einigen Wochen ein Mistelpräparat. Wie lange dauert die Anwendung und wird sie ausschleichend beendet? Außerdem möchte ich wissen, warum ich ein Thermalbadeverbot habe.*

Da über keine weiteren Maßnahmen wie Hormon- oder Chemotherapie berichtet wird, gehe ich davon aus, dass sich der Brustkrebs in einem sehr frühen Stadium befunden hat. Er ist daher mit hoher Wahrscheinlichkeit ausgeheilt.

Wer das Gefühl hat, dass es ihm im Zuge einer Misteltherapie besser geht, kann sie durchaus weiterführen. Wer sich davon belastet fühlt, sollte sie hingegen absetzen. Das kann man auch ohne weiteres sofort tun.

Ein Verbot von Thermalbädern besteht nicht. Alle Anwendungen, die als angenehm befunden werden, können dort auch in Anspruch genommen werden.

Was ich zusätzlich rate: Regelmäßig körperlich aktiv sein! Mindestens dreimal wöchentlich 30 Minuten lang. Dazu gesundheitsbewusst (fettarm, Übergewicht vermeiden) ernähren und bezüglich der früheren Krebserkrankung regelmäßig mit den behandelnden Ärzten Kontakt halten.

Prim. Prof. Dr. Heinz Ludwig
Internist, Leiter der Abteilung für Onkologie und Hämatologie am Wilhelminenspital, Wien

Krebsvorsorge bei jungen Frauen?

Manuela S.: *Ich bin 19 Jahre alt, habe normale Regelblutungen und auch sonst keine gynäkologischen Probleme. Daher war ich auch noch nie beim Frauenarzt. Nun wurde mir aber gesagt, ich solle Krebsvorsorge betreiben. Ist das wirklich sinnvoll?*

Selbst für junge Frauen, die sexuell aktiv sind, ist regelmäßige Krebsvorsorge wichtig. Bei rund 10 Prozent aller sonst gesunden Frauen liegt eine Infektion der Scheide mit dem Papilloma-Virus vor, die keine Symptome macht. Allerdings kann dieses Virus auch in jungen Jahren Krebs am Gebärmutterhals auslösen.

Aus diesem Grund ist es heute unerlässlich, dass selbst junge Frauen regelmäßig (halbjährlich) vom Frauenarzt Abstriche vom Gebärmutterhals machen lassen, um Gewebeveränderungen rechtzeitig zu erkennen. Dann nämlich ist Heilung auch bei Krebs zu 100 Prozent möglich. An diesem Krebs müsste keine Frau mehr sterben.

Prim. Prof. Dr. Erich Müller-Tyl
Facharzt für Frauenheilkunde, Hormonspezialist, Wien

Vaginalblutung: Ursache feststellen!

Manuela I.: *Ich bin 62 und hatte vor 10 Jahren die Menopause. Vor vier Wochen bekam ich eine einzige Blutung. Meine Frauenärztin riet mir zur Curettage. Ist das notwendig?*

Eine Vaginalblutung 10 Jahre nach der Menopause (letzte Regelblutung) muss auf jeden Fall abgeklärt werden. Die Curettage (Abschälen der Gebärmutterschleimhaut) sowie eine Spiegelung der Gebärmutter sind heute Standard.

Die feingewebliche (histologische) Beurteilung des im Rahmen der Curettage entnommenen Gewebes gibt Aufschluss über die Ursache der Blutung. In seltenen Fällen kann Krebs der Gebärmutterhöhle vorliegen. Dieser kann bei rechtzeitiger Diagnose in fast allen Fällen geheilt werden.

Prof. Dr. Sepp Leodolter
Facharzt für Frauenheilkunde, Wien

Woher kommen Trichomonaden?

Nora K.: *Kürzlich wurden in meinem Harn Trichomonaden festgestellt. Ich habe derzeit keinen Sexualpartner. Es heißt aber, diese Keime sind nur durch Geschlechtsverkehr übertragbar. Darüber hinaus lege ich größten Wert auf Hygiene. Bei einer weiteren Harnuntersuchung kurz danach wurden zwar Bakterien und Leukozyten, aber keine Trichomonaden festgestellt. Ich bitte um eine Erklärung dafür.*

Trichomonaden besiedeln nur die Scheide, aber so gut wie nie die Harnblase. Es handelt sich dabei um kleinste Lebewesen mit Geißeln. Die Erreger, die in der Scheide vorkommen, bewegen sich bei Betrachtung unter dem Mikroskop und sind wegen der Geißeln gut erkennbar.

Frauen mit einer Trichomonasinfektion haben meist einen grünlichen oder gelblichen Ausfluss sowie Juckreiz und Brennen in der Scheide. Bei starkem Befall können die Keime allerdings auch in der vorderen Hälfte der weiblichen Harnröhre auftreten und irrtümlicherweise als im Harn befindlich nachgewiesen werden.

Neben dem sexuellen Übertragungsweg kommt eine Übertragung im feuchten Milieu von nicht sehr hygienischen Badeanstalten in Frage. Die Behandlung ist relativ einfach. Bei Erstinfektion genügt üblicherweise eine einzelne Dosis eines Medikamentes (Metronidazol). Bei wiederholtem Befall wird bis zu einer Woche behandelt.

Prof. Dr. Christian P. Schmidbauer
Facharzt für Urologie, Wien

Durch Endometriose Eileiter blockiert

Marianne K.: *Nach jahrelangen stechenden Schmerzen im Bauchbereich wurde bei mir endlich festgestellt, dass ich an Endometriose leide. Ich bin 24 und werde irgendwann ein Kind haben wollen. Laut Bauchspiegelung ist aber ein Eileiter nicht mehr durchgängig. Welche Lösung kommt für mein Problem in Frage? Ich wohne in Wien.*

Unter Endometriose versteht man die Absiedelung von Gebärmutterschleimhaut außerhalb des Organs, also beispielsweise in den Bauchraum. Dieses Gewebe reagiert gleichsam mit dem Zyklus mit, wodurch erhebliche Beschwerden auftreten können. Da laut Brief noch nicht mit einer Therapie begonnen wurde, gehe ich davon aus, dass nach wie vor starke Schmerzen bestehen.

Um eine maßgeschneiderte Behandlung hinsichtlich des Kinderwunsches anbieten zu können, wäre eine genaue Kenntnis des Operationsberichtes notwendig. Zur Linderung der Schmerzen eignet sich am ehesten eine gezielte Hormontherapie, da die Endometriose in den meisten Fällen hormonabhängig ist.

Es gibt in Österreich eine Reihe von Kliniken, die sich kompetent mit diesem nicht seltenen Krankheitsbild befassen. In Wien steht zum Beispiel auch die Frauenklinik am AKH für weitere Beratung zur Verfügung.

Prof. Dr. Sepp Leodolter
Facharzt für Frauenheilkunde, Wien

Ständig Infektionen im Genitalbereich

Helga C.: *Ich leide immer wieder an Infektionen der Scheide. Ich wurde schon mit Medikamenten behandelt. Der mit der Infektion verbundene Ausfluss ist sehr unangenehm. Gibt es eine Möglichkeit, sich grundsätzlich vor solchen Ansteckungen zu schützen?*

Infektionen der Scheide gehören zu den häufigsten gynäkologischen Erkrankungen und kehren bei den meisten Frauen leider immer wieder. Als Ursache kommen meistens Bakterien und/oder Pilze in Frage.

Grundsätzlich liegt aber immer eine Störung des normalen Scheidenmilieus vor. Infektionen sollten zunächst vom Gynäkologen oder Urologen abgeklärt und entsprechend behandelt werden.

In der Folge ist es dann aber wichtig, das normale Milieu der Scheide (bestmögliche Beschaffenheit der Schleimhaut) wiederherzustellen und die Abwehr in diesem Bereich gezielt zu stärken. Dafür stehen mehrere erprobte Methoden zur Verfügung.

Als besonders zielführend hat sich nach neuen Erkenntnissen zum Beispiel die örtliche Anwendung von Vitamin C als Vaginaltablette erwiesen (das Präparat heißt Prevegyne®). Bei längerer Anwendung ist eine deutliche Abnahme der Infektionsbereitschaft festzustellen.

Dr. Georg Braune
Facharzt für Gynäkologie und Geburtshilfe, Wien

Arge Beschwerden in der Scheide

Elisabeth G.: *Ich bin 32 und leide unter so genannter Vulvodynie: Brennen, Stechen, Reizungen und Wundheit der Genitalien. Medikamente halfen bisher nichts. Ich bin verzweifelt und bitte um Rat.*

Bei älteren Frauen ist die Vulvodynie nicht so selten. Bei jüngeren ist die Ursache meistens eine Pilzinfektion, eine Entzündung mit unterschiedlichen Keimen oder ein Herpesinfekt.

Die beiden ersten Ursachen sind laut Befunden ausgeschlossen worden. Also sollte auch auf Herpes untersucht werden.

Möglicherweise handelt es sich aber auch um Lichen (bestimmte Form von Hautausschlag) oder Psoriasis vulgaris. Man kann zunächst mit Fettsalben behandeln (Dermoxin, Ecural, Deumavan). Tritt keine Besserung ein, sollte eine Gewebeprobe untersucht werden.

Ist keine Besserung oder Heilung zu erzielen, kann eine Unterspritzung der gesamten Region mit einem Gemisch aus Kortison und einem örtlichen Betäubungsmittel vorgenommen werden. Schließlich kann die Scheide auch mit speziellem Laserlicht behandelt werden.

Prim. Prof. Dr. Werner Grünberger
Facharzt für Frauenheilkunde, Wien

Immer wieder Scheidenpilz …

Simone C.: *Ich bin 24 Jahre alt und leide seit Jahren immer wieder an Pilzinfektionen in der Scheide. Da ich größtmögliche Hygiene übe und auch Sauna sowie Schwimmbäder meide, möchte ich gerne wissen, was ich tun kann, um diese Krankheit nicht ständig zu bekommen. Pilzcremes usw. wirken leider nur kurz.*

Die so genannte rezidivierende Vaginalmykose bei ansonsten gesunden Frauen hat oft eine örtliche Abwehrschwäche zur Ursache. Eine große Rolle spielt dabei das im Darm befindliche Reservoir an Hefepilzen. Gefördert wird das Wachstum dieser Pilze übrigens durch kohlenhydratreiche Ernährung.

Allerdings kann auch Eisenmangel eine genitale Pilzinfektion fördern. Ähnliches wird für Mangel an Zink diskutiert. Eigentliche Quelle der immer wiederkehrenden Infektion ist allerdings der eigene Darm.

Eine Besserung kann neben richtiger Hygiene durch Mittel erreicht werden, die grundsätzlich alle Pilze, besonders aber jene im Darm, vermindern. Das ist meistens durch nur kurzfristiges Schlucken von bestimmten Medikamenten (Antimykotika) erreichbar.

Eine Mitbehandlung des Partners ist in diesem Zusammenhang sehr wünschenswert. Der Partner kann sich aber mit der örtlichen Anwendung von entsprechenden Salbenpräparaten begnügen. Allerdings muss mindestens vier Wochen lang behandelt werden, um die Pilze auch wirklich zu beseitigen.

Noch ein abschließender Tipp: Bäder müssen nicht gemieden werden, jedoch sollte man den nassen Badeanzug sofort wechseln!

Prim. Prof. Dr. Erich Müller-Tyl
Facharzt für Frauenheilkunde,
Hormonspezialist, Wien

Harnverlust bei Gebärmuttersenkung

Maria T.: *Ich bin erst 25 Jahre alt und leide seit der Geburt meines Kindes trotzdem schon an einer Senkung der Gebärmutter. Die Folgen sind ständiger Harndrang und auch zeitweiliger Harnverlust. Schadet mir oder dem ungeborenen Kind eine zweite Schwangerschaft? Kann ich selbst auch zur Besserung beitragen?*

Eine Gebärmuttersenkung beruht meistens auf erblich bedingter Gewebeschwäche. Ein Risiko stellt auch noch Übergewicht dar. Harndrang bzw. unfreiwilliger Harnabgang kann heute mit Medikamenten erfolgreich behandelt werden. Dazu sollte man selbst Beckenbodengymnastik betreiben. Auskünfte und Unterlagen sind übrigens bei Frauenärzten und Urologen erhältlich.

Eine zweite Schwangerschaft stellt für das Kind keine Gefahr dar. Allerdings kann sich die Senkung verstärken. Danach ist es aber dem Arzt möglich, durch einen kleinen chirurgischen Eingriff (Blasen- und Scheidenraffung) die Situation entscheidend zu verbessern.

Im Zuge einer Scheidenplastik rafft der Chirurg den Blasenboden und jene Muskeln, die den Beckenboden bilden. Er führt operativ eine Annäherung von zwei Muskeln durch. So wird der Beckenboden straffer, die Beschwerden verschwinden. Solche Eingriffe nimmt man allerdings eher an Frauen vor, die keinen Kinderwunsch mehr haben.

Prim. Prof. Dr. Erich Müller-Tyl
Facharzt für Frauenheilkunde,
Hormonspezialist, Wien

Verhalten nach Gebärmutter-OP

Sabine R.: *Mir steht die Entfernung der Gebärmutter bevor. Ich möchte nun wissen, wie ich mich nach der Operation verhalten soll, damit alles schön verheilt. Bin ich nachher wieder beruflich und sportlich so leistungsfähig wie vorher?*

Der Heilungsprozess nach der Entfernung der Gebärmutter (Hysterektomie) dauert im Allgemeinen rund sechs Wochen. In den ersten drei Wochen ist man noch wenig belastbar. Danach kann man sich schon wieder etwas mehr zutrauen.

Je nachdem, ob die Gebärmutter durch die Scheide oder durch einen Bauchschnitt entfernt wird, gibt es allerdings Unterschiede. Eine Operation durch die Scheide ist erfahrungsgemäß weniger belastend.

Nach Ablauf der sechs Wochen jedoch spricht nichts mehr dagegen, den Beruf wieder aufzunehmen und sich auch wieder sportlich zu betätigen.

Anmerken möchte ich noch, dass sich – falls die Eierstöcke verblieben sind – auch an der hormonellen Situation nichts ändert. Nur die Regelblutung fällt selbstverständlich weg.

Prim. Prof. Dr. Sepp Leodolter
Facharzt für Frauenheilkunde, Wien

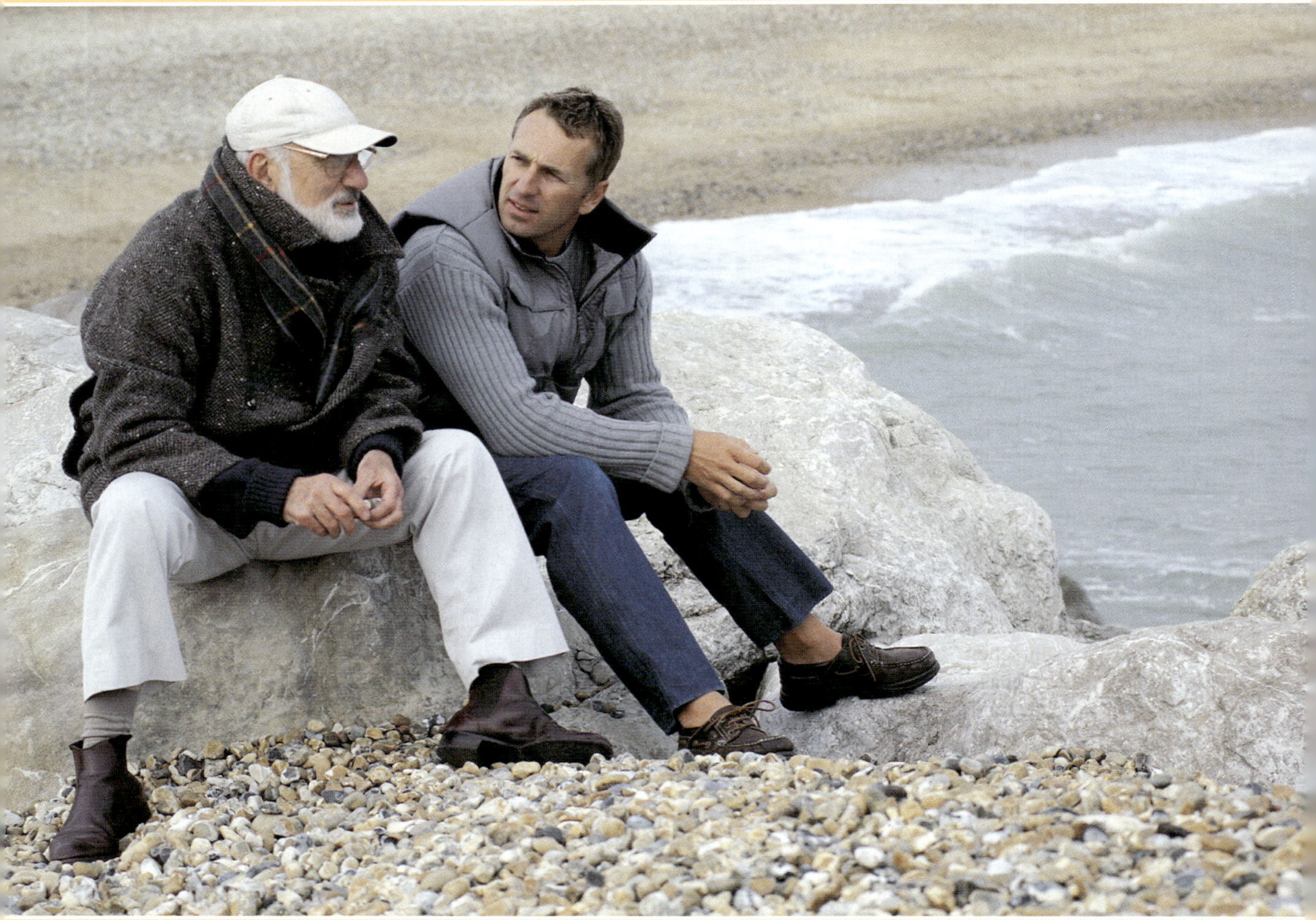

Alles über Männer

„Verbogener" Penis nach Bestrahlung

Karl L.: *Nach einer Röntgenbestrahlung wegen Prostatakrebs vor rund drei Jahren wurde bei mir eine so genannte Induratio penis plastica festgestellt – der Penis ist verbogen, was mein Sexualleben natürlich stark beeinträchtigt. Ich bin 69 Jahre alt und bitte um Behandlungsmöglichkeiten.*

Die Induratio penis plastica ist eine sehr häufige Erkrankung des älter werdenden Mannes. Es kommt dabei vermutlich nach geringfügigen und daher unbemerkten Verletzungen beim Geschlechtsverkehr zu Verdickungen des Schwellkörpers an seiner Oberseite.

Nach einer entzündlichen Phase, die akut und schmerzhaft rund sechs Wochen, mit geringeren Beschwerden aber durchaus auch länger dauern kann, kommt es in etwa der Hälfte der Fälle zu einer verbleibenden, narbigen Verkürzung des Penis. Es tritt eine Verbiegung des Penis ein, die so stark ausgeprägt sein kann, dass Geschlechtsverkehr nicht mehr möglich ist. Mit der Bestrahlung wegen Prostatakrebs hat diese Erscheinung also mit großer Wahrscheinlichkeit überhaupt nichts zu tun. In der Anfangsphase der Erkrankung kann man entzündungshemmende und schmerzstillende Medikamente einsetzen. Es gibt keine wirklich wissenschaftlich bewiesenen Maßnahmen, die zur Rückbildung der Verdickungen (Fibrosierungen) führen. Je jünger der Patient ist, desto größer sind die Chancen einer spontanen Besserung. Mitunter verschwindet das Leiden ohne Behandlung!

Bei einer Erektionsstörung durch Einengung der Schwellkörper können Medikamente wie Viagra®, Levitra® oder Cialis® helfen. Der Penis kann im Zuge von Operationen wieder begradigt werden. Dabei ist zu beachten, dass die meisten Verfahren zu einer Verkürzung des Penis führen oder dass die Erektionsfähigkeit beeinträchtigt sein kann. Aus diesen Gründen wird sich der Arzt nur dann zu einem chirurgischen Eingriff entschließen, wenn der Geschlechtsverkehr anders unter gar keinen Umständen mehr möglich ist.

Prof. Dr. Christian P. Schmidbauer
Facharzt für Urologie, Wien

Einrisse im Bereich der Vorhaut

Paul L.: *Vor vielen Jahren habe ich mir beim Geschlechtsverkehr (es war übrigens der erste) die Innenseite der Vorhaut und das Bändchen eingerissen. Jetzt bin ich 37 und habe nach vielen Salbenbehandlungen Narben, die immer wieder einreißen. Ich leide an Entzündungen und zuletzt an einer Pilzinfektion.*

Einrisse der Vorhaut und des Bändchens passieren beim Geschlechtsverkehr meistens dann, wenn die Vorhaut an der Eichel angeklebt war, wenn das Bändchen zu kurz oder die Vorhaut zu eng ist.

Wenn die Ursache nicht gleich bei der ersten Verletzung ausreichend behandelt wird, entstehen Narben, die zu weiterer Verkürzung oder Einengung des betreffenden Gewebes führen. Nach jeder neuen Verletzung entstehen wieder Narben.

Das Narbengewebe wiederum ist weniger widerstandsfähig und daher leichter verletzlich. Durch die häufigen Einrisse in der Haut kann es dann außerdem zusätzlich zu bakteriellen oder pilzbedingten Infektionen kommen.

Auch in fortgeschrittenem Mannesalter lassen sich die genannten Ursachen fast immer noch beseitigen. Manchmal ist allerdings eine kleine Operation notwendig, wie etwa die Durchtrennung des Bändchens oder eine Beschneidung.

Prof. Dr. Christian P. Schmidbauer
Facharzt für Urologie, Wien

Beschneidung noch mit 70 empfohlen …

Werner B.: *Ich bin 70 und mein Arzt rät mir zur Überwindung meiner Potenzprobleme zu einer Korrektur meiner Vorhautverengung, also zur Beschneidung! Zahlt so einen Eingriff die Krankenkasse? Wer führt diese Operation durch?*

Eine Verengung der Vorhaut sollte auch in höherem Alter unbedingt behoben werden. Der Mangel an hygienischer Reinigung der Eichel führt recht häufig zu Entzündungen, im schlechtesten Fall sogar zu bösartigen Veränderungen.

Eine Beschneidung in örtlicher Betäubung ist ein risikoarmer Eingriff, der ohne wesentliche Beschwerden zu einem guten Ergebnis führt. Diese Operation wird von jeder Sozialversicherung an jeder urologischen Abteilung in öffentlichen Spitälern sowohl ambulant als auch – falls nötig – stationär bezahlt.

Prof. Dr. Christian P. Schmidbauer
Facharzt für Urologie, Wien

Seit Geburt nur einen Hoden

Alfons T.: *Ich bin 31 Jahre alt und habe von Geburt an nur den rechten Hoden. Verschiedene Untersuchungen wie Ultraschall und Computertomographie haben keinen Hinweis auf eine Anlage für den zweiten Hoden ergeben. Gibt es die Möglichkeit eines Hodenimplantates? Bestehen gesundheitliche Risiken?*

In der Entwicklung des Mannes muss der im Bauchraum gelegene Hoden durch den Leistenkanal in den Hodensack wandern. Dieser Vorgang sollte während der Schwangerschaft erfolgen und zum Zeitpunkt der Geburt abgeschlossen sein. Allerdings können ein oder beide Hoden auf ihrem Weg verkümmern oder an einer Stelle stecken bleiben.

Die heute wichtigste und zielführendste Untersuchung ist die Laparoskopie. Dabei werden Sonden in den Bauchraum eingeführt, mittels derer der Chirurg den zweiten Hoden suchen kann. Wird der Hoden auf diese Weise gefunden, so verlagert ihn der Arzt in derselben Narkose gleich in den Hodensack.

Ist der Hoden jedoch bis zum 2. Lebensjahr nicht im Hodensack, so steigt das Risiko von Funktionsstörungen und auch die Gefahr einer bösartigen Entwicklung im späteren Lebensalter.

Daher muss getrachtet werden, den oder die Hoden bis zum Ende des 2. Lebensjahres in den Hodensack zu platzieren. Ein Hoden, der bis zur Pubertät noch nicht im Hodensack angelangt bzw. verkümmert ist, sollte entfernt werden.

Ähnlich den Brustimplantaten gibt es auch Hodenimplantate, die eingepflanzt werden können. Das Risiko derartiger Eingriffe ist jenen der Brustimplantate gleichzusetzen. Abstoßungsreaktionen kommen zwar vor, stellen aber nur selten ein wesentliches Gesundheitsrisiko dar.

Prof. Dr. Christian P. Schmidbauer
Facharzt für Urologie, Wien

Schmerzen nach Hoden-Operation

Ulrich F.: *Ich hatte vor 16 Jahren eine Operation wegen Krampfadern im linken Hoden (Varicocele). Seither leide ich unter Schmerzen in dieser Gegend. Bei einer CT wurde festgestellt, dass meine linke Samenblase entzündet ist. Im Ejakulat wurden Bakterien gefunden. Trotz der Einnahme von Antibiotika hat sich nichts geändert. Könnte ein Zusammenhang mit der Operation bestehen? Ich bitte um Auskunft.*

Krampfadern im Hoden treten mehr oder weniger stark bei rund 30 Prozent aller Männer auf. Man muss nur selten operieren. Lange Zeit bestehende Schmerzen sind selten die direkte Folge einer solchen Operation. Gelegentlich kann es zum Einklemmen eines Hautnervs durch Narbenbildung kommen, was die geschilderten Beschwerden erklären könnte. Dann wird der Nerv noch einmal operativ freigelegt.

Eine Infektion als Auslöser von Schmerzen nach einer Varicocele-Operation ist fast ausgeschlossen. Häufiger jedoch gesellt sich eine Entzündung der Prostata zum ursprünglichen Beschwerdebild dazu. Diese Krankheit ist eindeutig erkennbar und meistens erfolgreich zu behandeln.

Ich rate im konkreten Fall zu einer nochmaligen, urologischen Untersuchung mit genauer Erhebung der Vorgeschichte, um zu sehen, welche Untersuchungen bzw. weiteren Behandlungsschritte dem Ziel der Schmerzfreiheit näher bringen.

Prof. Dr. Christian P. Schmidbauer
Facharzt für Urologie, Wien

Der Samenerguss nur noch träge ...

Johann K.: *Ich bin 52 Jahre alt und muss seit einigen Monaten feststellen, dass ich immer länger brauche, um zum Samenerguss zu kommen. Außerdem fließen die Samen recht träge – im Gegensatz zu früher, da bin ich förmlich „explodiert“! Ich bitte um Rat.*

Die Explosivität der Sexualität lässt etwa ab dem 50. Lebensjahr merkbar nach. Junge Männer reagieren rasch auf erotische Reize, während ältere Männer mehr Stimulation benötigen. Oftmals sind längere Bemühungen der Partnerin notwendig, um eine Erektion zu bekommen, die für zufriedenstellenden Geschlechtsverkehr reicht.

Ältere, das heißt auch erfahrenere Männer können ihren Orgasmus oft gezielter steuern als jüngere Männer. Ältere Männer kommen also ihrer Partnerin damit sogar entgegen.

Je älter Männer werden, desto geringer werden Erzeugung und Ausstoß von Samenflüssigkeit. Auch die geringere Häufigkeit des Geschlechtsverkehrs im Alter könnte mitspielen.

Die geringere Menge der Samenflüssigkeit und das Nachlassen der Elastizität des Gewebes führen zu verlangsamtem, rinnsalartigem Ausstoß des Ejakulates. Zusammen mit dem Älterwerden der Organe erlebt der Mann eine veränderte Sexualität, wie das natürlich auch bei älteren Frauen durchaus der Fall ist.

Prof. Dr. Christian P. Schmidbauer
Facharzt für Urologie, Wien

Wie wichtig ist Testosteron?

Werner F.: *Ich bin 63 Jahre alt und leide an zunehmendem Desinteresse an Sex. Ich fühle mich leistungsschwach und bekomme auch trotz Training meinen „Schwimmreifen" um die Körpermitte nicht mehr weg. Der Urologe stellte Testosteronmangel fest und empfahl mir eine Behandlung mit diesem Hormon. Ist das nicht ein Dopingmittel? Kann ich dadurch Prostatakrebs bekommen? Ich bitte um Auskunft.*

Die Behandlung mit Testosteron hat tatsächlich den Beigeschmack des Dopings. Aber Testosteron ist nun einmal das klassische Männerhormon, das ausreichend vorhanden sein muss, um wie ein Mann empfinden und handeln zu können. Bei einem Mangel muss Testosteron ersetzt werden. Als Doping gilt nur die missbräuchliche Anwendung.

Mit zunehmendem Alter leeren sich die Testosteronspeicher. Man könnte sagen, die Batterie wird leer, es steht zu wenig Testosteron zur Verfügung. Dann leidet man unter Mangelerscheinungen, die sich aus den Aufgaben dieses Hormons ergeben.

Testosteron ist nämlich eine so genannte anabole Substanz. Sie sorgt für Muskelaufbau und Aggressivität. Man weiß aus Studien, dass der Testosteronspiegel beim Sport erhöht ist. Weiters aber auch bei Menschen, die sich im Leben durchsetzen müssen und können: Manager, Politiker, Primarärzte ...

Beim gesunden Mann führt der Anblick einer attraktiven Frau schon nach wenigen Minuten zum Anstieg des Testosterons. Ehemänner haben interessanterweise niedrigere Testosteronspiegel als Geschiedene oder Singles, die noch auf Partnersuche sind.

Deshalb ist es für Männer jeden Alters wichtig, dass sich der Testosteronspiegel im Normalbereich befindet. Heute muss das Hormon nicht mehr unbedingt in den Muskel injiziert werden: Es steht ein Mittel zur äußeren Anwendung (Testogel®) zur Verfügung, das am besten in der Schultergegend aufgetragen wird.

Besteht ein Prostatakrebs, so darf kein Testosteron eingesetzt werden. Bei Männern hingegen, die keinen Krebs haben, droht durch die Anwendung kein erhöhtes Risiko, ein Prostatakarzinom zu bekommen. Das Organ vergrößert sich unter der Therapie mit Testosteron auch nicht.

Doz. Dr. Andreas Jungwirth
Urologe, Salzburg

Prof. Dr. Bob Djavan
Urologe, Wien

Erektionsprobleme – Prostata vergrößert

Johann T.: *Meine Beschwerden: nachlassende Erektion und ausbleibende Ejakulation. Ich bin 68 Jahre alt und leider deutlich übergewichtig. Mein Bluthochdruck ist medikamentös eingestellt. Meine Prostata ist vergrößert, der PSA-Wert normal. Wirkt sich die Prostata auf die Potenz aus? Was können Sie für einen Rat geben?*

Älter werdende Männer leiden an einer Abnahme des sexuellen Wollens (Libido) und parallel dazu an einer Abnahme der Festigkeit (Rigidität) des Penis bei der Erektion bzw. an vorzeitigem Verlust der Erektion und Verminderung der Samenflüssigkeit. Derartige Störungen können auch erste Vorboten einer Erkrankung der Herzkranzgefäße (Angina pectoris) sein. Wesentliche Risikofaktoren dafür sind Übergewicht, arterieller Bluthochdruck und Diabetes mellitus (Zuckerkrankheit).

Besteht einer dieser Faktoren, so sollte unbedingt der Hausarzt oder Internist aufgesucht werden, um genauer abzuklären. Die Behandlung besteht in sehr vielen Fällen hauptsächlich in einer Änderung des Lebensstiles.

Bei länger bestehendem Bluthochdruck (Hypertonie) sind es vor allem die kleinen Blutgefäße, die sich zuerst verändern. Ein Ausgleich durch höheren Blutdruck in diesem Bereich wäre dann notwendig, wie auch in den Penisgefäßen. Doch schon die Senkung des Blutdrucks auf Normalwerte zur Vorbeugung schwerer Komplikationen wie Herzinfarkt oder Hirnschlag vermindert den Zustrom von Blut in die „Außenbezirke" des Körpers. Deshalb sind neben anderen Auslösern oft auch blutdrucksenkende Medikamente an einer Verminderung der Erektionsfähigkeit beteiligt. Allerdings dürfen diese lebenswichtigen Arzneimittel dennoch nicht abgesetzt werden!

Erektionsstörungen beim älteren Mann entstehen immer aus mehreren Gründen. Die häufigsten Beispiele: Partnerschaftsprobleme, Veränderung an den Nervenbahnen (Alkohol! Zigaretten!), Veränderungen des Harntraktes. Eine gutartige Vergrößerung der Prostata hingegen steht einem zufriedenstellenden Sexualleben nicht unbedingt im Wege, wenngleich sie auch nicht gerade förderlich ist.

Verbesserungen im Bereich der Prostatasymptome durch entsprechende urologische Betreuung können daher durchaus auch eine Verbesserung im partnerschaftlichen sexuellen Zusammensein bringen.

Eine Verminderung der Samenflüssigkeit beim Älterwerden ist normal. Nur ein völliges Ausbleiben von Samenflüssigkeit bedarf weiterer Untersuchungen. Die Samenwege können zum Beispiel durch gut- oder bösartiges Wachstum der Prostata verlegt sein.

Sind alle Möglichkeiten körperlicher Ursachen der Erektionsstörung bedacht, kann man überlegen, wie die Störung selbst zu beseitigen ist. Da gibt es eine Reihe von Möglichkeiten. Lässt sich etwa ein echter Mangel an männlichem Sexualhormon (Testosteron) nachweisen, dann sollte durch Verabreichung des Hormons ausgeglichen werden. Da muss der Arzt allerdings die richtige Darreichungsform überlegen.

Tabletten haben geringe Wirksamkeit und Nebenwirkungen auf die Leber. Weiters sind sie teuer. Injektionen wiederum machen kurzzeitig einen zu hohen Testosteronspiegel, der dann rasch abfällt. Testosteron kann jedoch heute auch implantiert (ein gepflanzt), auf die Haut aufgetragen oder auf den Hodensack geklebt (bei uns noch nicht erhältlich) werden.

Das wirksamste und am besten untersuchte Mittel ist Sildenafil (das mittlerweile wohl allseits bekannte Viagra®). Nachfolgesubstanzen (Vardenafil, Tadalafil) haben zwar wesentlich längere Wirkung, sind aber damit von den möglichen Nebenwirkungen her auch schwerer steuerbar. Wer zum Beispiel nach Einnahme Kopfweh bekommt, hat es dann statt zwei Stunden eben zwei Tage lang.

Wenn diese Präparate nicht helfen, gibt es noch die Selbstinjektion in den Penis mit verschiedenen Wirkstoffen. Das zeigt der Facharzt für Urologie vor. Wenn gleichsam alle Stricke reißen, gibt es gut funktionierende Implantate in den Schwellkörper.

Prof. Dr. Christian P. Schmidbauer,
Facharzt für Urologie, Wien

Samenflüssigkeit rotbraun verfärbt

Alfons P.: *Ich habe mehrfach eine rotbraune Verfärbung meiner Samenflüssigkeit bemerkt. Ich bin 73 Jahre alt, nehme das Medikament Proscar®, mein letzter PSA-Wert betrug 7,49 ng/ml und ich hatte schon fünfmal eine Gewebeprobeuntersuchung der Prostata. Ich bitte um fachärztlichen Rat.*

Rotbraune oder blutige Verfärbung des Samens rührt von Einblutungen kleiner Gefäße in die Samenblase oder in die Kanälchen der Prostata her. Man spricht medizinisch von Hämatospermie.

Bei jungen Männern unter 40 bedeutet dies – falls Entzündungen der Prostata vom Arzt ausgeschlossen wurden – kein alarmierendes Signal für die Gesundheit. Meistens kommt es zum Einbluten, vergleichbar mit dem Nasenbluten, in das Drüsensystem des innen gelegenen, männlichen Geschlechtsapparates.

Eine häufige Ursache dafür sind Anstrengungen, die zu kurzen Steigerungen des Blutdrucks führen. Nach mehrfachem Samenerguss reinigt sich die Samenflüssigkeit wieder von selbst.

Bei Männern über 40 sollte eine Entzündung der Prostata, ein Prostatakrebs, hoher Blutdruck oder eine Störung der Blutgerinnung durch geeignete Untersuchungen ausgeschlossen werden. Aber auch nach mehrfachen Gewebeproben aus der Prostata kann es zu einer Blutbeimengung zur Samenflüssigkeit kommen.

Bleibt die Hämatospermie allerdings länger bestehen, so kann es notwendig sein, eine Ultraschalluntersuchung über den Enddarm (transrektale Sonographie) oder eine Spiegelung der Harnröhre und auch Harnblase vorzunehmen.

Prof. Dr. Christian P. Schmidbauer
Facharzt für Urologie, Wien

Erektionsprobleme sind nicht normal!

Herta Sch.: *Ich bin 53 Jahre alt und seit 32 Jahren glücklich mit einem um drei Jahre älteren Mann verheiratet. Sexualität ist uns nach wie vor wichtig. Seit ein paar Monaten aber hat mein Mann Probleme mit der Erektion, die er aber nicht ansprechen will. Er meint, das wäre in seinem Alter normal. Ich mache mir Sorgen und bitte um Rat. Sollte er ein Potenzmittel einnehmen oder nicht?*

Grundsätzlich rate ich in solchen Fällen zu einer Untersuchung beim Urologen. Die Potenz nimmt zwar im Alter tatsächlich ab, aber mit 53 ist eine Erektionsstörung durchaus nicht normal und sollte daher abgeklärt werden.

Es gibt zahlreiche Erkrankungen, die zur erektilen Dysfunktion (ED) führen können. Zum Beispiel Diabetes, Bluthochdruck oder andere Herz-Kreislauf-Leiden sowie eine vergrößerte Prostata. Deshalb ist ein Arztbesuch unerlässlich!

Nach einer genauen Untersuchung kann der Arzt auch ein Medikament aus der Klasse der so genannten PDE-5-Hemmer verschreiben. Diese Mittel erhöhen die Durchblutung im Penis und sorgen für eine zufriedenstellende Erektion. Gemeinsam mit dem Arzt sollte das passende Präparat ausgesucht werden.

So gibt es zum Beispiel ein Medikament mit dem Wirkstoff Tadalafil, das bis zu 36 Stunden wirkt, also etwa ein ganzes Wochenende lang. Zeitdruck und Stress fallen weg, was viele Paare als befreiend erleben.

Dr. Astrid Zeitelberger
Fachärztin für Urologie und Andrologie,
Groß Enzersdorf (Niederösterreich)

Stress behindert das „Stehvermögen"

Johannes M.: *Meine Frau erwartet unser drittes Kind, ich bin vor kurzem befördert worden und wir haben gerade begonnen, ein Haus zu bauen. Alles läuft gut, trotzdem kann ich seit einigen Wochen meine Erektion nicht mehr aufrecht halten. Ich bitte um Rat!*

So wie die Situation beschrieben wird, hat der Mann momentan viel Stress. Um allerdings andere Ursachen auszuschließen, rate ich doch, zum Hausarzt oder Urologen zu gehen. Falls es sich um eine so genannte erektile Dysfunktion handelt, wird er ein Medikament wie zum Beispiel Viagra® verschreiben. Dieses hilft, die Probleme mit dem Stehvermögen zu bewältigen.

Die Erfahrungen der Ärzte mit dem Präparat sind sehr gut. Gerade mit dem darin enthaltenen Wirkstoff Sildenafil gibt es weltweit die längsten Erfahrungen. Bei mehr als 80 Prozent der Behandelten führt es zum Erfolg und verbessert so die Lebensqualität nachhaltig.

Doz. Dr. Andreas Jungwirth
Urologe, Salzburg

Prostataentzündung rasch behandeln!

Johann B.: *Ich leide seit einem Jahr an entzündeter Prostata. Antibiotische Behandlung brachte keinen Erfolg. Nun versuche ich ein homöopathisches Mittel. Kann aus einer Prostataentzündung einmal Prostatakrebs werden?*

Eine Entzündung der Prostata muss immer möglichst rasch behandelt werden. Ist das Leiden einmal chronisch geworden, kann es sehr lange dauern.

Die Entzündung kann durch Bakterien hervorgerufen werden. Sie kann aber auch ohne Bakterienbefall auftreten. Manche Patienten haben die typischen Beschwerden auch ohne nachweisbare Entzündung.

Bakterielle und rein entzündliche Formen werden üblicherweise mit Antibiotika behandelt. In allen anderen Fällen behandelt man rein symptomatisch. Das heißt, die Therapie richtet sich nach den jeweiligen Beschwerden. Für den Nutzen homöopathischer Mittel gibt es keine wissenschaftlich fundierten Beweise.

Einen direkten Zusammenhang zwischen Entzündung und Krebs gibt es hier nicht. Es können allerdings bei älteren Männern die Beschwerden einer Prostatitis (Entzündung) in jene einer Vergrößerung oder in einen Prostatakrebs übergehen.

Um das Krebsrisiko so gering wie möglich zu halten, empfehle ich dringend eine jährliche urologische Vorsorgeuntersuchung ab dem 45. Lebensjahr, bei Patienten mit familiärer Belastung schon vor dem 40. Lebensjahr.

Prof. Dr. Christian P. Schmidbauer
Facharzt für Urologie, Wien

Prostata vergrößert, Potenz schwächer

Peter M.: *Meine Prostata ist leicht vergrößert und ich leide zunehmend unter Potenzproblemen. Wie kann ich meine Potenz zurückgewinnen?*

Die Prostata (Vorsteherdrüse) nimmt mit jedem Lebensjahr ständig an Größe zu. Jeder 3. Mann ab etwa 70 benötigt wegen Beschwerden der Prostata (wie Harnträufeln, das Gefühl, die Blase nicht vollständig entleeren zu können, nächtlicher Harndrang, abgeschwächter Harnstrahl) ärztliche Behandlung.

Die eben genannten Zeichen der Prostatavergrößerung führen zwar nicht direkt zu Potenzschwierigkeiten. Wenn aber die Probleme beim Wasserlassen an Schwere zunehmen, wirkt sich dieser Zustand irgendwann auch negativ auf die Potenz aus.

Im Allgemeinen lässt die Erektionsfähigkeit mit steigendem Alter langsam nach. Das ist normal. Der Vorgang wird jedoch beschleunigt durch Risikofaktoren wie Rauchen, übermäßigen Alkoholgenuss, Übergewicht, Bluthochdruck, Zuckerkrankheit, schlechte Kondition.

Gegen die Prostatabeschwerden selbst stehen neben verschiedenen Operationsmethoden (bei schwerer Symptomatik) drei Gruppen von Medikamenten zur Verfügung:

- Pflanzliche Präparate, die mit einer Vielzahl an Bestandteilen bei gutartiger Prostatavergrößerung wirken können. Teilweise sind allerdings die Konzentrationen der betreffenden Inhaltsstoffe so gering, dass die Wirksamkeit von wissenschaftlicher Seite her bezweifelt wird. Aber gewisse Verbesserungen dürften sich damit doch erzielen lassen.
- Alpha-1-Blocker sind Mittel, mit denen man einen sofortigen Behandlungserfolg erzielen kann. Diese Medikamentengruppe wirkt ähnlich, allerdings gibt es unterschiedliche Nebenwirkungen. Hier entscheidet der Facharzt für Urologie über deren Einsatz.
- Schließlich kommen noch hormonaktive Substanzen (so genannte 5-Alpha-Reduktasehemmer) in Frage. Sie verhindern den Einbau von männlichen Hormonen in die Prostatazelle, beeinflussen jedoch nicht den Hormongehalt im Blut. Nach 4 bis 6 Monaten Einnahme kann man mit einer Verkleinerung der Prostata ohne Störung der sexuellen Funktion rechnen. Diese Behandlung ist für eine stärker vergrößerte Prostata geeignet. Das Risiko für eine Harnverhaltung oder eine Operation lässt sich dadurch etwa um die Hälfte verringern.

Auch Potenzschwierigkeiten beim älteren Mann sind endlich mit Medikamenten behandelbar! Neue Präparate sollten aber nur Zwischenlösungen sein, die so viel Auftrieb geben, dass nach Verbesserung der gesundheitlichen Situation der Geschlechtsverkehr auch ohne Hilfsmittel wieder möglich ist.

Prof. Dr. Christian P. Schmidbauer
Facharzt für Urologie, Wien

Wann soll die Prostata operiert werden?

Kurt F.: *Ich bin 65 Jahre alt und habe laut Urologen eine gutartige Vergrößerung der Prostata. Es besteht Restharn, der PSA-Wert ist normal. Muss ich operiert werden? Wenn ja, nach welchem Verfahren?*

Grundsätzlich ist erst dann zu einer Prostata-Operation zu raten, wenn Beschwerden auftreten – wie etwa verzögerte Blasenentleerung mit schwachem Harnstrahl, häufige Infektionen, große Restharnmengen und Harnrückstau in die Nieren. Geringe Restharnmengen alleine sind noch kein Anlass dafür.

Im Falle des Falles ist selbst nach Jahrzehnten die elektrische Ausschälung der Prostata über die Harnröhre (TURP) noch immer die am häufigsten angewandte Operationsmethode mit ausgezeichneten Ergebnissen. Bei Männern mit mittelgradigen Beschwerden (häufiger, auch nächtlicher Harndrang, Nachträufeln usw.) ist aber auch eine alternative Operation bei kleiner Prostata möglich.

Bei dieser Technik wird Hitze zur Zerstörung von Prostatagewebe eingesetzt. Es gibt Systeme mit Mikrowelle, Radiofrequenz, heißem Wasser, Laser und so genanntem fokussiertem Ultraschall. Allerdings haben sich die beiden letztgenannten Methoden nach vielen klinischen Studien nicht durchgesetzt.

Vorteil der alternativen Eingriffe: Sie können ambulant ohne größere Belastung des Patienten durchgeführt werden. Nachteil: Die Wirkung hält wesentlich kürzer an als nach der Standardoperation TURP.

Dennoch können die genannten alternativen Operationstechniken – richtig eingesetzt – vielen Patienten die jahrelange Einnahme von manchmal doch nebenwirkungsreichen Medikamenten ersparen.

Prof. Dr. Christian P. Schmidbauer
Facharzt für Urologie, Wien

Rückenschmerzen und Nachträufeln

Alois B.: *Ich bin 68 Jahre alt und als Ex-Fußballer gelenk- und rückengeschädigt. Außerdem stört mich das Nachträufeln nach dem Urinieren. Besteht da ein Zusammenhang? Kann ein Alpha-Blocker die Situation verbessern?*

Gelenk- und Rückenbeschwerden haben nur geringen Einfluss auf die Blasenentleerung. Das Nachträufeln (Harnverlust unmittelbar nach Beendigung des Wasserlassens) ist ein häufiges Problem bei vergrößerter Prostata. Die Ursache ist eine starre Harnröhre im Bereich der Prostata. Es entleert sich dann Harn nach Ende des Urinierens aus diesem Teil der Harnröhre. Ähnliche Beschwerden können bei Verengungen der Harnröhre auftreten.

So genannte Alpha-Blocker sind Medikamente, die entsprechende Einrichtungen für den Empfang von Reizen (Rezeptoren) blockieren. Auf diese Weise wird der Spannungszustand in diesem Bereich herabgesetzt, was die Entleerung der Harnblase erleichtert.

Nicht immer, aber häufig kommt es bei der Gabe von Alpha-1-Blockern zu einer Verminderung des Nachträufelns. Eigentlich müsste das Nachträufeln mit Substanzen behandelt werden, die die Alpha-Rezeptoren anregen. Damit verursacht man aber eine verschlechterte Entleerung der Blase. Im Extremfall kann es dadurch sogar zum Harnverhalten kommen. Eine weitere unerwünschte Nebenwirkung ist Bluthochdruck. Daher werden nicht anregende, sondern blockierende Stoffe eingesetzt.

Gelegentlich können Pflanzenextrakte zu einer Verbesserung des lästigen Symptoms führen. Das ist aber nicht vorhersehbar. Medikamente, welche die Prostata verkleinern, so genannte 5-Alpha-Reduktasehemmer, können auf lange Sicht Beschwerden wie Nachträufeln lindern. Wenn neben dem Nachträufeln eindeutige Prostatabeschwerden bestehen, ist wohl eine Operation wie die Ausschälung der Prostata oder eine Thermotherapie (Hitze) sinnvoll.

Prof. Dr. Christian P. Schmidbauer
Facharzt für Urologie, Wien

Prostataoperation bei Harnverhaltung

Friedrich L.: *Ich bin 83 Jahre alt und habe schon zweimal wegen Harnverhaltung einen Katheter benötigt. Mir wurde nun eine Ausschabung der Prostata angeraten. Ist das wirklich notwendig? Gibt es auch Medikamente? Falls der Eingriff gemacht werden muss, gibt es eine unblutige Ausschabung mit Lasertechnik? Wer kann diese durchführen?*

Eine zweimalige Harnverhaltung bei vergrößerter Prostata sollte Anlass für eine Ausschälung über die Harnröhre (TURP) sein. Das ist die Standardmethode in solchen Fällen.

Der Eingriff wird von allen urologisch tätigen Chirurgen durchgeführt und birgt nur geringe Risiken. Vorzugsweise wird die Operation unter Anästhesie mittels Kreuzstich vorgenommen. Der Vorteil dabei: Besonders ältere Patienten bleiben wach und können bald wieder etwas trinken.

Es stehen auch zahlreiche alternative Operationsmethoden zur Verfügung. Allerdings sind nach zweimaligem Harnverhalten Techniken abzulehnen, die auch ambulant erfolgen können. Der Erfolg ist dann fraglich.

Die Operation mit einem Laser ist im Ergebnis nicht besser als die TURP. Allerdings ist die Blutung, die während der Operation auftreten kann, deutlich geringer. Der Eingriff dauert dafür länger.

Viele urologische Abteilungen in Österreich verfügen über Laser zur Prostataoperation. Alle bieten die Möglichkeit einer transurethralen elektrischen Prostataresektion (TURP).

Prof. Dr. Christian P. Schmidbauer
Facharzt für Urologie, Wien

„Nachträufeln" nach Prostataoperation

Kurt J.: *Ich bin 80 Jahre alt und leide darunter, dass sich das Nachträufeln nach einer Prostataoperation verstärkt hat. Welche Möglichkeiten zur Verbesserung gibt es?*

Im höheren Lebensalter fasst die Harnblase oftmals viel weniger als in jüngeren Jahren – besonders dann, wenn eine vergrößerte Prostata das Harnlassen über Jahre hinweg erschwert hat. Nachträufeln nach dem Urinieren ist eine typische Beschwerde bei vergrößerter Prostata, aber ungewöhnlich nach einer Operation derselben.

Deshalb muss zunächst geklärt werden, ob es sich hier um ein reines Nachträufeln nach dem Wasserlassen oder um einen unwillkürlichen Harnverlust (Inkontinenz) handelt.

Bei einer Harninkontinenz muss zwischen einer Überaktivität der Blasenmuskulatur und einer Schwäche des Blasenschließmuskels unterschieden werden. Im ersten Fall stehen wirksame Medikamente (Anticholinerga) zur Verfügung. Diese mildern die Beschwerden, können allerdings die Ursache leider nicht beheben.

Eine so genannte Stressinkontinenz (die Diagnose stellt der Urologe) nach einer Elektroresektion (eine gängige Operationsmethode) der Prostata über die Harnröhre ist schwerer beeinflussbar – für solche Fälle gibt es keine sehr wirksamen Medikamente.

Bei schwerem Harnverlust können Unterspritzungen im Bereich des Schließmuskels die Situation verbessern. Auch das Einsetzen eines künstlichen Schließmuskels kann völlige Trockenheit bringen.

Prof. Dr. Christian P. Schmidbauer
Facharzt für Urologie, Wien

Mikrowellen für Prostatatherapie?

Adolf T.: *Ich bin 80 Jahre alt und habe nach einer Harnverhaltung einen Blasenkatheter durch die Bauchdecke eingesetzt erhalten. Zusätzlich erlitt ich leider einen Schlaganfall mit Halbseitenlähmung links. Die Prostata soll operiert werden. Allerdings wird das Risiko aufgrund der Situation zu hoch eingeschätzt. Nun möchte ich wissen, ob es mittels Mikrowellenbehandlung der Prostata möglich wäre, mich von dem Katheter zu befreien.*

Die Behandlung der Prostata mittels Hitze – eine Form davon ist die Mikrowellenbehandlung – sollte nicht bei Patienten eingesetzt werden, die bereits eine komplette Harnverhaltung haben. Die Mikrowellentherapie ist eine alternative Behandlungsform, die recht schonend bei Patienten mit mittelgradigen Prostatabeschwerden angewendet werden kann.

Da im vorliegenden Fall offensichtlich derzeit ein hohes Risiko für die übliche Verkleinerung der Prostata über die Harnröhre (TURP) besteht, könnte die Mikrowellenbehandlung versucht werden. Es ist allerdings zu befürchten, dass damit eine Befreiung vom Dauerkatheter nur mit einer Wahrscheinlichkeit von 10 bis 20 Prozent möglich sein wird.

Ich rate in diesem Fall, den Allgemeinzustand nach dem Schlaganfall soweit zu bessern, bis eine Ausschälungsoperation der Prostata durchgeführt werden kann. Dieser Eingriff stellt heute kein großes Risiko mehr dar.

Prof. Dr. Christian P. Schmidbauer
Facharzt für Urologie, Wien

Impotent nach der Prostataentfernung

Josef T.: *Ich bin 68 und hatte vor fünf Jahren eine totale Entfernung der Prostata: Trotz Beckenbodentraining leide ich an Harninkontinenz und Impotenz. Kann mir das Medikament Cialis® nützen?*

Nach totaler Entfernung der Prostata wegen Krebs kommt es immer seltener vor, dass die Patienten den Harn nicht halten können und unter einer kompletten Erektionsstörung leiden. Der Harnverlust kann auf verschiedene Weise chirurgisch behoben werden. In erster Linie kommt dabei der so genannte künstliche Schließmuskel in Frage.

Bleibende Impotenz nach 18 Monaten – solange kann es dauern, bis sich durchtrennte Nerven nach der Operation wieder erholt haben – tritt je nach Ausdehnung des Tumors in 20 bis 80 Prozent der Fälle auf.

Bei leichteren Verletzungen der Nervenbündel bewähren sich so genannte PDE-5-Hemmer wie Viagra®, Cialis® und Levitra® gut. Sind die Nervenbahnen bleibend durchtrennt, hilft nur die Injektion von Medikamenten direkt in den Schwellkörper. Welche Behandlung gewählt wird, muss mit dem Urologen schrittweise abgeklärt werden. Die erwähnten Medikamente kann auch der Hausarzt verschreiben.

Prof. Dr. Christian P. Schmidbauer
Facharzt für Urologie, Wien

Warum der PSA-Test so lebenswichtig ist

Harald L.: *Ich bin 64 Jahre alt und fühle mich gesund. Dennoch ist mein PSA-Wert innerhalb von knapp zwei Jahren von 13 auf 40 ng/ml angestiegen. Eine erste Gewebeprobe vor einem Jahr war negativ, heuer hingegen leider positiv. Ich habe Prostatakrebs in beiden Lappen. Ich soll nun operiert und dann mit Hormonen sowie Bestrahlung behandelt werden. Die Aussicht auf die Nebenwirkungen ist für mich schrecklich. Gibt es vielleicht Medikamente oder homöopathische Mittel?*

Der PSA-Test (prostataspezifisches Antigen im Blut) hat dazu geführt, dass Prostatakrebs 10 bis 15 Jahre früher erkannt wird. Bei einem Wert unter 10 ng/ml besteht die Chance, dass der Krebs auf die Prostata beschränkt ist. Das bedeutet ein hohes Maß an Heilungsaussicht entweder durch Bestrahlung oder operative Entfernung des Organs. Je höher der PSA-Wert ansteigt, umso größer wird das Risiko für eine Aussaat von Krebszellen außerhalb des Organs (Metastasen). In diesem Fall hängt es vom Alter des Patienten ab, welche Behandlung die meisten Vorteile bringen kann.

Der Einsatz homöopathischer Präparate hat in diesem Fall keine wissenschaftliche Grundlage. Die Wirksamkeit der Hormontherapie hingegen ist gesichert – rund 80 Prozent der Betroffenen sprechen darauf gut an. Aufgrund des verhältnismäßig jungen Alters für diesen Tumor kann die Kombination Operation und nachfolgende Hormonbehandlung einen besseren Nutzen ergeben als eine Maßnahme alleine. Mit Sicherheit wird die Hormontherapie den Zeitpunkt, wo Probleme durch das weitere Wachsen der Prostata oder Metastasen auftreten, verzögern. Wirksame Alternativbehandlungen sind derzeit nicht bekannt. Was wir aber wissen: Tierische Fette in der Nahrung haben auf die Lebenserwartung von Prostatakrebspatienten einen ungünstigen Effekt. In Ländern mit eher vegetarischer Ernährung gibt es viel weniger Prostata- und auch Brustkrebs. Derzeit wird ein vorbeugendes Mittel gegen Prostatakrebs getestet.

Prof. Dr. Christian P. Schmidbauer
Facharzt für Urologie, Wien

Schweißausbrüche bei Prostatakrebs

Alfred L.: *Ich leide an Prostatakrebs, bekomme Tabletten und Dreimonatsinjektionen. Tagsüber geht es mir ganz gut, nachts aber plagen mich Schweißausbrüche. Ich muss mich mehrmals in der Nacht umziehen. Wie kann diese Situation gebessert werden?*

Die Behandlung mit Hormonen zielt darauf ab, das Wachstum der Krebszellen zum Stillstand zu bringen und die Größe der Prostata um etwa ein Viertel zu verkleinern. Diese Maßnahmen sind eine gute Voraussetzung für die nachfolgende Bestrahlung.

Hitzewallungen treten bei jüngeren Patienten eher stärker auf als bei Männern über 75. Zur Milderung können weibliche Hormonpflaster wie Estraderm® verwendet werden. Auch die Gabe des Medikamentes Androcur® (100 bis 300 mg täglich) kann versucht werden. Ein anderes, möglicherweise wirksames Präparat wäre Farlutal®.

Nach dem Ende der Bestrahlungstherapie kann über ein Aussetzen der Hormoninjektionen nachgedacht werden. Das ist jedoch nur möglich, wenn es der Zustand des Patienten und die Befunde zulassen.

Prof. Dr. Christian P. Schmidbauer
Facharzt für Urologie, Wien

Krebs der Prostata früh erkennen!

Erwin P.: *Ich bin 54 Jahre alt und habe einen PSA-Wert von 3,2. Mein älterer Bruder ist an Prostatakrebs gestorben. Bin ich nun auch stark gefährdet? Ab welchem PSA-Wert muss die Prostata genauer untersucht werden?*

In der Krebsstatistik ist das Prostatakarzinom die Todesursache Nummer 1 des alternden Mannes. Dieser Krebs kann aber durch einfache Untersuchungen im Frühstadium erkannt und gut behandelt werden. Durch Ertasten der Drüse und durch eine Blutabnahme, wo das PSA (prostataspezifisches Antigen) bestimmt wird, ist es frühzeitig möglich, bösartige Veränderungen zu entdecken.

Neben dem Alter ist vor allem die familiäre Veranlagung einer der Hauptrisikofaktoren. So ist die Gefahr, an Prostatakrebs zu erkranken, um 15 Prozent höher, wenn der Bruder bei der Diagnosestellung älter als 60 Jahre war. Wenn der Bruder jedoch zu diesem Zeitpunkt jünger als 60 war, bereits um 25 Prozent. Wenn zwei Verwandte ersten Grades (Vater, Bruder) Prostatakrebs hatten, erhöht sich das Risiko sogar auf 45 Prozent!

Nicht ganz geklärt ist die Rolle des männlichen Sexualhormons Testosteron als Risikofaktor für Prostatakrebs. Einerseits entwickeln Eunuchen keinerlei Veränderungen an der Prostata, auch nicht Männer mit angeborenem Mangel an Testosteron.

Andererseits entdeckten jedoch US-Forscher, dass Krebszellen durch Gabe von Testosteron sogar absterben können. Außerdem sinkt der Hormonspiegel mit zunehmendem Alter ständig ab; während die Aggressivität des Prostatakarzinoms mit dem Alter doch deutlich zunimmt.

Warum kommt es also bei manchen Männern früher, bei anderen später oder gar nicht zum Ausbruch dieser Krankheit? Es dürften auch andere Faktoren wie die Ernährung eine Rolle spielen. Von großen Studien ist bekannt, dass etwa Asiaten, die sich hauptsächlich von Soja, Tofu und Fisch ernähren, deutlich weniger an Prostatakrebs erkranken als Männer mit „westlicher“ Ernährung.

Asiaten aber, die in den Westen ausgewandert sind und die dortigen Ernährungsgewohnheiten angenommen haben, müssen ab der 3. Generation mit demselben Krebsrisiko rechnen wie die einheimische Bevölkerung. Die Empfehlung lautet somit, weniger tierisches Fett zu essen sowie Sojaprodukte, Blumenkohl, Tomaten oder Brokkoli gezielt zu genießen.

Ein erhöhter PSA-Wert bedeutet nicht automatisch Krebs. Zahlreiche andere Einflüsse können den PSA-Wert erhöhen, wie Entzündungen der Drüse selbst oder des Harntraktes.

Auf jeden Fall muss bei einem erhöhten Wert weiter untersucht werden. Das geschieht mittels ultraschallgezielter Entnahme einer Gewebeprobe (Biopsie). Zu diesem Zweck wird eine Ultraschallsonde in den Mastdarm eingeführt.

Grundsätzlich stehen für die Behandlung mehrere Möglichkeiten zur Verfügung: neben verschiedenen Operationstechniken auch die Bestrahlung und/oder medikamentöse Behandlung. Der Arzt wird darüber individuell entscheiden.

Zusammenfassend sollte sich jeder Mann ab 45 regelmäßig urologisch untersuchen lassen. In Wien nützen diese Chance nur 14 Prozent der Männer. Dabei ist Prostatakrebs tückisch: Er verursacht nämlich anfangs keine Schmerzen …

Abschließend altersspezifische PSA-Werte:
Unter 50: weniger als 2,5
50 bis 59: weniger als 3,5
60 bis 69: weniger als 4,5
Über 70: weniger als 6,5

Prof. Dr. Georg Schatzl
Facharzt für Urologie, Wien

Prostatakrebs nicht operiert

Johann F.: *Ich bin 76 Jahre alt und habe Prostatakrebs. Wegen meines Alters erhalte ich eine so genannte Androgenblockade mit vierteljährlichen Injektionen. Der PSA-Wert ist von 8 auf 0,7 gesunken. Ich habe über diese Art der Behandlung vorher nichts gewusst und eigentlich geglaubt, operiert zu werden. Wie kann ich mein Leiden eventuell durch Änderung der Lebensweise beeinflussen?*

Nur in Ausnahmefällen führt man heute bei Patienten in höherem Lebensalter eine radikale Prostataoperation durch. Die statistische Lebenserwartung eines Patienten vor der Operation sollte mehr als 10 Jahre betragen.

Die angesprochene Androgenblockade verändert in mehr als 80 Prozent der Fälle über einen gewissen Zeitraum das Weiterwachsen von Prostatakrebs, da dieser ein hormonabhängiger Tumor ist. Die Behandlung verschiebt offenbar das Auftreten von Metastasen und Folgeschmerzen in ein weit höheres Lebensalter. Die Therapie wird entweder in Tablettenform, als Injektion oder als operative Entfernung von Hodengewebe durchgeführt. Das Prinzip dieser Maßnahme – ein Hormonentzug – ist seit den späten 40er-Jahren eine Standardtherapie.

Den Krebs der Prostata kann man vermutlich durch verschiedene Verhaltensweisen tatsächlich positiv beeinflussen: Abbau von Übergewicht, weniger tierische Fette. Der Nahrungsanteil von Obst und Gemüse sollte bis zu fünf Portionen am Tag betragen. Dadurch werden offenbar freie Radikale neutralisiert – aggressive Stoffe, die für die Entstehung vieler Krankheiten mitverantwortlich gemacht werden. Ballaststoffreiche Ernährung bringt für die Darmtätigkeit Vorteile. Sportliche Betätigung führt zur Verbesserung der Herz-Kreislauf-Funktion und wirkt sich günstig auf die Immunabwehr aus. Allerdings nur, wenn man 3- bis 4-mal wöchentlich „sportelt“, dabei aber nicht übertreibt. Alkohol und Nikotin sind auf jeden Fall zu meiden. Ob verschiedene Nahrungsergänzungsmittel von Vorteil sein können, sollte mit dem behandelnden Arzt besprochen werden.

Prof. Dr. Christian P. Schmidbauer
Facharzt für Urologie, Wien

Prostatakrebs – nun Potenzprobleme

Michael J.: *Ich bin 73 Jahre alt, leide an Prostatakrebs und werde mit Hormonpräparaten behandelt. Später soll ich auch bestrahlt werden. Seit der Therapie mit den Hormontabletten hat mein Geschlechtstrieb stark nachgelassen. Auch Viagra® 100 mg hilft nicht mehr. Ich bitte einen Fachmann um Rat!*

Durch die Behandlung mit weiblichen Sexualhormonen bei Prostatakrebs wird das männliche Hormon Testosteron auf einen sehr niedrigen Wert abgesenkt. Das höhere Alter, die seelische Situation durch die Diagnose Krebs und der niedrige Testosteronspiegel sind die Ursache für mangelnde sexuelle Lust und Erektionsfähigkeit.

In dieser Lage wird es nicht mehr möglich sein, mit Hilfe anderer, neuerer Potenzmittel zu einer Erektion zu kommen. Dennoch ist aber Hilfe möglich: Der Urologe zeigt, wie eine bestimmte Substanz in den Schwellkörper des Penis injiziert wird. Das führt innerhalb weniger Minuten zuverlässig zu einer Erektion. Diese Maßnahme kann der betroffene Mann dann auch selbst vornehmen.

Das dabei verwendete Mittel ist heute sehr sicher. Bei gründlicher ärztlicher Aufklärung und Einschulung ist nicht mit nennenswerten Nebenwirkungen zu rechnen. Alternativ können auch Vakuumpumpen und im Extremfall Penisimplantate eingesetzt werden.

Prof. Dr. Christian P. Schmidbauer
Facharzt für Urologie, Wien

Hilft Radioaktivität bei Prostatakrebs?

Werner Z.: *Ich habe gehört, dass man bei Prostatakrebs radioaktives Material einpflanzt. Unter welchen Umständen wird diese Methode angewendet?*

Prostatakrebs kann mittels Strahlenbehandlung zerstört werden, wenn er auf das Organ beschränkt ist. Man unterscheidet zwischen einer Behandlung von außen und dem Einbringen von radioaktiven Teilchen in die Prostata (Brachytherapie). Verwendet werden etwa radioaktive Isotope wie Jod und Iridium.

Die Einpflanzung geschieht unter örtlicher Betäubung und Ultraschallkontrolle über den Damm. Ob die Methode eingesetzt wird, hängt von der Größe der Prostata, von vorangegangenen Operationen und Veränderungen im Gewebe des Organs ab.

Grundsätzlich ist diese Form der Behandlung mit einer radikalen Operation vergleichbar. Der Vorteil der Brachytherapie: Der Eingriff ist wenig belastend.

Nachteile sind Harnverhaltungen, die in 10 bis 25 Prozent der Fälle nach der Bestrahlung auftreten können.

Spätkomplikationen durch strahlenbedingte Schäden können häufiges Wasserlassen und Impotenz sein. Die Methode wird hauptsächlich dann angewendet, wenn der Patient keine Operation möchte oder wenn zu großes Risiko besteht (hohes Alter, entsprechende Vorschäden).

Bei jüngeren Patienten mit einer statistischen Lebenserwartung von weit mehr als 15 Jahren ist eine radikale Entfernung der Prostata vorzuziehen. Erstens dürfte die gesamte Lebenserwartung im Vergleich zur Strahlenbehandlung höher sein, zweitens können die für die Potenz notwendigen Nerven besser erhalten werden.

Prof. Dr. Christian P. Schmidbauer
Facharzt für Urologie, Wien

Strahlenschäden nach Krebstherapie

Ulrike N.: *Mein 71-jähriger Mann wurde wegen Prostatakrebs operiert und dann bestrahlt. Seit dieser Zeit blutet er aus dem Darm und es geht immer Schleim weg. Es wurden Strahlenschäden im Darm festgestellt. Er hat auch eine Allergie gegen Kortison und Antibiotika. Ich bitte um Rat.*

Bei Strahlenbehandlungen wegen Prostatakrebs können trotz der heute viel besseren technischen Möglichkeiten der Planung des Strahlenfeldes Reizungen im Darm vorkommen. Besonders im Bereich des Enddarmes. Eine bleibende Entzündung (Strahlencolitis) ist jedoch selten.

Gängige Behandlung ist die örtliche Gabe von Kortisonpräparaten. Eine Allergie dagegen kommt meines Wissens kaum vor. Aber auch ohne Kortison sind örtliche Behandlungen durchaus möglich.

Die Nebenwirkungen der Bestrahlung auf den Darm normalisieren sich meistens einige Wochen nach der Therapie. Sollten jedoch weiterhin Beschwerden bestehen, sollte mit den behandelnden Ärzten das weitere Vorgehen abgestimmt werden.

Prof. Dr. Christian P. Schmidbauer
Facharzt für Urologie, Wien

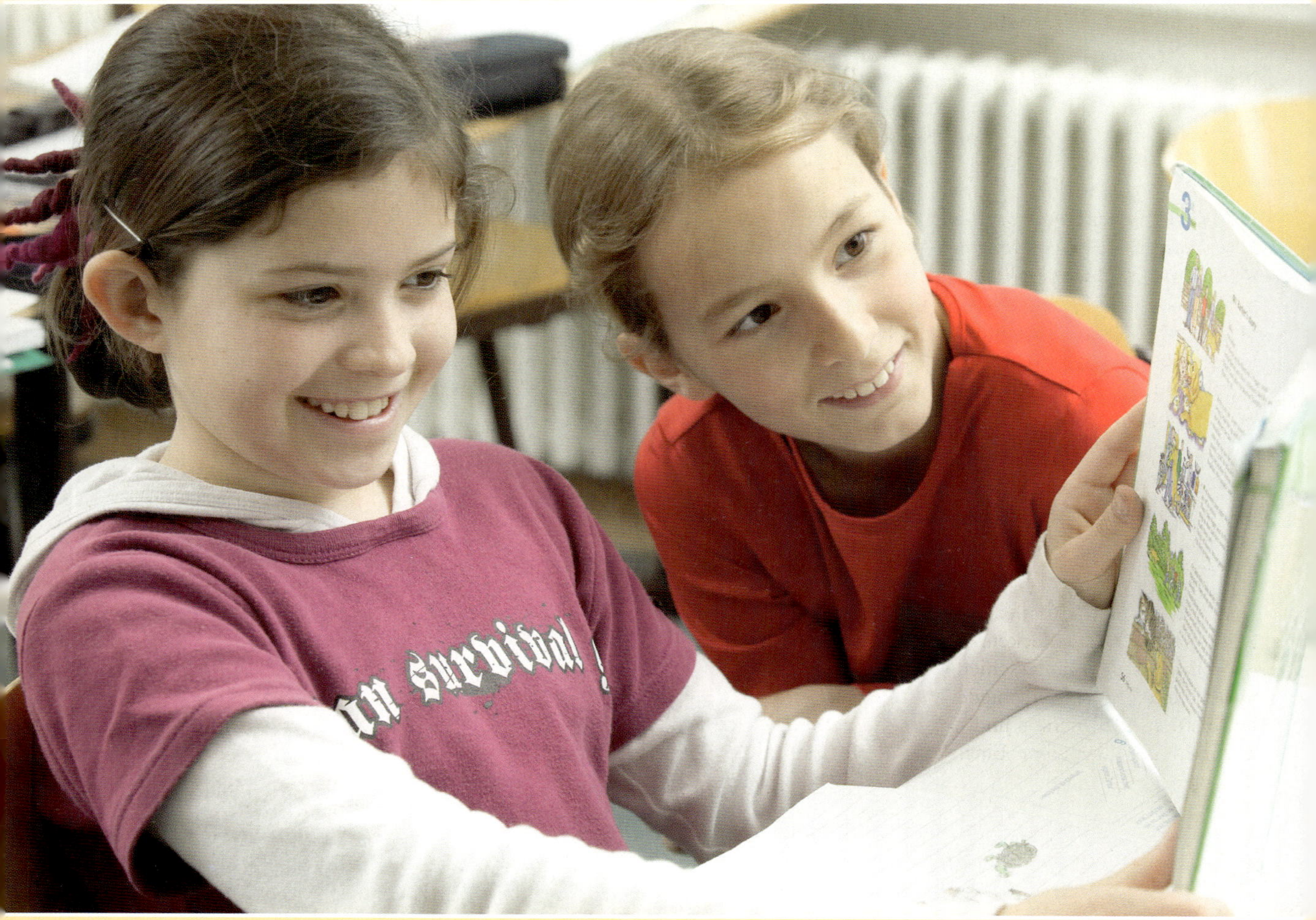

Rund ums Kind

Vorhautverengung schon bei Geburt?

Maria O.: *Ich ersuche um Information über das Problem der Vorhautverengung bei Kleinkindern. Es betrifft meinen Enkel. Kann diese schon bei der Geburt vorhanden sein? Wieso werden die Mütter in dieser Hinsicht nicht beraten? Es gibt völlig widersprüchliche Aussagen – soll man die Vorhaut zurückschieben oder nicht? In welchem Alter kann das Problem behoben werden? Welche Methoden sind dafür sinnvoll?*

Die „Vorhautfrage“ ist immer aktuell und beschäftigt Laien wie Fachleute gleichermaßen. Die Diskussion ist geprägt durch Traditionen, Emotionen, berechtigte und unberechtigte Befürchtungen.

Wissenschaftliche Studien gibt es über Häufigkeit und Risiko von Harnwegsinfektionen, Peniskrebs, seelischen Störungen (sowohl bei Beschnittenen als auch bei Nichtbeschnittenen), Ängste vor Ausgrenzung und unzählige weitere „Pros“ und „Kontras“.

Nachdem in allen Argumenten mehr oder weniger große Körner an Wahrheit stecken, ist es nicht weiter verwunderlich, dass ganz unterschiedliche Aussagen gemacht werden und ebenso verschiedene Maßnahmen empfohlen werden. Vielleicht – und das ist ein Fehler – ohne zuvor die gefühlsmäßige Einstellung der Eltern zu hinterfragen.

Meine Stellungnahme:

- Grundsätzlich ist eine enge Vorhaut vom Neugeborenenalter bis zum Schulalter ein normaler Zustand. Jedoch sollte unterschieden werden, ob die Vorhaut tatsächlich zu eng (Phimose) oder lediglich mit der Eichel verklebt ist (so genannte Konglutinationen).
- Alle Zurückziehungs- und Lösungsversuche müssen sehr schonend erfolgen. Erstens verursachen allzu forsche Aktionen Schmerzen, zweitens führen sie leicht zu winzigen Einrissen. Diese vernarben und führen schließlich erst recht zur Verengung der Vorhaut („Narbenphimose“), die auf jeden Fall operiert werden muss. Deshalb vorher warm baden, Salben benützen. Vor allem aber nie den Willen des betroffenen Kindes brechen – es muss auf jeden Fall einverstanden sein.
- Das Problem sollte spätestens mit der einsetzenden sexuellen Aktivität gelöst sein, da eine zu enge Vorhaut in diesem Bereich zu enttäuschenden Erlebnissen führen und den jungen Mann sehr belasten kann. Es ist leider nicht garantiert, dass Betroffene ihre Scham überwinden und fachliche Hilfe in Anspruch nehmen.
- Wiederkehrende Entzündungen der Vorhaut, wie sie bei Verengung häufig vorkommen, lassen eine Entfernung der Vorhaut (Zirkumzision) für ratsam erscheinen. Das wird auch bei angeborenen Störungen und einer Fehlentwicklung der ableitenden Harnwege zur Vorbeugung von Infektionen vielfach nahe gelegt.
- Für welche Vorgangsweise man sich entscheidet (Abwarten, Lösungsversuche, Operation), hängt in hohem Maße von der Einstellung der Eltern ab. Daher sollte darüber ein ausführliches Gespräch mit dem zuständigen Arzt geführt werden.

OA Dr. Peter Dremsek
Facharzt für Kinderheilkunde, Wien

Zuerst sauber, dann Bettnässer

Herta C.: *Mein neunjähriger Enkel war zunächst als Kleinkind sauber, begann dann aber mit Beginn der Vorschule nachts einzunässen. Das Kind ist urologisch angeblich gesund und kann den Harn bis zu zehn Stunden halten. In der Bettnässerambulanz bekam die Mutter nur den Rat, dem Kind die nasse Bettwäsche selbst abziehen zu lassen. Der Bub leidet sehr unter der Situation. Wissen Sie einen Rat?*

Einer der wesentlichsten Punkte in der Einschätzung und Behandlung von Bettnässern ist die Unterscheidung zwischen primärem und sekundärem Einnässen. Das heißt zwischen Kindern, welche noch nie trocken waren und jenen, die nach einer unterschiedlich langen Periode des Trockenseins wieder einnässen.

Während primäres Einnässen fast nie seelische Ursachen hat, sondern eher eine Form der Reifeverzögerung darstellt (mit starker familiärer Häufung), liegt der sekundären Variante oft eine psychische Belastungssituation zugrunde.

Auszuschließen ist allerdings zunächst immer das Vorliegen einer Harnwegsinfektion bzw. eine andere Erkrankung des Harntraktes.

In den Bettnässerambulanzen – diese gibt es zum Beispiel in Wien an sämtlichen Kinderabteilungen – werden in Zusammenarbeit mit Psychologen/-innen die Probleme analysiert und aufgearbeitet. Ich rate, doch noch einen Versuch in diese Richtung zu unternehmen.

Zur akuten Beherrschung der Situation (Urlaub, Übernachtung bei Freunden, Schikurs etc.) gibt es eine medikamentöse Behandlungsmethode, die sofort Wirkung zeigt. Diese ersetzt allerdings weder eine medizinische noch eine psychologische Therapie!

OA Dr. Peter Dremsek
Facharzt für Kinderheilkunde, Wien

Mädchen ist mit vier Jahren noch nicht „sauber"

Marianne T.: *Meine Enkeltochter wird bald vier Jahre alt und ist noch nicht sauber. „Klein" geht sie zwar brav aufs WC, aber trotz aller Liebe und Sorgsamkeit ist sie nicht bereit, auch „groß" auf die Toilette zu gehen. Sie verlangt dafür eine Windel, versteckt sich in einer Ecke, bis sie fertig ist und will dann aber rasch von der Windel befreit werden. Ich bitte nun um fachlichen Rat.*

Üblicherweise hat ein Kind von drei bis vier Jahren gelernt, die Funktion des Mastdarms zu kontrollieren. Das Sauberkeitstraining kann sich jedoch auch bei liebevollem Bemühen bei manchen Kindern verzögern. Danach kann es weiterhin noch zu kleinen „Unfällen" kommen. Manche Kinder entwickeln eine unbestimmte Angst vor der Toilette oder trauen sich noch nicht, ihren Stuhl in den Topf abzusetzen. Sie befürchten darin etwas Unheimliches.

Im konkreten Fall sind allerdings zwei entscheidende Schritte bereits gelungen: Das Mädchen hat rechtzeitig gelernt, den Harn auf dem WC zu entleeren und sie meldet sich, wenn sie auf die „große Seite" muss. Dass sie das noch in die Windeln verrichtet und sich dabei in ein Versteck zurückzieht und dann von der Windel befreit werden möchte, kann als Vorstufe des ganz normalen Toilettenrituals gewertet werden. Das Kind weiß jetzt schon, worauf es ankommt. Wichtig ist für die betreuenden Personen nicht ungeduldig zu werden und dem Mädchen noch Zeit zu geben. Dann klappt es bestimmt in absehbarer Zeit auch so gut wie mit der „kleinen Seite". Bei manchen Kindern kann sich das Toilettentraining auch zu einer Art Kraftprobe entwickeln. In diesem Fall ist es hilfreich, etwas Druck nachzulassen und die Aufmerksamkeit auf andere Dinge zu lenken. Natürlich können zudem eine Reihe von verborgenen Ängsten oder anderen Gefühlsbelastungen diesen Entwicklungsschritt verzögern. Wenn also innerhalb eines halben Jahres noch keinerlei Fortschritt erreicht worden ist, dann rate ich dazu, einen Kinderarzt beizuziehen bzw. eine psychologische Beratung anzustreben.

OA Prof. Dr. Brigitte Hackenberg
Fachärztin für Kinderheilkunde, Wien

Vierjähriger noch nicht „sauber"

Luise B.: *Mein vierjähriger Enkelsohn kotet noch immer ein. Als Oma mache ich mir natürlich Sorgen. Der Bub hat kürzlich einen Bruder bekommen. Kann da vielleicht ein Zusammenhang bestehen?*

Für eine genauere Beantwortung der Frage fehlt leider eine wichtige Information: War das Kind früher schon über einen längeren Zeitraum „sauber" oder kotet es seit der Geburt noch immer ein? Zweitens wäre auch zu klären, ob die Störung nicht das (sehr häufige) Symptom einer chronischen Verstopfung ist. Damit würde man allerdings ein recht großes Feld möglicher Störungen betreten.

Grundsätzlich ist zu sagen, dass ein vierjähriges Kleinkind nicht unbedingt schon sauber sein muss. Auch der Familienzuwachs kann durchaus ein Faktor sein, der ein derartiges Verhalten älterer Geschwister fördert. Kenntnis der Vorgeschichte und eine entsprechende klinische Untersuchung helfen in diesem Fall weiter, um nötige Maßnahmen ergreifen zu können.

OA Dr. Peter Dremsek
Facharzt für Kinderheilkunde, Wien

Nasenspray hilft gegen Bettnässen

Sonja D.: *Mein sechsjähriger Sohn nässt nachts immer noch ab und zu ein. Ist er deshalb Bettnässer? Kann man diesen Zustand behandeln?*

Zur ersten Frage: Der typische Bettnässer ist mehr als fünf Jahre alt und nässt seit seiner Geburt ein. Dabei ist das Bett nicht nur ein wenig nass, sondern es „schwimmt". Das Kind wacht bei Harndrang nicht auf. Tagsüber ist der Harnabgang völlig normal. Das Einnässen passiert mindestens zweimal monatlich immer nachts.

Natürlich muss sich ein Kinderfacharzt der Sache annehmen. Nach der Diagnose ist eine einfache und erfolgreiche Methode die Behandlung mit einem Nasenspray (Desmopressin).

Der Wirkstoff ähnelt einer Substanz, die der Körper selbst erzeugt. Der Stoff regelt die Harnproduktion. Der Spray wird abends vor dem Schlafengehen angewandt und verringert die nächtliche Harnmenge.

Die Therapie muss einige Monate hindurch erfolgen. Dann „schleicht" man das Medikament langsam wieder aus. Die Harnblase gewöhnt sich schrittweise an steigende Harnmengen.

Den Eltern rate ich, das Trinkverhalten der Kinder zu kontrollieren. Vor allem tagsüber sollte das Kind trinken, jedoch eine Stunde vor der Gabe des Nasensprays und während der Nacht sollte das Kind nach Möglichkeit nichts mehr trinken.

Auch Alarmgeräte wie die so genannte Klingelwindel können nützlich sein. Sobald das Kind einnässt, wird es geweckt. Das Kind hat somit ein Kontrollsystem und bemerkt den Harndrang später einmal auch rechtzeitig ohne Hilfe.

Dr. Helmut Schiel
Arzt für Allgemeinmedizin, Wien

Nähere Informationen unter www.trockene-nacht.at

Wann ein Kind sauber sein soll

Angelika C.: *Ich möchte gerne wissen, ab wann ein Kind sauber sein soll. Ich habe mittlerweile vier erwachsene Kinder, mit denen es nie Probleme gab. Nun wird eines meiner Enkelkinder demnächst drei Jahre alt, und macht überhaupt keine Anstalten, sauber zu werden. Ist das noch normal oder sollte man doch einen Arzt beiziehen?*

Nach den Richtlinien der Weltgesundheitsorganisation (WHO) sollte ein Kind mit Vollendung des 5. Lebensjahres trocken sein. So gesehen könnte im angesprochenen Fall eine Reifungsverzögerung vorliegen, die durchaus nicht zu beunruhigen braucht.

Andererseits sollte doch sichergestellt werden, dass keine anderen Gründe für das Einnässen vorliegen – wie etwa Harnwegsinfekte, falls es sich um ein Mädchen handelt. Deshalb empfehle ich auf jeden Fall eine kinderärztliche Untersuchung mit Ultraschall von Nieren und Harnblase sowie Harnbefund, um sicherzugehen.

Prof. Dr. Angelika Etele-Hainz
Fachärztin für Urologie, Wien

Starke Schmerzen durch Harnstau

Elfriede W.: *Meine dreijährige Enkeltochter hatte vor wenigen Tagen plötzlich starke Schmerzen im Genitalbereich und einen ganz harten Bauch. Dann urinierte sie sehr viel und plötzlich war der harte Bauch weg. Müssen wir das Mädchen untersuchen lassen?*

Tatsächlich kann auch im Kindesalter bei sehr großer Blasenfüllung eine vorübergehende Behinderung der Harnentleerung auftreten. Das Urinieren klappt aber erfahrungsgemäß bald wieder von selbst.

Wenn so ein Fall einmalig auftritt, sind keine weiteren Untersuchungen nötig. Im Wiederholungsfall allerdings sollten zumindest ein Harnbefund sowie eine Ultraschalluntersuchung der Nieren und der Harnwege durchgeführt werden.

OA Dr. Peter Dremsek
Facharzt für Kinderheilkunde, Wien

Blut im Harn bei Kindern häufig

Michael K.: *Meine Frau und ich wissen nicht weiter: Unsere siebenjährige Tochter hat immer wieder Blut im Harn. Ist das besorgniserregend oder kann man das ignorieren, wenn die Ärzte keinen Handlungsbedarf sehen? Sollen weitere Untersuchungen vorgenommen werden?*

Der mikroskopische Nachweis von winzigen Blutmengen im Harn ist in allen Lebensaltern ein relativ häufiger Befund. Die Einschätzung der Bedeutung trifft der Arzt anhand der Familiengeschichte (gibt es ähnliche Fälle?), der Vorgeschichte des Patienten, nach einer gründlichen physikalischen Untersuchung und nach der Erhebung weiterer Blutbefunde.

Diese Prozedur sollte einmal durchgeführt werden, weil die Skala der möglichen Ursachen von harmlosen Störungen mit besten Heilungsaussichten bis hin zu Erkrankungen mit fortschreitendem Verlust der Nierenfunktion reicht.

Über diese Basisuntersuchung hinaus beobachten wir solche Patienten über Jahre hinweg regelmäßig an unserer Kinder-Nierenambulanz im SMZO-Donauspital, um Veränderungen des Zustandes – die meistens nicht rasch stattfinden – erfassen und darauf reagieren zu können.

OA Dr. Peter Dremsek
Facharzt für Kinderheilkunde, Wien

Defekter Harnleiter bei einem Kleinkind

Sigrid B.: *Meine zweijährige Tochter klagt häufig über Bauchweh und Schmerzen beim Harnlassen. Der Arzt hat nun einen „versico-uteralen Reflux" diagnostiziert. Das Kind muss nun ständig Antibiotika nehmen. Gibt es auch eine andere Behandlung?*

Das Kind hat einen Rückfluss von Harn, bedingt durch einen defekten Harnleiter. Ziel der Behandlung mit Antibiotika ist es, fieberhafte Harnwegsinfekte und daraus entstehende Nierenschädigungen zu vermeiden. Je jünger das Kind, desto höher die Gefahr, dass Nierengewebe zerstört wird.

Speziell im Säuglingsalter und bei leichtem Rückfluss kann man erwarten, dass sich der „Ventilmechanismus" von selbst einstellt. Allerdings kann es auch notwendig sein, bis zu fünf Jahre hindurch mit Antibiotika zu behandeln.

Falls sich jedoch binnen eines Jahres der Rückfluss verschlechtert oder in zwei Jahren noch überhaupt keine Besserung eingetreten ist, sollte unbedingt eine andere Therapie erfolgen: zum Beispiel die Verabreichung von Antirefluxinjektionen. Bei Kindern, die sich gegen die dauernde Einnahme von Medikamenten sträuben, kann das schon früher gemacht werden.

Bei diesem Eingriff wird ein nur wenige Millimeter dickes Endoskop unter Narkose durch die Harnröhre vorgeschoben. Dann erfolgt eine Harnleiterunterspritzung mit einer Art „Zuckersubstanz". Die Erfolgsquote liegt bei rund 85 Prozent. Das Kind kann das Spital nach zwei Tagen verlassen.

Prim. Prof. Dr. Alexander Rokitansky
Leiter der Kinderchirurgie, SMZ-Ost, Wien

Kleinkind hat ständig Durchfall

Karl O.: *Meine sechsjährige Enkeltochter hat seit einem halben Jahr Durchfall. Sie isst aber alles und nimmt auch normal zu. Laut Ärzten ist sie gesund. Wie kann ein Kind mit Durchfall gesund sein?*

Von chronischem Durchfall spricht man dann, wenn über einen Zeitraum von drei Wochen täglich mehr als drei Stühle abgesetzt werden. Wenn keine Gedeihstörung vorliegt, keine Schmerzen, Erbrechen, Fieber oder sonstige Krankheitszeichen auftreten, kann man trotz ständigem „Durchfall" gesund sein.

Neben dem Durchfall, der bei Kleinkindern ohne ersichtliche Ursache auftreten kann (es werden häufig unverdaute Stühle ausgeschieden) und die keinen Krankheitswert besitzen, sind auch oft so genannte „Fruchtsaft-Diarrhoen" zu beobachten. Diese treten durch überreichlichen Genuss von Fruchtsäften auf.

OA Dr. Peter Dremsek
Facharzt für Kinderheilkunde, Wien

Gibt es noch einen Verdauungsausschlag?

Karoline V.: *Ich bin 60 Jahre alt und litt als Kind immer wieder an Wimmerln, die zu Bläschen wurden und stark juckten. Schafblattern waren es nicht, der Arzt sprach von einem „Verdauungsausschlag". Diesen bekam ich jeweils durch bestimmte Lebensmittel, vor allem durch Erdbeeren. Wie bezeichnet und behandelt man diesen Ausschlag heute?*

Hauptsächlich bei Kindern zwischen dem 2. und etwa 8. Lebensjahr kann es vorwiegend im Sommer und im Herbst zu einem sehr stark juckenden Ausschlag kommen, wie ihn die Leserin beschreibt.

Häufig tritt der Ausschlag bei „überfütterten" Kindern auf. Besonders als Folge – übermäßigen Genusses von Schokolade, süßen Mehlspeisen, aber auch rohem, nicht ganz reifem, gespritztem Obst. Natürlich kommen auch Insektenbisse als Auslöser in Frage.

Mitunter wird der Ausschlag mit Schafblattern verwechselt. Diese Erkrankung ist aber durch Fieber, vergrößerte Lymphknoten (im Nacken) sowie Veränderungen der Kopfhaut und der Mundschleimhaut gekennzeichnet.

Die Behandlung besteht in Trockenpinselungen mit Zinklotion und Zusatz von Polidocanol gegen den Juckreiz sowie dem Einhalten einer möglichst allergenfreien Kost. Als Verdauungsausschlag kann man die Erscheinung auch heute noch bezeichnen.

Dr. Susanne Leinweber
Fachärztin für Hautkrankheiten, Graz

Hat Kleinkind Katzenallergie?

Theresia G.: *Wie wirkt sich eine Katzenallergie aus? Bei unserem Enkelkind, 28 Monate, wurde aufgrund einer ständigen Bronchitis eine Blutuntersuchung vorgenommen. Ein Wert ist mit 390 viel zu hoch. Wir haben einen Kater, der nur in der Wohnung lebt. Kann das die Ursache sein? Laut Bioresonanzuntersuchung hat das Kind auch Würmer und eine Lebensmittelunverträglichkeit. Es wird mit homöopathischen Mitteln vollgestopft. Ich bitte um fachärztliche Auskunft.*

Der Laborwert von 390, der bei dem Kind erhoben wurde, dürfte eine IgE-Bestimmung sein, die darauf hinweist, dass das Kind genetisch bedingt ein anfälliges Haut- und Schleimhautsystem hat. Gerade solche Kinder leiden daher in der kalten Jahreszeit häufig an Bronchitis-Erkrankungen bzw. können im Laufe ihres Lebens auch an Anlage-Ekzemen (Neurodermitis) erkranken.

Damit verbunden besteht die Neigung, so genannte inhalative Allergien zu bekommen. Dazu kann zum Beispiel die Katzenallergie gehören. Auch schon im genannten Lebensalter kann man durch eine Blutuntersuchung und gegebenenfalls durch einen Hauttest überprüfen, ob eine derartige Allergie wirklich vorliegt.

Es ist darüber hinaus auch möglich, mit einem Reibetest an der Haut mit dem Katzenhaar die Empfindlichkeit speziell gegenüber der Hauskatze zu überprüfen. Ich rate, sich hier unbedingt an ein seriöses Allergie-Institut zu wenden und keinesfalls, wissenschaftlich nicht abgesicherten Methoden zu vertrauen.

Zu den Würmern: Diese sind in diesem Alter ungewöhnlich. Aber auch da lässt sich die Diagnose klar mittels Stuhluntersuchung stellen. Andere Testmethoden erscheinen dubios.

Doz. Dr. Helmut Lindemayr
Hautfacharzt, Allergiespezialist, Wien

Seltenes Hautleiden schon bei Kleinkind

Gerda P.: *Unser Enkelsohn (drei Monate) leidet seit seiner Geburt an einer seltenen Hautkrankheit, die Cutis marmorata heißt. Was ist das für eine Krankheit? Ist sie angeboren?*

Man müsste Näheres über die Hauterscheinung des Patienten wissen. Es gibt nämlich einerseits die *Cutis marmorata*, die beim Neugeborenen durch Unterkühlung wegen noch nicht voll ausgebildeter Wärmeregulation entsteht. Sie tritt als grobmaschige Weißfleckung der Haut auf.

Davon ist die *Cutis marmorata teleangiectatica congenita* abzugrenzen. Hier besteht infolge einer angeborenen Fehlbildung der Blutgefäße der Haut eine besondere Schwächung der Wärmeregulation. Gelegentlich tritt dieser Zustand in Kombination mit anderen Hautveränderungen wie Spider-Naevi und Geschwüren oder Stoffwechselstörungen (zu viel Kalzium im Blut) auf. Auch grüner Star kann vorliegen.

Meistens normalisieren sich die Hauterscheinungen im Laufe des zweiten Lebensjahres. Zu achten ist aber unbedingt auf Schutz vor Unterkühlung!

OA Dr. Peter Dremsek
Facharzt für Kinder- und Jugendheilkunde, Wien

Achtjährige hat schon Schuppenflechte

Gerhard W.: *Meine achtjährige Enkeltochter hat laut Hausarzt seit vier Monaten Schuppenflechte. Das Kind leidet vor allem nervlich darunter. Wir machen uns große Sorgen und bitten um nähere Informationen über diese Krankheit.*

Die Schuppenflechte oder Psoriasis ist zwar ein grundsätzlich harmloses Hautleiden, stellt für die Betroffenen aber doch eine sehr große Belastung dar.

Die Ursache liegt letztlich in der Vererbung. Bestimmte immunologische Vorgänge in der Haut bewirken, dass die Oberhaut zu verstärkter Erneuerung angeregt wird. Es bilden sich die typischen silbrig-weiß glänzenden Schuppen des Psoriasisherdes.

Die Hautkrankheit kann in jedem Lebensalter beginnen. Kinder unter zehn Jahren sind allerdings eher selten betroffen. Ansonsten ist die Schuppenflechte häufig: bis zu drei Prozent der Weltbevölkerung leiden daran!

Die Behandlung der Psoriasis hat sich in letzten zehn Jahren erheblich verbessert. Auch jetzt sind wieder neue Medikamente in aussichtsreicher Erprobung, die bald eine einfachere Behandlung möglich machen werden.

In einfachen Fällen wird die Schuppenflechte mit Salben behandelt. Bei Kindern ist man natürlich mit Medikamenten (auch äußerlich) zurückhaltend. Man gibt sie nur so lange und so viel, wie es wirklich notwendig ist.

Schon seit langem ist bekannt, dass Sonnenbestrahlung einen recht guten Einfluss auf das Leiden hat. Im Sommer nützt man daher die natürlichen Möglichkeiten, in der lichtarmen Zeit kann man unter ärztlicher Kontrolle UV-Bestrahlungen durchführen. Kontrolle ist deshalb nötig, weil das ultraviolette Licht im Übermaß sehr schädlich sein kann.

Schon heute existieren mehrere Methoden der Behandlung mit Tabletten. Diese dürfen jedoch Kindern nicht verabreicht werden. Die Zukunft sieht hier besser aus: Es sind Medikamente in Entwicklung, die direkt in den immunologischen Fehler eingreifen und ihn korrigieren können.

Diese so genannten monoklonalen Antikörper stehen grundsätzlich bereits zur Verfügung, werden aber noch getestet. Man darf erwarten, dass sie auch in Österreich schon bald registriert sein werden. Man verabreicht sie in Injektionsform. Sie wirken rasch und verhelfen zu lang dauernder Erscheinungsfreiheit.

Die Schuppenflechte ist damit also zwar nicht heilbar, aber die Betroffenen haben über einen längeren Zeitraum hinweg keine Symptome. Das verhilft ihnen zu wesentlich verbesserter Lebensqualität.

Bei Kindern ist die psychologische Führung ganz wichtig: Das Kind sollte die Psoriasis nicht als Mangel oder etwas Abstoßendes empfinden. Da können die Eltern viel zur Linderung beitragen, vor allem aber die anderen Mitmenschen.

Prim. Prof. Dr. Fritz Gschnait
Facharzt für Hautkrankheiten, Wien

Vierjährige hat schon Flachwarzen

***Claudia P.:** Meine erst vierjährige Tochter bekam schon als Baby Flachwarzen im Gesicht. Diese haben sich mittlerweile stark vermehrt. Bisher konnte niemand helfen. Wissen Sie eine Möglichkeit?*

Flachwarzen kommen meistens im Gesicht und auf den Handrücken vor. Sie treten schubartig auf und sind besonders im Kindesalter häufig. In der Behandlung sollte man grundsätzlich nicht zu aggressiv vorgehen, da die Warzen fast immer ganz von selbst verschwinden.

Sie können allerdings einige Monate bis Jahre bleiben. In der Therapie hat sich die Anwendung von flüssigem Stickstoff, mitunter auch der Einsatz der Elektrokaustik („wegschmelzen" mit Strom) bewährt. Man kann auch einen Versuch mit so genannten Retinoiden, die äußerlich aufgetragen werden, unternehmen.

Eine operative Entfernung mit dem Skalpell hingegen kommt nicht in Frage, da dadurch zahlreiche Narben entstehen würden. Wichtig ist es, geduldig zu bleiben und einfach die Zeit arbeiten zu lassen.

Prim. Prof. Dr. Fritz Gschnait
Facharzt für Hautkrankheiten, Wien

Kleinkind hat sehr schüttere Haare

***Regina B.:** Mein vierjähriger Enkelsohn hat ganz feine, blonde Haare. Man sieht noch immer auf die Kopfhaut. Die Haare werden zwar oft geschnitten, sind aber noch nicht dichter geworden. Auf der Kopfhaut finden sich außerdem bräunliche Flecken, die sich beim Waschen nicht lösen. Was kann man da machen? Der Bub ist sonst recht frisch und munter.*

Bei Kleinkindern lagert sich schlecht Verdautes gerne im Kopfbereich ab. Möglicherweise führen diese Ablagerungen zur Verstopfung der Haarwurzeln und schlechterem Haarwachstum. Ich empfehle Müttern in solchen Fällen nach Rücksprache mit dem Kinderarzt, die Kuhmilchprodukte zu reduzieren, Jogurt wegzulassen, die Milchmahlzeit abends eventuell durch einen Gemüsebrei zu ersetzen. Das Abendessen eine Stunde vor dem Schlafengehen geben.

Zum Ablösen der Schuppenkrusten auf dem Kopf ist Olivenöl vor der Haarwäsche sehr gut. Zu achten ist noch auf ausreichende Zufuhr von Flüssigkeit. Nach Möglichkeit aber Wasser statt Fruchtsaft zu trinken geben.

Dr. Susanne Leinweber
Fachärztin für Hautkrankheiten, Graz

Kleinkind hat seit der Geburt Hefepilz

Elisabeth F.: *Unser 15 Monate alter Enkelsohn hat seit der Geburt im Gesicht und am Oberkörper einen Ausschlag mit roten Tupfen und rauen Stellen. Zunächst hielten wir das für einen Pflegefehler. Dann stellte sich aber heraus, dass der Bub an einem Hefepilz erkrankt ist. Derzeit wird unser Enkel mit verschiedenen Präparaten behandelt. Der Ausschlag kommt und verschwindet. Das Kind wiegt 10 Kilogramm und misst 79 Zentimeter. Es bekommt normales Essen, Gemüse und Obst. Ist diese Ernährung richtig?*

Nach der Geburt werden alle Kinder der Vielfalt unserer Umwelt ausgesetzt. Dazu gehören auch Krankheitserreger wie Viren, Bakterien und eben Pilze. In den ersten Lebensmonaten wirkt es sich günstig aus, dass die Kinder einige Abwehrstoffe von der Mutter in ihrem Blut haben. Diese bekommen sie während der Stillzeit auch mit der Muttermilch. Später jedoch müssen sie eine eigene „Abwehr“ aufbauen. Pilzerkrankungen – vor allem durch den Hefepilz Candida – werden im Säuglingsalter gehäuft beobachtet. Vor allem in den feuchten Körpergegenden (Windelregion, Mund) kann sich der Befall bemerkbar machen. Die Haut juckt und brennt. Das Brennen im Mund hat oft Appetitlosigkeit zur Folge. Um den Kindern zu helfen, können pilzwirksame Salben, Pasten oder Lösungen zum Einnehmen verabreicht werden. Nur eine mehrtägige Behandlung drängt den Pilz zurück. Die Haut erholt sich meistens von selbst, wenn die Kinder keine Windeln mehr tragen.

Sollte der Pilzbefall jedoch auch über das Säuglingsalter hinaus bestehen, müsste die Abwehrlage überprüft werden. Spezialisierte Kinderärzte können nach entsprechenden Tests abwehrschwachen Kindern helfen.

Das Gewicht von 10 Kilo und die Körperlänge von 79 Zentimetern ist bei einem 15 Monate alten Kind durchaus im Normalbereich und ausgeglichen. Damit kann die Mutter sicher sein, dass die Ernährung bisher altersgemäß verlaufen ist.

Prof. Dr. Radvan Urbanek
Facharzt für Kinderheilkunde, Wien

Kind hat ständig genitalen Juckreiz

Verena F.: *Meine achtjährige Tochter hat seit einigen Monaten ständig Juckreiz in der Genitalgegend. Bei der ärztlichen Untersuchung fanden sich Bakterien. Behandelt wird aber nur mit einer Salbe, die brennt. Was soll ich tun?*

Das häufigste gynäkologische Problem der Kindheit ist eine Entzündung der Scheide und des äußeren Genitales. Sobald die Kinder die Pubertät erreichen, verschwinden die Beschwerden meistens von selbst durch veränderte Anatomie, hormonelle Einflüsse und das nun saure Milieu in diesem Bereich.

Klassische Anzeichen dieser Entzündung sind Ausfluss aus der Scheide, Juckreiz, häufiger Harndrang und schmerzhaftes Harnlassen. Verantwortlich dafür sind neben zahlreichen verschiedenen Keimen auch Candida-Pilze und gelegentlich Fremdkörper.

Die gefundenen Bakterien gehören meistens zur ganz normalen Besiedelung und haben nur fallweise durch ein Ungleichgewicht innerhalb dieser Bakterienstämme Bedeutung.

Dieses Ungleichgewicht (ein Stamm vermehrt sich krankhaft) kann sowohl im Rahmen anderer Infektionen (etwa der Atemwege) als auch durch Kleidung, Chemikalien, Kosmetika, Seifen, Waschmittel usw. entstehen. Auch unzureichende Hygiene im Genital- und Analbereich kann mit eine Ursache sein.

Zu den Behandlungsmaßnahmen zählen allgemeine Hygieneempfehlungen (Sitzbäder, Verwendung milderer Seifen), Vermeidung enger Wäsche, synthetischer Textilien sowie spezielle Maßnahmen wie Molkenbäder und östrogenhaltige Salben.

Wichtig ist sachlicher Umgang mit diesem Problem, ohne dass es zu einer Fixierung kommt – sonst können nämlich psychische Nachteile entstehen.

OA Dr. Peter Dremsek
Facharzt für Kinderheilkunde, Wien

Fiebermessen bei Kleinkindern

Wolfgang R.: *Gibt es bei Kleinkindern beim Fiebermessen Temperaturunterschiede, wenn man rektal oder unter der Achsel misst? Früher hat es ärztlicherseits geheißen, der Wert unter der Achsel ist niedriger als der rektale …*

Die ersten Messungen mit Quecksilberthermometern wurden im 18. Jahr hundert durchgeführt. Man maß die Temperatur in der Mund- und Achselhöhle. 1835 wurde eine „normale" Temperatur von 37 °Celsius definiert. Ab 1851 sammelte Carl Wunderlich mehr als eine Million Messungen und beschrieb den Normalbereich zwischen 36,2 und 37,5 °C. Er führte Messungen unter der Achsel durch und beschrieb verschiedene Fiebertypen bei unterschiedlichen Leiden. Obwohl er die rektale Messung als „abstoßend" empfand, erkannte er den Vorteil dieser Methode bei Säuglingen und Kleinkindern.

Der zentrale Kern des Körpers umfasst die meisten wesentlichen Organe in Brust- und Bauchraum sowie das Gehirn. Die so genannte Kerntemperatur ist jedoch aufgrund verschiedener Regulationsmechanismen nicht unmittelbar von der Temperatur der äußeren Gewebe abhängig. Eine ideale Temperaturmessung fände in der Brusthöhle nächst der Lungenarterie statt. Das ist jedoch nicht praktikabel. Eine recht gute Annäherung an die Kerntemperatur gewinnt man durch Messung der Temperatur des Trommelfelles oder in der – ebenfalls nicht zugänglichen – Speiseröhre: Etwas weniger exakt, aber eben leicht durchführbar, ist die rektale Temperaturmessung.

Die Auswertung einer Messung erfordert Kenntnis der natürlichen tageszeitlichen Schwankung der Körpertemperatur, die durchaus bis zu einem Grad (!) betragen kann. Das Maximum ist am späten Nachmittag bzw. frühen Abend, die niedrigsten Werte werden in den Morgenstunden gemessen. Weitere Faktoren beeinflussen die Körpertemperatur:

Zum Beispiel körperliche Aktivität und Nahrungsaufnahme. Die Schwankungen sind bereits ab einem Alter von rund vier Monaten nachweisbar. Also gibt es eigentlich bei uns Menschen keine „normale" Temperatur, sondern bestenfalls einen „normalen" Temperaturbereich.

Eine wichtige und sehr brauchbare Methode um festzustellen, ob ein Kind fiebert, ist übrigens das „Fühlen" der Mutter. In Untersuchungen konnte gezeigt werden, dass die Empfindlichkeit der Mütter wesentlich größer ist als die des medizinischen Personals (Krankenschwestern und Ärzte).

Zur technischen Messung stehen klassische Quecksilberthermometer, elektronische Thermometer und Infrarot-Thermometer zur Verfügung. Ein kurzer Überblick über die Methoden:

Quecksilberthermometer brauchen länger für die Messung und bergen gewisse Gefahren durch Glasbruch (das Verschlucken von metallischem Quecksilber allerdings ist ungefährlich). Allerdings liefern sie besonders genaue Ergebnisse.

Elektronische Thermometer haben hohen Bedienungskomfort (leichte Ablesbarkeit, rascher Messvorgang usw.), sind aber unter der Achsel nicht besonders genau.

Infrarotthermometer, die zum Beispiel zur Messung der Trommelfelltemperatur verwendet werden, haben ebenfalls eine kurze Messdauer, sind relativ genau, bergen keine Verletzungsgefahr und erfreuen sich bereits großer Beliebtheit.

Zu den Messungen:

- Achselhöhle: Die Durchschnittstemperatur beträgt dort 36,2 °C, mit einem Normalbereich von 35,3 bis 37,1 °C. Alles darüber wird als „Fieber" bezeichnet. Die Achseltemperatur entspricht annähernd der rektalen Temperatur, diesbezügliche Rechnereien sind ziemlich sinnlos.
- Enddarm (rektale Messung): Durchschnittstemperatur 36,9 °C mit einem Normalbereich von 36 bis 37,9 °C.
- Ohr (Trommelfell): Die Temperatur entspricht weitgehend der Kerntemperatur – wie die Rektalmessung. Von Fieber spricht man daher ab 38 °C.

OA Dr. Peter Dremsek
Facharzt für Kinderheilkunde, Wien

Bindegewebe schon bei Kind schwach

Beatrix S.: *‚Mein neunjähriger Sohn hat schon jetzt Dellen an Po und Oberschenkel. Auch Bauch und Brust sind schwabbelig. Dabei bewegt er sich viel, schwimmt und fährt gerne Rad. Allerdings mag er Süßigkeiten, wenngleich auf gesunde Ernährung geachtet wird. Er ist 130 cm groß und wiegt 30 kg. Auch ich habe Probleme mit dem Bindegewebe und neige zur Orangenhaut. Welche Tipps gibt es?*

Um genaue Auskünfte über eventuell „schwaches Bindegewebe" geben zu können, ist eine klinische Untersuchung notwendig. Dabei wird auch die Verteilung des Fettgewebes beurteilt. Die Angaben über Größe und Gewicht besagen zwar einiges, eine genaue Diagnostik lassen sie jedoch nicht zu.

Ich rate zu einer Stoffwechseluntersuchung (Kohlenhydrat- und. Fettstoffwechsel). Dafür kann man sich im Wiener Raum an die Ambulanz für Fettstoffwechsel, Adipositas und Ernährung am AKH wenden: 01 40400-3229 (Anmeldung bitte mit Zuweisung durch einen Kinderarzt).

Prof. Dr. Kurt Widhalm
Facharzt für Kinderheilkunde,
Ernährungsmedizin, Wien

Verunsicherung wegen Impfungen

Herbert N.: *Ich mache mir Sorgen um meine Enkelkinder (5 und 8). Sohn und Schwiegertochter sind Impfgegner und berufen sich immer wieder auf Berichte in Zeitungen und auch auf Bücher, die auf die Gefahren bei Impfungen hinweisen. Sind solche Veröffentlichungen nicht eine große Gefahr für junge Eltern?*

Natürlich trägt die Veröffentlichung solcher Ansichten zur Verunsicherung der Menschen bei.

Oft werden schlichtweg falsche Behauptungen aufgestellt, die den wissenschaftlichen Beweis schuldig bleiben.

Selbstverständlich wäre es enorm wichtig, Kindern alle im österreichischen Impfplan vorgesehenen Impfungen auch wirklich zukommen zu lassen. Es handelt sich andernfalls um eine grobe Vernachlässigung der Kinder.

Es ist eine Sache, wenn die Eltern für sich entscheiden, die eine oder andere Impfung nicht zu brauchen. Die Kinder jedoch sind darauf angewiesen, dass ihnen die Eltern diesen Schutz zuteil werden lassen! Jeden Schutz übrigens – dazu gehört ja zum Beispiel auch die Benutzung eines Kindersitzes im Auto.

Im vorliegenden Fall scheint es schwierig zu sein, die Eltern von der Wichtigkeit des Impfens zu überzeugen. Mit fanatisierten Impfgegnern zu diskutieren, bringt meistens nichts. Man kann nur hoffen, dass die Eltern ihre Entscheidungen nicht eines Tages bitter bereuen werden ...

Prof. Dr. Ursula Kunze
Institut für Sozialmedizin, Universität Wien

Fragen zum Thema Streptokokken

***Edith L.:** Meine elfjährige Enkelin litt plötzlich unter Sprechschwierigkeiten und Bewegungsbehinderung. Im Krankenhaus wurden Streptokokken im Blut festgestellt. Wie kommt so eine Infektion zustande? Ist die Behandlung mit Penicillin richtig? Kann Penicillin auf Dauer Schäden anrichten? Welche Maßnahmen sind noch notwendig?*

Streptokokken sind bestimmte Eiterbakterien, die zu den häufigsten Ursachen für Infektionen im Kindesalter zählen. Sie verursachen neben akuten Racheninfekten eine große Zahl anderer Krankheiten wie Rheumatisches Fieber.

Im konkreten Fall wurde laut beiliegenden Befunden Chorea Sydenham festgestellt. So nennt man eine Beteiligung des zentralen Nervensystems im Rahmen eines Rheumatischen Fiebers. Die Beschwerden können Wochen bis Monate anhalten. Die Behandlung mit Penicillin ist richtig.

Dieses Antibiotikum wird beim Rheumatischen Fieber immer als Langzeittherapie verordnet. Meistens wird das Mittel gut vertragen.

Patienten mit Rheumatischem Fieber müssen über einen langen Zeitraum hinweg regelmäßig kontrolliert werden, um allfällige Komplikationen rechtzeitig erkennen und so Dauerschäden vermeiden zu können.

OA Dr. Peter Dremsek
Facharzt für Kinderheilkunde, Wien

Kind hat öfter Nasenbluten

***Jutta D.:** Meine achtjährige Tochter hat häufig ziemlich starkes Nasenbluten. Manchmal alle zwei bis drei Wochen. Bei trockener Raumluft und bei Verkühlung, also gerade im Winter, noch häufiger. Was soll ich unternehmen?*

Jeder Mensch hat im vorderen Bereich der Nasenscheidewand eine stärkere Konzentration von Blutgefäßen. Bei einem gewissen Prozentsatz können diese Adern ausgeweitet sein. Diese Gefäße sind dann dünnwandig und können leicht aufplatzen.

Das führt rasch zu Nasenbluten. Beispielsweise bei heftigem Schnäuzen, aber auch körperlicher Anstrengung (Heben schwerer Lasten) und erhöhtem Blutdruck. Trockene Raumluft sowie bestimmte Medikamente erhöhen das Risiko für Nasenbluten noch.

Als Sofortmaßnahme sollten sich die Betroffenen aufsetzen und die Nasenflügel mehrere Minuten lang mit den Fingern zusammenpressen, sowie kalte Umschläge auf Stirn, Wangen und Nacken machen. Meistens kommt die Blutung dadurch schnell zum Stillstand.

Als weitere Behandlung können zur Kräftigung der Nasenschleimhaut und somit zum Schutz der erwähnten Blutgefäße eine Salbenkur sowie gefäßabdichtende Tabletten verordnet werden. Bei sehr häufigen Blutungen empfehle ich allerdings eine Hitzeverschorfung der erweiterten Adern.

Dieser kleine Eingriff erfolgt ambulant in örtlicher Betäubung. Ganz selten kommen bei Kindern auch andere Ursachen für das Nasenbluten in Frage. Das soll ein HNO-Arzt klären.

Prim. MR Dr. Herwig Edlinger
HNO-Facharzt und Leiter des Zentrums für Tinnitusbetroffene, Feldbach (Steiermark)

Kann eine Kielbrust operiert werden?

Irene B.: *Mein 14-jähriger Sohn hat eine so genannte Kielbrust, die im Zuge der Wachstumsphase nun sehr markant hervortritt. Er will sich unbedingt operieren lassen. Wie entsteht eine Kielbrust? Wie wird operiert? Kann es zu Problemen kommen?*

Die Ursache der Kielbrust ist unbekannt. Es handelt sich um eine anlagebedingte Fehlbildung. Bei schlanken Kindern kann sie stärker hervortreten, sodass mit den Komplexen der Pubertät ein Operationswunsch entsteht.

Da es sich um eine Verformung des Brustbeines und der daran ansetzenden Rippen handelt, muss bei dem Eingriff der knöcherne Brustkorb abgeflacht werden. Das geschieht im Rahmen einer größeren Operation, deren kosmetisches Ergebnis leider nicht immer den Erwartungen des Patienten entspricht.

Das Hauptproblem liegt somit in einer zu großen Erwartungshaltung des Betroffenen. Weitere Komplikationen sind mangelnde Einheilungsvorgänge. Es können dadurch längere Zeit Schmerzen beim Atmen bestehen, weiters Wetterfühligkeit und die Gefahr einer Wundinfektion.

Bei einer leichten bis mittelgradigen Kielbrust sollte deshalb eher durch intensive Heilgymnastik, eventuell auch Bodybuilding, versucht werden, die Brustmuskeln so zu kräftigen, dass die Deformierung kaum mehr auffällt.

Prim. Prof. Dr. Peter Bösch
Facharzt für Orthopädie, Wiener Neustadt (Niederösterreich)

Schmerzen in der Nabelgegend

Gerlinde T.: *Unser 15-jähriger Sohn leidet seit seinem 10. Lebensjahr an einem schmerzhaften Druckgefühl in der Nabelgegend. Dieser Schmerz ist täglich vorhanden und ist erstmals vor fünf Jahren während einer „Bauchgrippe" aufgetreten, die ohne Medikamente ausheilte. Alle bisher durchgeführten Untersuchungen brachten keinen Hinweis auf eine Erkrankung. Könnte ein Zusammenhang bestehen, dass sich die Haut an den Fingerkuppen immer wieder schält und ekzemartiger, kreisförmiger Ausschlag im Halsbereich auftritt?*

Immer wiederkehrende Bauchschmerzen im Kindes- und Jugendalter sind überaus häufig. Die geschilderten Symptome erinnern am ehesten an den so genannten „funktionellen Bauchschmerz" (Nabelkolik). Für dieses nach wie vor ungeklärte Beschwerdebild existieren keine typischen Befunde, da in der Regel sämtliche Untersuchungen normale Ergebnisse erbringen. Eine Diagnose ist aufgrund der zu wenig umfassenden Beschreibung der Symptome nicht möglich. Oft hilft eine meist recht charakteristische Vorgeschichte: wiederkehrende und nicht ständige Schmerzen um den Nabel, anfallsartig, die bis zu ein oder zwei Stunden dauern (aber nie nachts), gelegentlich begleitet von Blässe, Übelkeit, Müdigkeit, Schweißausbrüchen, in der Regel ohne Durchfall, Erbrechen oder Fieber. Vor und nach den Schmerzattacken unbeeinträchtigtes Befinden, normales Wachstum. Häufig findet man auch bei anderen Familienmitgliedern unklare Schmerzsymptome (z. B. „nervöser Magen", „Reizdarm"). Wichtige Befunde, um das Krankheitsbild einzugrenzen: komplettes Blutbild inkl. Leber- und Pankreasfunktionsparameter, Harnbefund, Stuhlkultur, Stuhltest auf Blut, Ultraschall des Bauchraumes. Ein Behandlungskonzept ist schwierig, da nur etwa bei einem Drittel der Patienten die Symptome völlig verschwinden. Häufig gehen diese im Erwachsenenalter in andere über. Wichtig: Die Beschwerden als real, aber ungefährlich akzeptieren (schuld sind nicht die „Nerven"). Soziale Aktivitäten sollten möglichst unbeeinflusst weitergeführt werden.

OA Dr. Peter Dremsek
Facharzt für Kinderheilkunde, Wien

Abwehrschwäche abklären lassen!

Hilde M.: *Mein Sohn ist sechs Jahre alt und leider ein Problemkind. Schon als Baby war er mit Mittelohrentzündung und eitrigen Mandeln mehrmals im Krankenhaus. Die Mandeln wurden entfernt. Dennoch leidet der Bub weiter ständig an Drüsenschwellungen und Fieber. Er nimmt auch nur schwer zu. Behandelt wird er nur mit Mitteln gegen Fieber. Ich bitte um einen Rat!*

Es könnte in diesem Fall eine angeborene Abwehrschwäche vorliegen. Zur Erklärung: Das gesunde Immunsystem erzeugt bei jeder Infektion eine Vielzahl an Antikörpern. Diese sind bestimmte Eiweißkörper (Immunglobuline) im Blut, die in große Klassen wie etwa IgA, IgG oder IgM eingeteilt werden.

IgA-Antikörper dienen vor allem dem Schutz der Schleimhäute (Darm, Lunge). Sie spielen auch im immunologischen Gleichgewicht des Organismus eine wichtige Rolle. Mangel an IgA stellt die häufigste, primäre Abwehrschwäche dar.

Das Leiden kommt in betroffenen Familien gehäuft vor. In den meisten Fällen kann der Defekt durch andere Immunglobuline bzw. andere Abwehrmechanismen ausgeglichen werden. Diese Personen haben dann überhaupt keine Beschwerden und müssen daher auch nicht behandelt werden.

Jene Betroffenen aber, die diesen Ausgleich nicht schaffen, erkranken wesentlich leichter als abwehrstarke Menschen an Infektionen, vor allem im Bereich des Verdauungstraktes und der Bronchien. Da ist möglichst rasche Abklärung der immunologischen Zusammenhänge wichtig, weil nur dann gezielte Behandlung möglich ist. Die Untersuchung erfolgt mittels Blutabnahme.

Prof. Dr. Martha Eibl
Immunologische Tagesklinik, 1090 Wien, Schwarzspanierstraße 15

Kind ist auf beiden Ohren schwerhörig

Anneliese W.: *Meine siebenjährige Enkelin ist seit einigen Monaten auf beiden Ohren schwerhörig. Laut Ohrenarzt muss ein so genanntes Trommelfellröhrchen eingesetzt werden. Ich würde gerne Näheres darüber erfahren.*

Bei diesem Kind liegt offenbar ein sehr hartnäckiger Paukenerguss beidseits vor. Dabei handelt es sich um eine Entzündung im Tubenmittelohrsystem, die sich durch herkömmliche Therapie nicht bessert.

Deshalb ist auch die Einpflanzung des angesprochenen Paukenröhrchens in das Trommelfell erforderlich. Es kommt in der Folge zur Ableitung (Drainage) des Ergusses und zur Belüftung des Mittelohres. Die erkrankte Schleimhaut des Trommelfelles kann ausheilen, das Kind hört wieder.

Das Paukenröhrchen muss über mehrere Monate belassen werden. Nach der Entfernung schließt sich das Trommelfell an dieser Stelle sehr rasch von selbst.

Prim. MR Dr. Herwig Edlinger
HNO-Facharzt und Leiter des Zentrums für Tinnitusbetroffene, Feldbach (Steiermark)

Im Gehirn eine Gefäßmissbildung

Karl N.: *Bei meinem Sohn wurde mittels Kernspintomatographie ein so genanntes zentrales kavernöses Angiom festgestellt. Bisher haben wir keine ausreichenden Informationen erhalten, was die Heilungsaussichten bzw. die mögliche Behandlung dieser seltenen Gefäßmissbildung im Gehirn betrifft. Daher bitte ich einen Spezialisten um entsprechende Informationen.*

Ein cerebrales Kavernom (bzw. kavernöses Angiom) ist eine angeborene Missbildung von Blutgefäßen, die ausschließlich innerhalb der Gehirnsubstanz auftritt. Die beste Untersuchungsmethode ist die erwähnte Kernspintomatographie, die auch zeigt, ob um diesen Schaden herum bereits eine kleine Blutung stattgefunden hat.

Damit sind wir schon bei den Gefahren dieser Krankheit: Blutungen, epileptische Anfälle und neurologische Störungen bis zu Lähmungserscheinungen. Die Gefahr von Blutungen ist auch von der Stelle abhängig, an der sich das Kavernom befindet. Im Großhirn ist das Risiko kleiner als im Kleinhirn und Hirnstamm.

In der Mehrzahl der Fälle ist eine Operation zu empfehlen, weil sie ein geringeres Risiko darstellt, als die Missbildung zu belassen. Bis heute ist die chirurgische radikale Entfernung die beste Möglichkeit, um die Blutungsgefahr auf Null zu reduzieren. Nur in Ausnahmefällen liegt das Kavernom so, dass es nicht operiert werden kann.

Die entscheidende Neuerung der vergangenen Jahre ist die Einführung der Neuronavigation. Mit Hilfe dieser Technik können wir auch kleine Schäden in der Tiefe des Gehirns nahezu gefahrlos beseitigen. In allen drei Wiener Neurochirurgien gibt es diese Möglichkeit. Ich empfehle den Eltern, sich beraten zu lassen und zum Arzt unbedingt die MR-Bilder mitzunehmen.

OA Dr. Gedeon Perneczky
Facharzt für Neurochirurgie, Wien

Allergisches Asthma – durch Staubmilben

Erich F.: *Wir haben einen siebenjährigen Sohn, der seit vier Jahren an allergischem Asthma durch Hausstaubmilben leidet. Seit drei Jahren nimmt er täglich den Wirkstoff Montelukast. Wie lange darf er diese Tabletten einnehmen? Bis zur Pubertät? Könnte eine Hyposensibilisierung, die neuerdings auch mit Tropfen durchgeführt wird, helfen?*

Wenn das Asthma bronchiale hauptsächlich auf die Hausstaubmilbenallergie zurückzuführen ist, rate ich zur Hyposensibilisierung. Die Erfolge sind allerdings mit Injektionen besser als mit Tropfen, die unter die Zunge verabreicht werden.

Das genannte Mittel wirkt nicht ursächlich – sondern dämpft bzw. unterdrückt die Beschwerden. In der Regel wird es nicht über große Zeiträume eingenommen. Bei Allergieärzten und in Apotheken findet man hilfreiche Broschüren, wie man die Hausstaubmilbe im Wohnbereich bekämpft.

Doz. Dr. Helmut Lindemayr
Hautfacharzt und Allergiespezialist, Wien

Erschrocken über Neugeborenes ...

Lena B.: *Meine Tochter hat kürzlich ein Mädchen geboren. Es ist normal groß und schwer. Aber das Aussehen! Ich bin zutiefst erschrocken! Das Kind musste mit einer Saugglocke herausgeholt werden. Nun sind die Ohren sowie die Nase zum Teil gestaucht. Die Ohren sehen unterschiedlich aus. Wird sich das wieder geben? Wird das Kind schlechter hören? Ich bitte um Auskunft.*

Kinder, die kurz nach der Geburt betrachtet werden, wirken oft „zusammengedrückt". Durch die Saugglocke kann die Kopfform verändert sein – das normalisiert sich meistens vollständig wieder.

Dasselbe betrifft auch die Form der Nase und der Ohren. Falls die Ohren jedoch unterschiedlich groß angelegt sind, ist die Konsultation eines Kinderarztes notwendig. Auch das Hörvermögen lässt sich mit modernsten Methoden überprüfen. Derartige Untersuchungen werden in der so genannten Phoniatrie einer HNO-Abteilung eines Spitals vorgenommen.

Prim. Prof. Dr. Radvan Urbanek
Facharzt für Kinderheilkunde, Wien

Baby, 16 Monate, schläft nicht durch

Karin M.: *Ich habe drei Kinder – 6 Jahre, 16 Monate und 5 Wochen alt. Der 16 Monate alte Bub schläft noch keine Nacht durch. Er wird mehrmals wach, weint und schreit. Er trinkt dann Tee oder Saft aus dem Fläschchen. Man muss ihn beruhigen, ehe er wieder einschläft. Wir wissen uns keinen Rat mehr. Gibt es homöopathische Tropfen als Hilfe?*

Schlafstörungen in frühem Kleinkindesalter sind häufig. Es gibt eine Reihe von Ursachen. Auf die Frage, ob homöopathische Tropfen Abhilfe schaffen können, lautet meine Antwort: möglicherweise.

Bevor man jedoch Medikamente irgendwelcher Art einsetzt, sollte eine der Situation angepasste, kinderärztliche Beratung erfolgen. Verschiedene Kinderabteilungen (in Wien etwa die interne Abteilung im Wilhelminenspital) betreiben so genannte Schlaf- und Schreiambulanzen, in denen das Problem analysiert und Hilfe angeboten wird.

Grundsätzlich sollte auch jeder Kinderarzt über entsprechende Strategien Auskunft geben können. Ein interessantes Buch dazu: „Schlaf, Kindlein schlaf" vom amerikanischen Kinderarzt Richard Faerber.

OA Dr. Peter Dremsek
Facharzt für Kinderheilkunde, Wien

Baby: Unterfunktion der Schilddrüse

Karin S.: *Bei meiner drei Monate alten Tochter wurde eine Unterfunktion der Schilddrüse festgestellt. Sie wird im Krankenhaus behandelt und bekommt täglich Thyrex 0,0125 mg. Meine Frage: Gibt es überhaupt Erfahrungen mit dieser Erkrankung bei Babys? Wurde vielleicht zu früh mit der Behandlung begonnen? Der TSH-Wert lag vor der Therapie bei 7,8.*

Wenn ein TSH-Wert von 7,8 uIE/ml am 5. Tag nach der Geburt im Fersenblut bestimmt und dieser Wert durch eine Venenblutprobe bestätigt wurde, so ist eine Unterfunktion der Schilddrüse anzunehmen. Der Ersatz von Schilddrüsenhormonen mittels Thyrex ist korrekt, wenngleich die Dosis etwas niedrig erscheint.

Grundsätzlich ist jede Verzögerung der Einstellung auf ein Schilddrüsenhormon bei eindeutiger Unterfunktion zu vermeiden. Sonst kann es nämlich zur Störung der geistigen und motorischen Entwicklung des Kindes kommen. Insofern war die Einführung eines Screeningprogrammes zur Diagnostik der Neugeborenen auf Schilddrüsenunterfunktion ein Meilenstein der Vorsorgemedizin.

Eine Abklärung der Ursache dieser Unterfunktion wäre allerdings wünschenswert und notwendig. Ob diese Untersuchung erfolgt ist, geht aus dem Schreiben leider nicht hervor. Weiters ist keine Angabe über Kontrolluntersuchungen vorhanden – diese sollten im ersten Lebensjahr alle vier bis sechs Wochen erfolgen.

Prim. Prof. Dr. Alois Kroiss
Facharzt für Nuklearmedizin, Wien

Nierenstörung – deshalb zu klein?

Martha U.: *Mein achtjähriger Sohn hat sehr kleine und „dichte" Nieren (pyelonephritische Schrumpfnieren), die zwar jetzt ein wenig wachsen und auch recht gut arbeiten. Aber meine Frage: Mein Sohn ist nur 115 cm groß. Er hat einen Entwicklungsrückstand von rund einem Jahr. Kann diese Wachstumsstörung mit den Nieren zusammenhängen? Kann man dagegen etwas machen? Welche Ärzte sind zuständig?*

Zunächst ist es nicht ungewöhnlich, dass frühgeborene Kinder (wie im vorliegenden Fall) laut Ultraschall besonders „dichte" Nieren haben. Das beeinträchtigt die Funktion der Organe überhaupt nicht!

Dazu passt jedoch nicht, dass auch die Rede von pyelonephritischen Schrumpfnieren ist. Diese gelten als Folgezustand schwerer Harnwegsinfekte bzw. eines Rückflusses von Harn in die Nieren. Die Frage ist also, worum es sich nun wirklich handelt. Das bleibt offen.

Wachstumsstörungen gehören zum Bild der kindlichen Nierenschwäche (Insuffizienz), sind aber auch bei Frühgeburten nicht unüblich. Wenn die Nieren – wie beschrieben – recht gut arbeiten, so können sie für die Wachstumsverzögerung nicht verantwortlich sein.

In solchen Fällen wird der Rat eines pädiatrischen Nephrologen und eines pädiatrischen Endokrinologen benötigt. Derartige Spezialisten gibt es zum Beispiel im Wiener Sozialmedizinischen Zentrum Ost (Donauspital).

OA Dr. Peter Dremsek
Facharzt für Kinderheilkunde, Wien

Leider zu klein? Es gibt Hilfe!

Maria K.: *Ich bin 28 und habe einen achtjährigen Sohn, der erst 116 cm groß ist. Der Vater des Kindes ist 178 cm, ich bin 167 cm groß. Auch unsere nahen Verwandten haben normale Körpergröße. Der Schularzt rät bei meinem Sohn zu einer Untersuchung. Was kann die Ursache für diesen Kleinwuchs sein? Wohin soll ich mich wenden? Gibt es eine wirkungsvolle Behandlung?*

Die derzeitige Größe des Kindes liegt eindeutig unter der altersentsprechenden Norm. Auch im Vergleich zur Größe der Eltern ist der Bub zu klein. Allerdings besteht natürlich ein großer Streubereich.

Ursachen für verminderte Körpergröße bzw. vermindertes Längenwachstum gibt es mehrere. Um eine erfolgreiche Behandlung zu ermöglichen, muss deshalb der Grund so früh wie möglich herausgefunden werden. Dafür sind Fachärzte für Kinderheilkunde bzw. darauf spezialisierte Zentren zuständig.

Zunächst wird eine genaue Krankengeschichte (Anamnese) erhoben. Ganz wichtig dabei: Die Wachstumsgeschichte der erstgradigen Verwandten – nicht nur Endgröße, sondern auch der Wachstumsverlauf mit Pubertätswachstumsschub zählen hier. Auch die Geschichte des kleinen Patienten (Schwangerschaftsverlauf, Geburtsgewicht und -größe, allfällige Erkrankungen usw.) ist wesentlich.

Bei der Untersuchung wird nach allfälligen Krankheiten gefahndet. Der Arzt berücksichtigt weiters Entwicklungsmerkmale sowie den Zustand des Skelettes. Liegen Messdaten vor, so erfolgt ein Vergleich mit den Normalwerten. Daraus ergibt sich, ob tatsächlich eine Wachstumsstörung vorliegt oder doch nicht.

Bei bekanntem Knochenalter kann von der derzeitigen Körpergröße des Kindes die Endgröße ziemlich genau errechnet werden. Die weiteren Untersuchungen sind spezieller Art und richten sich nach den bisher erhobenen Befunden.

Häufigste Ursache ist, dass nahe Verwandte ebenfalls klein sind. Dann folgt die so genannte „Verzögerung der körperlichen Entwicklung". Dabei ist das Längenwachstum zwar verzögert, letztlich erreichen jedoch die meisten Betroffenen aber doch eine akzeptable, im familiären Rahmen liegende Körpergröße.

Alle anderen Störungen sind relativ selten. Hervorzuheben sind hier chronische Erkrankungen und mangelhafte Ausschüttung von Wachstumshormonen. Zusammenfassend rate ich in solchen Fällen, das Kind so rasch wie möglich einem Facharzt vorzustellen, damit eine Therapie – falls es eine gibt – frühzeitig eingeleitet werden kann.

Prof. Dr. Martin Borkenstein
Universitätsklinik für Kinder- und Jugendheilkunde, Graz

12-Jährige will nicht weiterwachsen

Marion T.: *Ich bin 12 Jahre alt und 167 cm groß. Ich möchte nicht mehr weiterwachsen. Nun habe ich gelesen, dass man das Wachstum stoppen kann. Ich würde gerne näher darüber Bescheid wissen und bitte Sie um Auskunft.*

Eine Wachstumshemmung ist grundsätzlich mit Hormonbehandlung möglich. Es handelt sich aber um einen derart großen Eingriff in den weiblichen Organismus, dass ich dringend davon abrate. Vor allem bei einem sehr jungen Menschen, der erst heranwächst.

Außerdem sollte eine Körpergröße von 1,67 Metern kein Anlass sein, sich Sorgen um die Größe zu machen.

Prof. DDr. Johannes Huber
Facharzt für Frauenheilkunde, Hormonspezialist, Wien

15-jähriger Bub hat Sprechprobleme

Helga L.: *Unser Sohn ist 15, lieb und brav, geht ins Gymnasium und hält sich dort durchschnittlich. Sein Problem: Er spricht schlecht – schlampig, monoton, ohne großen Wortschatz, macht längere Denkpausen. Außerdem zieht er sich in letzter Zeit mehr und mehr zurück. Wir merken, dass er kein Selbstvertrauen hat. Was sollen wir tun?*

Aufgrund der Schilderung dürfte das Problem nicht auf mangelnde Rhetorik begrenzt sein. Deshalb empfehle ich an erster Stelle eine sorgfältige körperliche Untersuchung einschließlich endokrinologischer (die Drüsen betreffend) Befunde und auch neurologische Tests.

Diese Untersuchungen sollten von einem versierten Kinderfacharzt durchgeführt bzw. veranlasst werden. Eventuell ist auch eine kurze Aufnahme in eine entsprechende Spitalsabteilung erforderlich. In zweiter Linie sollte der Bub psychologisch untersucht und getestet werden.

OA Dr. Peter Dremsek
Facharzt für Kinderheilkunde, Wien

Entwicklung der Sprache verzögert

Klara W.: *Ich mache mir Sorgen um mein dreijähriges Enkelkind. Der Bub entwickelt sich körperlich normal, hat aber große Probleme beim Sprechen. Es fällt schwer, ihn zu verstehen. Sollten die Eltern nicht etwas unternehmen?*

Verzögerte Sprachentwicklung sollte tatsächlich möglichst früh abgeklärt und entsprechend behandelt werden. Die häufigsten Ursachen sind Schwerhörigkeit, eine geistige Entwicklungsstörung und eine familiäre Sprachschwäche sowie mangelnde sprachliche Anregung aus der Umgebung.

Entsprechend der Ursache wird die Therapie eingeleitet. Bei Schwerhörigkeit muss möglichst frühzeitig eine Versorgung mit einem Hörgerät angestrebt werden. Falls erforderlich, kommt auch eine Operation (Innenohrprothese – Cochlea-Implantat) in Frage.

Bei psychischen Problemen müssen neurologische bzw. psychotherapeutische Strategien eingesetzt werden. Beim Sprachschwächetyp (familiär bedingt) und auch mangelnder sprachlicher Anregung stehen familientherapeutische Maßnahmen im Vordergrund.

Unersetzlicher Bestandteil ist aber in allen Fällen die Behandlung durch eine Diplomlogopädin bzw. einen Diplomlogopäden.

Da verzögerte Sprachentwicklung weitreichende Folgen für das künftige Leben hat, rate ich den Eltern dringend, das Kind zur raschen Abklärung zum HNO-Facharzt und zum Kinderarzt zu bringen.

Prim. MR Dr. Herwig Edlinger
HNO-Facharzt und Leiter des Zentrums für Tinnitusbetroffene, Feldbach (Steiermark)

Kann man zu lange Zehen kürzen?

Maria L.: *Ich habe eine 12-jährige Nichte, die sehr unglücklich ist: Sie ist 168 cm groß und besitzt Schuhgröße 44! Sie muss die meiste Zeit in Turnschuhen gehen, weil sie keine Damenschuhe in dieser Größe bekommt. Ihre große Zehe und die beiden nächsten Zehen sind um 2 cm länger als die vierte und fünfte Zehe. Die Zehen wirken alle besonders lang. Kann man die Zehen kürzen?*

Ob die Füße noch weiterwachsen werden, hängt vom Reifezustand des Mädchens ab. Mit 168 cm ist das Kind für 12 Jahre relativ groß. Die Füße sollten jedoch nicht mehr viel weiterwachsen. Da die Menschen im Schnitt immer größer werden, bin ich sicher, dass die Schuhindustrie auch bald für derartige Größen Schuhe herstellt.

Sollte tatsächlich ein arges Missverhältnis zwischen den ersten drei und den letzten zwei Zehen bestehen, dann ließe sich eine Verkürzung in einem gewissen Ausmaß durchführen. Allerdings muss nach einem derartigen Eingriff ein gewisser Funktionsverlust in Kauf genommen werden. Eine Verkleinerung um mehr als 1 bis 2 Schuhgrößen ist jedoch nicht zu erwarten, zumal die Füße ja auch eine bestimmte Breite haben werden. Und da lässt sich nichts machen.

Ein Vorfußröntgen kann Klarheit schaffen, ob eine Operation Sinn hat. Der Eingriff sollte aber erst nach Abschluss des Fußwachstums erfolgen. Bis dahin gelingt es aber vielleicht, das Mädchen zu beruhigen und ihm „unblutige“ Alternativen aufzuzeigen.

Prim. Prof. Dr. Peter Bösch
Facharzt für Orthopädie, Wiener Neustadt (Niederösterreich)

Bub zieht ständig die Lippen ein ...

Renate W.: *Mein siebenjähriger Sohn zieht seit einigen Monaten ständig die Lippen ein. Er sieht dadurch aus wie ein Clown und kann damit gar nicht mehr aufhören! Der Arzt hat zu einer Salbe geraten, auch verschiedene Lippenstifte haben wir ausprobiert – ohne Erfolg. Strafen nützen ebenso wenig wie gutes Zureden. Was können wir noch tun?*

Kinder im Volksschulalter entwickeln häufig zwanghafte Verhaltensweisen, die wir Tickerkrankungen nennen. Es handelt sich dabei um dauernd wiederholte Bewegungsabläufe, die bis zur Verletzung bzw. Entstellung führen können.

Mittels Salben ist kaum ein Erfolg zu erzielen. Auch Lob, Strafen oder Belohnung haben wenig Aussicht auf Besserung der Lage. Dieses Krankheitsbild Bedarf der kinderpsychiatrischen Begutachtung und einer nachfolgenden medikamentösen und psychotherapeutischen Behandlung. Im Wiener Raum ist eine Adresse die Zwangsambulanz der Kinderpsychiatrie am AKH, Tel. 01 40400-3014.

Prof. Dr. Max H. Friedrich,
Facharzt für Kinder- und Jugendpsychiatrie, Wien

Einwärtsgehen: Nur keine Panik!

Anita L.: *Ich mache mir große Sorgen wegen meiner dreijährigen Enkeltochter. Sie läuft nicht mit gerade nach vorne gerichteten Füßen, sondern einwärts. Der Arzt meint, das wächst sich aus. Kann ich mich darauf wirklich verlassen?*

Einwärtsgehen ist bei Kindern im Vorschulalter an sich nichts Ungewöhnliches und sehr häufig Grund für eine Begutachtung durch den Orthopäden. Bei der Mehrzahl der Kinder normalisiert sich das Gangbild bis etwa zum 7., 8. Lebensjahr, ohne dass orthopädische Maßnahmen getroffen werden müssen.

Das Einwärtsgehen kann viele Ursachen haben. Es kann etwa eine motorische Störung vorliegen oder eine Achsenfehlstellung. bestehen. So zeigen Kinder mit O-Beinen immer einen Einwärtsgang. Ebenso Kinder mit einer angeborenen Verdrehung im Hüftgelenk.

Ein häufiger Auslöser ist auch der so genannte Sichelfuß. In diesem Fall ist zudem der Fuß insgesamt etwas breiter. Da die Feststellung der Ursache wichtig ist, empfehle ich einen Facharzt aufzusuchen, der auf dem Gebiet der Kinderorthopädie Erfahrung besitzt.

Er stellt die Diagnose und legt dann die richtige Behandlung fest. Es können zum Beispiel heilgymnastische Maßnahmen, Schuhzurichtungen und eventuell auch orthopädische Behelfe wie Nachtschienen verordnet werden, um die Fehlstellung durch Wachstumslenkung zu korrigieren.

Prim. Prof. Dr. Franz Grill
Facharzt für Orthopädie, Wien

Fünfjähriger kaut an den Fingernägeln

Gerda L.: *Mein fünfjähriger Enkelsohn war bisher Einzelkind. Jetzt hat er einen Bruder bekommen und wechselte gleichzeitig in einen Kindergarten. Plötzlich fängt er an, an den Fingernägeln zu kauen. Und das ganz schlimm. Meine Tochter ist verzweifelt und weiß nicht, wie sie sich verhalten soll. Können Sie uns irgendeinen Rat geben?*

Nägelbeißen ist eine Verhaltensstörung, die meist ab dem 4., 5. Lebensjahr auftritt und in der Gruppe der 8- bis 10-Jährigen mit einer Häufigkeit von 15 bis 20 Prozent vorkommt.

Schwerwiegend wird die Störung dann, wenn es dabei zu Verletzungen kommt und sich die Kinder bewusst Schmerzen zufügen. Manche Psychologen sehen darin ein Aggressionsverhalten, welches sich gegen den eigenen Körper richtet.

Als Ursachen werden unterdrückende Erziehung (Verhinderung aggressiver Verhaltensweisen, gefühlsmäßige Versagung), aber auch erhöhte Aktivierung angesehen. Das Symptom selbst ist meistens nur schwer zu beeinflussen.

Für jede Behandlungsmaßnahme ist eine eingehende Analyse Voraussetzung. In Abhängigkeit von der Schwere der Anzeichen rate ich, einen Kinderpsychologen beizuziehen.

OA Dr. Peter Dremsek
Facharzt für Kinderheilkunde, Wien

Bei Vierjährigem brechen Zähne ab

Verena C.: *Mein vierjähriger Enkelsohn hat an sich schöne Zähne. Leider brechen aber von den vier Vorderzähnen Stücke ab, bzw. es treten Abspaltungen auf. Es beginnt mit weißen Flecken. Der Bub isst gesund (viel Obst, Salate), leider nascht er ein bisschen. Was kann der Grund für das Abbröckeln der Zähne sein?*

Das Kind hat mit vier Jahren noch Milchzähne. Wenn da bei den Zähnen ein wenig vom Schmelz absplittert, hat das keine Auswirkungen auf den Milchzahn bzw. später auf den bleibenden Zahn.

Durch die geschilderte Absplitterung kann es höchstens sein, dass die Zähne empfindlicher auf Temperatur und süße Speisen sind. Sollte das der Fall sein, kann man die Defekte mit Kunststoff verschließen. Zur Absplitterung kommt es erfahrungsgemäß, wenn das Kind auf etwas Hartes beißt.

Weiße Flecken allerdings treten oft bei beginnender Karies auf. Das wiederum bedeutet, dass die Zähne nicht korrekt geputzt sind.

Bei Vierjährigen sollten die Eltern das Zähneputzen übernehmen, da die Kinder dafür noch zu klein sind.

Die Ernährung wirkt sich bei guter Zahnpflege und regelmäßiger Mundhygiene durch den Zahnarzt nicht negativ aus. Wichtig ist, dass die Eltern die Zähne der Kinder bis etwa zum 10. Lebensjahr gründlich putzen, dass abends nach dem Zähneputzen nichts mehr gegessen wird und keine süßen Getränke getrunken werden.

Dr. Susanne Müller-Tyl
Zahnfachärztin und Spezialistin für kosmetische Zahnbehandlung, Wien

Fluortabletten für Kinder schädlich?

Helene T.: *Ich möchte wissen, ob Fluortabletten für mein fünfjähriges Enkelkind schädlich sein könnten bzw. ob sie für den Zahnaufbau tatsächlich so nützlich sind wie behauptet.*

Wie bei allen Medikamenten kommt es auch bei der Zymafluor-Medikation auf die richtige Dosierung an. Diese liegt mit drei Kügelchen pro Tag bei einem Kleinkind an der unteren Grenze. Eine Gefahr ist also auszuschließen.

Grundsätzlich möchte ich auf den enormen Unterschied zwischen Fluorgas und gebundenem Fluor (Fluorid) hinweisen. Ein Beispiel: Natrium und Chlor sind für sich alleine lebensbedrohende Gifte. In Verbindung miteinander entsteht hingegen Kochsalz, das in jedem Haushalt verwendet wird und bei vernünftigem Gebrauch nicht nur unschädlich, sondern sogar für den Körper wichtig ist.

Die Wirkung des Fluorids besteht darin, den Zahnaufbau zu unterstützen, besonders den Zahnschmelz widerstandsfähiger, härter zu machen. Bei Erwachsenen zeigt dieses Medikament keine Wirkung mehr, weil der Zahnaufbau bereits abgeschlossen ist.

Um das bestehende Zahnmaterial zu schützen und kleine Schmelzschäden zum Verschwinden zu bringen, haben sich fluoridierte Zahnpasten bestens bewährt. Voraussetzung ist dabei allerdings, dass richtig geputzt wird! Der Zahnarzt der Wahl sollte überdies zweimal jährlich die Chance zur Kontrolle und professionellen Mundhygiene bekommen.

Dr. Eva Maria Höller
Fachärztin für Zahnheilkunde, Wien

Mit 20 Monaten noch zahnlos ...

Doris T.: *Meine Enkelin ist 20 Monate alt und noch immer völlig zahnlos. Laut Röntgen sind allerdings Zahnanlagen vorhanden. Wir machen uns trotzdem Sorgen! Besteht vielleicht die Gefahr, dass das Kind keine Zähne bekommt?*

Grundsätzlich lässt sich mittels eines Panoramaröntgens feststellen, ob alle Zähne angelegt sind. Das ist ja offenbar hier der Fall. Es sollte allerdings noch zusätzlich darauf geachtet werden, ob eventuell überzählige Zahnanlagen bestehen, die der Arzt entfernen müsste, um Behinderungen der Zähne auszuschalten.

Verspäteter Zahndurchbruch kommt immer wieder vor, wobei man eine mögliche Rachitis ausschließen muss. In der Regel brechen die Zähne letztlich spontan durch. Meistens alle auf einmal.

Zwischenzeitlich rate ich zu halbjährlichen Kontrollen durch den Zahnarzt. Dieser stellt durch Röntgenvergleich den Fortschritt des Zahndurchbruches fest. Also keine Sorge: Die Chancen für – wenngleich verspätetes – Eintreffen der Zähne sind durchaus bestens.

OMR Dr. Günther Knogler
Facharzt für Zahnheilkunde, Wien

Karies schon bei Kindern vorbeugen!

***Elfriede P.:** Ich habe Angst, dass meine Kinder (vier und sechs Jahre) mein schlechtes Zahnmaterial geerbt haben. Kann man jetzt schon etwas dagegen unternehmen, dass Karies weniger Chancen hat? Ich glaube, bei meinem sechsjährigen Sohn auf einem Zahn schon eine Verfärbung gesehen zu haben. Muss man schon behandeln?*

Karies ist eine durch Bakterien verursachte Infektionskrankheit. Die wichtigsten Vorsorgemaßnahmen sind gründliche Reinigung der Zähne verbunden mit ausgewogener Ernährung ohne großen Anteil an Zucker und Weißmehl. Professionelle Mundhygiene durch den Zahnarzt nützt durchaus schon Kindern ab dem Schulalter. Dabei kann Zähneputzen spielerisch erlernt werden.

Weiters rate ich gegen Zahnfäule, wie man Karies übersetzen könnte, zur so genannten Fissurenversiegelung. Die Kauflächen der Mahlzähne sind erfahrungsgemäß die kariesanfälligsten Stellen. Sie weisen winzige Risse (Fissuren) auf, die für eine normale Zahnreinigung nur schwer zugänglich sind.

Bei der Versiegelung werden diese Rillen gut gereinigt, eventuell leicht angeraut und mit einem kaufesten Material ausgefüllt. Dieser Keramikzement ist weiß oder milchig gefärbt und wird mittels Lichtpolymerisation ausgehärtet. Untersuchungen belegen, dass die solcherart behandelten Fissuren nach 2 Jahren zu 97 Prozent und nach 10 Jahren immerhin noch zu 56 Prozent geschützt sind. Wichtig ist, dass diese Maßnahme rechtzeitig erfolgt – wenn also der Zahn noch völlig gesund, bzw. die Oberfläche höchstens ganz wenig verfärbt ist.

Sollte eine beginnende Karies erkennbar sein, nimmt der Arzt eine erweiterte Fissurenversiegelung vor. Er muss vorher das infizierte Gebiet an der Zahnoberfläche entfernen. Neuerdings wird auch eine Fissurenversiegelung mittels Laser in Betracht gezogen. Hier sind die Versuche allerdings vorläufig noch im Anfangsstadium.

Univ.-Ass. Dr. Alexander Löschnak
Facharzt für Zahn- und Kieferheilkunde,
Breitenfurt (Niederösterreich)

Weiße Flecken auf Schneidezähnen

***Gertrude L.:** Mein 8-jähriger Sohn hat auf den vorderen beiden Schneidezähnen weiße Flecken. Da diese sehr auffallen, möchte ich wissen, ob es dagegen ein Mittel gibt.*

Mögliche Ursachen solcher Flecken sind Fluor oder Demineralisation. Wird Kindern von Geburt an bis zum 8. Lebensjahr regelmäßig (täglich) mehr als 0,1 mg Fluor je Kilo Körpergewicht verabreicht, so besteht die Gefahr einer so genannten Dentalfluorose. Diese äußert sich in symmetrisch auftretenden, weißen, glatten und glänzenden Flecken.

Sind diese Flecken hingegen von Geburt an vorhanden, so besteht kein Kariesdefekt. Bis zum 10. Lebensjahr sollten die Eltern noch die Zahnpflege der Kinder übernehmen. Gerade bei den bleibenden Zähnen ist gründliche Zahnpflege nötig, um Karies zu vermeiden.

Unter Demineralisation versteht man Entkalkung. Wenn Kinder bereits in sehr jungen Jahren die Zähne alleine putzen und das aber nicht gründlich genug machen, entstehen so genannte Plaquebakterien. Diese zersetzen Kohlenhydrate aus der Nahrung. Dabei bildet sich organische Säure. In der Folge werden Kalzium- und Phosphatteilchen aus dem Zahnschmelz herausgelöst. Es kommt zu kalkig weißen Flecken, die beginnende Karies beweisen.

Wenn mehr Demineralisation als Remineralisation stattfindet, entsteht Karies. Im Zuge der Remineralisation wird die Säure durch den Speichel verdünnt, also neutralisiert. Der Überschuss an Kalzium- und Phosphatteilchen dringt in den Schmelz ein und macht ihn widerstandsfähig. Sowohl weiße als auch braune Flecken (nahrungsabhängig – Cola, Eistee usw.) sind remineralisierbar. Wenn sie nicht weich sind (sich eindrücken lassen), ist keine gezielte Behandlung notwendig.

Sollten die weißen Flecken allerdings im Einzelfall störend sein, so kann man die Zähne bleichen. Das jedoch erst, wenn das Kind etwas älter ist.

Dr. Susanne Müller-Tyl
Zahnfachärztin und Spezialistin für kosmetische
Zahnbehandlung, Wien

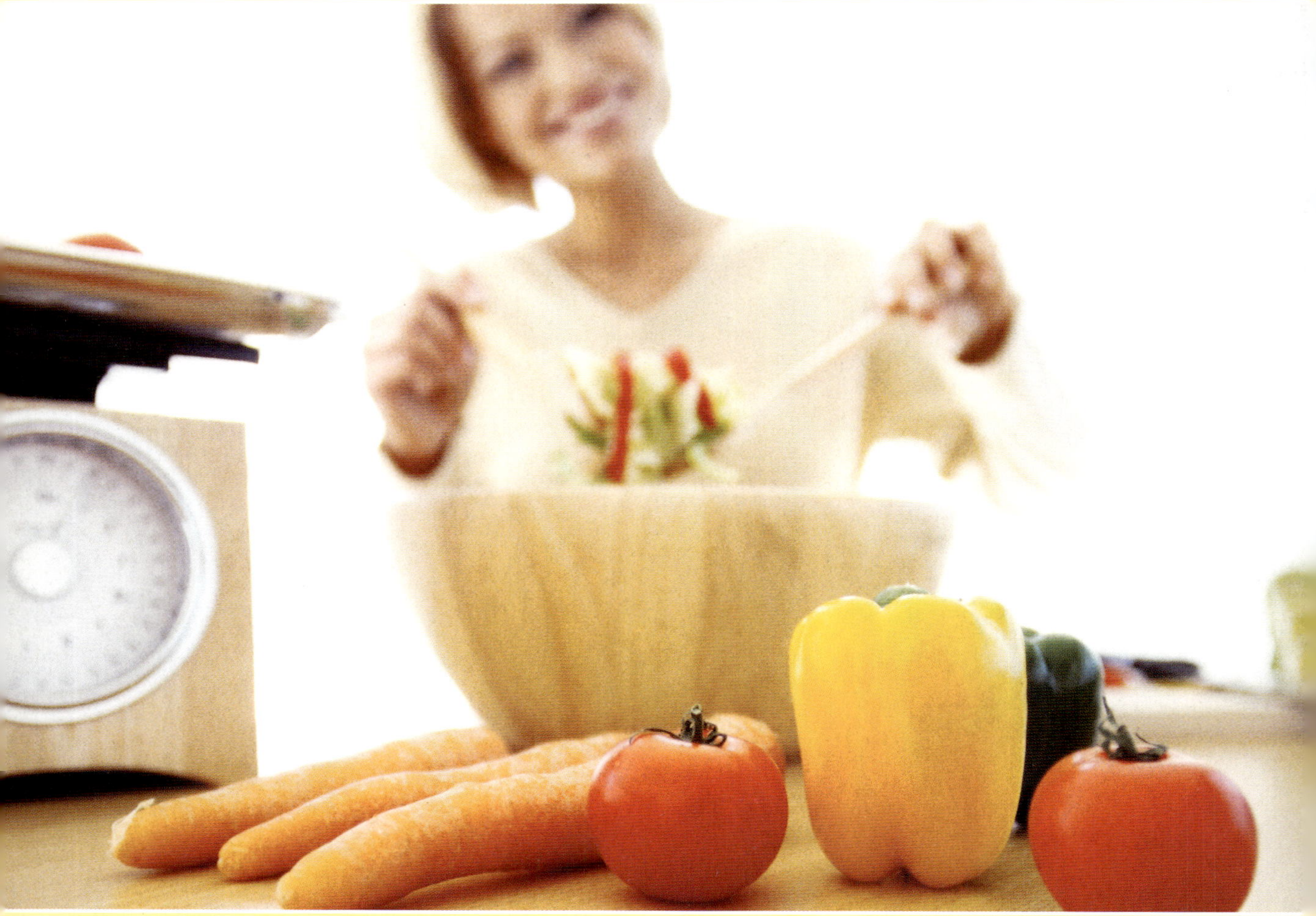

Ernährung und Gewichtsprobleme

Gefäßverkalkung und Ernährung

Herbert T.: *In meiner Familie gibt es sehr viele Fälle von Herzinfarkt und Schlaganfall durch verkalkte Blutgefäße. So knapp vor den Feiertagen möchte ich gerne wissen, ob sich die Ernährung auf das Risiko wirklich auswirkt.*

Alle wissenschaftlichen Untersuchungen deuten darauf hin, dass die Gefahr eines Gefäßleidens durch geändertes Essverhalten vermindert werden kann. Eine „Anti-Verkalkungsdiät" könnte daher ungefähr so aussehen:

- Fette: Empfehlenswert sind Pflanzenöle wie Maiskeim-, Sonnenblumen- und Distelöl, ungünstig hingegen sind Schmalz, Butter und auch Kokosfett.
- Milchprodukte: Bevorzugen Sie Butter- und Magermilch sowie andere magere Milchprodukte. Ungünstig sind fetter Käse, Schlagobers (-sahne) usw.
- Mageres Fleisch bevorzugen, sichtbares Fett einfach wegschneiden, magere Wurstsorten auswählen. Fettes Fleisch, die meisten Wurstsorten und Speck sind naturgemäß ungünstig.
- Bei Geflügel darauf achten, die Haut zu entfernen. Gans und Ente meiden.
- Bei Erdäpfeln entscheidet die Zubereitungsart: Gut sind zum Beispiel Salzkartoffeln, schlecht natürlich Bratkartoffeln, Rösti, Kroketten und Pommes frites.
- Zucker als Gewürz betrachten! Bonbons, Schokolade, Eiscreme, fette Kekse etc. sollten aus dem Speiseplan gestrichen werden.
- Bei Getränken ist am gesündesten reines Wasser oder Mineralwasser. Auch Tee und Kaffee sind erlaubt, wenn gut verträglich. Ungünstig sind alle gezuckerten Getränke und Alkohol.
- Abgesehen von der Ernährung ist familiär belasteten Personen dringend regelmäßige Bewegung anzuraten und das Rauchen abzuraten.

MR Dr. Karl Maier
Internist und Kurarzt, Bad Gleichenberg (Steiermark)

Schleimlösung: Anis mit Milch

Daniela M.: *Ich habe über die schleimlösende Wirkung von Anis gelesen. In Ihrem Magazin stand, dass man Anis mit Milch mischen kann. Trifft das auch auf Anisöl zu?*

Wenn man Anisöl mit Milch trinken möchte, spricht nichts dagegen. Die Tagesdosis beträgt dreimal 0,1 Gramm. Der Vorteil eines mit Milch – statt wie sonst üblich mit Wasser – zubereiteten Anistees besteht darin, dass mehr Wirkstoffe der Heilpflanze in die Milch übergehen. Wer allerdings gleich reines Anisöl verwenden will, kann sowohl Milch als auch Wasser nehmen.

Mag. pharm. Dr. Alfred Klement
Apotheker, Wien

Wo Krebsgifte im Essen lauern

Daniel V.: *Man hört und liest immer wieder von Krebsgiften in der Nahrung. Vor allem von so genannten Nitrosaminen. In welchen Lebensmitteln sind diese besonders reichlich zu finden?*

Nitrosamine gehören tatsächlich zu den stärksten Krebsgiften in unserer Nahrung. Sie entstehen durch eine Reaktion von Nitrit mit Aminen. Bereits 1 Millionstel Gramm wird als bedenklich angesehen. Besonders nitrosaminhaltig sind geräucherte Lebensmittel. In der negativen „Hitparade" führen Schinkenspeck, Salami, Räucherhering sowie bestimmte Biersorten (wie Starkbier und vor allem Rauchbier).

MR Dr. Karl Maier
Internist und Kurarzt, Bad Gleichenberg (Steiermark)

Ist Schweinefleisch wirklich schädlich?

Thomas J.: *Ich ernähre mich gesundheitsbewusst und möchte wissen, ob Schweinefleisch wirklich so schädlich ist, wie vielfach behauptet.*

Die angeblich krankmachenden Wirkungen von Schweinefleisch wurden längst widerlegt. Unter anderem von der deutschen Versuchsanstalt für Fleischforschung.

Schweinefleisch hat für die Ernährung sogar besondere Bedeutung: Es enthält mehr Vitamin B_1 als viele andere Nahrungsmittel. Das Vitamin spielt bei vielen Stoffwechselvorgängen, vor allem im Nervensystem eine positive Rolle.

Unterversorgung kann zu dramatischen Fehlsteuerungen führen. Wir wissen heute aber, dass bei den derzeitigen Ernährungsgewohnheiten die Zufuhr von Vitamin B_1 gerade bei Kindern und Jugendlichen oft nicht erreicht wird.

Nur ein paar Vergleichsdaten: Schweinefleisch enthält rund achtmal so viel Vitamin B_1 wie Rindfleisch, 15-mal so viel wie Geflügel, viermal so viel wie Vollwertgetreide und Erdäpfel. Daher sollte Schweinefleisch in vernünftigen Mengen durchaus in den Ernährungsplan eingebaut werden. Wichtig ist frische, kontrollierte Qualität.

MR Dr. Karl Maier
Internist und Kurarzt, Bad Gleichenberg (Steiermark)

Gesunde Ernährung gegen Verkalkung

Alfons V.: *Kann man der Gefäßverkalkung durch gesunde Ernährung vorbeugen?*

Die Gefäßverkalkung (Arteriosklerose) ist häufig mit einer Störung des Fettstoffwechsels sowie mit Übergewicht verbunden. Bestimmte erbliche Formen müssen ärztlich behandelt werden. Da spielen auch Medikamente eine wesentliche Rolle. Ansonsten hilft gesunde Ernährung.

Wichtigste Maßnahme ist Abbau von Übergewicht. Wer sein Körpergewicht normalisiert, wird bald feststellen, dass der Cholesterinspiegel sinkt, sich aber das „gute" HDL-Cholesterin erhöht.

Durch langfristige Verminderung des Cholesterins aus der Nahrung lässt sich die Herzinfarkt- und Hirnschlagrate beträchtlich verringern!

Günstig wirkt sich zudem die gesteigerte Aufnahme von mehrfach ungesättigten Fettsäuren aus, wie sie zum Beispiel in kaltgepressten Pflanzenölen, Weizenkeimen oder bestimmten Fischsorten enthalten sind. Dementsprechend lauten auch die Nahrungsempfehlungen: fettarm essen und darauf achten, dass nicht mehr Kalorien aufgenommen als verbraucht werden. Sport betreiben! Mehr Vollkornbrot, dafür weniger Zucker essen. Mit Alkohol und Salz möglichst sparsam umgehen.

Arteriosklerose ist zwar teilweise – wie oben schon erwähnt – vererbt, mit vernünftigem Essen und Trinken lässt sich aber trotzdem viel wettmachen.

MR Dr. Karl Maier
Internist und Kurarzt, Bad Gleichenberg (Steiermark)

„Verkalkung" durch Mineralwasser?

Albert O.: *Ich bin 77, rauche seit sieben Jahren nicht mehr, bewege mich viel und trinke reichlich Mineralwasser. Nun bin ich aber verunsichert: Bei mir wurde eine Verkalkung der Herzkranzgefäße festgestellt. Die Blutwerte sind aber in Ordnung. Kann das Kalzium im Mineralwasser schädlich sein?*

Diese Frage wird gar nicht so selten gestellt. In erster Linie fürchten Patienten, die wegen Osteoporose (Knochenschwund) Kalzium gezielt nehmen müssen, dass sie davon „verkalken" könnten.

Da möchte ich Entwarnung geben! Die „Verkalkung" der Blutgefäße, also Arteriosklerose, wird nicht durch Zufuhr von Kalk gefördert. Sicherlich finden sich bei schwersten Gefäßverengungen Kalkablagerungen in den Adern. Das aber ist lediglich der Endzustand eines langen Krankheitsprozesses, bei dem es schließlich auch zu Kalziumablagerungen kommt. Ganz unabhängig davon, wie viel oder wie wenig Kalzium mit der Nahrung zugeführt worden ist.

Da die in Österreich empfohlene Kalziumaufnahme von rund 1.300 mg bis 1.500 mg täglich ohnedies nur selten erreicht wird, sollte sogar kalziumreiches Mineralwasser bevorzugt werden.

OA Dr. Herbert Woschnagg
Facharzt für innere Medizin, Wien

Was ist mit „guten" Bakterien in Milch?

Elisabeth J.: *Man liest neuerdings so viel über die gesundheitlichen Vorteile von Milchsäurebakterien in Milchprodukten. Nun ist Jogurt nicht unbegrenzt haltbar. Kann ich sicher sein, dass noch genügend Milchsäurebakterien leben, wenn ich das Jogurt esse? Soll man solche „guten" Bakterien zusätzlich zuführen?*

Der jeweilige Hersteller sollte laut Lebensmittelgesetz garantieren, dass bis zum Zeitpunkt der Mindesthaltbarkeit noch wenigstens 1 Million der auf der Packung ausgewiesenen Keime pro Gramm lebend enthalten sind. Bei der Herstellung sind es meist 1 Milliarde.

Ein Sauermilchprodukt enthält aber nicht nur die „guten" Bakterien, sondern auch andere Stoffe (wie Milchsäure, Laktose), die im Darm Krankheitserreger bekämpfen.

Arzneiliche Bakterienpräparate enthalten 1 Milliarde meist gefriergetrockneter Milchsäurebakterien. Diese halten zwar länger, die Vitalität kann aber eventuell durch die Gefriertrocknung beeinträchtigt sein.

Prof. Dr. Wolfgang Luf
Institut für Milchhygiene, Milchtechnologie und Lebensmittelwissenschaft, Wien

Milchzucker wird nicht vertragen

Robert P.: *Ich leide an einer schweren Laktose-Intoleranz. Daher habe ich nicht nur Probleme mit vielen Lebensmitteln, sondern auch mit Medikamenten, da Tabletten und Dragees häufig Laktose beinhalten. Ich ersuche um Hilfe.*

Bei dieser Erkrankung ist aufgrund eines Mangels oder dem Fehlen des milchzuckerspaltenden Enzyms Lactase der Erkrankte nicht fähig, Milchzucker in der Nahrung aufzuspalten. Das wiederum macht die Verwertung im Dünndarm unmöglich oder erschwert sie zumindest. Der unverdaute Milchzucker gelangt in tiefere Darmabschnitte. Die Folgen sind Probleme wie Blähungen, Bauchschmerzen, Darmkrämpfe, Völlegefühl, Übelkeit und Durchfall. Die Therapie besteht vorwiegend in einer Diät: Die Kost soll naturgemäß je nach verbliebener Lactaseproduktion laktosearm oder sogar laktosefrei sein. Die verträgliche Milchzuckermenge kann selbst ausgetestet werden. Die Diät soll nur so streng sein, dass keine Beschwerden auftreten. Wer Milchprodukte ganz schlecht verträgt, muss auf ausreichende Kalziumversorgung achten. Das ist für den Knochenstoffwechsel wichtig! Vorsicht ist besonders bei der Verwendung von Fertigprodukten (Wurst, Desserts, Backwaren, Schokolade, Margarine, Speiseeis, Nougat usw.) geboten. Nahrungsmittel wie Gemüse, Obst, Öl, die meisten Teigwaren, Reis, Getreide, Hülsenfrüchte, Erdäpfel, Nüsse, Fleisch und Fisch sind laktosefrei. Ausgewogene Ernährung ist also trotzdem möglich.

Wie sieht es mit den Füllstoffen in Medikamenten aus? Tabletten und Kapseln enthalten tatsächlich häufig Laktose. Die verwendete Menge ist zwar unterschiedlich, übersteigt aber selten 0,2 g pro Einheit. Sie ist also so niedrig, dass bei den meisten Patienten keine Symptome entstehen. Treten dennoch Unverträglichkeitsreaktionen auf, so können durch gleichzeitige Gabe eines Lactasepräparates (etwa Lacdigest®-Kautabletten) Beschwerden verhindert werden. Falls erforderlich, kann man die Dosis erhöhen. Allerdings nur bis maximal 6 Kautabletten pro Tag.

OA Dr. Herbert Woschnagg
Facharzt für innere Medizin, Wien

Mangel trotz Überernährung

Helga C.: *Kann eigentlich bei durchschnittlicher Ernährung ein Mangel an Mineralstoffen, Vitaminen und Spurenelementen auftreten?*

Wer sich an die Regeln gesunder Ernährung hält (also vernünftige Mischkost), hat normalerweise den Bedarf an lebenswichtigen „Bausteinen" wie Aminosäuren, Mineralien, Vitaminen und Spurenelementen mit einiger Sicherheit gedeckt.

Allerdings kann es dennoch zu Mangelzuständen kommen: etwa bei ständigem Kantinenessen (falls das Angebot nicht ausgewogen ist), bei übermäßigem Zucker- und Alkoholkonsum, bei erhöhtem Bedarf (wie Schwerarbeit, Schwangerschaft, bestimmte Krankheiten) aber auch in höherem Alter.

Bedenklich ist, dass die „erwachsene" Bevölkerung 10 Prozent der Nahrungsenergie aus Alkohol bezieht! Am häufigsten entstehen Defizite bei Folsäure, den Vitaminen B_1 und B_2, Eisen und bei älteren Personen öfters auch bei Kalzium und Vitamin A.

Mangelnde Kalziumzufuhr wirkt sich im Alter vor allem ungünstig auf das Skelett aus – Osteoporose (Knochenschwund) wird dadurch gefördert. Täglich sind 800 mg Kalzium notwendig. Dieses Maß wird vom Großteil der Bevölkerung nicht erreicht.

Die Empfehlung lautet daher: auf frische Mischkost mit Milchprodukten, Vollwertgetreide, magerem Fleisch, Fisch, Obst und Gemüse achten. Falls dies aus irgendwelchen Gründen nicht möglich ist, sollte die Nahrung durch geeignete Präparate ergänzt werden.

MR Dr. Karl Maier
Internist und Kurarzt, Bad Gleichenberg (Steiermark)

Grapefruit-Saft und Arzneimittel

Margot T.: *Ich trinke gerne Fruchtsäfte. Kürzlich habe ich gelesen, dass man dazu keine Arzneimittel nehmen soll. Stimmt das wirklich?*

Diese Empfehlung gibt es tatsächlich. Sie bezieht sich allerdings ausschließlich auf Grapefruit-Saft und nicht auf Orangensaft oder andere Fruchtsaftgetränke. Der Rat beruht auf der Beobachtung, dass Grapefruit-Saft die Aufnahme vieler Arzneistoffe in den Körper verstärkt.

Das Resultat macht sich dann in überhöhter Wirksamkeit bzw. den daraus resultierenden Nebenwirkungen bemerkbar. So zum Beispiel führt der Saft bei bestimmten Mitteln gegen Bluthochdruck eventuell zu starker Senkung des Blutdrucks.

Auch unter jenen Mitteln, die den Cholesterinspiegel senken sollen (so genannte Statine) gibt es einzelne, bei denen einfach viel zu viel Cholesterin abgebaut wird. Dann drohen schwere Schäden an den Muskeln.

Auch manche Schlafmittel sowie ein Medikament gegen AIDS werden in ihrer Wirkung durch Grapefruit-Saft unangenehm verstärkt. Bereits ein Abstand von einer Stunde senkt das Risiko.

Mag. pharm. Dr. Alfred Klement
Apotheker, Wien

„Blutgruppen-Diät" wenig sinnvoll

Konrad B.: *Ich habe in dem Buch „4 Blutgruppen" von D' Adamo gelesen, dass Menschen mit Blutgruppe A Nahrungsmittel meiden sollten, die Lectine enthalten, also Kartoffeln, Tomaten, Bananen. Wie viel darf ich von diesen Produkten essen?*

In dem erwähnten Bestseller stellt D'Adamo viele eigenartige Behauptungen auf: Menschen mit Blutgruppe 0 seien dominante Jäger, Höhlenbewohner, die Fleisch benötigen. Blutgruppe-A-Menschen wiederum werden als sanfte Vegetarier dargestellt. Bei Blutgruppe B ist man angeblich Allesfresser und soll Milchprodukte bevorzugen.

Der Autor fürchtet, dass bestimmte Eiweißkörper, die so genannten Lectine, in die Blutbahn gelangen und dort zu Verklumpungen der Blutzellen führen könnten. Dabei hinge es von der Blutgruppe ab, welche Lectine unser Blut schädigen.

Derartige Annahmen entbehren jeder wissenschaftlichen Grundlage. Es gibt unzählige Kritikpunkte. Diese fangen schon damit an, dass die Lectine beim Kochen weitgehend zerstört werden. Wer isst schon rohe Kartoffeln? Wenn Lectine an Blutkörperchen anhaften, dann tun sie das unabhängig von der Blutgruppe. Noch dazu durchdringen Lectine die Darmwand nur in geringsten Mengen.

Durch nichts bewiesen ist auch die Meinung, dass in Zusammenhang mit den Blutgruppen eine Diät bestimmte Krankheiten bessern könnte. Wissenschaftlich erwiesen ist lediglich das Risiko, das von rohen oder zu kurz gegarten Bohnen ausgeht. Bohnenlectin ist allerdings durch das Kochen leicht außer Gefecht zu setzen.

Die Blutgruppendiät ist also wenig sinnvoll und daher auch seit dem Erscheinen des Buches im Jahre 2000 wieder in Vergessenheit geraten.

OA Dr. Herbert Woschnagg
Facharzt für innere Medizin, Wien

Die Wirkung der Waldheidelbeeren

Erika G.: *Ich möchte gerne wissen, wie gesund Waldheidelbeeren wirklich sind.*

Waldheidelbeeren sind eine wahrhaft köstliche Bereicherung unseres Speiseplans. Allerdings bieten sie auch aus der Sicht der Medizin einiges!

Die entgiftende, stopfende Wirkung der getrockneten Heidelbeeren bei Durchfall ist wohl altbekannt. Die Früchte sind vor allem bei Kindern beliebt und wirken dank der Gerbstoffe auch recht rasch.

Wer wegen der Verfärbung nicht gerne Beeren isst, kann diese auch abkochen: 3 gehäufte EL getrocknete Beeren mit 1/2 l kaltem Wasser übergießen und rund 10 Minuten kochen. Dann abseihen. Bei Bedarf nach jedem dünnflüssigen Stuhl 1/8 l von diesem Tee trinken.

Von den frischen Heidelbeeren weiß man heute, dass sie so genannte Antioxidantien enthalten, die krebsauslösende Stoffe (freie Radikale) stoppen können. Weiters sind sie reich an abwehrsteigernden Stoffen wie Vitamin C und Beta-Carotin. Besondere Beachtung verdient der blaue Farbstoff Myrtillin; gemeinsam mit Vitamin C und Eisen ist er blutbildend und macht auch die Blutgefäße elastischer.

Laut neuesten wissenschaftlichen Erkenntnissen hat der Heidelbeersaft zudem eine wachstumshemmende Wirkung auf Bakterien.

In der Volksmedizin ist Tee aus Heidelbeerblättern beliebt – gegen Magenschmerzen, plötzlichen Durchfall, bei Blasenschwäche und für Kompressen bei entzündeten Augen bzw. für Waschungen bei Hautausschlägen: 1 EL Heidelbeerblätter mit 1/4 l kochendem Wasser übergießen, 10 Minuten ziehen lassen. Bei Bedarf 2- bis 3-mal täglich eine Schale trinken.

Mag. pharm. Claudia Dungl-Krist
Dungl-Zentrum Gars/Wien

Keine Milch, kein Obst, kein Gemüse!

Siegfried W.: *Bis vor vier Jahren kannte ich keine Magenschmerzen. Plötzlich wurde mir jedoch von Milch und Milchprodukten übel. Es wurde dann ein Magengeschwür festgestellt und ausgeheilt. Jetzt aber vertrage ich fast kein Obst und Gemüse mehr. Ich kann doch nicht lebenslang von Fleisch und Teigwaren leben! Ich bitte um Rat.*

Im vorliegenden Fall besteht der Verdacht auf eine Milch- und Fruchtzuckerunverträglichkeit. Das sollte aber noch durch eine spezielle Untersuchung abgeklärt werden. Medikamentöse Behandlung gibt es leider nicht. Dennoch können die Betroffenen verhältnismäßig gut leben, wenn sie einige Dinge in der Ernährung berücksichtigen.

Ständig meiden muss man Fruchtzucker (Fructose), Honig, Rohr- und Rübenzucker sowie Sorbit (in Fertiglebensmitteln als Zuckerzusatzstoff, aber auch in manchen Medikamenten enthalten). Es hilft häufiger kleine Mahlzeiten zu essen und lange Pausen dazwischen zu vermeiden.

Vertragen werden erfahrungsgemäß folgende Obst- und Gemüsesorten: Brokkoli, Chicorée, Erbsen, Fisolen (grüne Bohnen), Gurken, Karfiol (Blumenkohl), Kopfsalat, Löwenzahn, Radieschen, Rettich, Rhabarber, Spargel, Spinat, Weißkohl und Zitronen. Erdäpfel sind erlaubt, wenn sie vor dem Gebrauch mindestens 20 Tage gelagert, geschält, geschnitten und 24 Stunden vor dem Essen in Wasser eingeweicht wurden. Vitamine sollte man durch Tabletten ergänzen.

Bei der Milchzuckerunverträglichkeit (Laktoseintoleranz) ist der milchzuckerspaltende Stoff Lactase zu wenig vorhanden. Der Milchzucker wird daher erst in den unteren Darmabschnitten durch Bakterien abgebaut. In der Folge strömt zu viel Flüssigkeit in den Darm, was zu Blähungen und Durchfall führt.

Notwendig ist daher eine Beschränkung von Speisen, die Milchzucker enthalten. Erschwert wird eine Diät leider dadurch, dass Milchpulver für die Herstellung vieler Nahrungsmittel eingesetzt wird. Man sollte daher auch bei Backwaren entsprechend aufpassen.

Verträglich sind Käsesorten mit geringem Milchzuckeranteil wie Appenzeller, Bergkäse, Brie, Butterkäse, Camembert,, Edamer, Emmentaler, Gouda, Mozzarella, Parmesan, Rahmkäse, Räucherkäse, Romadur, Schafkäse, Tilsiter und Weichkäse. Die Liste ist nicht einmal vollständig …

Eiweiß und Kalzium bezieht man am besten aus Ei, Fisch, Geflügel, Nüssen und Soja. Eine drastische Diät ist meistens gar nicht erforderlich. Viele Betroffene vertragen etwa heiße Milch, Kakao, Topfen (Quark) und Jogurt recht gut.

Lebensmittel, die doch Milchzucker enthalten, sollten auf möglichst kleine Portionen aufgeteilt werden. Milch nur gemeinsam mit festen Speisen genießen.

MR Dr. Karl Maier
Internist und Kurarzt, Bad Gleichenberg (Steiermark)

Unterschied Fress- und Magersucht

Barbara L.: *Mich interessiert der Unterschied zwischen Fress- und Magersucht.*

Die Magersucht (Anorexia nervosa) beginnt meistens in der Pubertät. Es handelt sich um eine seelisch bedingte Essstörung. Der Wunsch nach Gewichtsabnahme – mit welchen Mitteln auch immer – ist unbezwingbar. Es fehlt jede Krankheitseinsicht.

Bei der Fresssucht (Bulimie) besteht der unwiderstehliche Drang, große Nahrungsmengen in kurzer Zeit in sich hineinzustopfen. Begleitet allerdings von der ständigen Angst vor einer Gewichtszunahme. Diese wird durch heimlich hervorgerufenes Erbrechen bzw. Missbrauch von Abführmitteln verhindert.

Der Unterschied zwischen beiden Krankheiten ist gelegentlich fließend, also nicht so klar erkennbar. Allerdings ist er für die Behandlung wesentlich: Bei der Fresssucht steht die Angst, dick zu werden, im Vordergrund. Bei der Magersucht dagegen der unstillbare Wunsch abzunehmen.

Die Therapie beider psychischer Störungen ist sehr schwierig und erfordert von allen Beteiligten vor allem viel Zeit und große Geduld.

MR Dr. Karl Maier
Internist und Kurarzt, Bad Gleichenberg (Steiermark)

Nie Hungergefühl – viel zu dünn ...

Johann M.: *Ich bin 78 Jahre alt, schwer gehbehindert, wohne alleine und leide an Essstörungen. Ich habe eigentlich nie Hungergefühl. Ich bin 185 cm groß und wiege nur noch 60 Kilo. Das belastet mich auch psychisch. Wer weiß Rat?*

Dem Schreiben ist zu entnehmen, dass der Leser hinsichtlich organischer Ursachen der Essstörungen ärztlich abgeklärt ist.

Ich nehme an, dass die Gesamtsituation – Behinderung, Alleinesein – hier auch eine Rolle spielt und empfehle nach Rücksprache mit dem Hausarzt eine Behandlung mit einem Antidepressivum.

Am besten mit der Substanz Mirtazeptin, die zu mehr Appetit und damit zur Gewichtszunahme führt. Die Therapie sollte mindestens 12 Wochen hindurch erfolgen.

OA Dr. Alexander Bernhaut
Facharzt für Psychiatrie, Neurologie und Psychoonkologie, Wien

Fett weg nur an Problemzonen?

Paula P.: *Ich bin nicht eigentlich dick, habe aber speziell im Hüft-, Bauch- und Gesäßbereich stark zugenommen. Vor allem seit ich im Wechsel bin. In Ihrem Magazin habe ich von einer Hormonbehandlung gelesen. Kann das auch mir helfen? Ich bin 51 Jahre alt und denke schon jetzt beunruhigt an die kommende Badesaison …*

Grundsätzlich kann eine Hormonbehandlung in solchen Fällen sehr erfolgreich sein. Allerdings wird der behandelnde Arzt zunächst eine Untersuchung (Hormonstatus) vornehmen, um festzustellen, ob die Hormone im Gleichgewicht sind oder nicht.

Welche Ursachen hat unkontrollierte Gewichtszunahme? Viele Menschen nehmen im Winter ungewollt zu. Trotz Einhaltens von Diäten und guten Vorsätzen werden vor allem die Problemzonen nicht geringer. Schließlich resigniert man und nimmt weiter zu.

Das kann auch auf ererbten Faktoren beruhen, die sich natürlich nicht verändern lassen. Häufig liegt aber tatsächlich eine hormonelle Fehlsteuerung vor. Durch diese wird der Stoffwechsel so beeinflusst, dass es vermehrt zur Einlagerung von Fett kommt.

Mit Hilfe des erwähnten Hormonstatus kann der Arzt genau sagen, ob jene Hormone, die den Fettaufbau bzw. -abbau regeln, aus dem Gleichgewicht geraten sind. In diesem Fall ist man gegen eine Fettspeicherung speziell in den Problemzonen nahezu chancenlos.

Natürlich kann man durch einseitige Diäten oder sogar Fasten einige Kilos verlieren.

Der Körper baut dabei jedoch hauptsächlich Muskeln ab. Wenn es doch zur Fettreduktion kommt, dann erfahrungsgemäß außerhalb der Problemzonen. Man sieht krank und leidend, aus, hat aber weiter zu viel Fett in den beschriebenen Bereichen.

Essen die Betroffenen nach einer Diätkur wieder normal, so wird die zugeführte Nahrung noch schlechter als vorher abgebaut, weil durch den Muskelschwund die Fettverbrennung vermindert ist. Der berüchtigte Jo-Jo-Effekt tritt ein: Man wiegt bald mehr als vorher ...

Wieso spielen die Hormone so eine große Rolle? Grundsätzlich wird die Einlagerung von Fett in den Problemzonen als Energiereserve für Notzeiten in der Schwangerschaft gefördert. Das hat die Natur so eingerichtet. Bei hormoneller Fehlregulierung geschieht das jedoch in verstärktem Maße. Der Fettabbau hingegen wird trotz stark herabgesetzter Nahrungszufuhr gebremst. Fett in den Problemzonen sollte ja ursprünglich nur im Rahmen der Fortpflanzung nützen.

Deshalb klappt auch das Abnehmen durch Diäten, Bewegung, Radikalkuren usw. nicht wie gewünscht.

Wie wird man den Schwimmreifen aber wieder los? Der Schlüssel dazu ist die Herstellung einer Hormonsituation, wie sie in der Schwangerschaft herrscht. Dadurch erhält der Körper nämlich den Befehl, das Fett in den Problemzonen als Energiereserve abzubauen.

Diese Behandlung wird in Form von Injektionen durchgeführt. Allerdings ist begleitend schon eine Reduktion der Kalorienaufnahme notwendig! Dann jedoch schmilzt das Fett genau an den richtigen Stellen.

Nach einer mehrwöchigen Kur muss die hormonelle Balance kontrolliert und weiter aufrecht erhalten werden. Dann kann man der kommenden Badesaison entspannt und schlank entgegensehen.

Prim. Prof. Dr. Erich Müller-Tyl
Facharzt für Frauenheilkunde,
Hormonspezialist, Wien

Informationen: 01 3686900, www.mueller-tyl.at

Ich will wieder eine Bikinifigur!

Sabine F.: *Ich bin 43, habe zwei Kinder und nehme seit sieben Jahren die Pille. Leider habe ich in letzter Zeit trotz wenig Essen und regelmäßiger Bewegung nicht weniger als 12 Kilo zugenommen! Nun steht der Sommer vor der Türe und ich möchte meine Bikinifigur wieder haben. Kann man da rasch etwas unternehmen?*

Grundsätzlich empfehle ich, von der Pille auf eine hormonfreie Spirale zu wechseln. Die Gewichtszunahme kann, wenn sie nicht durch zu hohe Kalorienzufuhr verursacht ist, eine Folge einer hormonellen Fehlsteuerung sein. Daher sollte der behandelnde Frauenarzt einen Hormonstatus (Blutabnahme) erstellen.

Falls sich dann herausstellt, dass die hormonelle Balance nicht stimmt, kann die Gewichtszunahme durch eine korrekte Hormoneinstellung gestoppt werden. Darüber hinaus helfen zur Reduktion des Fettgewebes zusätzliche Hormone, die über eine begrenzte Zeit in Form von Injektionen in Kombination mit einer Umstellung der Ernährungsgewohnheiten verabreicht werden.

Diese Behandlung unterscheidet sich von einer Abmagerungskur mittels Diät wesentlich. Bei einer Diät wird neben dem Fett auch ein großer Anteil der Muskeln abgebaut. Dadurch ist der berüchtigte Jo-Jo-Effekt (ständiges Ab- und Zunehmen) vorprogrammiert.

Bei der erwähnten Hormonkur hingegen wird ausschließlich Fettgewebe vermindert. Und das hauptsächlich im Bereich der „Problemzonen" am Bauch, Gesäß und Oberschenkeln. Man fühlt sich wohl, das Hungergefühl ist schwächer, die Leistungsfähigkeit bleibt erhalten.

Wenn die Hormone richtig angewendet werden, gibt es keine unerwünschten Nebenwirkungen. Auch nach dem Abnehmen ist jedoch eine ständige Überwachung der Hormoneinstellung nötig, um im Bedarfsfall korrigieren zu können. Die Bikinifigur kann jedenfalls in relativ kurzer Zeit erreicht und auch erhalten werden.

Prim. Prof. Dr. Erich Müller-Tyl
Facharzt für Frauenheilkunde,
Hormonspezialist, Wien

Trotz Hungerkur: Gewicht bleibt ...

Marlies B.: *Ich bin 38 Jahre alt und Mutter von zwei Kindern. Ich neige ohnedies zu Übergewicht, habe aber im Sommer noch 8 Kilo zugenommen, ohne eigentlich mehr zu essen. Speziell an Bauch, Hüften und Oberschenkeln hat sich das Fett angesetzt. Trotz Hungerkur und diversen Abnehmpräparaten habe ich das Fett an genau diesen Stellen behalten. Wie kann ich wieder „in Form" kommen?*

Zum Abnehmen gibt es leider keine Wundermittel. Auch Hungerkuren helfen natürlich auf Dauer nicht. Allerdings gibt uns die Natur einen Weg vor, wie man das Fett an den beschriebenen Stellen wieder loswerden kann:

Der Körper muss einerseits in einem hormonellen Gleichgewicht stehen – der Frauenarzt erstellt einen so genannten Hormonstatus. Andererseits muss schon über einen bestimmten Zeitraum die Kalorienzufuhr vermindert werden.

Dass dann in erster Linie die „Problemzonen" abgebaut werden, erreicht der Arzt durch gleichzeitige Injektionen von Hormonen, die die Fettdepots sozusagen öffnen – das Fett kann besser verbrannt werden. Der gefürchtete Jo-Jo-Effekt lässt sich in der Folge durch Aufrechterhalten des hormonellen Gleichgewichtes abhalten.

Prim. Prof. Dr. Erich Müller-Tyl
Facharzt für Frauenheilkunde,
Hormonspezialist, Wien

Informationen unter der Hotline 01 3686900

Was ist schuld am Übergewicht?

Ulrike H.: *Ich bin 59 Jahre alt und habe innerhalb von etwas mehr als einem Jahr 13 Kilogramm zugenommen ohne jedoch mehr zu essen. Was kann schuld daran sein: Eine gynäkologische Totaloperation vor zwei Jahren? Die tägliche Einnahme eines Medikamentes gegen Depressionen (Tolvon®)? Oder die Tatsache, dass ich vor einem Jahr nach 45 Jahren (!) mit dem Rauchen aufgehört habe? Ich bitte um Auskunft.*

In solchen Fällen ist meistens eine hormonelle Entgleisung des Stoffwechsels schuld. Das passt auch zur erwähnten Totaloperation. Denn selbst im Wechsel haben die Eierstöcke (die ja entfernt wurden) noch eine Grundfunktion. Bei ihrem Wegfall kann eine hormonelle Fehlsteuerung mit Gewichtszunahme eintreten.

Ich empfehle also als ersten Schritt eine genaue Hormonanalyse, die darüber Auskunft gibt, wie man den Hormonhaushalt mit geeigneten Mitteln korrigieren sollte. Es ist meistens problemlos möglich, wieder zu einem normalen Stoffwechsel zu gelangen.

Weiters verstärkt die Einnahme von Antidepressiva die Neigung zur Gewichtszunahme. Die Präparate dürfen aber deshalb nicht ohne Rücksprache mit dem behandelnden Arzt reduziert oder gar abgesetzt werden! Erfahrungsgemäß bessert sich die Stimmung bei optimaler Hormoneinstellung automatisch.

Das Aufhören mit dem Rauchen hat sicherlich ebenfalls Einfluss auf das Gewicht. Rauchen aktiviert den Fettabbau um rund 15 Prozent durch die vermehrte Ausschüttung der Hormone Adrenalin und Noradrenalin. Das aber ist auf Dauer nicht gesund.

Prim. Prof. Dr. Erich Müller-Tyl
Facharzt für Frauenheilkunde,
Hormonspezialist, Wien

Stark zugenommen – Hilfe ist einfach

Ilse K.: *Ich habe innerhalb relativ kurzer Zeit 9 Kilo zugenommen und bin darüber verzweifelt. Zwar hatte ich schon immer mit Übergewicht zu kämpfen, aber jetzt ist der „Schwimmreifen" wirklich schlimm. Ich versuche es mit Diät und Sport – bisher vergeblich. Ich bitte um Hilfe und bin zu allem entschlossen, da ich mich mit meinem Übergewicht elend fühle!*

In solchen Fällen kann man ziemlich einfach helfen. Viele Menschen befinden sich in einem hormonellen Ungleichgewicht (Dysbalance). Dieser Umstand führt dazu, dass Fett zwar leicht in den Körper eingelagert werden kann, der Abbau aber trotz Diät fast unmöglich ist.

Eine umfassende Hormonuntersuchung (Blutabnahme) bringt zu Tage, dass Hormone das Abnehmen fast völlig blockieren können. Da helfen weder strenge Diät noch Gymnastik. Man nimmt sogar eher noch zu als ab.

Nur eine ausgeglichene Hormonlage schafft die Basis, um wieder zur Wunschfigur zu gelangen. Ermöglicht wird dieses Ziel durch eine Hormonkur (Injektionen), die darüber hinaus Wohlbefinden und neue Lebensgeister beschert.

Natürlich hilft diese Methode am besten in Kombination mit eingeschränkter Kalorienaufnahme. Der Arzt verwendet je nach individuellem Bedarf das Schwangerschaftshormon Choriongonadotropin und das Wachstumshormon. Diese beiden Hormone können einzeln oder gemeinsam innerhalb von zwei Monaten den Fettstoffwechsel so stark ankurbeln, dass auch die hartnäckigsten Fettpolster „wegschmelzen". Mit richtiger Hormon-Grundeinstellung kann auch in Zukunft dauerhaft verhindert werden, dass es wieder zu unliebsamen Fettdepots kommt.

Prim. Prof. Dr. Erich Müller-Tyl
Facharzt für Frauenheilkunde,
Hormonspezialist, Wien

Erschrocken über „Schwimmreifen"

Sylvia J.: *Ich bin 46 Jahre alt und neige seit einiger Zeit trotz großer Disziplin beim Essen zur Gewichtszunahme. Im Schwimmbad bin ich kürzlich über meine Figur regelrecht erschrocken. Wie werde ich den deutlich sichtbaren „Schwimmreifen", der sich angesetzt hat, möglichst rasch wieder los?*

Wenn man trotz sparsamer Nahrungsaufnahme ständig zunimmt, ist oft eine unausgeglichene Hormonbalance die Ursache einer Fettansammlung – speziell im „Schwimmreifenbereich".

Eine Hormonuntersuchung und im Anschluss eine entsprechend richtige Hormoneinstellung können weitere Gewichtszunahme verhindern.

Heute kann der Arzt mittels Hormoninjektionen das Abnehmen an den gewünschten Stellen ermöglichen.

Prim. Prof. Dr. Erich Müller-Tyl
Facharzt für Frauenheilkunde,
Hormonspezialist, Wien

Kann Medikament dick machen?

Karoline F.: *Ich habe nach der Operation eines gutartigen Tumors ein Gewichtsproblem: Ich muss einige Zeit das Medikament Epilan® nehmen und stelle seither fest, dass ich zunehme. Dabei ernähre ich mich durchaus vernünftig und betreibe auch ein bisschen Sport. Kann die Arznei die Gewichtszunahme bewirken?*

Das genannte Medikament hat eine entspannende und müde machende Nebenwirkung. Daraus ergibt sich meistens eine etwas geringere körperliche Aktivität, was wiederum zur Gewichtszunahme führt.

Häufig isst man aber auch unwillkürlich öfter und mehr. Weiters kann eventuell die Funktion der Schilddrüse vorübergehend beeinflusst werden. Auch dadurch erhöht sich das Körpergewicht etwas.

Ich rate dazu, strenger zu kontrollieren, was man täglich isst. Dazu regelmäßig Ausdauersport betreiben. Zum Beispiel fünfmal in der Woche 20 Minuten auf dem Powerstepper steigen oder auch nur rascher spazieren gehen.

Mag. pharm. Kurt Vymazal
Apotheker, Wien

Magenoperation bei Übergewicht?

Annemarie D.: *Ich habe gelesen, dass bei starkem Übergewicht eine so genannte „Magenschlinge" gelegt werden kann, damit der Magen nicht so viel Essen aufnimmt. Ich habe rund 30 Kilo Übergewicht (165 cm groß, 100 Kilo schwer) und hatte mit den verschiedensten Diäten keinen Erfolg. Ich bitte nun um nähere Auskunft über die Operation.*

Bei einem Body-Mass-Index (BMI) von 37, wie im vorliegenden Fall, besteht „krankhafte Fettsucht". Dieser Zustand ist behandlungswürdig, weil ernste gesundheitliche Gefahren drohen. Über einem BMI von 35 wird in praktisch allen Fällen eine Operation von der Krankenkasse bewilligt, wenn andere Maßnahmen nachweislich keinen Erfolg hatten.

Die Adipositas-Chirurgie (Adipositas = Fettsucht) bietet für die meisten Situationen zwei Typen von Operationen an: Das Magenband und den Magenbypass. Beim Magenband wird mittels Laparoskopie („Knopfloch-Chirurgie") ein Kunststoffring um den Mageneingang gelegt. Dieser Ring kann nachher auch enger gezogen werden. Diese Methode eignet sich besonders gut für Patienten, die gewohnt sind, große Portionen zu verzehren.

Beim Magenbypass, der von erfahrenen Chirurgen auch laparoskopisch durchgeführt werden kann, wird der Magen verkleinert. Die Nahrungspassage wird durch den Dünndarm so umgeleitet, dass nicht mehr als die durchschnittlich für einen Erwachsenen notwendige Kalorienmenge aufgenommen wird. Diese Methode ist für Menschen, die gerne Zwischenmahlzeiten zu sich nehmen und naschen, besonders geeignet.

In einem Beratungsgespräch sollte also zunächst einmal herausgefunden werden, welcher Esstyp vorliegt. Dann sollte der Chirurg mit der Patientin / dem Patienten alle Für und Wider einer Operation ausführlich besprechen. Gemeinsam mit Psychologen und Ernährungsberatern sollte die beste Behandlungsstrategie erarbeitet werden.

Die Wahl der passenden Operationsmethode ist deshalb wichtig, weil man zum Beispiel ein Magenband durch Änderung der Essgewohnheiten (wie Umsteigen auf viele kleine Snacks und Süßigkeiten) problemlos „austricksen" kann.

Ohne die Mitarbeit des Patienten ist auch die Adipositas-Chirurgie nur mäßig erfolgreich. Aufgeklärt und korrekt geleitete Patienten hingegen profitieren sicher und langfristig – sie leben gesünder und finden neue Lebensfreude!

Prim. Prof. Dr. Wolfgang Feil
Kompetenzzentrum für minimal invasive Chirurgie am Evangelischen Krankenhaus, Wien

Übergewicht rasch wieder loswerden!

Sabine R.: *Ich bin nicht stark übergewichtig, habe aber über die Feiertage fünf Kilo zugenommen. Vor allem an den „Problemzonen". Mir passen die Röcke nicht mehr, schon gar nicht das Ballkleid! Wie kann man zuverlässig und vor allem rasch wieder abnehmen?*

Viele Menschen setzen durch zu üppige Nahrungsaufnahme und natürlich auch durch Alkoholgenuss besonders um die Körpermitte („Schwimmreifen") Fett an. Röcke und Hosen spannen bzw. lassen sich nicht mehr schließen. Sogar das Bücken bereitet Probleme.

Laut einer wissenschaftlichen Studie (veröffentlicht in der renommierten medizinischen Fachzeitschrift „The New England Journal of Medicine") verfolgt die Betroffenen gerade diese Form des Übergewichtes das ganze Jahr, falls sie nicht rechtzeitig, also rasch, etwas dagegen unternehmen.

Strenge Diät nützt nicht viel. Diese Erfahrung haben unzählige Übergewichtige bereits gemacht. Der „Schwimmreifen" bleibt meistens bestehen.

Warum nimmt man viel schneller zu als ab? In vielen Fällen sind Hormone daran schuld. Wir Menschen verfügen über Hormone, die das Fett in die Zellen einbauen und über Hormone, welche die Fettverbrennung fördern. Ist dieser Hormonhaushalt nicht ausgeglichen, überwiegen zum Beispiel die Hormone des Fettaufbaues, dann nimmt man besonders leicht zu.

Ein wichtiger Umweltfaktor in diesem Zusammenhang ist Stress. Dadurch schütten wir vermehrt Stresshormone aus. Wer nicht übermäßig zunehmen will, muss darauf achten, dass die Hormone im Gleichgewicht stehen.

Ob das der Fall ist, lässt sich durch eine Blutuntersuchung (Hormonstatus) feststellen. Falls die Hormone nachweislich aus dem Gleichgewicht geraten sind, lässt sich ein Ausgleich durch entsprechende Hormongaben schaffen. Auf diese Weise wird dann zuverlässig übermäßiger Aufbau von Fett verhindert.

Diese speziellen Hormone werden als Injektionen verabreicht. Sie bauen Fett vor allem in der Körpermitte ab und gleichzeitig selbstständig Muskeln auf.

In der genannten Region bleibt Fett nämlich bei herkömmlichen Diäten, aber auch durch Fitnesstraining weitgehend unberührt. Wer lediglich weniger isst, veranlasst seinen Körper dazu Muskeln abzubauen, um Energie bereitzustellen. Das Fett jedoch bleibt.

Neueste wissenschaftliche Erkenntnisse sagen, dass die Zentimeter des Bauchumfanges zur Risikoeinschätzung durch Übergewicht wichtiger sind als das Körpergewicht!

Das Risiko für Gefäßleiden, Bluthochdruck und Diabetes zeigt sich nämlich am besten am Bauchumfang. Eine Reduktion des Umfanges um nur einen Zentimeter senkt die Gefahr, an den oben genannten Leiden zu erkranken, um 5 Prozent! Spezielle Hormone wirken genau in diese Richtung.

Freilich kann man sich Fett in der Bauchdecke auch absaugen lassen. Das hilft allenfalls kosmetisch, verbessert aber die Gesundheit nicht. Hormoninjektionen hingegen bauen Körperfett ab und verhindern nach der erfolgreichen Gewichtsabnahme den gefürchteten „Jo-Jo-Effekt".

Prim. Prof. Dr. Erich Müller-Tyl
Facharzt für Frauenheilkunde,
Hormonspezialist, Wien

Auskünfte: 01 3686900 bzw. www.mueller-tyl.at

Schlank durch eine Eiweißkur?

Sabine B.: *Ich habe aus Deutschland das neue Buch von Fitness-Papst Ulrich-Strunz „Die Diät" bekommen. Darin steht, dass man mit einer hochdosierten Eiweiß-Milchshake-Kur schlank werden kann. Angeblich werden dadurch Schlankheitshormone aktiviert. Stimmt das?*

Es ist wohl richtig, dass der Fettstoffwechsel durch Hormone geregelt wird. Allerdings liegt kein einziger wissenschaftlicher Hinweis dafür vor, dass Eiweißzufuhr schlank machende Hormone vermehrt. Das stimmt demnach nicht.

Durch Fehleinstellung von Hormonen entsteht vor allem im „Schwimmreifenbereich" eine Fettansammlung. Als Basis für Gewichtsabnahme ist die Bestimmung des Hormonstatus notwendig, der alle Hormone umfasst, die den Fettstoffwechsel betreffen.

Aufgrund des Testergebnisses kann die Hormonsituation gleichsam „maßgeschneidert" angepasst werden. Zusätzlich kann man mittels einer Injektionskur mit anderen, nachweislich schlankmachenden Hormonen sowie Kalorienreduktion (das ist grundsätzlich immer notwendig) schon in wenigen Wochen gerade an „Problemzonen" gezielt abnehmen.

Darüber hinaus aber sorgen die Hormone (die ja nur ersetzen sollen, was bereits fehlt) auch für körperliches und geistiges Wohlbefinden. Gerade bei Frauen in den Wechseljahren!

Mit gut eingestellten Hormonen vermeidet man übrigens nach der Gewichtsreduktion erneutes Zunehmen und damit den gefürchteten „Jo-Jo-Effekt".

Nähere Auskünfte zu diesem Thema sind auch unter der Telefonnummer 01 3686900 erhältlich.

Prim. Prof. Dr. Erich Müller-Tyl
Facharzt für Frauenheilkunde,
Hormonspezialist, Wien

Massage hilft nicht gegen Übergewicht

Therese W.: *Ich bin 76 und habe nach einer Gallenblasenentfernung vor 20 Jahren so viel zugenommen, dass ich nun einen dicken, schwabbeligen Bauch habe. Zusätzlich plagen mich Herz-Kreislauf-Probleme. Ich bin eigentlich keine große Esserin. Kann man mit Massage etwas erreichen? Was meint ein Arzt dazu?*

Ein ursächlicher Zusammenhang zwischen der Entfernung der Gallenblase und der Gewichtszunahme besteht nicht. Trotzdem sollte einmal eine gründliche Untersuchung vorgenommen werden: Blutwerte, Überprüfung der Schilddrüse und anderer hormonproduzierender Organe.

Erhebliches Übergewicht ist nicht nur für das Herz, sondern für den gesamten Organismus schädlich. Im höheren Alter wird ein größerer Anteil der Körperzellen gewissermaßen automatisch in Fettzellen umgewandelt. Die verminderte Hormonerzeugung wirkt sich ebenso aus wie Mangel an Bewegung.

Wer also im Alter normal weiterisst, nimmt trotzdem ständig zu. Falls also die Untersuchung keine eigentliche Krankheit als Ursache aufdeckt, empfehle ich folgendes Programm:

Auf lange Sicht „unterkalorig" essen (etwas weniger essen, als man verbraucht), viel frisches Obst (Vorsicht allerdings bei Diabetes) und Gemüse, Vollkornprodukte, täglich etwas Bewegung in der frischen Luft (Spazierengehen reicht) und ebenso täglich zweimal ein paar Minuten Gymnastik.

Massagen des Körpers tragen zwar zur Entspannung bei, sind also nützlich, abnehmen kann man damit aber sicher nicht.

MR. Dr. Karl Maier
Internist und Kurarzt, Bad Gleichenberg (Steiermark)

Abnehmen ohne Jo-Jo-Effekt ...

Paulina B.: *Ich habe kürzlich in Ihrem Magazin einen Artikel über Gewichtszunahme auch bei geringer Kalorienzufuhr gelesen. Auch ich (45 Jahre alt) esse nicht viel, nehme aber trotzdem zu. Vor allem im Bauch- und Oberschenkelbereich. Keine Diät hilft. Auch mit Sport kann ich weder abnehmen noch meine Figur wesentlich verbessern. Ich nehme ständig zu, dann wieder mit Gewalt ab, kann aber das Wunschgewicht nicht halten. Gibt es eine Möglichkeit, wirklich an den Problemzonen abzunehmen ohne gleich wieder zuzunehmen?*

Das beschriebene Schicksal betrifft unzählige Frauen, die sich den Wechseljahren nähern. Schuld daran sind nicht so sehr Ernährungssünden, sondern die Hormone. Nur ein ausgeglichener Hormonhaushalt garantiert stabiles Gewicht – natürlich kombiniert mit vernünftiger Zufuhr von Kalorien.

Ich rate in solchen Fällen, sich an den Frauenarzt zu wenden, der einen so genannten Hormonstatus (Blutuntersuchung) vornehmen lässt. Dadurch kann man Unreinheiten im Hormonhaushalt aufdecken, die anschließend ganz gezielt ausgeglichen werden.

In der Folge ist es dann wieder möglich, alleine durch gutes „Kalorienmanagement" das Körpergewicht zu steuern. Grundsätzlich darf nicht mehr Nahrung zugeführt werden, als der Körper verbrennen kann. Andernfalls verhindert auch eine Hormonkur nicht das unerwünschte Zunehmen.

Wer an den richtigen Stellen (siehe Skizzen) abnehmen und den berüchtigten Jo-Jo-Effekt (ständig ab- und wieder zunehmen) verhindern will, dem steht die Möglichkeit einer Injektionskur mit Hormonen offen, die fast ausschließlich das Fett im „Schwimmreifen"-Bereich abbauen hilft. Das funktioniert in Kombination mit richtiger Grundeinstellung der Hormone.

Im Zuge einer 8-wöchigen Hormongabe mittels Injektionen kann man ausreichend Fett vorwiegend an Bauch und Oberschenkeln („Reiterhosen") loswerden. Dann greift auch vernünftige Ernährung gemeinsam mit sportlicher Aktivität.

Nähere Informationen sind unter der Hotline 01 3686900 erhältlich.

Prim. Prof. Dr. Erich Müller-Tyl
Facharzt für Frauenheilkunde,
Hormonspezialist, Wien

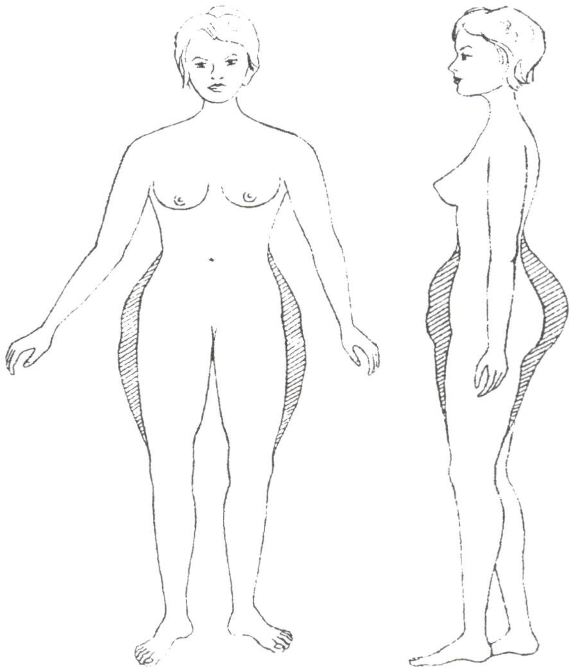

Abnehmen mit „sanften"Mitteln

Regina T.: *Ich möchte vor dem Sommer ein paar Kilos abnehmen. Alleine schaffe ich es nicht. Gibt es einen sanften Weg ohne chemische „Bomben"? Was halten Sie von homöopathischen Mitteln?*

Umstellung der Ernährungsgewohnheiten (weniger Fett und Zucker, mehr Obst, Gemüse und andere Ballaststoffe) sowie regelmäßige Bewegung sind die Eckpfeiler vernünftiger Gewichtsreduktion. Das möchte ich vorausschicken.

Energiezufuhr und -verbrauch müssen im richtigen Verhältnis zueinander stehen. Sind beide gleich groß, dann nimmt man zunächst weder zu noch ab. Erst wenn man die Zufuhr drosselt, erfolgt eine Gewichtsreduktion. Homöopathie kann den Vorgang sinnvoll und sanft unterstützen.

Oft ist es dabei kein einzelner Bestandteil, sondern die richtige Kombination, die mithilft, dem Wunschgewicht näher zu kommen. Die Inhaltsstoffe müssen einander ergänzen. Entsprechende Schlankheitstropfen gibt es in allen Apotheken.

Dr. Christian Adensamer
Arzt für Allgemeinmedizin, Wien

Trotz viel Sport Gewichtsprobleme

Sabine P.: *Ich bin 27 Jahre alt, ein positiv denkender Mensch und versuche seit zwei Jahren abzunehmen – ich wiege bei einer Größe von 168 cm 74 Kilo! Mein liebstes Hobby ist Sport: Laufen, Schwimmen, Mountainbiken, Tanzen, Fitness-Studio (mit Steppen und Gewichtstraining). In meinem Wohnort leite ich außerdem eine Aerobic-Gruppe. Ich ernähre mich weitgehend gesund, fettarm mit viel Pute, Gemüse, Obst, Fisch, Vollkornprodukten und sehr wenig Süßigkeiten. Trotzdem bin ich stämmig und habe einen BMI von 26,2. Ich bin schon ganz verzweifelt …*

Der angegebene BMI überschreitet tatsächlich die empfohlene Grenze von 25. Allerdings ist zu bedenken, dass bei so intensiver sportlicher Betätigung auch sehr viel Muskelmasse vorhanden ist. Und Muskeln sind bekanntlich deutlich schwerer als Fett. Eine Fettmessung, wie sie bei Ärzten, Ernährungsberatungsstellen und oft auch Fitness-Instituten angeboten wird, könnte also durchaus ergeben, dass dieser Wert im Normbereich liegt.

Eine andere Sache ist die Zufriedenheit mit dem eigenen Aussehen. Zwar ist man durch seinen Körperbau in einen gewissen Rahmen gezwungen, Änderungen sind aber möglich.

Beim Ernährungsverhalten fällt auf, dass sich die Leserin zwar „gesund", aber keineswegs immer kalorienarm ernährt. So wird gerne übersehen, dass Vollkornprodukte, aber auch bestimmte Obstsorten und Milchprodukte sehr viele Kalorien enthalten können. Ich rate also dazu, einige Tage ein Ernährungsprotokoll zu führen. Anhand entsprechender Kalorientabellen kann so die Tagesenergieaufnahme festgestellt werden. Dem stellt man dann den Energieverbrauch durch Sport gegenüber. Vielleicht zeigt sich, dass der Gesamt-Tagesenergiewert doch zu verringern wäre, was zur Gewichtsabnahme führt. Eine Reduktion um rund 5 Kilo wäre nicht nur für das körperliche, sondern vor allem für das seelische Wohlbefinden von Vorteil. Man soll sich jedoch dafür Zeit nehmen und nicht mehr als 500 g pro Woche erwarten.

Prof. Dr. Rudolf Schoberberger
Institut für Sozialmedizin, Universität Wien

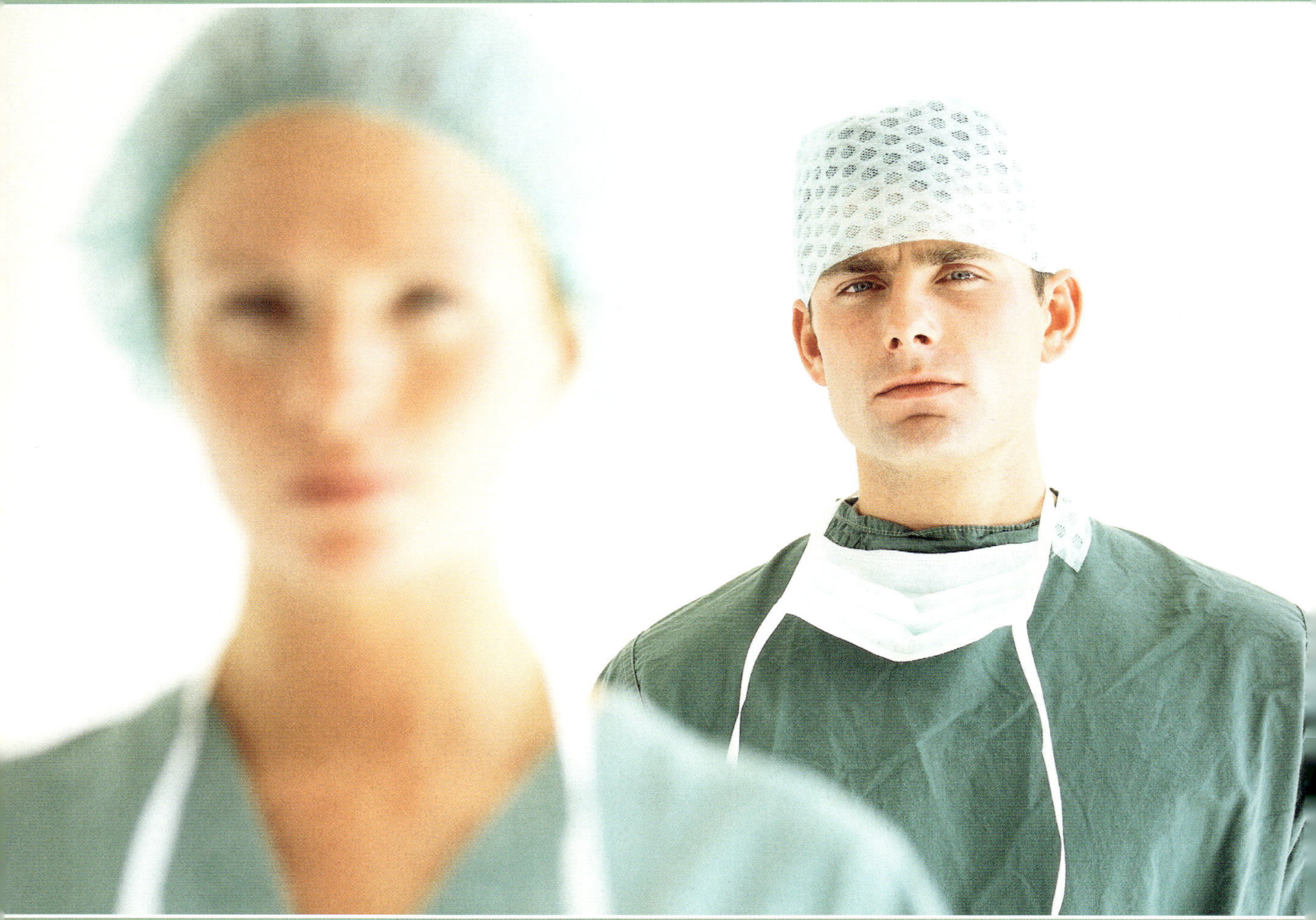

Fragen an den Chirurgen

Aufklärung über den „Kreuzstich"

***Walter D.:** Ich bin 79 Jahre alt und muss derzeit eine wichtige Entscheidung treffen: Nach einer Herzoperation vor mehr als 15 Jahren (Bypass, Aortenklappe) und der Einpflanzung eines Schrittmachers vor zwei Jahren steht mir nun eine operative Narbenkorrektur bevor. Ich habe Angst vor einer Vollnarkose und möchte Ihre Experten fragen, ob auch ein so genannter „Kreuzstich" möglich wäre.*

Der „Kreuzstich" gehört zu den rückenmarknahen Anästhesieverfahren und ist eine sehr sichere Methode in der klinischen Routine. Wesentliches Merkmal ist ein Ausschalten jeglicher Empfindung unterhalb des vom Arzt gewählten Rückenmarkniveaus. Begleitend kann – auch auf Wunsch des Patienten – ein Medikament verabreicht werden, das beruhigt. Hauptsächlich werden diese Verfahren bei orthopädischen bzw. unfallchirurgischen Operationen an den Beinen, aber auch bei allgemein chirurgischen Eingriffen unter bzw. auf Nabelhöhe angewendet. So kann heute zum Beispiel eine Nabelbruchoperation durchaus mit dieser Art der Schmerzausschaltung stattfinden. Die dabei gewählte Methode hängt vom genauen Ort des Geschehens ab.

Die Sicherheit dieser Anästhesiemethoden ist an eine weitgehend normale Blutgerinnung gebunden, die natürlich vor dem Eingriff genau kontrolliert wird. Andernfalls besteht die Gefahr einer Einblutung in das Rückenmark.

Im konkreten Fall (Leseranfrage) ist die normale Blutgerinnung wegen der Einnahme des Medikamentes Marcoumar® nicht gegeben. Ob die Therapie unterbrochen werden kann oder ob diese unbedingt weitergeführt werden muss, entscheidet der Internist. Danach richtet sich letztlich das Anästhesieverfahren.

Wir raten in solchen Fällen immer, vor der Operation eine der zahlreichen Präanästhesieambulanzen aufzusuchen, wo man entsprechend beraten wird.

Prof. Dr. Michael Zimpfer,
Prof. Dr. Alois Werba
Fachärzte für Anästhesie und Intensivmedizin,
AKH, Wien

„Kreuzstich" auch bei Nabelbruch?

***Herbert T.:** Ich habe kürzlich in der „Sprechstunde" eine Aussage von Prof. Zimpfer gelesen, dass man bei einer Nabelbruchoperation auch einen so genannten Kreuzstich machen kann. Bei mir wurde diese Methode schon zweimal zur vollsten Zufriedenheit angewandt. Nun soll ich ebenfalls wegen eines Nabelbruchs operiert werden. Zwei von mir befragte Chirurgen haben erklärt, der Eingriff sei nur mit leichter Vollnarkose möglich. Ich bitte um eine Stellungnahme.*

Beim „Kreuzstich" wird eine geringe Menge eines örtlichen Betäubungsmittels mittels dünner Kanüle in den flüssigkeitsgefüllten Raum im Bereich der Nervenendigungen des Rückenmarkes eingebracht. Das führt zur rasch eintretenden Gefühllosigkeit in den Beinen. Je nach Menge des Mittels können auch Teile des Bauches und des Rückens gefühllos werden. Diese Methode (Fachausdruck: Spinalanästhesie) ist besonders für ältere Menschen sehr gut verträglich. Natürlich können Nebenwirkungen auftreten, die jedoch harmlos und leicht zu behandeln sind (wie etwa Abfall des Blutdrucks).

Grundsätzlich können alle Operationen im Bereich der beschriebenen Gegend durchgeführt werden. Dazu zählt selbstverständlich auch eine Nabelbruchoperation. Zur Erklärung der Chirurgen ist anzumerken, dass es keine „leichte" Vollnarkose gibt. Vollnarkose bedeutet immer, dass der Patient im künstlichen Tiefschlaf liegt und unbedingt beatmet werden muss.

Bei Nabelbruchoperationen können jedoch auch andere Betäubungsverfahren angewendet werden. Dazu zählt etwa der „Rektusscheidenblock", bei dem das Schmerzmittel in eine gewisse Muskelschicht der vorderen Bauchwand injiziert wird. Diese Maßnahme erfolgt unter Ultraschallkontrolle und ist praktisch nebenwirkungsfrei. Allerdings kann es bei starken Manipulationen im Darmbereich zu Schmerzen während des Eingriffes kommen. Da bekommt der Patient dann Schmerzmittel in die Vene injiziert.

Prof. Dr. Michael Zimpfer, Prof. Dr. Peter Marhofer
Fachärzte für Anästhesie und Intensivmedizin,
AKH Wien

Leistenbruch immer Operationsgrund!

Erich F.: *Ich bin 59 Jahre alt. Vor zwei Jahren bekam ich links oberhalb der Leiste starke Schmerzen. Der Arzt stellte an dieser Stelle, aber auch rechts, kleine Leistenbrüche fest. Er rät mir zur Operation. Ist das wirklich notwendig? Ich bin in Pension und muss ohnedies keine schweren Arbeiten mehr verrichten. Und jede Operation ist doch ein Risiko ...*

Ein Leistenbruch bei einem 59-Jährigen – egal ob ein- oder beidseitig – stellt immer einen Grund für eine Operation dar! Es spielt dabei auch keine Rolle, wie stark die Schmerzen sind oder ob überhaupt jemals Schmerzen bestanden haben.

Die Operation sollte deshalb unbedingt erfolgen, weil der Weichteilbruch unweigerlich größer wird und durch Einklemmung von Darmteilen irgendwann eine Notoperation fällig sein würde.

Der Eingriff ist übrigens nur wenig riskant. Er kann in Vollnarkose, aber auch in Regional- bzw. Lokalanästhesie erfolgen.

Zu den üblichen Verfahren: Die herkömmliche Operation wird heute meistens durch ein Kunststoffnetz unterstützt. Bei beidseitigem Leistenbruch wird häufig die laparoskopische Operation (also mit Hilfe der Bauchspiegelung) empfohlen.

Prim. Prof. Dr. Albert Tuchmann
Facharzt für Chirurgie, Wien

Operation bei Narbenbruch?

Johann G.: *Ich bin Mitte 60 und wurde mit 12 Jahren wegen eines Blinddarmdurchbruches operiert. Es blieb ein Loch im Bauchnetz. Daraus entstand im Laufe der Jahre ein Narbenbruch. Ich möchte mich operieren lassen und habe gelesen, dass man den Bruch auch mit einem Netz verschließen kann. Angeblich mittels „Knopflochchirurgie", bei der ich nicht aufgeschnitten werden muss. Im Krankenhaus will man mich aber herkömmlich operieren. Welche Meinung vertreten Sie? Welche Narkosetechnik wird benützt?*

Sowohl die laparoskopische („Knopflochtechnik") wie auch die herkömmliche Narbenbruchoperation werden in Vollnarkose durchgeführt. Die laparoskopische Narbenbruchoperation unter Verwendung eines Netzes als Fremdmaterial hat sich vor allem bei der Behandlung des Leistenbruches bewährt. Weniger bei der Korrektur von Narbenbrüchen.

Abhängig von der örtlichen Gewebesituation und Muskelbeschaffenheit im Narbenbruchbereich kann auch bei der herkömmlichen Bruchoperation ein aus Fremdmaterial bestehendes Netz zur Unterstützung der Gewebefestigkeit zur Anwendung kommen.

Ich rate dazu, dem Chirurgen im Krankenhaus zu vertrauen – er wird sicher die beste Lösung anbieten.

Prim. Prof. Dr. Jürgen Holle
Facharzt für plastische Chirurgie, Wien

Narbenbruch sollte operiert werden

Linda W.: *Ich hatte in den vergangenen Jahren zwei schwere Bauchoperationen (eitrige Divertikulitis, Darmverschluss). Seit heuer habe ich im Bereich der Schnittstellen Narbenbrüche. Muss ich deshalb wieder operiert werden? Darf ich Rad fahren? Habe ich die Brüche vielleicht vom Radfahren bekommen? Ich bin Anfang 60 und schlank.*

Nach großen bauchchirurgisichen Eingriffen ist in 10 bis 20 Prozent der Fälle ein Narbenbruch zu erwarten. Das Radfahren hat damit nichts zu tun. Risikofaktoren sind: eine Störung der Wundheilung, Übergewicht oder körperliche Anstrengung wie das Heben schwerer Lasten.

Ist ein Narbenbruch einmal aufgetreten, so sollte er operativ verschlossen werden. Der Bruch wird nämlich im Laufe der Zeit eher größer und ist dann schwerer zu operieren. Auch kann es zur Einklemmung von Darmschlingen kommen, was eine Notoperation nötig machen könnte.

Sind die Brüche andererseits nicht groß und besteht keine Gefahr der Einklemmung, so kann unter ärztlicher Kontrolle noch gewartet werden. Das jedoch – wie erwähnt – mit einem gewissen Risiko.

Auf jeden Fall sollen in dieser Zeit körperliche Anstrengungen vermieden werden, damit der Bruch nicht größer wird. Dazu gehört auch Radfahren, besonders wenn Steigungen überwunden werden müssen. Radfahren in der Ebene bei geringem Widerstand sollte möglich sein.

Bezüglich der Dringlichkeit eines Eingriffes lässt man sich vom behandelnden Arzt beraten.

Prim. Prof. Dr. Albert Tuchmann
Facharzt für Chirurgie, Wien

Bei Fettwucherung hilft nur Operation

Herbert D.: *Ich bin 50 und leide an ständig wachsenden Fettgeschwülsten (Morbus Madelung) auf Brust und Rücken. Die Wucherungen sind fest und können nicht abgesaugt werden. Ich befürchte gesundheitliche Probleme und bitte um einen Therapievorschlag.*

Bei der Madelungschen Erkrankung handelt es sich um eine Fettgewebswucherung unter der Haut, vorwiegend im Bereich des Halses, der Schulter sowie der oberen Brust- und Rückengegend. Die Ursache ist nicht bekannt. Die Erscheinung tritt bei Männern im mittleren Lebensalter auf und ist gutartig.

Allerdings können die Fettwucherungen langsam zunehmen und auf diese Weise belastend werden. Da sie besonders fest sind, ist eine Fettabsaugung nur sehr schwer möglich.

Die einzige wirkungsvolle Therapie ist daher die chirurgische Entfernung des überschüssigen Fettgewebes in Vollnarkose. Ist die Ausdehnung besonders groß, können auch mehrere operative Eingriffe erforderlich sein. Eine grundsätzliche Behandlung gibt es leider nicht.

Prim. Prof. Dr. Jürgen Holle
Facharzt für plastische Chirurgie, Wien

Operation bei Epilepsie

Gerlinde P.: *Ich möchte anfragen, ob es bei erworbener Epilepsie eine Heilung durch Operation gibt.*

Grundsätzlich gelingt es in den meisten Fällen, die Anfallhäufigkeit durch Medikamente so weit zu senken, dass ein chirurgischer Eingriff nicht erforderlich ist. Nur bei wenigen Patienten, wo es über ein bis zwei Jahre hinweg trotz verschiedener antiepileptischer Behandlungsversuche nicht gelingt, die Zahl der Anfälle zu reduzieren, ist eventuell eine Operation zu überlegen. Dabei müssen allerdings bestimmte Voraussetzungen erfüllt sein:

Zum Beispiel muss der Herd im EEG bzw. Kernspintomogramm eindeutig nachgewiesen sein. In manchen Fällen ist eine genaue Abklärung von außen nicht möglich. In diesem Fall werden an wenigen, hochspezialisierten Zentren sehr aufwändige Untersuchungen vorgenommen.

Selbst beim Nachweis eines Herdes ist nur selten eine Operation zu empfehlen, weil der Eingriff erstens nicht unriskant ist und zweitens oft nicht erfolgreich verläuft.

Welche Technik der Entfernung des epileptischen Herdes im Falle einer Operation angewendet wird (Elektrokoagulation oder Laser) hat keinen wesentlichen Einfluss auf die Prognose.

Dr. Gedeon Perneczky
Facharzt für Neurochirurgie, Wien

Nase operiert: Nun „Sprungschanze"

Sylvia F.: *Ich habe vor zwei Jahren eine kosmetische Nasenoperation durchführen lassen. Damals hatte ich einen kleinen Höcker, der begradigt wurde. Außerdem wurde die Nasenspitze verschmälert. Leider ist der Nasenrücken nun so verkleinert, dass ich jetzt eine Nase wie eine Sprungschanze habe. Auch die Spitze ist unsymmetrisch. Kann eine nochmalige Operation den fehlenden Nasenrücken herstellen?*

Ein Vorteil bei kosmetischen Nasenoperationen ist die Tatsache, dass schon mit kleinen Nachkorrekturen sehr oft das gewünschte Ergebnis erzielt werden kann. Im konkreten Fall kann man am Computer die erhoffte Form der Nase simulieren und dann mit einem Knorpelstück aus der Nasenscheidewand den Nasenrücken aufbauen.

Auch die Nasenspitze lässt sich mit Knorpel korrigieren und wieder symmetrisch formen. Der Eingriff wird im Dämmerschlaf in örtlicher Betäubung vorgenommen und erfordert keinen Krankenhausaufenthalt. Nach ein bis drei Wochen ist das gewünschte Ergebnis meist erzielt.

Prim. Prof. Dr. Jürgen Holle
Facharzt für plastische Chirurgie, Wien

Knollennase lässt sich „reparieren“

Walter D.: *Ich leide sehr unter meiner Knollennase. Ich schaue aus wie der Filmschauspieler Karl Malden und werde dafür oft verspottet. Kann man diese dicke Nasenspitze wegoperieren? Wie geschieht das genau?*

Bei einer so genannten Knollennase ist der Nasenrücken schmal und gerade. Lediglich die Spitze ist breit und wirkt dadurch störend. Eine Korrektur kann durch Modellierung des Knorpels in der Nasenspitze erfolgen. Diese Operation ist einfach und kann unter örtlicher Betäubung durchgeführt werden.

Um allerdings die Schwellung nach der Operation so gering wie möglich zu halten, wird für einige Tage eine Gipsschiene am Nasenrücken angelegt. Nach deren Entfernung kommt es nochmals zu einer leichten Schwellung. Diese verschwindet nach 10 bis 12 Tagen. Dann kann mit einem zufriedenstellenden, ästhetischen Ergebnis gerechnet werden.

Prim. Prof. Dr. Jürgen Holle
Facharzt für plastische Chirurgie, Wien

„Höckernase“ lässt sich korrigieren

Monika G.: *Ich bin 28 und leide seit meiner Kindheit unter einer „Höckernase“. Mich belastet mein Aussehen sehr. Nun habe ich von der Möglichkeit einer Korrektur gehört und bitte um nähere Information.*

Der Nase kann durch einen einfachen kosmetisch-chirurgischen Eingriff eine neue Form gegeben werden. Diese Form darf allerdings keineswegs isoliert von den übrigen Gesichtsproportionen gesehen werden. Das erklärte Ziel ist die Harmonisierung zwischen der Nase und den übrigen Gesichtskonturen.

Die neue Nase soll den Typ nicht grundlegend verändern. Allerdings beseitigt man natürlich unattraktive Details wie zum Beispiel einen störenden Höcker. Die Operation dauert im Durchschnitt etwas mehr als eine Stunde und ist nicht mit Schmerzen verbunden.

Der Anästhesist versetzt die zu operierende Person in einen angenehmen Dämmerschlaf. Zusätzlich wird eine lange wirksame örtliche Betäubung verabreicht. Allerdings kann man etwa eine Stunde nach Ende des Eingriffes mit einer Begleitperson heimgehen.

Die Tage nach der Operation werden weder schmerzhaft noch sonst irgendwie unangenehm sein. Höchstens die Augenlider sind drei Tage lang mehr oder weniger stark geschwollen und durch kleine Blutergüsse bis zu acht Tagen verfärbt. Für diese Zeit wird die Nase auch mit einer Kunststoffkappe und einem Pflasterverband versorgt.

Nach Abnahme des Verbandes ist die Nase noch ein wenig geschwollen. Diese Schwellung geht innerhalb von drei Wochen zurück.

OA Dr. Wolfgang Rohrbacher
Facharzt für plastische Chirurgie, Wien

„Ich möchte eine neue Nase"

Sabine F.: *Ich habe eine zu lange Nase mit einem Höcker. Immer öfter lese ich nun, dass man da operieren kann. Ich möchte unbedingt eine neue Nase und bitte um möglichst genaue Informationen.*

Durch einen operativen Eingriff kann die Nase verschmälert, gekürzt, der Nasenrücken begradigt, die Nasenspitze angehoben oder gesenkt und zusätzlich eine verkrümmte Nasenscheidewand korrigiert werden. Das kann das Aussehen entscheidend verbessern. Allerdings warne ich davor, die Nase isoliert von den übrigen Gesichtsproportionen zu betrachten!

Das Operationsziel ist eine Harmonisierung der Nasenform, die aber immer zum Gesicht passen muss. Nicht jede Nasenform passt in jedes Gesicht. Bestimmte Gegebenheiten wie Hautqualität oder der Abstand zwischen Nasenwurzel und Oberlippenansatz können nicht verändert werden.

Weiters lassen sich dicke, fleischige Nasen nur recht schwer in zarte umwandeln. Die Nase sitzt nie exakt in der Mitte des Gesichts und die Nasenlöcher sind meistens unterschiedlich groß und geformt. Das wird auch nach der Operation bleiben.

Deshalb sollten die Möglichkeiten einer chirurgischen Veränderung rechtzeitig ausführlich besprochen und überlegt werden.

Die Befürchtung, dass die Veränderung der Nase größere Diskussionen im Familien- und Bekanntenkreis auslösen wird, ist allerdings unbegründet. Die Erfahrung zeigt, dass sich selbst nächste Angehörige schon wenige Wochen später an die ursprüngliche Nasenform nicht mehr erinnern.

Der Eingriff dauert rund eineinhalb Stunden und wird üblicherweise in örtlicher Betäubung durchgeführt. Der Anästhesist versetzt den Patienten dabei in einen entspannten Dämmerschlaf. Man merkt dann auch das Einspritzen des örtlichen Betäubungsmittels kaum mehr.

Ausnahme: Wenn auch die Nasenscheidewand korrigiert werden muss, ist eine Vollnarkose nötig. Ansonsten kann man etwa eine Stunde nach der Operation mit einer Begleitperson nach Hause gehen.

Die Operation wird von außen unsichtbar vorgenommen. Die Schnitte sind im Inneren der Nase. Die neue Form der Nase wird mit einer Gipsschiene fixiert, die Nasenhöhlen für 1 bis 3 Tage tamponiert. Nach 8 bis 10 Tagen kann die Schiene entfernt werden.

Da es nach Abnahme des Gipses neuerlich zu einem Anschwellen der Nasenweichteile kommen kann, ist die endgültige Form der Nase nach 6 bis 10 Monaten zu erwarten. Allerdings bedeutet schon das vorläufige Ergebnis meistens eine klare Verbesserung.

Die Tage nach dem Eingriff sind kaum schmerzhaft. Die Augenlider können einige Tage verschwollen sein. Die Nasenatmung ist eingeschränkt. Sport sollte drei Wochen lang vermieden werden. Kalte Kompressen können das Wohlbefinden erhöhen, reduzieren jedoch die Schwellung nicht wesentlich. Gesicht und Haare kann man waschen, jedoch muss eine Durchnässung des Gipses vermieden werden.

Prim. Prof. Dr. Jürgen Holle
Facharzt für plastische Chirurgie, Wien

Nase zu groß, Kinn vorspringend ...

Verena D.: *Ich bin 34 und leide seit meiner Jugend an einer unattraktiven Gesichtsform mit zu großer Nase und vorspringendem Kinn. Kann da die Chirurgie helfen?*

Ja. Für ein attraktives Gesicht ist ein ausgewogenes Verhältnis zwischen Nasengröße (bzw. -form) und Stellung der Wangen bzw. des Ober- und Unterkiefers notwendig. Eine Korrektur ist praktisch immer möglich.

Eine Veränderung der Nasenform reicht manchmal alleine nicht aus. Ein Gesichtslifting und Injektion mit Eigenfett können zwar das Gesicht verjüngen, verbessern aber die Harmonie der Gesichtskontur nicht.

Da helfen moderne Operationsverfahren in Zusammenarbeit von Kiefer- und Gesichtschirurgen mit dem plastischen Chirurgen. In einem gemeinsamen Eingriff wird die Nase korrigiert, verkleinert, gekürzt, verschmälert oder, falls erforderlich, auch vergrößert.

Gleichzeitig bringt der Kieferchirurg den Oberkieferknochen in die richtige Stellung zur Unterkieferposition. Das ist dank einer neuen Methode, der „Kunst der kleinen Sägeschnitte", einfach und sicher machbar.

Kleine, im Mundinneren gelegene Schienen, die vom Patienten selbst täglich um einen Millimeter erweitert werden, verschieben den Knochen in die gewünschte Lage. So lässt sich eine harmonische, schöne Gesichtsform verwirklichen.

Prim. Prof. Dr. Jürgen Holle
Facharzt für plastische Chirurgie, Wien
Prof. DDr. Kurt Vinzenz
Facharzt für Kieferchirurgie, Wien

Nähere Auskünfte: Gesichtsambulanz im Evangelischen Krankenhaus, 1180 Wien, Hans Sachsgasse 10–12, Telefon 01 40422-0

Fragen zum Thema Brustvergrößerung

Elvira D.: *Ich bin 24 und leide unter einer besonders kleinen Brust. Eine Vergrößerung kommt laut Ärzten nur mit Implantaten in Frage. Nun habe ich dazu einige Fragen: Gibt es sichtbare Narben und wo liegen die? Gibt es unterschiedliche Implantatformen? Wo genau wird das Implantat eingepflanzt? Was ist der Unterschied zwischen Silikon- bzw. Kochsalz-gefüllten Implantaten? Ich bitte um Information.*

Vor der Entscheidung zu einer Brustvergrößerung soll in einem informativen Gespräch mit dem plastischen Chirurgen die gewünschte Brustgröße mit den gegebenen anatomischen Voraussetzungen (Größe der vorhandenen Brustdrüse, Dicke des Unterhautfettgewebes) abgestimmt werden.

Grundsätzlich stehen runde und anatomisch geformte Implantate zur Verfügung. Die gewählte Form hat besonders bei sehr kleinen Brüsten mit dünnem Unterhautfettgewebe und gering ausgebildeten Brustdrüsen große Auswirkungen auf das spätere Aussehen der Brust.

Runde Implantate können über einen Schnitt in der Achselhöhle eingebracht werden, anatomisch geformte durch einen Schnitt am Unterrand des Warzenvorhofs. In beiden Fällen sind dann die Narben kaum mehr sichtbar.

Implantate sollten unter dem Brustmuskel platziert werden. Implantate, die nicht unter dem Muskel liegen, geben zwar bei beginnendem Hängebusen ein besseres optisches Ergebnis, neigen allerdings mehr zur Kapselschrumpfung und damit zur Verhärtung.

Silikonimplantate sind weicher als mit Kochsalz gefüllte Beutel. Das Silikongel ist heutzutage so verdickt, dass es bei Verletzung der Hülle nicht mehr ausrinnt (das hatte ja bekanntlich in der Vergangenheit zu Problemen geführt).

Prim. Prof. Dr. Jürgen Holle
Facharzt für plastische Chirurgie, Wien

Brust soll größer und straffer werden

Karin V.: *Ich hatte immer schon kleine Brüste. Nach zwei Schwangerschaften sind sie nun auch schlaff. Ich möchte daher unbedingt eine Brustvergrößerung und -straffung vornehmen lassen. Wie geht der Eingriff vor sich? Wie lange muss ich im Krankenhaus bleiben? Wie lange werde ich Schmerzen haben?*

Mit natürlich geformten Brustimplantaten ist neben der gewünschten Vergrößerung auch eine Verbesserung der Form und sicherlich ebenfalls eine Straffung – bis zu einem gewissen Grad – möglich. Bei sehr schlaffen Brüsten genügt es allerdings nicht, über einen kleinen, in der Hautfalte versteckten Schnitt ein Implantat einzusetzen.

In solchen Fällen muss zusätzlich eine spezielle Technik der Bruststraffung mit Entfernung überschüssiger Haut sowie Korrektur der zu tief stehenden Brustwarzen angewendet werden. Zur Durchführung des Eingriffes ist meistens ein Klinikaufenthalt mit einer Übernachtung ausreichend.

Die Tage danach spürt man sicherlich noch Spannungsschmerz. Starke Beschwerden sind nicht zu erwarten. Körperliche Schonung für eine Woche und das Tragen eines Stütz-BHs für sechs Wochen gewährleisten bestmögliches Einheilen der Implantate.

OA Dr. Wolfgang Rohrbacher
Facharzt für plastische Chirurgie, Wien

Erhöhtes Brustkrebsrisiko durch Implantate?

Marianne L.: *Ich habe viel zu kleine Brüste und möchte sie deshalb gerne vergrößern lassen. Das ist mein sehnlicher Wunsch. Allerdings habe ich folgende Fragen: Wie lange können Silikonimplantate verbleiben bzw. wann müssen sie ausgetauscht werden? Kann man trotz Silikon in der Brust eine Mammographie machen lassen? Kann durch Implantate eher Krebs entstehen?*

Brustvergrößerungen durch Implantate werden seit Jahrzehnten durchgeführt. Die Implantate werden abhängig von Form und Größe der Brust hinter oder vor dem Brustmuskel eingepflanzt. Der Zugangsweg kann entweder in der Achselhöhle, im Bereich des Warzenvorhofes oder in der Brustfalte liegen.

Zur Verfügung stehen verschiedene Implantate und Formen: Implantate, die mit Kochsalzlösung oder Silikongel aufgefüllt sind, Implantate mit rauer- oder glatter Oberfläche und runde oder tröpfchenförmige Implantate. Der erfahrene Brustchirurg trifft die richtige Wahl im Einzelfall.

Jedes dieser Implantate hat Vor- und Nachteile. Darüber wird die Patientin ausführlich informiert. Die Operation wird meistens in Vollnarkose durchgeführt und erfordert einen eintägigen Spitalsaufenthalt.

Moderne Silikonimplantate haben heute eine wesentlich längere Lebensdauer als frühere Erzeugnisse. Trotzdem nimmt man an, dass Silikonimplantate nach 15 bis 20 Jahren ausgetauscht werden sollten, da auch Silikon altern kann.

Eine Mammographie ist auch nach dem Eingriff möglich. Allerdings kann es schon vorkommen, dass einzelne Stellen in der Brust nachher röntgenologisch etwas schwerer beurteilbar sind.

Erhöhtes Risiko für Krebs besteht durch eine Brustvergrößerung allerdings nicht. Im Gegenteil: Laut Statistiken wurde bei Implantatträgerinnen sogar geringere Krebshäufigkeit festgestellt.

Prim. Prof. Dr. Jürgen Holle
Facharzt für plastische Chirurgie, Wien

Die Brust auch „sanft“ vergrößern

Karin L.: *Ich habe gelesen, dass man für eine Brustvergrößerung nicht unbedingt operiert werden muss. Angeblich gibt es auch eine wirksame Hormonbehandlung. Ich bitte um nähere Auskünfte.*

Man kann eine unterentwickelte (!), weibliche Brust bei sonst gesunden Frauen durch die wöchentliche Verabreichung der weiblichen Sexualhormone Östrogen und Gestagen in Form von Injektionen zum Wachsen bringen.

Die Kur dauert je nach Erfolg und Wunsch zwischen 10 und 20 Wochen. Diese Behandlung ist im Alter zwischen 16 und 60 Jahren möglich. Nach Abschluss der Injektionsserie wird die Brust drei bis vier Monate lang mit Hormonsalben nachbehandelt.

Wesentliche Nebenwirkungen bei gesunden Frauen sind nicht zu befürchten. Die Patientinnen fühlen sich meistens sogar besonders wohl – Regelbeschwerden werden vermindert, Akne und andere Hautunreinheiten verschwinden.

Die Kur soll in der ersten Woche nach dem Einsetzen der Regel beginnen. Untersuchungen der Brust und Mammographien (Bruströntgen) haben gezeigt, dass sich das Brustgewebe nicht nachteilig verändert. Auch die Laborwerte bleiben im Normalbereich.

Derartige Kuren können durchaus wiederholt werden, um den Erfolg zu erhalten oder zu verbessern. Man sollte lediglich ein halbes Jahr Pause machen.

Prim. Prof. Dr. Erich Müller-Tyl
Facharzt für Frauenheilkunde,
Hormonspezialist, Wien

Brustverkleinerung bei einer 17-Jährigen

Johann T.: *Meine Tochter ist nun 17 Jahre alt und leidet seit ihrem 14. Lebensjahr massiv an ihrer zu großen Brust. Wann sollte eine Brustverkleinerung durchgeführt werden?*

Gerade in der Zeit der Pubertät entscheidet sich für junge Mädchen sehr viel: Partnerschaften werden geschlossen, ein Beruf wird gewählt, Sport wird entweder jetzt oder gar nicht mehr ausgeübt. Alle diese Bereiche werden durch Selbstwertgefühl und Auftreten beeinflusst.

Eine zu große Brust bewirkt daher neben Rückenschmerzen auch seelisches Leid. Die Mädchen versuchen, die Brust durch Vorziehen der Schultern zu verstecken. Im Sport sind sie erheblich behindert.

Aus diesen Gründen ist eine Brustverkleinerung, die oft mit kleinen Narben durchgeführt werden kann, ab etwa dem 17. Lebensjahr sinnvoll. Die Kosten werden in der Regel von den Kassen übernommen.

Die Patientinnen müssen allerdings darauf aufmerksam gemacht werden, dass in rund zwei Drittel der Fälle nach dem Eingriff das Stillen nicht mehr möglich sein wird. Einer Schwangerschaft steht aber natürlich nichts im Wege.

Dr. Walther Jungwirth
Facharzt für plastische Chirurgie, Salzburg

Dehnungsstreifen auf der Brust

Gerda S.: *Meine 23-jährige Tochter hat durch schnelles Wachstum in der Pubertät ganz helle Dehnungsstreifen auf der Brust bekommen. Das macht sie seelisch krank. Gibt es eine Behandlungsmethode?*

Dehnungsstreifen der Haut (medizinisch Striae genannt) sehen aus wie kleine Narben. Wenn sie zum ersten Mal erscheinen, sind sie rosa, rot oder violett. Nach einiger Zeit werden sie mattweiß und etwas weniger sichtbar.

Diese Veränderungen sind im Wesentlichen durch einen Verlust an elastischen Fasern der Haut bedingt. Striae treten bei Mädchen vorwiegend am Po sowie an den Oberschenkeln und Brüsten meistens in der Pubertät oder im Zuge einer Schwangerschaft auf.

Begünstigt werden diese Erscheinungen durch Behandlung mit Kortison, aber auch durch Krankheiten (Morbus Cushing), die mit einer erhöhten Produktion von körpereigenem Kortison einhergehen. Weiters können Striae durch zu schnelle Gewichtszunahme oder -abnahme entstehen.

Da diese Streifen die gesamte Haut betreffen, kann man dagegen mit Cremen oder Heilsalben nichts unternehmen. Auch die Reduktion von Körpergewicht hat keinen Einfluss.

Allerdings kann das Erscheinungsbild der störenden Hautveränderung gemildert werden, wenn es gelingt, die Haut im Zuge einer Straffung zu glätten. Das macht die Streifen unauffällig. Im gegenständlichen Fall kann eine Bruststraffung dazu führen. Streifen in der Bauchhaut nach einer Schwangerschaft lassen sich durch eine Bauchdeckenstraffung bessern.

Ich empfehle, sich an einen Facharzt für plastische Chirurgie zu wenden und das Problem mit ihm zu besprechen.

Prim. Prof. Dr. Jürgen Holle
Facharzt für plastische Chirurgie, Wien

Wie Tränensäcke beseitigt werden

Herbert Ö.: *Mich stören schon seit langem meine aufgequollenen Tränensäcke. Die Leute glauben, ich wäre Alkoholiker, dabei trinke ich nur sehr mäßig Alkohol. Was können Sie mir empfehlen?*

Grundsätzlich muss abgeklärt werden, ob ein organisches Leiden vorliegt. Das kann der betreuende Arzt durch entsprechende Untersuchungen (Bluttest, Nierenüberprüfung) ausschließen.

Liegt der Grund nachweislich an der Erschlaffung des Gewebes, in welches sich Fett eingelagert hat, dann kann ein plastisch-chirurgischer Eingriff helfen. Der Facharzt nimmt am Wimpernsaum des Unterlides einen feinen Schnitt vor und entfernt sowohl das die Schwellung verursachende Fett als auch das überschüssige Gewebe des Unterlides.

Die Operation wird ambulant unter örtlicher Betäubung durchgeführt und verursacht keine Schmerzen. Allerdings kann vorübergehend eine leichte Schwellung und für einige Tage auch eine Verfärbung der Haut in diesem Gebiet auftreten. Es bleiben keine sichtbaren Narben.

OA Dr. Wolfgang Rohrbacher
Facharzt für plastische Chirurgie, Wien

Augenlidkorrektur: Wann Kasse zahlt

Harald P.: *Ich bin 38 und habe stark überhängende Oberlider. Nach einem langen Arbeitstag am Computer kann ich kaum mehr aus den Augen schauen. Zahlt die Krankenkasse eine Korrektur?*

Die Augenlidkorrektur ist einer der häufigsten kosmetischen Eingriffe und wird vorwiegend ambulant unter örtlicher Betäubung durchgeführt. Die Lidkorrektur bewirkt nicht nur jugendliches und frischeres Aussehen, sondern beseitigt auch die oft sehr störende Einschränkung des Gesichtsfeldes. Da gibt es auch gute Chancen, dass die Kassen den Eingriff bezahlen. Ein Augenarzt muss die Sehbehinderung bestätigen.

Die Operation verursacht kaum sichtbare Narben – diese befinden sich unauffällig und zart in der oberen Lidumschlagfalte. Die Fäden werden am 4. Tag nach dem Eingriff entfernt.

Dr. Heimo Koncilia
Facharzt für plastische Chirurgie, Wien

„Alte Augen" lassen sich verjüngen

Michaela N.: *Ich bin Mitte 40 und leide sehr unter meinen „alten" Augen. Die Oberlider hängen etwas über und behindern richtiggehend meine Sicht. Ich habe Tränensäcke obwohl ich kaum Alkohol trinke. Wie kann mir da am besten geholfen werden?*

Typische Altersveränderungen der Augenregion sind überschüssige, das Gesichtsfeld einschränkende Hautfalten der Ober- und Unterlider, der äußere Lidwinkel und die Augenbrauen können absinken, es bilden sich Tränensäcke ohne fassbare Ursache (Krankheit, Lebensstil). Weiters verstärken sich die Fältchen um den äußeren Augenwinkel so, dass sie keinesfalls mehr als „Lachfalten" durchgehen. Zwischen den Augenbrauen entwickeln sich durch konzentriertes Schauen störende Zornesfalten – eine Folge altersbedingter Fehlsichtigkeit. All diese Erscheinungen sind behebbar. Mit Botulinum Toxin (Botox) etwa werden Muskelpartien mit zu starker Aktivität ruhig gestellt, kleine Furchen können mit so genannten Füllern korrigiert werden. Der Behandlungserfolg hält allerdings nur für ungefähr ein halbes Jahr an, dann muss die Therapie wiederholt werden. Das ist ohne Nebenwirkungen wie Schmerzen möglich und nimmt nur kurze Zeit in Anspruch. Man verlässt unmittelbar danach die Ordination und nimmt den normalen Tagesablauf wieder auf. Wie oft man sich behandeln lässt, ist eigentlich eine reine Kostenfrage. Veränderungen wie überschüssige Haut oder Fettansammlungen lassen sich im Rahmen einer einfachen Operation unter örtlicher Betäubung beseitigen. Die überschüssige Haut wird mit einem Schnitt in der Lidfalte entfernt. Der Lidwinkel und die Stellung der abgesunkenen Augenbrauen können vom selben Hautschnitt aus wieder in die ursprüngliche Lage gebracht werden. Um Tränensäcke zu entfernen, wird ganz knapp am Rand des Unterlides aufgeschnitten. Mit kleinen Eigenfettinjektionen gleicht der plastische Chirurg störende Lidringe aus. Nach rund zehn Tagen sind die Schwellungen und eventuelle bläuliche Verfärbungen verschwunden, ein frisches, jugendliches Aussehen ist wiederhergestellt.

Prim. Prof. Dr. Jürgen Holle
Facharzt für plastische Chirurgie, Wien

Neue Techniken zur Gesichtsverjüngung

Marion L.: *Ich möchte gerne mein Gesicht „verjüngen" lassen. Gibt es in diesem Bereich neue Möglichkeiten? Ich bitte um Informationen.*

Jugendlichkeit, Schaffenskraft und gutes Aussehen sind heutzutage gefragte Eigenschaften. Allerdings sind es nicht nur Falten und Furchen, die einem Gesicht die jugendliche Frische nehmen.

Vielmehr verändern sich durch schlaffes Gewebe unter der Haut die Gesichtskonturen. Man erscheint müde, spannungslos und dadurch älter.

Bis vor einigen Jahren glaubte man, dieser Entwicklung alleine durch Spannung der Gesichtshaut entgegenwirken zu können. Über die bereits schlaffen Strukturen wurde die Haut wie eine Maske gespannt. Das Resultat war in vielen Fällen dann auch maskenhaft und unbefriedigend.

Über neueste Trends kann ich gleichsam aus erster Hand berichten: Bei einem internationalen Symposium im Rudolfinerhaus in Wien hatte ich Gelegenheit, mit anerkannten Fachleuten aus London, Paris, Lyon, München und Kalifornien über das Thema Gesichtsverjüngung Erfahrungen auszutauschen.

Übereinstimmend wurde dabei festgestellt, dass für jeden Fall ein speziell angepasstes Verfahren ausgewählt werden muss. Heute werden für jede Gesichtsregion verschiedene chirurgische Methoden und zusätzlich nichtoperative Möglichkeiten angeboten.

Die neueste Entwicklung auf dem Gebiet der Gesichtskorrektur: Mit mehreren Fäden, die immer in Funktion bleiben, werden abgesunkene Gesichtspartien angehoben und in die gewünschte Position verlagert. Die Ergebnisse sind, bei wesentlich kürzeren Operationszeiten, ausgezeichnet. Weiters ist die Heilphase deutlich kürzer.

Man kann solche Eingriffe ambulant durchführen, was die Kosten senkt. Die Patienten sind rasch wieder „gesellschaftsfähig" und können deshalb ihren Aufgaben bald wieder ungehindert nachgehen. Die Narben sind kürzer und daher kaum mehr sichtbar.

Nur wenn altersbedingte Veränderungen sehr ausgeprägt sind, müssen aufwändigere Verfahren angewandt werden. Der plastische Chirurg hebt zum Beispiel abgesunkene Augenbrauen an und korrigiert Lidfalten. Er entfernt Tränensäcke, glättet Lippen, strafft den Hals und füllt fehlende Weichteilgewebe im Wangenbereich auf.

Mit den modernen Operationsverfahren gelingt es meistens, die Zeituhr des Gesichtes um 10 bis 15 Jahre zurückzudrehen.

Prim. Prof. Dr. Jürgen Holle
Facharzt für plastische Chirurgie, Wien

Nähere Auskünfte unter 01 3205533

Kann eine Botoxtherapie gefährlich werden?

Hilde W.: *Ich möchte mir gerne meine Falten im Gesicht mit Botox wegspritzen lassen, bin aber doch etwas ängstlich. Hilft diese Behandlung wirklich? Welche Nebenwirkungen können auftreten? Kann die Injektion dieses Stoffes gefährlich werden?*

Botulinumtoxin wurde als Medikament in der ästhetischen Medizin erstmals 1990 angewandt. Seither ist diese Substanz das am häufigsten verwendete Produkt, um Falten im Gesicht zu korrigieren. Alleine in Amerika werden pro Jahr eine Million Behandlungen mit Botox durchgeführt.

Botulinumtoxin hat die Eigenschaft, die Verbindung eines Nervs zum Muskel für einen bestimmten Zeitraum zu unterbrechen. Das heißt der Muskel wird gleichsam stillgelegt – er kann sich nicht mehr bewegen. Diese Ruhigstellung der Muskelfasern hält für einzelne Muskelgruppen unterschiedlich lange an.

Botulinumtoxin kann nun eingesetzt werden, um überaktive Muskelgruppen, die unerwünschte Falten erzeugen, auszuschalten. Diese Falten können in diesem Zeitraum nicht mehr auftreten. Die Haut wird wieder glatter. Nach einigen Monaten kehrt jedoch die Muskelaktivität wieder zurück. Mit einem kleinen Stich kann dann der gewünschte Effekt neuerlich erzielt werden.

„Krisenzonen" sind die „Zornesfalten" zwischen den Augenbrauen, abgesunkene Augenbrauen und die so genannten Krähenfüße.

Die Injektion wird mit hauchdünnen Nadeln verabreicht und ist fast schmerzfrei. Nebenwirkungen treten lediglich dann auf, wenn die Substanz in falsche Muskelgruppen injiziert wird. In hoher Konzentration ist das verwendete Botulinumtoxin A giftig (Toxin = Gift). In der therapeutischen Dosis jedoch ist es auch bei wiederholter Anwendung völlig unschädlich. Das haben große Studien in den USA mittlerweile bewiesen.

Prim. Prof. Dr. Jürgen Holle
Facharzt für plastische Chirurgie, Wien

Schöner durch eigenes Fett?

Iris L.: *Ich habe in einem Lifestyle-Magazin über Gesichtsbehandlung mit körpereigenem Fett gelesen. Angeblich sieht man dann jünger und schöner aus. Ich würde gerne Näheres über diese Methode erfahren.*

Eigenfett ist eine Substanz mit erstaunlichen Eigenschaften. Fettzellen können Fett speichern und bei Bedarf wieder zur Verfügung stellen. Diese Zellen werden über kleinste Adern mit Blut und auf diese Weise mit Sauerstoff und Nährstoffen versorgt. Nimmt der Körper an Gewicht zu, so füllen sich die Zellen mit Fett und werden größer. Fettzellen können abgesaugt und bei Bedarf an andere Körperstellen verpflanzt werden. Dort wachsen sie an und nehmen neuerlich am Stoffwechsel des Körpers teil. Die verpflanzten Fettzellen erwarten an ihrem neuen Bestimmungsort mehrere Aufgaben. Sie können unter anderem zu einer wirkungsvollen Füllsubstanz werden und zum Beispiel im Gesicht altersbedingte Veränderungen korrigieren.

Ein anderes Einsatzgebiet für die Fetttransplantation ist die Veränderung der Gesäßform. Im Ausland werden auch Brustvergrößerungen durchgeführt. Da gibt es in Österreich allerdings medizinische Bedenken.

Fettzellen können auch eine Stammzellenfunktion ausüben. Der genaue Mechanismus ist noch nicht bekannt, wir wissen jedoch, dass mit der Verpflanzung von Fettzellen auch die Fähigkeit verbunden ist, Gewebe neu zu bilden. Das hat in der Medizin große Bedeutung: Man kann zum Beispiel vernarbte oder durch Röntgenstrahlen geschädigte Haut durch eine Fetttransplantation deutlich verbessern.

Das Funktionieren dieser Vorgangsweise wurde jahrelang angezweifelt. Wissenschaftliche Arbeiten haben aber nun gezeigt, dass bei Anwendung einer bestimmten Operationstechnik die Verpflanzung von Fettzellen gelingt: Abgesaugte Fettzellen werden mittels Kanüle sehr vorsichtig in die gewünschte Position eingespritzt. Sind alle Voraussetzungen erfüllt, überlebt der größte Teil des Transplantates und kann seine Aufgabe übernehmen.

Prim. Prof. Dr. Jürgen Holle
Facharzt für plastische Chirurgie, Wien

Schlank, aber ein starkes Doppelkinn

Regine K.: *Ich bin 52 Jahre alt und wiege nur 48 Kilo. Ich hatte nie Übergewicht und leide dennoch an einem stark ausgeprägten Doppelkinn. Meine Haut ist auch sehr schlaff, hat viele Falten und Fältchen. Ich weiß, dass ich ein Facelift brauchen würde, möchte aber keinen allzu großen Eingriff machen lassen. Eine Kinnkorrektur würde genügen. Ist das möglich?*

Leider kann in solchen Fällen die überschüssige Haut operativ nur mittels eines Halsliftings entfernt werden. Allerdings gibt es eventuell andere Maßnahmen, die keinen Krankenhausaufenthalt erfordern, da kaum Schwellungen auftreten. Daher ist die Heilungsphase nur kurz.

Zum Beispiel können Hautfältchen und -furchen durch Injektion mit resorbierbaren Füllmaterialien wie Kollagen, Hyaluronsäure oder Milchsäurepartikelchen geglättet werden.

Auch nicht resorbierbare Stoffe stehen zur Verfügung. Diese haben aber den Nachteil, schwer entfernbar zu sein, wenn das Ergebnis nicht zufrieden stellt.

Eigenfettinjektionen sind auch sehr wirkungsvoll, eignen sich jedoch ausschließlich zur Injektion tiefer unter die Haut, um dem Gesicht mehr Fülle zu geben. Hautfurchen können damit nicht korrigiert werden. Das Eigenfett wird in derselben Operation entnommen, gereinigt, konzentriert und dann in die gewünschte Gesichtsgegend injiziert.

Die „Zornesfalte" zwischen den Augenbrauen und die „Krähenfüße" am Lidwinkel können durch eine harmlose Injektion von Botulinumtoxin innerhalb von Tagen beseitigt werden.

Prim. Prof. Dr. Jürgen Holle
Facharzt für plastische Chirurgie, Wien

Endermologie gegen „Orangenhaut"

Maria J.: *Ich habe einmal in Ihrem Gesund-Magazin gelesen, dass Bindegewebeschwäche mit einem Verfahren behandelt werden kann, das Endermologie genannt wird. Nun hätte ich gerne Näheres darüber erfahren.*

Endermologie ist ein spezielles Behandlungsverfahren gegen altersbedingte Veränderungen des Körpers, die durch Fettspeicherung im Unterhautgewebe hervorgerufen werden. Das Fettgewebe drängt sich zwischen das Bindegewebe – die Haut wird unregelmäßig vorgewölbt. Man nennt diese Erscheinung deshalb ja auch „Orangenhaut".

Dort werden in großem Ausmaß „Schlacken", also Produkte des Stoffwechsels angehäuft. Der Körper ist mit deren Abtransport überfordert. Auch Training und Diät reichen schließlich nicht mehr aus, um die ursprünglichen Körperformen wiederherzustellen.

Hier setzt die Endermologie an: Mit einer neuen Massagetechnik wird der Blutkreislauf in den kleinsten Adern angeregt und so verbessert, dass schon nach wenigen Behandlungen der Erfolg sichtbar ist.

Die Behandlung selbst ist sanft und angenehm. Sogar das Gesicht kann behandelt werden. Zweimal wöchentlich wird die Patientin rund eine halbe Stunde lang von einer geschulten Schwester massiert. Nach 10 bis 15 Sitzungen ist meistens nur noch eine monatliche Auffrischung notwendig.

Prof. Dr. Dagmar Millesi
Fachärztin für plastische Chirurgie, Wien

Bauchdecke wieder in Form bringen

Martina S.: *Mir wurde vor rund 30 Jahren nach der Geburt eines Kindes mittels Bauchdeckenplastik Fett entfernt. Nun habe ich leider wieder rechts und links davon eine enorme „Fettschürze". Ich bin nun 58 und möchte etwas dagegen unternehmen. Kann man in meinem Alter den Fehler überhaupt nicht korrigieren? Würde die Krankenkasse eine derartige Operation bezahlen? Ich bitte um Auskunft.*

Der Bauch hat die Fähigkeit, Fett zu speichern. Dadurch wird die Körperform deutlich verändert. Das Fett kann sich unter der Haut – vor allem um den Nabel – aber auch im Bauchinneren ansammeln.

Örtliche Fettpolster um den Nabel, die meistens durch Diätmaßnahmen nicht verschwinden, kann man sehr leicht durch Fettabsaugung korrigieren. Diese Operation wird in örtlicher Betäubung ohne Krankenhausaufenthalt ambulant durchgeführt. Nach dem Eingriff ist keine nennenswerte Schonung nötig. Besteht zusätzlich ein geringer Hautüberschuss unter dem Nabel, so kann auch dieser gleichzeitig mit der Fettabsaugung beseitigt werden. Die überschüssige Haut wird entfernt. Oberhalb der Schambehaarung bleibt eine Narbe.

Ist der Hautüberschuss stärker ausgebildet und die Bauchmuskulatur erschlafft (der Bauch ist dann deutlich vorgewölbt), so hilft nur noch eine so genannte Bauchdeckenplastik. Dabei wird überschüssige Haut unterhalb des Nabels entfernt. Der Chirurg umschneidet den Nabel und pflanzt ihn in die richtige Position nach oben in die Bauchhaut ein. Die erschlafften Muskeln werden mit Raffnähten gestrafft.

Die Bauchdeckenplastik muss im Krankenhaus durchgeführt werden. Man bleibt üblicherweise für zwei bis drei Tage im Spital. Der Eingriff dient nicht zur Gewichtsreduktion!

Man erreicht damit eine Straffung bzw. Formgewinnung nach einer Gewichtsreduktion, die mitunter mit schlaffer Bauchhaut und schlaffen Muskeln einhergeht. Der vorgewölbte Bauch verschwindet und in Kombination mit Fettabsaugung in den Flanken entsteht eine neue Taille.

In Kauf zu nehmen ist eine Narbe über der Schambehaarung, die sich allerdings leicht „verstecken" lässt. Die Kosten für diese Operation können fallweise, wenn ein medizinischer Grund nachgewiesen wird, von der Versicherung übernommen werden.

Prim. Prof. Dr. Jürgen Holle
Facharzt für plastische Chirurgie, Wien

Dellen nach einer Fettabsaugung

Sigrid B.: *Ich habe mir an den Oberschenkeln eine Fettabsaugung machen lassen und bin nun recht unglücklich: Es zeigen sich hässliche Dellen. Ich habe auch wieder zugenommen. Wie konnte das passieren? Ich bitte um Auskunft.*

Fettabsaugungen sind grundsätzlich eine ausgezeichnete Methode, um im Bereich der Beine, des Bauches, der Hüften und des Gesäßes Kontur-Korrekturen vorzunehmen. Aber: Die Fettabsaugung ist keine Ersatzmethode für Gewichtsverminderung! Seriöse Ärzte wenden diese Technik daher auch nur an, um störende, örtliche Fettansammlungen zu beseitigen, die sich durch Diät und Bewegung nicht beeinflussen lassen. Der Eingriff wird meistens in örtlicher Betäubung durchgeführt und erfordert üblicherweise keinen Spitalsaufenthalt. Bei richtigem Einsatz sind nach den bisherigen Erfahrungen ausgezeichnete Ergebnisse zu erwarten. Die Fettabsaugung erfolgt – nach Infiltration des örtlichen Betäubungsmittels – von kleinen Hautschnitten aus mit einer dünnen Kanüle. Nach dem Eingriff muss drei bis sechs Wochen ein Stützverband konsequent getragen werden. Wird zu viel Fett abgesaugt, können sich allerdings hässliche Dellen bilden. Wird zu wenig abgesaugt, ist das Ergebnis auch nicht zufriedenstellend. Durch die Anwendung moderner, ganz feiner Kanülen kann die Gefahr von Dellen deutlich vermindert werden. Vor der Operation bestehende Dellen, Unregelmäßigkeiten der Oberfläche sowie die so genannte Cellulite lassen sich mit Fettabsaugung hingegen kaum korrigieren. Auch die Straffheit der Haut sowie die Beschaffenheit des Unterhautfett- und Bindegewebes beeinflussen das Resultat der Operation. Seltene Komplikationen nach der Fettabsaugung können die eben erwähnten Dellen und auch Wulstbildungen sein. Kleinere Dellen lassen sich mit Eigenfettinfiltrationen ausgleichen. Auch Wülste lassen sich chirurgisch nachkorrigieren. Schwerwiegender, aber sehr selten sind Blutvergiftung sowie abgestorbenes Haut- und Fettgewebe (Nekrosen). Derartige Komplikationen erfordern einen stationären Aufenthalt im Krankenhaus.

Prim. Prof. Dr. Jürgen Holle
Facharzt für plastische Chirurgie, Wien

Informationen über die Fettabsaugung

Helene G.: *Ich interessiere mich für eine Fettabsaugung und möchte mich bei Ihnen über Chancen, Risiken und Kosten informieren.*

Die Fettabsaugung ist mittlerweile weltweit die häufigste kosmetische Operation geworden und in den Händen eines erfahrenen plastischen Chirurgen äußerst risikoarm. Der Eingriff ist dann angezeigt, wenn es um Korrekturen der Kontur geht. Sie stellt aber keinesfalls ein Mittel zur Gewichtsabnahme dar!

Es können mit dieser Technik also Konturüberschüsse im Bereich der Oberarme, der Bauch-, Hüft- und Rückenregion sowie – besonders häufig gewünscht – an den Ober- und Unterschenkeln sowie am Gesäß beseitigt werden. Die Operation erfolgt unter örtlicher Betäubung (Lokalanästhesie) verbunden mit einem kurzen Dämmerschlaf. Vor der Absaugung wird das Gebiet mit einer Lösung aus Kochsalz und einem örtlichen Betäubungsmittel infiltriert. Anschließend führt der Chirurg durch einen 5 mm langen Hautschnitt an unauffälliger Stelle eine dünne Saugkanüle ein. Risikoarm ist das Verfahren, wenn pro Sitzung nur bis zu 2 l Fett abgesaugt werden. Man sollte nur wenige Körperregionen pro Eingriff korrigieren.

Nach der Operation werden die betroffenen Stellen mit einem Klebeband versorgt. Dieses wird nach einigen Tagen durch einen Druckverband ersetzt, der speziell angefertigt wird. Diesen Verband sollte man je nach Ausdehnung der Fettabsaugung 3 bis 6 Wochen konsequent tragen.

Die Risiken dieser Operation sind Unregelmäßigkeiten der Konturen (Dellen, schlaffe, runzelige Haut), Rötungen und im Extremfall ernste Schwierigkeiten wie Fettembolie etc. Derartige Probleme treten aber nur bei falscher Indikationsstellung bzw. unsachgemäß durchgeführtem Eingriff auf. Im Normalfall ist aber mit deutlich verbessertem Aussehen zu rechnen. Die Kosten liegen zwischen 3.000 und 5.000 Euro.

Prim. Prof. Dr. Jürgen Holle
Facharzt für plastische Chirurgie, Wien

Haut an Oberarmen besonders schlaff …

Ulrike M.: *Ich bin etwas über 50 und sehe an sich noch recht gut aus. Allerdings stören mich meine hässlichen Oberarme, an denen die Haut besonders schlaff herunterhängt. Ballkleider ziehe ich deshalb schon nicht mehr an. Kann man die Oberarme straffen? Bleiben sichtbare Narben? Ich bitte um Information, auch über die Entfernung von Altersflecken an den Händen.*

Eine Straffung der Oberarme kann sogar in örtlicher Betäubung ambulant durchgeführt werden. Bei kleineren Veränderungen wird dabei die schlaffe Haut in die Achsel hineingezogen. Man hat dann eine etwa 7 cm lange Narbe in der Achsel, wo man sie kaum sehen kann.

Ist die überschüssige Haut stärker ausgebildet, dann hilft nur die Entfernung der Haut in Längsrichtung des Oberarmes. Die Narbe liegt dann an der Innenseite des Oberarmes. Wenn sie an der richtigen Stelle platziert ist, kann man sie nur bei erhobenen Armen sehen. Die Narbe bleibt zwar immer sichtbar, wird aber im Laufe der Zeit blass und unauffällig.

Altersveränderungen am Handrücken kann man mit Eigenfettunterspritzungen deutlich korrigieren. Altersflecken lassen sich mit Laser entfernen. Auch diese Eingriffe erfolgen in Lokalanästhesie ambulant.

Prim. Prof. Dr. Jürgen Holle
Facharzt für plastische Chirurgie, Wien

Nach Abnehmen hängt Haut herunter

Friedrich. N.: *Ich bin 24 Jahre alt und habe in den vergangenen zwei Jahren 30 Kilo abgenommen. Leider hat sich die Haut nicht zurückgebildet und hängt schlaff herunter. Das macht mich verzweifelt. Kann mir hier ein Chirurg helfen?*

Die überschüssige Haut kann von einem plastischen Chirurgen operativ entfernt werden. Narben sind an der Innenseite der Oberarme, über der Schambehaarung und an der Innenseite der Oberschenkel zu erwarten. Allerdings können nicht alle Korrekturen in einer Sitzung durchgeführt werden. Es sind wohl zwei bis drei Operationen notwendig.

Die Eingriffe erfolgen in Vollnarkose. Es ist ein Krankenhausaufenthalt von bis zu drei Nächten erforderlich. Nach einer so großen Gewichtsabnahme können die Kosten von der Sozialversicherung übernommen werden.

Prim. Prof. Dr. Jürgen Holle
Facharzt für plastische Chirurgie, Wien

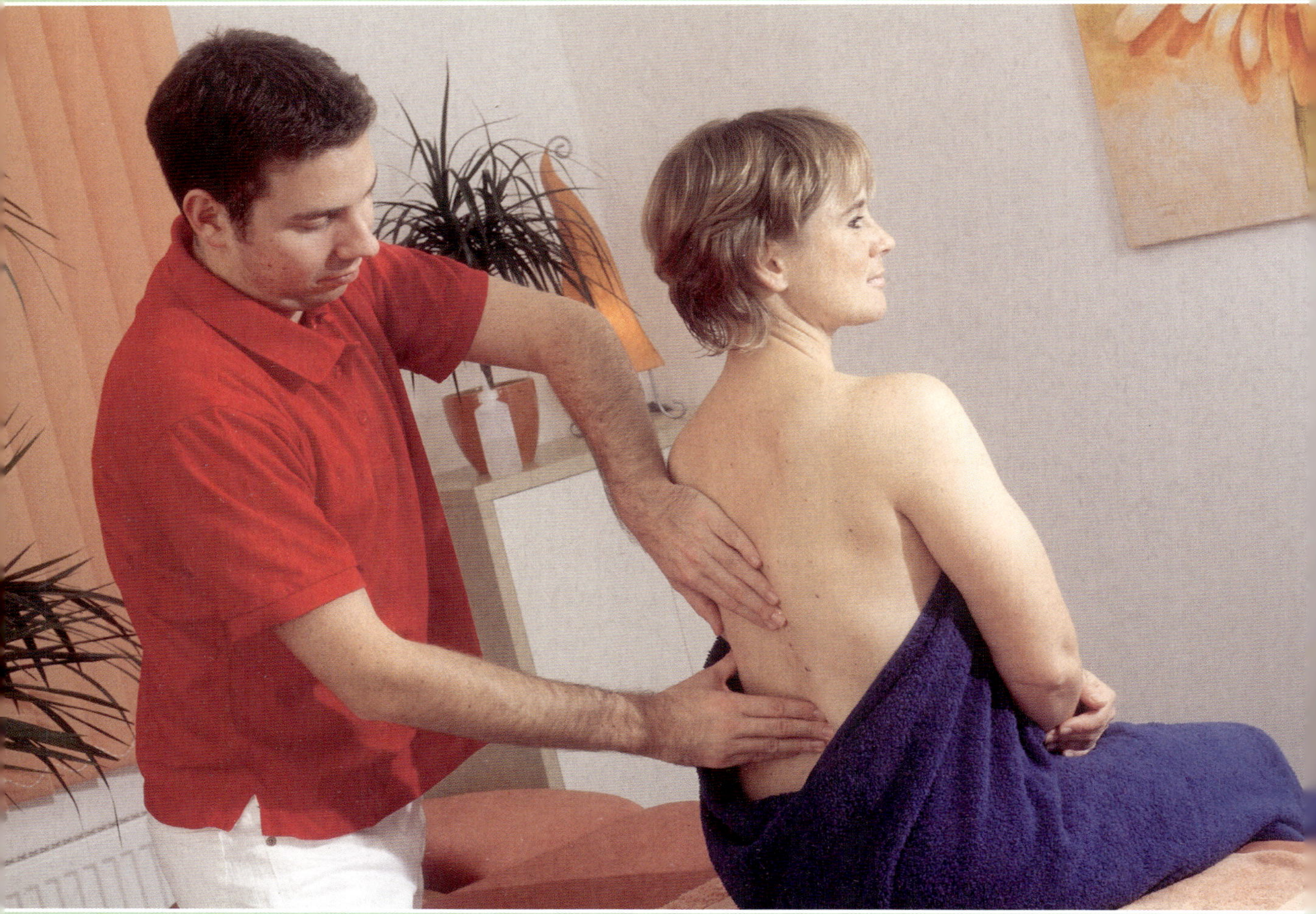

Gelenke, Wirbelsäule

Gelenke „krachen" – das ist harmlos

Hilde T.: *Ich bin 57 Jahre alt und bemerke seit einigen Jahren, dass sämtliche Gelenke bei Bewegung ein krachendes Geräusch verursachen. Schmerzen habe ich keine. Nun möchte ich wissen, ob diese Erscheinung bedenklich ist bzw. ob das Krachen auf einem Mangel an Vitaminen oder Spurenelementen beruht.*

Das so genannte „Gelenkkrachen", wie es besonders in der Halswirbelsäule, in den Schultern, aber auch in den Knien auftritt, ist grundsätzlich harmlos, wenn keine anderen Beschwerden vorliegen.

Mit großer Wahrscheinlichkeit hat diese Erscheinung mit einem Mangel an Vitaminen oder Spurenelementen nichts zu tun. Erfahrungsgemäß ist es durch nichts zu beeinflussen.

Prof. Dr. Hans Tilscher
Facharzt für Orthopädie, Wien

Schmerzen durch Knochenschaden

Martina S.: *Bei mir wurde ein Knochenschaden (Osteonekrose) im Sprunggelenk und im Schienbein festgestellt. Ich habe momentan starke Schmerzen bei Belastung. Da ich einen stehenden Beruf ausübe, hätte ich gerne gewusst, ob ich den Fuß jemals wieder voll belasten kann.*

Die Aussichten sind hier vom Schweregrad der Nekrose (Absterben von Gewebe) abhängig. Im Frühstadium, dem Ödem, lässt sich mit größter Wahrscheinlichkeit durch eine (übrigens in Österreich entwickelte) Infusionsbehandlung volle Heilung erzielen. Damit ist rasch eine Besserung der Beschwerden und bald auch wieder volle Belastbarkeit zu erwarten.

Sollte die Erkrankung jedoch schon zu einer Defektbildung im oberen Sprunggelenk geführt haben, ist eine völlige Wiederherstellung des Gelenkes leider nicht mehr anzunehmen. Dann kann mit einem orthopädischen Schuh mit versteiftem Schaft und Abrollwiege, mit einem künstlichen Gelenk oder einer operativen Versteifung des zerstörten Gelenkes eine Linderung der Beschwerden erzielt werden.

Prim. Prof. Dr. Peter Bösch
Facharzt für Orthopädie, Wiener Neustadt (Niederösterreich)

Gelenkschmerz durch Infektionen

Martin K.: *Ich bin erst 24, habe also noch gesunde Gelenke. Trotzdem litt ich im Zuge einer grippalen Infektion plötzlich an starken Schmerzen in den Kniegelenken. Die Verkühlung ist weg, die Schmerzen noch immer nicht ganz. Was hat das zu bedeuten?*

Wir sprechen in solchen Fällen von reaktiven Gelenkentzündungen. Im Wesentlichen unterscheidet man zwei Gruppen: Die eher harmlos verlaufenden Gelenkbeschwerden im Rahmen von Virusinfektionen, wie Grippe, aber auch Darmviren, Mumps, Pfeiffer'schem Drüsenfieber oder selteneren Viren, die man sich bei Fernreisen einhandeln kann, sowie als zweite Gruppe die aggressiven Entzündungen nach bakteriellen Infekten.

Bei Virusinfekten treten häufig zeitgleich Gelenk- und Muskelschmerzen, aber auch geschwollene Gelenke auf. Ursache der Gelenkbeteiligung dürfte eine überschießende Reaktion unseres Immunsystems auf den Infekt sein.

Die Symptome reichen von flüchtigen Beschwerden bis zu wochenlangen Schwierigkeiten. Dazu kommen mitunter Fieber, Abgeschlagenheit und Hautausschläge. Üblicherweise klingen diese Krankheitszeichen mit dem Ausheilen des Infektes ab. Allerdings sind mitunter auch chronische Verläufe möglich.

Deshalb sollte auch bei noch so harmlos aussehenden Gelenkschmerzen entsprechend behandelt werden! Neben körperlicher Schonung ist der Einsatz von Antirheumatika und Schmerzmitteln sinnvoll.

Bei den so genannten postinfektiösen reaktiven Arthritiden treten die Gelenkschmerzen meistens einige Wochen nach der Infektion auf. Typische Erreger sind Salmonellen, Shigellen, Yersinien und Campylobacter, bei Harnwegsinfekten zum Beispiel Chlamydien. Weiters kommen auch Streptokokken und die durch Insekten bzw. Zeckenbisse übertragenen Borrelien in Frage.

Der klassische Ablauf: Zuerst kommt die Infektion mit den typischen Symptomen (Durchfall, Bauchschmerz, Brennen beim Harnlassen usw.). Die Beschwerden klingen je nach Behandlung vollständig ab, der Patient fühlt sich gesund. Dann, nach Wochen, treten plötzlich Schmerzen und Schwellungen an Gelenken (am häufigsten sind das Kniegelenk und Sprunggelenke betroffen) auf.

Auch eine Beteiligung der Wirbelsäule ist möglich. Weiters werden auch Muskelschmerzen, Augenentzündungen und Hautausschläge beobachtet.

Der Arzt wird dann einen Erregernachweis in die Wege leiten, um die Keime mit Antibiotika gezielt bekämpfen zu können. Dafür dienen Abstriche, Stuhlkulturen und Labortests.

Die Behandlung richtet sich naturgemäß nach dem jeweiligen Erreger. Grundsätzlich ist aber wirkungsvolle Schmerztherapie unverzichtbar. Neben gängigen Medikamenten bewähren sich Infusionen mit Vitamin-B-Komplex. Mitunter wird auch Kortison in geringen Dosen eingesetzt.

Manchmal gelingt es trotzdem nicht, das entzündliche Geschehen zu stoppen. Die Erkrankung wird dann chronisch. In diesen Fällen können neue „biologische“ Medikamente zum Einsatz kommen, die gleichsam das überaktive Immunsystem drosseln. Eine weitere Entzündung wird damit verhindert. Diese Mittel kann der Patient selbst unter die Haut spritzen. Wichtig ist aber immer, möglichst rasch einen Arzt aufzusuchen.

Dr. Thomas Schwingenschlögl
Internist, Rheumatologe,
Wiener Neudorf (Niederösterreich)

Ex-Fußballer hat Gelenkprobleme

Josef B.: *Ich bin 70 und habe viele Jahre Fußball gespielt. Nun plagen mich ständig Rücken- und Hüftschmerzen. Ich habe Befunde beigelegt. Kann mir geholfen werden?*

Laut der MRT-Befunde liegen zwei Situationen vor: Einmal eine Abnützung (Arthrose) der kleinen Gelenke zwischen den Wirbeln und zum zweiten das Wirbelgleiten zwischen Kreuzbein und dem letzten Lendenwirbel. Durch diese Bewegung verengt sich der Kanal, aus dem der Nerv austritt. Je nach Belastung mehr oder weniger. Man spricht vom „Syndrom des engen Spinalkanales".

Als Sportler ist der Leser ja an Disziplin gewöhnt. Meine Ratschläge: regelmäßig schwimmen gehen (wenn möglich kraulen, rückenschwimmen, auch mit Flossen). Schon vor dem Aufstehen noch im Bett Gymnastik betreiben – eine Heilgymnastin kann die Übungen zeigen. Diese sind hinsichtlich des Wirbelgleitens wichtig.

Die kleinen, abgenützten Wirbelgelenke können mit Injektionen, die CT-kontrolliert verabreicht werden, gebessert werden. Die Methode ist recht wirkungsvoll, muss aber öfter angewendet werden. Daneben können bei argen Beschwerden die üblichen schmerzstillenden und abschwellenden Mittel eingenommen werden – wenn möglich spät abends. Da traten erfahrungsgemäß weniger Nebenwirkungen auf.

Dr. Peter Zillner
Facharzt für physikalische Medizin, Wien

Arge Schmerzen im Kreuz-Darmbein-Gelenk

Hilde J.: *Ich leide seit Monaten an argen Schmerzen im rechten Kreuz-Darmbeingelenk. Alle bisher durchgeführten Behandlungen wie Injektionen, Magnetfeldtherapie, Strom, Massagen, Moorpackungen und verschiedene schmerzstillende Medikamente brachten keine Besserung. Jetzt wurde im Zuge einer MRT eine Arthrose in diesem Gelenk festgestellt. Man schlug mir eine Versteifung desselben vor. Ist diese Operation zu empfehlen?*

Das Kreuz-Darmbeingelenk ist ein relativ steifes Gelenk. Es verbindet das Kreuzbein und somit die Wirbelsäule mit dem Becken. Wenn völlig sicher ist, dass die Schmerzen von diesem Gelenk ausgehen und keine bisherige Behandlung geholfen hat, dann ist durch die Verschraubung dieses Gelenkes in einem eher kleinen Eingriff mit großer Wahrscheinlichkeit eine deutliche Besserung zu erzielen.

Allerdings muss vorher auch eine Infektion ausgeschlossen worden sein. Weiters sollten keine Erkrankungen der weiblichen Beckenorgane sowie des Darms vorliegen, ebenso keine Beinlängendifferenz.

Vor einer derartigen Operation sollte zudem mit einer örtlichen Betäubung getestet werden, ob sich der Schmerz dadurch schlagartig ausschalten lässt. Da das Eindringen in dieses Gelenk mit einer Nadel oft schwierig ist, wird eine Einspritzung unter Röntgenkontrolle vorgenommen.

Prim. Prof. Dr. Peter Bösch
Facharzt für Orthopädie, Wiener Neustadt
(Niederösterreich)

Abnützung im Daumengelenk

Erika W.: *Ich bin Klavierlehrerin und habe ein arges Problem: mich plagt eine beidseitige Rhizarthrose. Welche Operationsmethoden gibt es? Kann man den fehlenden Knorpel künstlich wieder aufbauen?*

Die so genannte Rhizarthrose, die Abnützung des Daumensattelgelenkes, betrifft hauptsächlich Frauen nach der Menopause und tritt meistens beidseitig auf. Symptome sind örtliche Bewegungs- und Belastungsschmerzen (beim Zangengriff, Öffnen von Schraubverschlüssen) und Bewegungseinschränkung.

Als konservative Behandlungsmöglichkeiten stehen Ruhigstellung mittels Daumenschiene, Infiltrationen in die Gelenke, Ultraschall, Iontophorese, Softlaser und Röntgenschwachbestrahlung zur Verfügung.

Sollten diese Therapieversuche nicht zufriedenstellend sein, gibt es mehrere Operationsmethoden:

- Entfernung des betroffenen Handwurzelknochens und Einbau eines so genannten Silikonspacers bzw. Einbau eines aufgerollten Sehnentransplantates
- Versteifung des Gelenkes
- Künstlicher Gelenkersatz

Ist bei den ersten zwei Methoden ausreichende Beweglichkeit gegeben, so sollte das Gelenk vor starker Belastung geschont werden. Die Versteifung ist Patienten vorbehalten, die einer belastenden, manuellen Tätigkeit nachgehen.

Beim künstlichen Gelenkersatz gibt es bezüglich Lockerungen des Implantates noch keine ausreichenden Langzeiterfahrungen.

Die Auffüllung umschriebener Knorpel-Knochen-Defekte mittels im Labor gezüchteter Knorpelzellen wird derzeit nur im Knie- und im Sprunggelenk durchgeführt. Da es sich bei der Rhizarthrose um eine degenerative, flächige Abnützung handelt, ist diese Technik hier nicht geeignet.

OA Dr. Ronald Koppelent
Facharzt für Orthopädie, Wien

Das Handgelenk ist chronisch abgenützt

Erwin V.: *Meine 20-jährige Tochter leidet seit knapp zwei Jahren an chronischer Gelenkabnützung im rechten Handgelenk. Bisher wurden nur Schmerzmittel und Antidepressiva verordnet. Ursache fanden die Ärzte keine. Allerdings war dieses Gelenk einmal gebrochen. Meine Tochter hat starke Schmerzen und dadurch beinahe die Lebensfreude verloren. Wer oder was kann ihr noch helfen?*

Schmerzen im Handgelenk können vielerlei Ursachen haben. Zunächst kann es zum Beispiel nach einem Bruch der Speiche zu mitunter geringfügigen Fehlstellungen kommen, die aber nach und nach eine Abnützung der Knorpel im Handgelenk bewirken. Weiters gibt es einen speziellen Knorpel im Handgelenk (den so genannten Discus triangularis), der eingerissen sein kann.

Außerdem besteht die Möglichkeit einer Sehnenscheidenentzündung oder einer chronischen rheumatischen Erkrankung mehrerer Gelenke (Polyarthritis). Zur Abklärung müsste vor allem eine Magnetresonanztomographie (MRT) des Gelenkes durchgeführt werden.

Zusätzlich ist ein Bluttest (auf Entzündungszeichen und die so genannten Rheumafaktoren) notwendig. Aus diesem Befund sollte dann ersichtlich sein, ob es eine fassbare Ursache für die Beschwerden gibt. Solche Untersuchungen können an jeder orthopädischen Abteilung erfolgen.

Die Behandlung richtet sich naturgemäß nach der jeweiligen Diagnose.

Doz. Dr. Martin Buchelt
Facharzt für Orthopädie, Wien

Nach Knöchelbruch wieder schmerzfrei?

Marianne F.: *Ich habe vor Jahren einen Knöchelbruch erlitten und nun immer größere Schmerzen. Eine neue Untersuchung ergab eine Abnützung im Sprunggelenk. Mir wurde zur Versteifung geraten und letztlich zu einem künstlichen Gelenk. Ich bin verzweifelt und bitte um Ratschläge, wie ich wieder schmerzfrei und beweglich werden könnte.*

Knöchelbrüche, besonders im Innenknöchelbereich, können langfristig zur vorzeitigen Abnützung (Arthrose) des oberen Sprunggelenkes führen. Es treten dabei zunehmende Schmerzen bei Abrollbewegungen und anschließend Abnahme der Beweglichkeit auf. Im Endstadium besteht ein schmerzhaftes, wackelsteifes Gelenk.

Mit konservativen Maßnahmen wie Infiltrationen, Tabletten und physikalischen Maßnahmen lindert man die schmerzhaften Reizzustände. Speziell Modelleinlagen sowie eine so genannte Abrollwiege verringern die Belastung.

Im Zuge einer Arthroskopie können behindernde Knochenzacken entfernt sowie begrenzte Knorpelschäden angehoben werden. Am gängigsten ist in solchen Fällen die Gelenkversteifung, wobei die funktionierenden benachbarten Gelenke die Bewegungseinschränkung lindern. Die Prothesenversorgung des Sprunggelenkes hat nicht den Stellenwert wie bei den großen Gelenken (Hüfte, Knie).

OA Dr. Ronald Koppelent
Facharzt für Orthopädie, Wien

Schmerzen von der Hüfte bis ins Bein

Ulrich L.: *Ich habe mich im vorigen Winter stark verkühlt und leide noch immer an Schmerzen, die über die linke Hüfte in das Bein ausstrahlen. Ich gehe seither unsicher. Durch diverse Behandlungen (Spritzen, Tabletten, Pflaster etc.) haben sich die Beschwerden zwar gebessert, sie kehren aber zurück. Derzeit bin ich mit Krücken unterwegs. Gibt es eine wirksame Behandlung?*

Die geschilderten Beschwerden, über das linke Hüftgelenk (in der Leiste oder außen?) in den Oberschenkel (außen oder vorne?) und weiter in die Wade, werden am häufigsten von Störungen im Segment L5/S1, im Hüftgelenk selbst oder im Kreuzdarmbeingelenk verursacht.

Die vorliegenden Befunde (Röntgen, CT) haben nur Wert, wenn auch eine klinischkörperliche Untersuchung durchgeführt wird. Dazu gehören neurologische Funktionstests, um Ort und Art der gestörten Struktur festzustellen.

Erst beim Vorliegen einer genauen Diagnose ist eine gezielte Therapie möglich. Ich empfehle, sich an einen Arzt (Allgemeinmediziner, Orthopäde, Facharzt für physikalische Medizin) zu wenden, der eine Ausbildung in manueller Medizin vorweisen kann.

Prof. Dr. Hans Tilscher
Facharzt für Orthopädie, Wien

Hüfte operieren lassen oder nicht?

Maria N.: *Ich, 26, erlitt vor einigen Jahren bei einem Autounfall unter anderem eine Verletzung im linken Kreuzdarmbeingelenk. Derzeit bin ich beschwerdefrei. Beim Röntgen wurden jedoch eine Steilstellung der Schenkelhalsachse und eine schlechte Überdachung meiner Hüftgelenkköpfe festgestellt. Ein Orthopäde empfahl mir, diese Fehlstellung vorbeugend operieren zu lassen. Soll ich das jetzt machen lassen oder auf Schmerzen warten? Ich bitte um eine ausführliche Antwort.*

Das beigelegte Röntgenbild vom Unfall zeigt eine Bruchform, die sicher problemlos ausheilt. Tatsächlich ist die Patientin ja auch beschwerdefrei. Die Hüftköpfe sind normal ausgebildet, wenngleich etwas steiler und verstärkt nach vorne gedreht. Die Pfanne zeigt eine noch recht gute Überdachung, die Knorpel sind unauffällig.

Bei dieser Form der leichten Hüftgelenkdysplasie wird eine Operation erst bei zunehmenden Belastungsschmerzen empfohlen. Dieser Fall muss allerdings gar nicht eintreten. Wichtig ist jedoch die Vermeidung von Übergewicht (auch während einer Schwangerschaft). Ich rate zudem zu dämpfenden Sohlen beim Gehen auf hartem Boden und zu Heilgymnastik um die Muskeln zu kräftigen. Besonders günstig sind in dieser Hinsicht Radfahren und Schwimmen.

Bei einer allfälligen Operation würde der Oberschenkel bzw. bei Bedarf der Hüftknochen durchtrennt und in eine verbesserte Stellung gebracht. Dann passt die Form des Hüftgelenkes wieder besser zusammen. Nach dem Eingriff ist eine Entlastung mit Krücken für rund 12 Wochen notwendig. Bis man wieder gut belasten kann, dauert es bis zu 12 Monate.

Der Heilungsprozess wird auch in den nächsten 30 Jahren nicht wesentlich anders sein als jetzt. Was die Frage nach Risiken betrifft: Komplikationen können wie bei jeder Operation Infektionen oder eine Thrombose sowie eine verzögerte Knochenheilung sein, wenn der Patient zu früh belastet.

Prim. Prof. Dr. Peter Bösch
Facharzt für Orthopädie, Wiener Neustadt
(Niederösterreich)

Beunruhigt wegen einer Knochenzyste

Wolfgang L.: *Bei einem Hüftröntgen wurde bei mir im Schenkelhals eine kleine Zyste festgestellt. Sind nun weitere Untersuchungen notwendig? Muss die Zyste entfernt werden? Ich bin beunruhigt, weil sowohl meine Mutter als auch meine Schwester an Knochenkrebs gestorben sind.*

Die beigelegte Skizze des Röntgenbildes und die Beschreibung lassen mit Sicherheit annehmen, dass es sich um eine gutartige Veränderung handelt. Zysten sind mit Flüssigkeit gefüllte Hohlräume, die in praktisch jedem Organ auftreten können. Diese Veränderung ist wahrscheinlich schon in der Kindheit entstanden.

In der Wachstumsphase kommt es fallweise zu derartigen Defektbildungen im Knochen. Das ist in keiner Weise beunruhigend. Lediglich bei größeren Zysten kann der Knochen so geschwächt werden, dass eine gewisse Bruchgefahr besteht. Nach der Zeichnung ist das hier nicht der Fall.

Wer wegen einer Zyste sehr beunruhigt ist, kann in rund vier Monaten ein Kontrollröntgen anfertigen lassen. Zeigt das Bild keine Vergrößerung oder Veränderung (was anzunehmen ist), so kann man auch für die Zukunft beruhigt sein.

Was die Krebstodesfälle in der Familie betrifft, so empfiehlt sich doch eine regelmäßige Untersuchung auf typische Tumorbildungen. Das gilt aber ganz allgemein für jedermann.

Prim. Prof. Dr. Peter Bösch
Facharzt für Orthopädie, Wiener Neustadt
(Niederösterreich)

Nach Hüftoperation weiter Schmerzen

Hedwig L.: *Ich wurde vor 9 Jahren wegen Abnützung der linken Hüfte operiert und bekam ein Kunstgelenk eingesetzt. Vor zwei Jahren wurde ich wegen Leistenschmerzen nochmals operiert – man führte einen Schaftwechsel durch. Leider bestehen nach wie vor Schmerzen in Leiste und Gesäß. Ich kann keinen schmerzfreien Schritt mehr machen. Gibt es da doch noch Hilfe?*

Dass sich Hüftgelenkprothesen älterer Bauart (vorwiegend zementierte) innerhalb von rund 10 Jahren lockern können, ist bekannt. Im vorliegenden Fall wurde nur der Schaft gewechselt. Die Beschwerden deuten darauf hin, dass möglicherweise auch die Hüftpfanne locker ist. Das lässt sich durch klinische Untersuchung und Röntgen abklären. Ist es so, dann muss auch die Hüftpfanne ausgewechselt werden.

Prim. Prof. Dr. Gerald Pflüger
Facharzt für Orthopädie, Wien

Knorpelschaden im Hüftgelenk

Ingeborg T.: *Im Röntgen wurde festgestellt, dass in meinem linken Hüftgelenk der Knorpel dünn geworden ist. Ich bin 56 Jahre alt und sportlich. Ich erhielt leider keine Ratschläge, wie ich mich weiter verhalten soll. Dabei habe ich nun schon im Liegen Schmerzen. Könnte mein Knorpel durch „nachgezüchtetes" Material ergänzt werden? Gibt es andere Therapien?*

Aufgrund der Schilderung handelt es sich offensichtlich um eine Coxarthrose (Gelenkabnützung in der Hüfte). Für eine Erkrankung dieser Art kommt das angesprochene nachgezüchtete Knorpelmaterial leider nicht in Frage. Behandlungsmöglichkeiten gibt es hingegen zahlreiche. Diese reichen von Medikamenten und physikalischen Maßnahmen bis zur Operation. Die Entscheidung muss allerdings der Facharzt treffen.

Prim. Prof. Dr. Gerald Pflüger
Facharzt für Orthopädie, Wien

Beschwerden im rechten Knie

Stefanie P.: *Ich bin 42 Jahre alt und habe seit bereits sechs Jahren arge Beschwerden im rechten Knie. Sowohl beim Stehen, Sitzen als auch bei geringer Anstrengung leide ich an Schmerzen. Bisher konnte noch keine eindeutige Diagnose gestellt werden. Ich übersende eine MRT-Aufnahme und bitte um eine fachärztliche Meinung.*

Die übermittelte MRT-Aufnahme zeigt tatsächlich, dass das Knie eigentlich ganz in Ordnung ist. Lediglich hinter der Kniescheibe zeigt sich reichlich Schleimhautgewebe, das sich einklemmen und schmerzen kann.

Die Ursachen für diese Erscheinung sind vielfältig. Oft haben besonders Frauen diese Beschwerden schon in der Jugend. Da sind zum Beispiel hormonelle Einflüsse zu berücksichtigen.

Auch Überlastung, die zu einer Entzündung geführt hat, kann schuld sein. Für Entzündungen gibt es auch noch viele weitere Ursachen, die ich hier nicht alle aufzählen kann.

Ich rate allerdings, dass sich der behandelnde Arzt auf die Suche nach einem Entzündungsherd macht. Da sind unter anderem Blutbefunde wichtig. Die im konkreten Fall beigelegten reichen nicht aus. Es muss etwa auch nach Borrelien, Chlamydien und Streptokokken gesucht werden.

Findet man einen Erreger, so kann dieser ausgeschaltet werden. Damit wird auch der Schmerz beseitigt. Falls die Suche ergebnislos verläuft, kann man im Zuge einer Gelenkspiegelung (Arthroskopie) die Schleimhaut entfernen und dadurch den Schmerz beheben.

Als Übergangslösung kann durch eine Injektion ins Knie mit Kortison mehrwöchige Schmerzfreiheit erzielt werden. Diese Maßnahme stellt allerdings keine Dauerlösung dar.

Prof. Dr. Reinhard Weinstabl
Facharzt für Chirurgie, Sportmediziner, Wien

Muss Knie wirklich operiert werden?

Dagmar C.: *Ich brauche dringend Rat für eine Entscheidung: Ich leide seit Jahren an schweren Abnützungen im linken Knie und wurde auch bereits operiert. Nun steht mir eine neuerliche Operation bevor. Man will die Beinachse verändern. Als eigentliche Ursache wurde eine Fehlstellung der Kniescheibe festgestellt und auch vor Jahren eine Korrektur vorgenommen. Soll ich mich nochmals operieren lassen? Meine Schmerzen werden immer schlimmer.*

Aufgrund der Angaben liegt am ehesten eine Abnützung des Knorpels an der Hinterseite der Kniescheibe bzw. des Kniescheibengleitlagers vor. Vorläufig sollte die Behandlung konservativ unter Ausnützung sämtlicher Möglichkeiten (physikalische Therapie, Muskeldehnungen, Muskelkräftigung, Kniescheibenstabilisierung, mittels Genutrain, Knorpelaufbauspritzen etc.) erfolgen.

Helfen diese Maßnahmen nichts, dann gibt es verschiedene operative Möglichkeiten. Falls keine weiteren Abnützungen in anderen Teilen des Gelenkes bestehen, kann zum Beispiel ein künstlicher Ersatz der Gleitfläche der Kniescheibe durchgeführt werden. Andernfalls ist der Einbau einer totalen Knieprothese angezeigt.

Die erwähnte Korrektur der Beinachse durch Entnahme eines Knochenkeiles am Schienbein wird eher bei jüngeren, schlanken Patienten mit isolierter innerer Kniegelenkarthrose sinnvoll sein. Die dadurch bewirkte leichte Beinverkürzung entlastet zwar die Strecksehnen und vermindert den Anpressdruck der Kniescheibe bei Beugung. Die durch die vorhergegangene Operation erreichte Mittelstellung der Kniescheibe geht aber wieder verloren. Das könnte neue Probleme nach sich ziehen.

OA Dr. Ronald Koppelent
Facharzt für Orthopädie, Wien

Arge Probleme mit beiden Knien

Irene T.: *Ich bin 39 Jahre alt und habe große Probleme mit beiden Knien. Ich bin schon dreimal auf Kur gewesen und bekam auch Kortison in die Gelenke gespritzt. Zeitweise kann ich wegen der Schmerzen kaum gehen und auch nur schlecht schlafen. Ich lege Befunde bei und bitte um eine fachärztliche Meinung.*

Die beigefügten Röntgenbefunde sind zwar eine wichtige Grundlage für die Diagnostik. Allerdings ist zusätzlich eine genaue klinische bzw. manuelle Untersuchung unerlässlich. Zumal ja auch Beschwerden in der Wirbelsäule und in den Hüften angegeben werden.

Ich rate, sich an einen manualmedizinisch ausgebildeten Arzt zu wenden, der nach den Vorschriften der konservativen Orthopädie körperlich genau untersucht. Daraus ergeben sich ganz bestimmt nützliche Behandlungsvorschläge.

Eine Liste der entsprechend geschulten Ärztinnen und Ärzte kann bei der Österreichischen Gesellschaft für Manuelle Medizin im Orthopädischen Spital Wien-Speising angefordert werden.

Prof. Dr. Hans Tilscher
Facharzt für Orthopädie, Wien

An beiden Knien starke Abnützung

Marianne F.: *Ich bin 61 Jahre alt und ziemlich übergewichtig. Daher sind beide Knie stark abgenützt. Ich habe arge Schmerzen und schlucke täglich Medikamente. Laut aktuellem Befund habe ich eine Fehlstellung der Knie. Könnte mir eine Operation helfen?*

Wenn bei der Behandlung abgenützter Kniegelenke alle anderen Methoden versagen, ist doch eine Operation angezeigt. Allerdings wird eine Gewichtsreduktion trotzdem unverzichtbar sein!

Bei den Operationen unterscheidet man zwischen gelenkerhaltenden Eingriffen und dem künstlichen Ersatz (Halb- oder Vollprothese). Über die Wahl der Methode, entscheidet der Arzt anhand der jeweiligen Voraussetzungen (Alter, Schweregrad der Arthrose).

Bei umschriebenen, halbseitigen Knorpelschäden und einem Alter unter 70 raten wir zu chirurgischer Geradestellung der Beinachse. Dabei wird die Belastung auf die noch gesunde Knorpelfläche verlagert. Diese Maßnahme schließt eine spätere prothetische Versorgung nicht aus, verzögert sie jedoch. Das operierte Bein darf 6 Wochen nicht belastet werden.

In höherem Alter und bei noch vorhandenem vorderem Kreuzband kommt ein halbseitiger Gleitflächenersatz (Halbschlitten) in Frage. Sind jedoch alle Gelenkanteile von der Abnützung betroffen, so ist eine komplette Knieprothese zu bevorzugen. Mittlerweile halten diese Kunstgelenke schon sehr lange.

OA Dr. Ronald Koppelent
Facharzt für Orthopädie, Wien

Kniebeschwerden: Zweite Meinung ...

Helga M.: *Ich bin 42 Jahre alt und leide seit bereits sechs Jahren an in letzter Zeit stärker werdenden Schmerzen im rechten Knie. Nicht nur bei Bewegung, sondern auch im Sitzen und Stehen. Bisher brachten zwei MRT-Aufnahmen keine eindeutige Diagnose. Auch neurologische Befunde blieben ohne Ergebnis. Ich ersuche nun einen Ihrer Spezialisten, sich die neueste MRT-Aufnahme nochmals anzusehen. Ich bitte um eine zweite Meinung und einen Rat.*

Die mir übermittelten MRT-Aufnahmen zeigen, dass das Knie eigentlich ganz in Ordnung ist. Lediglich hinter der Kniescheibe zeigt sich reichlich Schleimhautgewebe, welches durch Einklemmungen Schmerzen bereiten kann.

Die Ursachen dafür sind mannigfaltig. Oft haben besonders Frauen solche Beschwerden schon in der Jugend, wo hormonelle Einflüsse zu berücksichtigen sind. Es können aber auch Überlastungen oder Entzündungen vorliegen. Die Entzündungen wiederum können auch verschiedene Ursachen haben.

Daher bitte ich um Verständnis, dass eine ausführliche Antwort der Frage aus der Entfernung nicht möglich ist. Der behandelnde Arzt wird sich wohl auf die Suche nach dem Herd einer möglichen Entzündung machen. Die beigelegten Blutbefunde sind dafür allerdings nicht ausreichend.

Ich empfehle, zusätzlich auch nach Borrelien, Chlamydien und Streptokokken zu „fahnden". Findet man tatsächlich einen dieser Erreger, so kann er gezielt ausgeschaltet und das Problem damit behoben werden.

Falls alle Befunde negativ bleiben, kann im Zuge einer Arthroskopie (Gelenkspiegelung) die Schleimhaut entfernt und können dadurch die Schmerzen beseitigt werden. Als Übergangslösung ist es möglich, durch eine Injektion mit Kortison in das Knie eine zumindest mehrwöchige Schmerzfreiheit zu erzielen. Das stellt aber keine endgültige Heilung dar!

Prof. Dr. Reinhard Weinstabl
Facharzt für Chirurgie, Sportmediziner, Wien

Welche Narkose bei Knieoperation?

Mathilde F.: *Ich bin 78 und soll mich einer Knieoperation unterziehen. Da ich nach einer Hüftoperation, bei der ich einen Kreuzstich bekam, noch immer unter Blasenbeschwerden leide, habe ich nun Angst vor dieser Narkoseart. Ich bitte um Rat: Ist in meinem Alter eine Vollnarkose gefährlich? Besteht auch die Möglichkeit einer örtlichen Betäubung?*

Auch bei regelrechter Durchführung eines Kreuzstiches (Lumbalanästhesie) ist in einzelnen Fällen vorübergehend eine Störung der Blasenfunktion möglich. Trotzdem ist dieses Narkoseverfahren sehr schonend und bei Knieoperationen als Mittel der Wahl zu bezeichnen.

Ich glaube daher, dass trotz der negativen Erfahrungen der Kreuzstich bei bevorstehenden Operationen sinnvoll ist. Allerdings ist auch in höherem Alter, falls es von internistischer Seite keine Einwände gibt (da wird man genau untersucht), eine Vollnarkose problemlos möglich. Grundsätzlich spricht das Alter alleine nicht dagegen.

Darüber hinaus gibt es auch die Möglichkeit, einen Knieeingriff (Spiegelung) in Lokalanästhesie, also örtlicher Betäubung durchführen zu lassen. Das wäre annähernd risikofrei. Allerdings kann dann während der Spiegelung nicht operiert werden, da das Anlegen einer Blutsperre (damit im Gelenk kein Blut fließt) nicht möglich ist.

Zusammenfassend empfehle ich in solchen Fällen, den Internisten und den Anästhesisten über das passende Narkoseverfahren entscheiden zu lassen.

Prim. Dr. Christoph Handl
Facharzt für Chirurgie, Wien

Muss Kreuzbandriss operiert werden?

Werner B.: *Bei mir wurde nach einem Sportunfall vor vier Jahren ein gerissenes Kreuzband festgestellt. Operation erfolgte damals keine. Derzeit habe ich Schmerzen bei seitlichen Bewegungen des Kniegelenkes an der Innenseite. Würde mir in diesem Fall noch eine Operation des gerissenen Kreuzbandes helfen?*

Tatsache ist, dass ein Kreuzbandriss auch ohne größere Instabilität des Gelenkes zunächst abheilen kann. Es treten keine weiteren Beschwerden auf, weil die Muskeln die Funktion weitgehend übernehmen.

Im konkreten Fall ist zuerst einmal zu hinterfragen, ob vielleicht eine Schädigung des inneren Seitenbandes mit Verknöcherungen im Bandapparat vorliegt. Weiters könnte der Innenmeniskus geschädigt sein. Die Schmerzen müssen also gar nicht unmittelbar vom Kreuzband herrühren.

Sollte allerdings der vorhandene Kreuzbandstumpf bzw. die langsam auftretende und stärker werdende Instabilität Beschwerden bereiten, sollte doch operiert werden. Dabei gibt es verschiedene Möglichkeiten der Wiederherstellung des vorderen Kreuzbandes. Bewährt haben sich im Wesentlichen zwei Methoden:

Die Entnahme des Kniescheibenbandes mit je einem Knochenblock aus der Kniescheibe und dem Schienbein bzw. die Entnahme von ein bis zwei Sehnen an der Innenseite des Kniegelenkes. Diese werden in vorher angelegten Knochenkanälen verankert.

Derartig wiederhergestellte Kreuzbänder können dem Gelenk die gewünschte Stabilität wiedergeben und weitere sportliche Aktivität ermöglichen. Erfolggarantie gibt es jedoch keine.

Dr. Hartmut Pelinka
Facharzt für Unfallchirurgie, Sportarzt, Wien

Schleimbeutel weg – Knie schmerzt noch

Roswitha P.: *Ich bin 64 Jahre alt und wurde vor drei Jahren am linken Knie operiert – der Schleimbeutel wurde entfernt. Seither bin ich in diesem Bereich hochempfindlich und vertrage kaum eine Hose. Ich bin verzweifelt, weil sich diese Beschwerden nicht bessern. Ich habe Befunde beigelegt und bitte um einen Rat. Noch etwas: Musste der Schleimbeutel entfernt werden?*

Manchmal kann es nach einer Operation dazu kommen, dass die Hautstelle im Narbengebiet für längere Zeit überempfindlich bleibt. Ich glaube nicht, dass im konkreten Fall ein Nerv verletzt wurde. Auskunft kann aber nur eine eingehende Untersuchung des Kniegelenkes geben. Zusätzlich wäre eine neurologische Begutachtung gut. Aus dem beigelegten MRT-Befund (Magnetresonanz-Tomographie) ist ersichtlich, dass eine Abnützung im Kniegelenk vorliegt, auch darauf könnten die Beschwerden zurückzuführen sein. Ich empfehle deshalb, das Knie nochmals von einem orthopädisch tätigen Chirurgen untersuchen zu lassen. Dieser kann auch ambulant knorpelaufbauende Injektionen in das Gelenk verabreichen.

Sollten die Spritzen nicht den gewünschten Erfolg bringen, ist Hilfe auf operativem Wege möglich. Man kann den beschädigten Knorpel im Zuge einer Arthroskopie (Gelenkspiegelung) glätten, eventuell auch Knorpel züchten bzw. verpflanzen. Das muss im Einzelfall der behandelnde Arzt entscheiden.

Sollten die Beschwerden jedoch wirklich nur auf Veränderungen im Narbengebiet beruhen, so können Infiltrationen und physikalische Behandlung in dieser Region meistens deutliche Besserung herbeiführen.

Zur letzten Frage: Bei einem entzündlich veränderten Schleimbeutel ist sehr oft die operative Entfernung die einzige Möglichkeit einer Therapie. Man kann also davon ausgehen, dass der Eingriff tatsächlich notwendig war.

Prim. Dr. Christoph Handl
Facharzt für Chirurgie, Wien

Mit neuem Knie nicht schmerzfrei

Elfriede S.: *Meine Knie waren so kaputt, dass ich innerhalb eines Jahres zwei künstliche Gelenke eingebaut bekam. Seither sind einige Monate vergangen und ich war noch keinen Tag schmerzfrei. Ich werde nachts mehrmals munter. Laut Röntgen sind die neuen Gelenke aber in Ordnung. Nun schlucke ich Schmerzstiller, die ich zum Teil nicht vertrage. Was soll ich noch tun?*

Der Einbau von Kniegelenkprothesen hat in den vergangenen Jahren durch die Entwicklung neuer Implantate und neuer Operationstechniken stark zugenommen. Computergestützte Navigation erlaubt ein bestmögliches Ergebnis.

Trotzdem können nach einem derartigen Eingriff immer wieder Schmerzen auftreten. Die im Brief beschriebenen Beschwerden sind am ehesten dem „vorderen Knieschmerz" zuzuordnen, der durch erhöhten Anpressdruck der Kniescheibe bei Beugung und beim Stiegensteigen entsteht. Ursache kann ein fehlender Kniescheibenersatz oder eine zu geringe Außendrehung des Oberschenkelimplantates sein.

Letzteres lässt sich allerdings nicht mittels Röntgen, sondern nur durch eine Computertomographie bestimmen. Nicht zuletzt muss man auch stets an eine Lockerung eines der Implantatteile denken. Falls das röntgenologisch nicht beurteilbar ist, kann eine Szintigraphie (Isotopenuntersuchung) eine wertvolle Hilfe für die Diagnose sein.

Eine derartige Untersuchung ist jedoch erst frühestens ein Jahr nach der Operation aussagekräftig.

OA Dr. Ronald Koppelent
Facharzt für Orthopädie, Wien

Meniskusdefekt und Knorpelschaden

Maria S.: *Ich bin 80 Jahre alt und habe laut MRT-Befund einen Meniskusdefekt und einen Knorpelschaden im rechten Knie. Injektionen und Salben brachten keine Besserung. Was würde mir einer Ihrer Fachleute empfehlen?*

Ganz allgemein ist eine Injektionsbehandlung mit einem knorpelaufbauenden Mittel die erste Therapiemöglichkeit. Bei Erfolglosigkeit rate ich zu einer Arthroskopie (Gelenkspiegelung). Dabei kann man den Meniskusdefekt beseitigen und auch den Knorpel wieder glätten.

Der Eingriff dauert nicht lange. Man muss auch nur recht kurz im Krankenhaus bleiben (etwa drei Tage). Falls eine Vollnarkose aus internistischen Gründen nicht in Frage kommt, kann auch mittels Kreuzstich betäubt werden.

Sollte das Gelenk doch zu stark geschädigt sein, kommt auch noch eine Kniegelenkprothese in Frage. Auf jeden Fall sollte es eine Möglichkeit der Linderung geben.

Prim. Dr. Christoph Handl
Facharzt für Chirurgie, Wien

Abgerutscht, seither Knieschmerzen

Gerda W.: *Ich bin vor einigen Wochen beim Einsteigen in den Zug abgerutscht, spürte einen heftigen Schmerz im rechten Knie und konnte kaum mehr aufsteigen. Bei einer Magnetresonanzuntersuchung wurden eine Verquellung des inneren Meniskus, eine Bakerzyste und ein Knorpelschaden der Kniescheibe festgestellt. Ich wurde punktiert und erhielt dann Hyalgan-Injektionen. Der Schmerz lässt aber nicht nach. Muss ich operiert werden?*

Unter Berücksichtigung des Unfallherganges und der MRT-Untersuchung muss man zu folgendem Schluss kommen:

Ein eindeutiger Meniskusriss wurde nicht nachgewiesen. Allerdings hat die Magnetresonanz keine 100-prozentige Treffsicherheit, wenngleich diese natürlich sehr hoch ist.

Die beschriebene Verquellung deutet auf einen Schaden hin, bei dem kein durchgreifender Riss vorhanden ist. Da wäre kein operatives Eingreifen erforderlich. Deshalb war es auch richtig, wegen der Knorpelschäden eine Hyalganspritzenkur einzuleiten, weil es dadurch zu einer Verbesserung der Knorpelsituation im Knie kommt.

Bleibt der Heilerfolg jedoch aus, ist auf jeden Fall eine fachärztliche Untersuchung (Unfallchirurg, Orthopäde) anzustreben, da doch eine Kniespiegelung nötig sein könnte.

Prof. Dr. Hartmut Pelinka
Facharzt für Unfallchirurgie, Sportarzt, Wien

Kein Gelenkersatz durch „biologische" Methoden nötig?

Heidemarie A.: *Ich habe ein so stark abgenütztes Kniegelenk, dass mir ein künstliches Gelenk eingesetzt werden soll. Nun habe ich gehört, dass es biologische Methoden gibt, um das zu verhindern. Ich bitte um nähere Aufklärung.*

Abnützungen (Arthrosen) können ein Kniegelenk (oder auch Hüfte) so sehr schädigen, dass die Funktion nur durch einen künstlichen Gelenkersatz zurückgewonnen werden kann bzw. man Schmerzfreiheit erreicht. Für die orthopädische Chirurgie längst ein Routineeingriff.

Leider ist es zurzeit noch nicht möglich, durch biologische Methoden und Verpflanzung von Knorpeln den Gelenkersatz zu vermeiden. Allerdings wird daran geforscht: Man kann Knorpelzellen bereits züchten und auch verpflanzen. In einem arthrosegeschädigten Knie jedoch werden sie erfahrungsgemäß nicht funktionstüchtig.

Die verlässlichste Methode bleibt somit vorerst der moderne, operative Kniegelenkersatz.

Dabei werden nur die geschädigten Gleitflächen des Gelenkes durch Implantate ersetzt, deren Materialien (wie Titan und verschiedene Legierungen) ausgezeichnete Gewebeverträglichkeit aufweisen.

Das eigene Knie bleibt darüber hinaus erhalten. Die Bestandteile dieses Gleitflächensystems liegen baukastenähnlich in unterschiedlichen Größen vor. Der Operateur kann auf diese Weise für jedes Knie die bestmögliche Implantatkombination wählen.

Durch den rasanten technologischen Fortschritt sowie die Präzision der verwendeten Instrumente und verfeinerte Operationstechnik (bei schwierigen Fällen auch computerunterstützt) entspricht die Haltbarkeit der künstlichen Knie längst jener der Hüftendoprothese. Die Nachbetreuung ist meistens in zwei Wochen abgeschlossen. Sie kann aber durch einen Rehabilitationsaufenthalt noch ergänzt werden.

Prim. Prof. Dr. Wolfgang Schwägerl
Orthopädisches Zentrum am Otto-Wagner-Spital, Wien

Knie überlastet und nun arg geschädigt

Wolfgang O.: *Schon vor vier Jahren habe ich (damals 45 Jahre alt) beide Knie bei einer Extremtour überlastet. Seither leide ich unter Arthrose. Die Schmerzen wurden mit Schwellstrom und Rumalon® behandelt – ohne Erfolg. Gibt es eine völlige Heilung? Was kann man noch tun?*

Da offenbar die bisherigen Maßnahmen keine Besserung gebracht haben, rate ich zu einer Abklärung beider Kniegelenke mittels Magnetresonanztomographie (MRT). Es kann bei starker Überlastung der Kniegelenke zu Meniskusverletzungen und Knorpelschäden kommen. Auch eine Fehlstellung der Beinachse führt zu vermehrter Abnützung des Gelenkes.

Von chirurgischer Seite kann die Arthroskopie mit gleichzeitiger Behebung des Meniskusschadens, der Entfernung möglicherweise vorhandener freier Gelenkkörper oder Knorpelglättung Erfolg versprechen.

Dr. Hartmut Pelinka
Facharzt für Unfallchirurgie und Sportarzt, Wien

Probleme mit Knie und eingewachsenem Fingernagel

Michael K.: *Ich ersuche hinsichtlich zweier Probleme um Rat. Erstens: Nach einem Schiunfall vor fünf Jahren erlitt ich am rechten Knie einen Kreuzbandriss und einen Meniskusschaden. Der Meniskus wurde operiert, der Kreuzbandriss nicht. Nun habe ich Schmerzen und Angst vor Spätschäden. Kann man bei Gelenkabnützung Knorpel züchten? Ich habe schon davon gelesen. Das zweite Problem: Nach einem Arbeitsunfall wächst mir immer wieder der rechte Daumennagel ein. Gibt es da vielleicht eine Dauerlösung?*

Grundsätzlich ist es tatsächlich möglich, Knorpel zu züchten. Dabei wird ein kleines Stück körpereigener Knorpelsubstanz als Ausgangsbasis genommen. Man züchtet damit den Knorpel und setzt ihn im Zuge einer neuerlichen Operation ein.

Aufgrund der mir vorliegenden Befunde glaube ich allerdings nicht, dass diese Maßnahme notwendig ist. Ich empfehle die Entfernung des kaputten Meniskusteiles sowie die Reparatur des gerissenen Kreuzbandes mittels Arthroskopie (Gelenkspiegelung).

Nach dieser Operation ist einige Zeit weitgehende Schonung angesagt. Dann ist das Knie bei entsprechend vorsichtigem Aufbau wieder voll belastbar.

Im Falle des einwachsenden Daumennagels rate ich zu einer so genannten Nagelplastik. Dabei wird nicht der ganze Nagel entfernt, sondern nur der Randteil, der einwächst. Der Chirurg formt ein neues Nagelbett.

Der Eingriff ist ambulant und unter örtlicher Betäubung möglich. Nach der Operation ist der Patient an dem betroffenen Daumen zwar stark eingeschränkt, dann aber ist das eine dauerhafte Lösung. Erfahrungsgemäß sind die derart behandelten Patienten damit sehr zufrieden.

Prim. Dr. Christoph Handl
Facharzt für Chirurgie, Wien

Arthroskopie des Knies laut Befund

Maria L.: *Bitte können Sie mir sagen, ob laut beiliegendem Befund (Röntgen, MRT) wirklich eine Knieoperation nötig ist? Was kann man von einer Operation erwarten? Wird das Knie jemals wieder schmerzfrei funktionieren?*

Nach der Untersuchung durch einen erfahrenen Chirurgen wird bei Beschwerden in einem Kniegelenk auch eine so genannte Magnetresonanz-Tomographie (MRT) durchgeführt. Diese hat im konkreten Fall einen Riss im inneren Meniskus sowie einen Einriss des vorderen Kreuzbandes ergeben. Laut Röntgen liegen keine ausgeprägten Abnützungserscheinungen vor. Also sind die beschriebenen Schäden für Beschwerden verantwortlich.

Um das Kniegelenk wieder normal und schmerzfrei belasten zu können, ist eine arthroskopische Operation („Spiegelung“) erforderlich. Dieser Eingriff hat sehr gute Erfolgsaussichten. Der Spitalsaufenthalt ist kurz (bis drei Tage), die Nachbeschwerden sind gering.

Prim. Dr. Christoph Handl
Facharzt für Chirurgie, Wien

Knie operiert, noch immer Probleme

Herbert D.: *Ich bin vor einem Jahr am linken Knie operiert worden. Dennoch habe ich noch immer arge Beschwerden. Im Krankenhaus hat man mir zu einem künstlichen Gelenk geraten, der Orthopäde sagte, das sei noch zu früh. Nun habe ich von der „Orthokin-Methode“ mit Eigenblut gelesen. Hat man damit schon Erfahrung? Könnte mir das ein Kunstgelenk ersparen?*

Wie ich den beigelegten Unterlagen entnehme, liegt hier ein tiefer Knorpelschaden vor. Ebenso sind eine Abnützung der Kniescheibe und ein kleiner Einriss am inneren Meniskus vorhanden. Der Gelenkerguss ist eine Folge dieser Veränderungen.

Als Therapie stehen für die angeführten Schäden und die damit verbundenen Beschwerden verschiedene Möglichkeiten zur Verfügung. Zunächst können Knorpelaufbaupräparate (wie Hyalgan®, Artzal®) durch Spritzen direkt ins Gelenk verabreicht werden.

Die in Deutschland angewandte Orthokin-Methode erscheint ebenso erfolgversprechend. Durch diese Therapie mittels körpereigener Substanzen wird eine Blockade der knorpelzerstörenden Zytokine erreicht. Bei etwa 70 Prozent der so behandelten Patienten wird eine deutliche Linderung der Schmerzen oder sogar Schmerzfreiheit erzielt.

Versagt die Injektionsbehandlung, dann sollte man an eine operative Sanierung des Kniegelenkes denken. In Frage kommen dabei eine arthroskopische Knorpelglättung (Shaving) oder in weiterer Folge eine Knorpeltransplantation.

Falls auch diese Maßnahmen nicht zum gewünschten Erfolg führen, ist der Ersatz des Kniegelenkes durch eine Prothese sinnvoll. Allerdings sollten vorher wirklich alle anderen Möglichkeiten ausgeschöpft sein.

Zusätzlich sind in den meisten Fällen physikalische Therapien hilfreich. Sie können allerdings nicht alleine eine wesentliche Besserung bewirken.

Prim. Dr. Christoph Handl
Facharzt für Chirurgie, Wien

Gelenkknorpel kann man züchten

Helene A.: *Vor rund 30 Jahren wurde mir der innere Meniskus im rechten Knie vollständig entfernt. Heute, mit 62, leide ich an einer Arthrose. Ich habe trotz Physiotherapie und Medikamenten arge Beschwerden. Eine Spritzenkur hielt nur wenige Wochen an. Nun las ich, dass man Knorpel künstlich züchten und ins Gelenk einpflanzen kann. Ich bitte darüber um nähere Auskunft. Noch eine zweite Frage: Im Zusammenhang mit Osteoporose wird in Naturkostläden gegen Arthrose gemahlene Braunhirse angeboten, die roh einzunehmen ist. Kann man damit wirklich helfen?*

In der Vergangenheit wurde bei einem Defekt leider oft der ganze Meniskus entfernt. Das wird heute kaum mehr gemacht. Wir öffnen das Gelenk üblicherweise nur durch zwei kleine Schnitte und führen dann eine Arthroskopie (Gelenkspiegelung) durch.

Dabei können Probleme, wie zum Beispiel ein Meniskusriss, nicht nur festgestellt, sondern mittels Sonde in den meisten Fällen auch behoben werden.

Vor einem derartigen Eingriff wird jedoch versucht Kniegelenkschäden, die auf Abnützung beruhen (eben die angesprochenen Arthrosen), zunächst mittels Injektionen zu bessern. Erst wenn diese Behandlung keinen Erfolg zeigt, wird operiert.

Sollte auch eine Operation kein zufriedenstellendes Ergebnis bringen, dann kommt eine Knorpeltransplantation oder die Eigenzüchtung des Knorpels in Frage. Dabei wird in einer ersten Sitzung ein Stück Knorpel entnommen und im Labor gezüchtet.

In einem zweiten Eingriff wird daraufhin die geschädigte Stelle im Gelenk durch den gezüchteten Knorpel ersetzt. Dieses Verfahren wird mittlerweile schon routinemäßig angewendet, sofern eine medizinische Notwendigkeit dafür vorliegt.

Obwohl die Nachbehandlungszeit nach der Operation länger dauert als nach einer Spiegelung, da das Knie nicht sofort wieder belastet werden darf, sind die Ergebnisse sehr ermutigend.

Zur zweiten Frage: Eine Osteoporose ist nicht mit einer Arthrose gleichzusetzen. Im ersten Fall liegt Knochenschwund vor, im zweiten Fall eine Abnützung des Gelenkknorpels. Es handelt sich also um zwei völlig verschiedene Krankheiten.

Allgemein ist zu sagen, dass die Behandlung der Osteoporose in den Händen eines erfahrenen Arztes liegen sollte. Es ist nicht sinnvoll, von vorne herein Naturheilmethoden auszuprobieren. Diese können je nach Situation eine nützliche Ergänzung darstellen. Die Entscheidung darüber sollte aber dem Arzt überlassen bleiben.

Prim. Dr. Christoph Handl
Facharzt für Chirurgie, Wien

Seit einem halben Jahr Knieprobleme

Karin B.: *Ich bin 55 Jahre alt und leide seit einer anstrengenden Bergtour vor ungefähr einem halben Jahr an starken Schmerzen im linken Knie. Ein MRT-Befund liegt bei. Welche Behandlung ergibt sich daraus? Ich bitte um Rat.*

Wie dem beigelegten MRT-Befund zu entnehmen ist, besteht am linken Kniegelenk eine Knorpelverschmälerung. Ebenso liegt ein kleiner Riss des Innenmeniskus vor. Das ist die Ursache für die Beschwerden, die speziell nach Belastung auftreten.

In erster Linie sollte das Gelenk von einem erfahrenen Chirurgen begutachtet werden. Dabei fällt die Entscheidung, ob eine Injektionstherapie, welche den Knorpel wieder aufbaut, zielführend sein kann. Diese Behandlung ist ambulant möglich und heutzutage durch moderne Medikamente sehr erfolgreich.

Stellt sich dadurch der gewünschte Effekt nicht ein, so ist eine Arthroskopie des Kniegelenkes angezeigt. Das Knie wird gespiegelt und eine genaue Diagnose wird erstellt. Der Defekt am Meniskus lässt sich im Zuge dieses Eingriffes in Ordnung bringen. Der Spitalsaufenthalt beträgt nur 1 bis 2 Tage. Danach kann man das Knie schon recht bald wieder belasten.

Sollte sich bei dem Eingriff doch ein deutlicher Knorpeldefekt zeigen, so kann eine Knorpelverpflanzung oder eine Knorpelzüchtung hilfreich sein. Dann allerdings sind längerer Aufenthalt im Krankenhaus und längere Schonung notwendig.

Prim. Dr. Christoph Handl
Facharzt für Chirurgie, Wien

Knochenmarködem im Kniegelenk

Sabine V.: *Ich war sechs Wochen im Krankenstand wegen eines Knochenmarködems im linken Knie. Kann das durch einen Sturz passiert sein? Welche Ursachen kommen noch in Frage? Zurzeit habe ich keine großen Schmerzen, soll das Knie aber weiter schonen. Ich bitte um Tipps zur Lösung meines Problems.*

Die Ursache für die Entstehung eines Knochenmarködems (Schwellung durch Flüssigkeitseinlagerung) ist nicht sicher bekannt. Allerdings findet man in der Krankengeschichte häufig schwere Prellungen, die schon Monate vorher passiert sind.

Auch bei massiver Überbelastung (Sport, Beruf) werden vorübergehende Ödembildungen beobachtet. Sind die Beschwerden jedoch abgeklungen, darf das betroffene Gelenk wieder voll belastet werden.

Allerdings sollte nach einem derartigen Vorschaden auch künftig Überlastung vermieden werden. Bei sportlichen Aktivitäten sollte zum Beispiel eher dem Radfahren und dem Schwimmen der Vorzug gegeben werden. Bei längeren Wanderungen ist die Verwendung von Stöcken („Nordic Walking") recht günstig.

Im Sitzen empfiehlt sich das mehrmalige isometrische Anspannen der Oberschenkelmuskeln in Streckstellung. Dabei ruhig weiteratmen, dann locker lassen und wieder für einige Sekunden anspannen. Diese Übung täglich machen!

Bei neuerlichem Auftreten des Knochenmarködems gibt es eine neue Infusionsbehandlung, die in Wien entwickelt wurde.

Prim. Prof. Dr. Peter Bösch
Facharzt für Orthopädie, Wiener Neustadt (Niederösterreich)

Training trotz Schulterschmerz?

Manfred W.: *Ich habe seit einigen Tagen starke Schmerzen in der Schulter. Im Fitness-Studio meint meine Trainerin, ich soll Übungen zur Kräftigung der Brustmuskeln mit anderen Geräten als bisher machen und auf Liegestütze verzichten. Wäre es nicht besser, mit dem Training ganz aufzuhören? Was meint ein Arzt?*

Sport ist grundsätzlich gut – nur auf die richtige Dosis kommt es an! Daher sollte man in solchen Fällen nicht gänzlich auf Sport verzichten. Es kann aber immer wieder vorkommen, dass bei zu intensivem Training einzelne Muskeln, Sehnen und Gelenke überbeansprucht werden.

Gerade die Schulter ist ein hochkompliziertes Gelenk und daher besonders anfällig für Schmerzen, die durch Fehlbelastung entstehen. Medikamente helfen da nur sehr bedingt.

Bei starken Beschwerden gibt es beim Facharzt für physikalische Medizin eine Reihe von Therapien, die zur Schmerzlinderung und in weiterer Folge zur Heilung führen. Auch Heilgymnastik spielt dabei eine wichtige Rolle: Die betroffene Region wird gezielt gestärkt. Mit Hilfe des Arztes sollte bestimmt werden, welche Übungen im Fitness-Studio günstig sind und welche eher vermieden werden sollten.

Dr. Hans Malus
Facharzt für physikalische Medizin, Wien

Nach Unfall linke Schulter verletzt

Gerhard P.: *Ich erlitt vor einigen Monaten bei einem Unfall eine Verletzung der linken Schulter, konkret der so genannten Rotatorenmanschette. Nach kurzfristiger Ruhigstellung musste ich antirheumatische Tabletten schlucken. Die Schmerzen wurden trotzdem immer stärker. Nach weiteren Untersuchungen bekam ich andere Medikamente, die ich auch nicht gut vertrage. Was soll ich noch machen?*

Ohne den MRT-Befund zu kennen, handelt es sich wahrscheinlich um eine verletzungsbedingte Reizung der Sehnen der inneren Schultermuskeln (Rotatorenmanschette) bzw. um eine Schleimbeutelentzündung der Schulter.

Die Verabreichung von schmerzlindernden und entzündungshemmenden Medikamenten ist eher in der Anfangsphase günstig und nicht als Dauerbehandlung zu empfehlen. Nach Abklingen der Akutschmerzen sollten physiotherapeutische Maßnahmen getroffen werden:

Ultraschall, Ionotophorese, Laser, Einzelheilgymnastik und Querfriktionen.

OA Dr. Ronald Koppelent
Facharzt für Orthopädie, Wien

Seit Gallenoperation Schulterschmerzen

Lisbeth D.: *Ich bin 44 und habe ständig Schmerzen in der rechten Schulter. Ich ließ mir wegen chronischer Gallenblasenentzündung die Gallenblase operieren, da die Schmerzen auch davon kommen können. Die Schmerzen blieben, nun habe ich auch Verdauungsbeschwerden. Laut Arzt habe ich Abnützungen im Hüftgelenk. Gegen meine Schulterschmerzen bekam ich Salben und Tabletten. Es wird aber immer schlechter. Es zieht und sticht nun auch in der Hand. Ich bitte um Rat und Hilfe.*

Die beschriebene Problematik muss in mehrere Einzelkrankheiten unterteilt werden:

- Die erwähnte Abnützung des Hüftgelenkes dürfte bei den sonst geschilderten Beschwerden keine besondere Rolle spielen.
- Die Gallenproblematik sollte durch die Operation gelöst worden sein. Natürlich ergeben sich durch einen solchen Eingriff Verdauungsbeschwerden.
- Die Schulterschmerzen auf der rechten Seite mit Ausstrahlungstendenz in die Hand können am ehesten als Nervenwurzeleinklemmung im Bereich der unteren Halswirbelsäule gedeutet werden. In solchen Fällen kann es nicht nur zu Schulterschmerzen, sondern auch zur „Bamstigkeit" bis in die Finger sowie zu Schmerzen zwischen Schulterblatt und Wirbelsäule kommen.

Es ist unbedingt notwendig, konservativ orthopädisch zu untersuchen, einen so genannten neurologischen Status zu erheben und eventuell eine Magnetresonanz-Tomographie durchführen zu lassen. Die Behandlung besteht aus manuellen Methoden, Infiltrationen, Akupunktur und physikalischer Therapie.

Prof. Dr. Hans Tilscher
Facharzt für Orthopädie, Wien

Weichteilverkalkung in der Schulter

Konrad S.: *Ich habe laut Befund oberhalb des Schultergelenkes im Bereich der Supraspinatussehne eine Weichteilverkalkung, die mir Schmerzen bereitet. Welche Behandlungsmöglichkeiten gibt es?*

Weichteilverkalkungen im Schulterbereich liegen meistens in der angegebenen Gegend. Warum sie dort häufig vorkommen und wie sie entstehen, wissen wir nicht. Jedenfalls ist dadurch die Elastizität der Sehne deutlich herabgesetzt. Bei seitlichem Anheben des gestreckten Armes gleitet die Sehne unter dem Schulterblattdach durch. Normalerweise haben wir einen Flüssigkeitspolster (Schleimbeutel), der diese Bewegung erleichtert. Dieser beginnt im Laufe der Zeit (mit etwa 40 Jahren) löchrig zu werden, entzündet sich mitunter und verschwindet schließlich. Nun reibt aber die Sehnenoberfläche am Schulterblattdach. Es treten starke Schmerzen auf. Bei jedem Anheben des Armes und manchmal selbst nachts kommt es zu Beschwerden, die außen in den Oberarm ausstrahlen, nicht selten bis in den Unterarm und in die Finger. Durch Entfernung der Verkalkung bessert sich die Situation natürlich. Andererseits muss eine Verkalkung nicht unbedingt Schmerzen hervorrufen. Wie entfernt man nun eine derartige Verkalkung? Die Möglichkeiten:

- In etwa 20 Prozent der Fälle verschwindet diese unangenehme Erscheinung innerhalb von einem bis zwei Jahren von selbst. Bei Schmerzen können entsprechende Medikamente genommen werden.
- Mittels Ultraschallbehandlung geht der Heilungsprozess wesentlich rascher vor sich. Nachteil: Es sind bis zu 30 Anwendungen erforderlich.
- „Anschießen" der Verkalkung mittels Stoßwellen – einem Verfahren, das der Nierensteinzertrümmerung gleicht. Mit gutem Erfolg. Nachteil: Die meisten Kassen bezahlen diese Therapie nicht.
- Operation, nur wenn alle anderen Methoden ohne Erfolg bleiben. Bei diesem Eingriff wird der Kalk aus der Sehne gleichsam „herausgekratzt". Nachteil: Mitunter sehr lange Nachbehandlungszeiten.

Dr. Peter Zillner
Facharzt für physikalische Medizin, Wien

Ab wann ein neues Schultergelenk?

Waltraud V.: *Ich bin 62 und habe in beiden Schultergelenken hochgradige Abnützungen. In der rechten Schulter soll ich daher ein neues Gelenk bekommen. Ich bin darüber verzweifelt und möchte von einem Spezialisten wissen, inwieweit ich dadurch in Hinkunft behindert bin und ob solche Eingriffe schon oft gemacht worden sind.*

Während der künstliche Gelenkersatz bei Hüften und Knien schon zur Routine geworden ist, wird dieser Eingriff an der Schulter noch nicht so häufig durchgeführt. Nichtsdestotrotz besteht aber große Erfahrung damit.

Die Notwendigkeit des Einbaues einer Schulterprothese besteht bei der degenerativen Abnützung (Omarthrose), der entzündlichen Gelenkzerstörung (auch durch Krebs) sowie bei der Zertrümmerung des Oberarmkopfes im Rahmen eines Unfalles.

Ersetzt wird entweder nur der Oberarmkopf (Hemiprothese) oder auch die Gelenkpfanne (Totalendoprothese). Mit dem Einbau eines Kunstgelenkes erzielt man zwar Schmerzfreiheit, die Bewegungseinschränkung kann aber nur zum Teil behoben werden. Besonders betroffen sind die Armbewegungen oberhalb des Schultergürtels.

Für einen derartigen Eingriff lässt man sich am besten vom Facharzt für Orthopädie an einen ihm bekannten Schulterspezialisten oder an die Schulterambulanz an einem orthopädischen Spital überweisen.

OA Dr. Ronald Koppelent
Facharzt für Orthopädie, Wien

Schulterschmerz nach Schlaganfall

Johann T.: *Ich bin 75 Jahre alt und hatte vor rund zwei Jahren einen Schlaganfall. Ich konnte meinen rechten Arm nicht bewegen. Der Heilungsverlauf war gut. Bis auf Gefühlsschwäche in den Fingern und Vergesslichkeit hatte ich keine Probleme mehr. Seit ein paar Wochen habe ich aber in der betroffenen Schulter ständig Schmerzen. Nicht arg, aber doch störend. Muss ich mich damit abfinden oder kann man etwas dagegen unternehmen?*

Es kommt relativ häufig vor, dass nach einem Schlaganfall Schulterschmerzen an der ursprünglich gelähmten Körperseite einsetzen. Die Ursache mag darin liegen, dass die betroffene Schulter über längere Zeit wenig bis gar nicht bewegt werden konnte.

Wir sehen hier das gleiche Bild wie bei einer so genannten „gefrorenen Schulter“: Nach längerer Ruhigstellung durch Sportverletzungen bzw. eine Operation entstehen schmerzhafte Verkürzungen und Verklebungen der gelenknahen Muskeln, Bänder sowie der Gelenkkapsel selbst.

Hier kann intensive physikalische Behandlung mit aktivem Training in jedem Lebensalter sehr gut helfen. Der Arzt setzt vorübergehend schmerzstillende Medikamente ein, die den Schmerz so weit lindern, dass bestimmte Übungen durchgeführt werden können. Darüber spricht man mit seinem Hausarzt.

Neben anderen physikalischen Anwendungen wie Heilmassage, Strombehandlung, Ultraschall usw. bewähren sich auch Infiltrationen, Akupunktur und die chinesische Tuinatherapie ausgezeichnet. Man kann in allen Fällen helfen.

Prof. Dr. Alexander Meng
Facharzt für Neurologie, Spezialist für Traditionelle Chinesische Medizin (TCM), Wien

Heilgymnastik für die Wirbelsäule!

Margarethe Z.: *Ich lege einen Befund über meine kranke Wirbelsäule bei und habe dazu einige Fragen: Ist das Leiden heilbar? Darf ich ein Fitness-Studio besuchen? Ist die Behandlung ausreichend? Kann Homöopathie helfen?*

Dem Befund ist zu entnehmen, dass im Wesentlichen eine leichte Verkrümmung der Wirbelsäule (Skoliose), ein geringgradiges Wirbelgleiten (Pseudospondylolisthese) im Bereich der Halswirbelsäule und ein Wirbelgleiten (Spondylolisthese) im Bereich der unteren Lendenwirbelsäule vorliegen.

Für alle Erkrankungen der Wirbelsäule besteht die wichtigste Therapie zunächst in konsequenter Wirbelsäulenheilgymnastik. Diese muss unter fachlicher Anleitung erlernt werden. Danach sind die Übungen wirklich täglich konsequent durchzuführen!

Physikalische Therapie und verschiedene Medikamente können zwar lindernd wirken, ersetzen die Heilgymnastik aber auf keinen Fall.

Falls trotz intensiven Übens keine Schmerzlinderung erzielt werden kann, müsste im Rahmen einer klinischen Untersuchung die Ursache für die Beschwerden herausgefunden werden. Der Röntgenbefund alleine reicht nicht.

Um Ihre Fragen konkret zu beantworten: Das beschriebene Leiden ist nicht heilbar, wenn man eine Rückbildung der Veränderungen erwartet. Aber es lässt sich sozusagen gut in den Griff bekommen.

Im Fitness-Sudio sollte ein entsprechend geschulter Trainer vorzeigen, wie man besonders die Lendenwirbelsäule gezielt entlasten kann, da sich durch falsche Belastung die Veränderungen verschlechtern. Homöopathie kann an den Schäden der Wirbelsäule nichts ändern.

Doz. Dr. Martin Buchelt
Facharzt für Orthopädie, Wien

Kopfschmerz aus der Wirbelsäule?

Maria C.: *Meine elfjährige Tochter leidet immer wieder unter Kopfschmerzen. Der Neurologe hat keine Ursache gefunden. Nun habe ich einen Hinweis erhalten, dass daran auch die schlechte Haltung schuld sein könnte. Gibt es eine entsprechende Therapie?*

Oft sind Kopfschmerzen nicht neurologisch bedingt, sondern stammen aus der Wirbelsäule. Leider sind von solchen Problemen immer häufiger auch junge Menschen betroffen, vor allem Schülerinnen und Schüler. Das kommt vom stundenlangen, falschen Sitzen und quält später auch jene Erwachsenen, die im Büro viel vor dem Computer arbeiten.

Langfristig helfen da eine richtige Sitzposition, gezielte Rückengymnastik und Sportarten, die die Stützmuskeln stärken. Im akuten Stadium der Beschwerden nützen verschiedene physikalische Therapien – wie Ultraschall, Elektrobehandlung und spezielle Massagen sowie Manualtherapie.

Dr. Hans Malus
Facharzt für physikalische Medizin, Wien

Halswirbelsäule macht Probleme

Thea S.: *Ich leide ständig an Schmerzen, die laut Arzt aus der Halswirbelsäule kommen. Ich bin weder im Büro noch in der Freizeit jemals schmerzfrei. Bisher hat mir nichts geholfen. Welche Behandlung würden Sie mir empfehlen?*

Die eingangs beschriebenen Schmerzen entstehen meistens durch eine so genannte muskuläre Dysbalance. Durch ständige einseitige Belastung, wie das zum Beispiel bei der Büroarbeit passiert, leidet die Harmonie der Muskeln.

Bestimmte Muskeln verkürzen sich, andere verspannen und werden schwächer. Sie verkümmern gleichsam. Die Folge: Das Zusammenspiel der Muskelgruppen funktioniert nicht mehr, hartnäckige Schmerzen treten auf.

Ich empfehle zunächst niemals aufzugeben. Diese Schmerzen kann man sicher in den Griff bekommen! Meine Ratschläge:

- Gemeinsam mit einem/einer Physio- oder Ergotherapeuten/-in die Arbeitsplatzsituation durchgehen. Sich hinsichtlich nötiger Veränderungen beraten lassen, um längere einseitige Belastungen zu vermeiden.
- Den Arbeitsplatz selbst dynamischer gestalten! Den Computer einmal rechts, einmal links stellen, ebenso das Telefon. Gewisse Arbeiten zwischendurch stehend erledigen, dann wiederum sitzend. Beim Sitzen bewusst die Beckenstellung verändern – etwa für eine Stunde einen Keil unter das Becken legen, dann wiederum ohne Keil sitzen.
- Sich Dehnungsübungen für den Halswirbelbereich und den Schultergürtel beibringen lassen. Ganz wichtig: Nicht auf Kräftigung und Dehnung der Brustmuskeln vergessen!
- Bestrahlungen mit einer Rotlichtlampe täglich abends auf die schmerzenden Stellen, jeweils 20 Minuten, Abstand 30 cm.
- Ein batteriebetriebenes, elektrisches Stimulationsgerät kaufen oder mieten. Es heißt TENS. Damit lassen sich die Schmerzen deutlich vermindern.
- In besonders hartnäckigen Fällen bewährt sich Biofeedbacktraining: Eine Entspannungstechnik mit Computer-Unterstützung.
- Allenfalls vorübergehend pflanzliche Schmerzmittel einsetzen (etwa Phytodolor®).

Dr. Peter Zillner
Facharzt für physikalische Medizin, Wien

Kann Wirbelgleiten behandelt werden?

Peter Z.: *Ich habe seit einem Unfall vor zehn Jahren arge Wirbelsäulenprobleme. Diagnose: Wirbelgleiten L5/S1. Ich musste meinen Beruf als Lagerarbeiter aufgeben und bin derzeit vorwiegend sitzend tätig. Dennoch werden die Schmerzen immer stärker. Nun habe ich von einer Operation zur Stabilisierung der Wirbelsäule gehört, und zwar mittels der so genannten Dynesys®-Technik. Ich bitte einen Fachmann um nähere Auskunft.*

Grundsätzlich ist die Erfolgsrate bei Operationen zur Stabilisierung bei Wirbelgleiten in diesem Bereich sehr hoch – bis zu 90 Prozent. Allerdings nur dann, wenn das Wirbelgleiten wirklich nur in einem Segment – wie vom Patienten beschrieben – besteht und die anderen Abschnitte weitgehend in Ordnung sind. Die Beurteilung der Lage im Einzelnen ist nur mit MR-Bildern möglich. Daher kann keine konkrete Auskunft über den vorliegenden Fall gegeben werden. Aber unter den oben genannten Voraussetzungen sind die Chancen gut, nach einem operativen Eingriff beschwerdefrei zu sein. Allerdings mit Einschränkungen: Obwohl es immer wieder Patienten gibt, die Berufe mit körperlichen Anforderungen ausüben, und danach ihren Job wieder aufnehmen können, gibt es keine Garantie, dass man wieder schwere Gegenstände heben oder schwere körperliche Arbeit verrichten kann. Betroffene sollten sich jedenfalls rechtzeitig mit der Überlegung einer Umschulung befassen.

Bezüglich der Dynesys®-Technik, die seit rund zwei Jahren angewendet wird, gibt es noch keine langfristigen Erfahrungen. Der Vorteil der so genannten dynamischen Stabilisierung besteht darin, dass die darüber liegenden Wirbelsäulensegmente weniger belastet werden. Allerdings ist das kranke Segment auch weniger fixiert. Derzeit kann keinem Behandlungssystem ein prinzipieller Vorzug gegeben werden. Die Auswahl des Verfahrens richtet sich nach der jeweiligen Situation. Komplikationen können da wie dort auftreten, wenngleich das selten der Fall ist. Alternative zur Operation ist in vielen Fällen wirklich konsequente Wirbelsäulen-Heilgymnastik!

Doz. Dr. Martin Buchelt
Facharzt für Orthopädie, Wien

Seit Jahrzehnten Rückenschmerzen

Heidelinde G.: *Ich bin 77 Jahre alt und habe seit 24 Jahren Beschwerden in der Wirbelsäule. Alle Behandlungen helfen nur kurz. Derzeit schaffe ich längeres Stehen oder weiteres Gehen nicht mehr. Nun habe ich von der Methode „Epiduroskopie" gehört und bitte um Informationen.*

Die Behandlung richtet sich natürlich nach der Diagnose, die nach eingehender Untersuchung und Befragung erstellt wird. Untersuchungen bei unklaren Schmerzen nehmen Orthopäden, Neurochirurgen, Internisten (Diabetes, Durchblutung), Neurologen (Nervenleitgeschwindigkeit etc.), Frauenärzte (Hormonstatus, Knochendichte), Laborfachärzte (Rheumafaktoren, Entzündungszeichen), Radiologen (Röntgen, CT, MRT, Ultraschall) und Anästhesisten vor.

Letztere beschäftigen sich hauptsächlich mit der Ausschaltung von Schmerzen, zum Beispiel bei Operationen. Anästhesisten haben üblicherweise keine Ordinationen mit Kassenvertrag. Man kann sie über Schmerzambulanzen in Krankenhäusern erreichen. Gezielte Schmerzausschaltung kann heute auch durch die so genannte minimal-invasive Schmerztherapie erfolgen. Darunter fällt etwa die Blockade einzelner Gelenke bzw. Nerven. Auch Strom kann zum Einsatz kommen.

Bei der hinterfragten Epiduroskopie wird eine Minikamera in die Wirbelsäule eingeführt. Damit begutachtet der Behandler die schmerzende Stelle und kann anschließend unter Sicht therapieren. Derzeit wird diese Methode in Wien im Rudolfinerhaus sowie in Graz am Krankenhaus der Barmherzigen Brüder durchgeführt. Weitere Zentren in Österreich sind geplant.

Ich empfehle, sich mit dem Hausarzt zu beraten. Er wird die Entscheidung treffen, ob eine derartige Therapie in Frage kommt.

Dr. Renate Barker
Schmerzinstitut Rudolfinerhaus
Telefon: 01 36036-5900

Neue Technik bei Rückenschmerzen

Irene P.: *Ich bin 73 Jahre alt und habe im Fernsehen (bei „Primavera") einen Beitrag über eine neue Behandlungsmethode gegen Rückenschmerzen gesehen. Es handelte sich um die so genannte Epiduroskopie. Gibt es damit auch eine Chance bei chronischer Lumbago? Bezahlen die Kassen? Braucht man eine Narkose? Wird die Behandlung ausschließlich in Wien durchgeführt?*

Rücken- und Gelenkschmerzen durch Fehlbelastung und Abnützung sind ein weit verbreitetes Leiden bei älteren Menschen. Der modernen Medizin stehen neben Operationen längst andere Therapieformen zur Verfügung, die weniger belastend für den Körper sind.

Die erwähnte Epiduroskopie („Wirbelsäulenkamera"), die im TV gezeigt wurde, ist eine Weiterentwicklung der endoskopischen Kameratechniken (wie es zum Beispiel die Magen-, die Darm- und die Gelenkspiegelung sind). Nun ist es möglich, in das Innere der Wirbelsäule direkt einzusehen.

Viele Schmerzzustände kommen aus dem so genannten Epiduralraum (der Bereich zwischen der harten Haut des Rückenmarks) und den dort befindlichen Nerven. Diese Nerven ziehen, aus dem Rückenmark kommend, in ihre Versorgungsgebiete im Körper.

Ob diese Methode im Einzelfall die richtige ist oder ob andere Maßnahmen besser geeignet wären, kann nur nach einer Untersuchung und einem eingehenden Gespräch entschieden werden. Ebenso kann erst dann die Form der Narkose festgelegt werden. Jeder Mensch empfindet Schmerzen anders, daher muss auch die Behandlung „maßgeschneidert" sein.

In der Schmerztherapie wird auch eine gute Zusammenarbeit mit dem jeweiligen Hausarzt gesucht, weil dieser die Weiterbetreuung im gewohnten Umfeld des Patienten vornimmt. Das erleichtert Behandlungsabläufe wie Zuweisung zu Untersuchungen, Verschreibung von Medikamenten und begleitende Maßnahmen wie Physiotherapie.

Schmerztherapie wird in Österreich leider nur eingeschränkt von den Kassen übernommen. Gerade technisch aufwändige minimal invasive Eingriffe wie die Epiduroskopie sind meistens ausgenommen und werden lediglich von privaten Zusatzversicherungen bezahlt. Über die Kosten kann man sich zum Beispiel im Rudolfinerhaus in Wien 01 36036-5900 bzw. im Internet informieren: www.epiduroskopie.at

Außer in Wien wird unserem Wissen nach diese Technik noch in Graz (Krankenhaus der Barmherzigen Brüder, Prim. Prof. Dr. Weber) und am Krankenhaus Wels (Prim. Prof. Dr. Huemer) angeboten.

Prof. Dr. Michael Zimpfer,
Dr. Renate Barker,
Prof. Dr. Alexander Kober
Institut für Schmerzdiagnostik & Schmerztherapie,
Rudolfinerhaus, Wien

Rückenschmerz macht schlaflos

Martha P.: *Ich bin 71 und habe seit Jahren starke Schmerzen im Rücken. Vor allem im Kreuz, ausstrahlend in die Hüfte. Ich habe schon 28 Infusionen bekommen. Dazu erhielt ich Kortison und Voltaren®. Seit einem Monat habe ich trotzdem wieder so starke Schmerzen, dass ich kaum mehr schlafen kann. Ich lege einen Befund aus dem Krankenhaus bei und bitte um einen Rat, welche weitere Behandlung oder Medikamente mir endlich helfen könnten.*

Laut Magnetresonanztomographie (MRT) der Lendenwirbelsäule liegt eine so genannte erosive Osteochondrose vor. Darunter versteht man ein Zusammenwachsen von Knochen an den Rändern der Wirbelkörper. Gemeinsam mit einer ebenfalls vorhandenen Vorwölbung einer Bandscheibe ergibt sich eine Einengung des Wirbelkanals.

Man spricht von einem „engen Spinalkanal". Je nachdem, in welchem der 23 Bandscheibenabschnitte der Wirbelsäule dieser Prozess stattfindet, ergeben sich verschiedene Symptome. Im konkreten Fall ist in Höhe des 1. und 2. Lendenwirbels das Rückenmark betroffen. Folgen sind Kribbeln in den Beinen, Schmerzen im Rücken, Schwächegefühl, Unsicherheit beim Gehen, mitunter auch leichte Gefühllosigkeit innen und außen in den Beinen.

Die Schmerzen sind auch mit der Abnützung der kleinen Wirbelgelenke in diesem Bereich verbunden. Typischerweise bereitet das „Eingehen" am Morgen große Schwierigkeiten. Ist der Schmerz zu dieser Zeit am ärgsten, so empfehle ich, das empfohlene Schmerzmittel spät abends mit einem Glas Milch mit Honig einzunehmen.

Kortison würde ich nicht verwenden. Allerdings kann eine Kombination des Schmerzstillers mit einem modernen, von Opium abgeleiteten Medikament sehr wirkungsvoll sein. Darüber sollte man sich mit dem Hausarzt besprechen.

Die kleinen Wirbelgelenke, die so viele Beschwerden verursachen, kann man auch gezielt unter Ultraschallkontrolle mit etwas Kortison infiltrieren. Dieser Vorgang wird 3- bis 4-mal wiederholt. In diesem Fall wirkt das Kortison ganz gezielt nur am Ort des krankhaften Geschehens.

Wichtig ist es, zusätzlich zu den ärztlichen Maßnahmen abends und morgens spezielle Gymnastikübungen im Liegen durchzuführen. Die Übungen kann jede Heilgymnastin vorzeigen.

Hilft hingegen keine der genannten Behandlungsmöglichkeiten, dann nützt nur noch eine Entlastungsoperation, um das Rückenmark bzw. die von ihm abgehenden Nerven vom Druck zu befreien.

Dr. Peter Zillner
Facharzt für physikalische Medizin, Wien

Mit Laser gegen Rückenprobleme

***Michael O.:** Ich bin 48 und leide seit Jahren an starken Rückenschmerzen. Laut Befunden bestehen nur starke Muskelverspannungen. Ich mache zwar Gymnastik, gebessert hat sich nicht viel. Was könnte ich sonst noch tun?*

Rückenschmerzen werden nicht zu Unrecht als „Volkskrankheit Nummer 1“ bezeichnet. Betroffene findet man in allen Altersgruppen. Und oft bestehen gar keine dramatischen Veränderungen – die Ursache liegt im Bereich jener Muskeln, die beidseits unmittelbar entlang der Wirbelsäule verlaufen. Sie sind für die Stabilisierung der Haltung und feine Bewegungen verantwortlich.

Beschwerden entstehen in erster Linie durch den modernen Arbeitsalltag. Computertätigkeit mit falscher Sitzhaltung und überhaupt schlechte Gestaltung des Arbeitsplatzes (Sessel- und Tischhöhen!) führen unweigerlich zu Schmerzen.

Aber auch die Freizeit bietet zahlreiche Fehlerquellen. Sport mit falscher Ausrüstung zum Beispiel oder Überlastung durch einseitige Tätigkeiten. Dazu kommt in den meisten Fällen noch ungünstige Ernährung: zu viel Fleisch, zu viele Süßigkeiten, zu viel Alkohol.

Worauf ich hinaus will: Wer an hartnäckigen Rückenschmerzen leidet, sollte sich nicht nur auf den Arzt verlassen, sondern auch selbst mithelfen. Allerdings ist fachärztlicher Rat unumgänglich. Gymnastik etwa kann helfen, aber bei falscher Durchführung durchaus auch schaden.

Der Arzt stellt die Diagnose und legt ein gezieltes Behandlungsprogramm fest. Dieses beinhaltet immer auch physikalische Maßnahmen wie Massagen, Packungen und jede Form der Wärme.

Besonders erfolgreich ist hier die Lasertherapie. Der Laser ist lediglich gebündeltes Licht mit hoher Parallelität der Wellen, das auch bei Operationen zum Durchtrennen von Gewebe verwendet werden kann.

Eine spezielle Form ist der Helium-Neon-Soft-Laser.

Dieser schneidet nicht, sondern wirkt ganz sanft. Das Lichtbündel wird auf die schmerzende Stelle – zum Beispiel die Kreuzdarmbeingelenke als Ausgangspunkt vieler Schmerzen – gerichtet. Dadurch kommt es zum verstärkten Abbau von Stoffwechsel-„Schlacken“. Diese fallen durch die erhöhte Spannung der Muskeln vermehrt an und senken die Schmerzschwelle. Die örtliche Durchblutung wird entscheidend verbessert.

In der Folge lockern sich Verspannungen, Schwellungen werden abgebaut, die Schmerzen werden weniger. Und das bereits nach wenigen Behandlungen. Der endgültige Erfolg jedoch hängt vom Patienten selbst ab: Er muss die ärztlichen Anweisungen gemäß Heilgymnastik durchführen. Weiters bewähren sich Schwimmen und lockeres Joggen.

Wichtig ist es auch, im Alltag die oben erwähnten Fehlerquellen zu beseitigen! Dazu: Arbeitspausen aktiv gestalten! Besonders Eintönigkeit führt in die Sackgasse, an deren Ende die Rückenschmerzen warten …

Prim. Dr. Fred Pschill
Facharzt für physikalische Medizin,
Wien und Wiener Neustadt

Nähe Auskünfte über die Lasertherapie: 01 5861730.

Ständig Kreuzweh: Seelische Ursache?

Gerhard C.: *Ich habe seit meiner Jugend ständig Kreuzschmerzen und seit einigen Jahren auch etwas erhöhte Leberwerte, obwohl ich kaum Alkohol trinke. Bisher hat kein Arzt eine körperliche Ursache gefunden. Kann diese Störung auch psychisch sein?*

Zunächst rate ich dazu, die Leber von einem Facharzt noch einmal genau untersuchen zu lassen. Tatsächlich können Störungen dieses Organs auch zu Schmerzen im Rücken (typischerweise rechts) führen, weil das unbewusste Nervensystem im Bereich der so genannten „Head'schen Zonen" irritiert ist.

Gelegentlich aber sind derartige Kreuzschmerzen tatsächlich Ausdruck einer seelischen Befindlichkeitsstörung. Derartige Beschwerden entstehen oft aus der Basis einer lange unentdeckten Depression. Aber auch zwischen Depressionsneigung und Leberfunktionsstörungen kann ein Zusammenhang bestehen. Das ist wissenschaftlich und durch Erfahrung belegt.

Ich rate daher, nach Abklärung einer Leberstörung auch einen Facharzt für Neurologie aufzusuchen.

Prim. Doz. Dr. Manfred Schmidbauer
Facharzt für Neurologie, Wien

Arge Probleme mit einer Bandscheibe

Martin B.: *Ich bin 45 Jahre alt und habe immer Sport betrieben. Seit rund sechs Monaten leide ich durch eine Bandscheibenvorwölbung an argen Kreuzschmerzen. Alle bisherigen Behandlungen – bis hin zur Stoßwellentherapie – haben nichts geholfen. Ein Leben ohne Sport kann ich mir aber nicht vorstellen. Ich bitte daher um Rat und Hilfe.*

Wenn alle konservativen Möglichkeiten ausgeschöpft sind und keine Besserung gebracht haben, dann kann mit großer Wahrscheinlichkeit ein neurochirurgischer Eingriff wesentliche Linderung verschaffen. Sportausübung ist danach in zwei bis drei Monaten wieder möglich.

Allerdings können Kreuzschmerzen sehr unterschiedliche Ursachen haben. Deshalb kann man, ohne den Patienten untersucht und seine Bilder gesehen zu haben, keine konkrete Stellungnahme abgeben. Jedenfalls rate ich, sich im Heimatbereich an einen Neurochirurgen zu wenden.

OA Dr. Gedeon Perneczky
Facharzt für Neurochirurgie, Wien

Ständig Probleme mit Bandscheiben

Ulrike M.: *Ich bin schon seit Jahren wegen sehr schmerzhafter Bandscheibenvorwölbungen in Behandlung. Bäder, Gymnastik (mache ich derzeit wegen der Schmerzen nicht), Elektrotherapien, Massagen, Infusionen, Injektionen und Medikamente haben bis heute nichts genützt. Ich lege Befunde bei und bitte um Rat.*

Nach Durchsicht der Befunde finden sich Bandscheibenvorwölbungen in zwei Segmenten, ein Beckenschiefstand sowie ein Wirbelgleiten im untersten Wirbelsäulenabschnitt. Zusätzlich zeigt sich eine mittelgradige Abnützung beider Hüften.

Um die Hauptursache der Schmerzen zu erfassen, wäre zunächst eine klinische Untersuchung erforderlich. Erst dann kann entschieden werden, welche der verschiedenen neuen Verfahren im konkreten Fall am besten geeignet sind.

Die bisherigen Behandlungen waren aufgrund der Unterlagen nicht wirkungsvoll. Ich glaube, dass das Wirbelgleiten und eventuell die Abnützung der Hüften die meisten Schmerzen verursachen. Daher empfehle ich noch so genannte Funktionsaufnahmen der Lendenwirbelsäule um zu sehen, wie stark das Wirbelgleiten ausgeprägt ist.

Bei Instabilität (abnorme Beweglichkeit) wäre eine operative Stabilisierung dieses Segmentes mit Schrauben und Platten angezeigt.

Doz. Dr. Martin Buchelt
Facharzt für Orthopädie, Wien

Schmerzen durch Bandscheibenvorfall?

Josef V.: *Ich leide schon seit langem an starken Schmerzen im Bauch-, Rücken- und Beinbereich. In unzähligen Untersuchungen konnte keine Ursache herausgefunden werden. Ich bekam jede Menge Antidepressiva verordnet. Das machte mich völlig apathisch. Nach dem Absetzen der Mittel war ich zwar wieder munter, bekam aber sofort erneut die Schmerzen. Organisch wurde lediglich ein Bandscheibenvorfall festgestellt. Könnte dieser die Ursache der Beschwerden sein?*

Rücken- und Beinschmerzen können durchaus durch einen Bandscheibenvorfall verursacht werden, Bauchschmerzen jedoch fast nie. Ob im konkreten Fall die Beschwerden mit dem Bandscheibenvorfall zusammenhängen, kann man nur anhand der Größe und Lokalisation des Vorfalles bzw. Kenntnis der Vorgeschichte und der Schmerzen im Kreuz sowie im Bein beurteilen.

Daher ist sicherlich anzuraten, mit den Befunden (Röntgen, MRT bzw. Computertomographie) einen Facharzt für Neurochirurgie aufzusuchen. Der klärt die Frage und beurteilt auch, ob eventuell ein Grund für eine Operation besteht.

Dr. Gedeon Perneczky
Facharzt für Neurochirurgie, Wien

Wandern trotz eines Bandscheibenvorfalls

Paul W.: *Ich hatte vor rund zwei Jahren einen Bandscheibenvorfall (L4/l5). Operiert wurde nicht, dank Medikamenten und Physiotherapie war ich bald schmerzfrei. Heuer sind etwas höher wieder Schmerzen aufgetreten (den Röntgenbefund lege ich bei). Auch eine Hüfte ist lädiert. Mein liebstes Hobby ist das Wandern – darf ich das weiter betreiben?*

Der beigelegte Befund zeigt, dass die Hüfte mäßiggradig abgenützt ist. Damit darf man zwar weiter wandern, sollte aber besonders auf gutes, abfederndes Schuhwerk achten (Gummisohlen). Ich rate dazu, nicht mehr in steiles Gelände zu wandern und weichere Böden zu bevorzugen.

Beim Bergabgehen sollte man in solchen Fällen zwei Stöcke verwenden (im Sportartikelhandel erhältlich) und keinen schweren Rucksack tragen. Gezielte Physiotherapie, Radfahren und Schwimmen empfehle ich als weitere Therapie.

Prim. Doz. Dr. Martin Friedrich
Facharzt für Orthopädie, Wien

Schmerzen trotz Bandscheiben-Operation

Martha L.: *Ich habe vor acht Jahren zwei Bandscheiben-Operationen gehabt und leide noch immer an Schmerzen. Angeblich gibt es eine neue Methode, bei der geschädigte Bandscheiben durch Implantate ersetzt werden. Ich bitte um nähere Informationen. Auch, wo in Wien solche Eingriffe durchgeführt werden.*

Grundsätzlich käme eine Implantation von künstlichen Bandscheiben aufgrund der vorliegenden Befunde in Frage. Allerdings hängt die Entscheidung von einer klinischen Untersuchung, von der Art der Beschwerden und vom Alter ab. Vor einer Operation sollte immer zuerst eine intensive konservative Therapie überlegt werden. Konkret meine ich damit zum Beispiel Heilgymnastik für die Lendenwirbelsäule.

Da im vorliegenden Fall zwei Segmente betroffen sind (L 4/5 und L 5/6), ist doch mit einem größeren Eingriff zu rechnen. Die Ergebnisse sind erfahrungsgemäß bei bereits operierten Personen nicht so gut wie bei noch nicht operierten.

Ich rate, sich mit einem mit dieser Methode vertrauten Arzt zu besprechen. Derartige Operationen werden in Wien im AKH, in der Krankenanstalt Hera, im Evangelischen Krankenhaus, im Krankenhaus Speising und im Rudolfinerhaus durchgeführt.

Doz. Dr. Martin Buchelt
Facharzt für Orthopädie, Wien

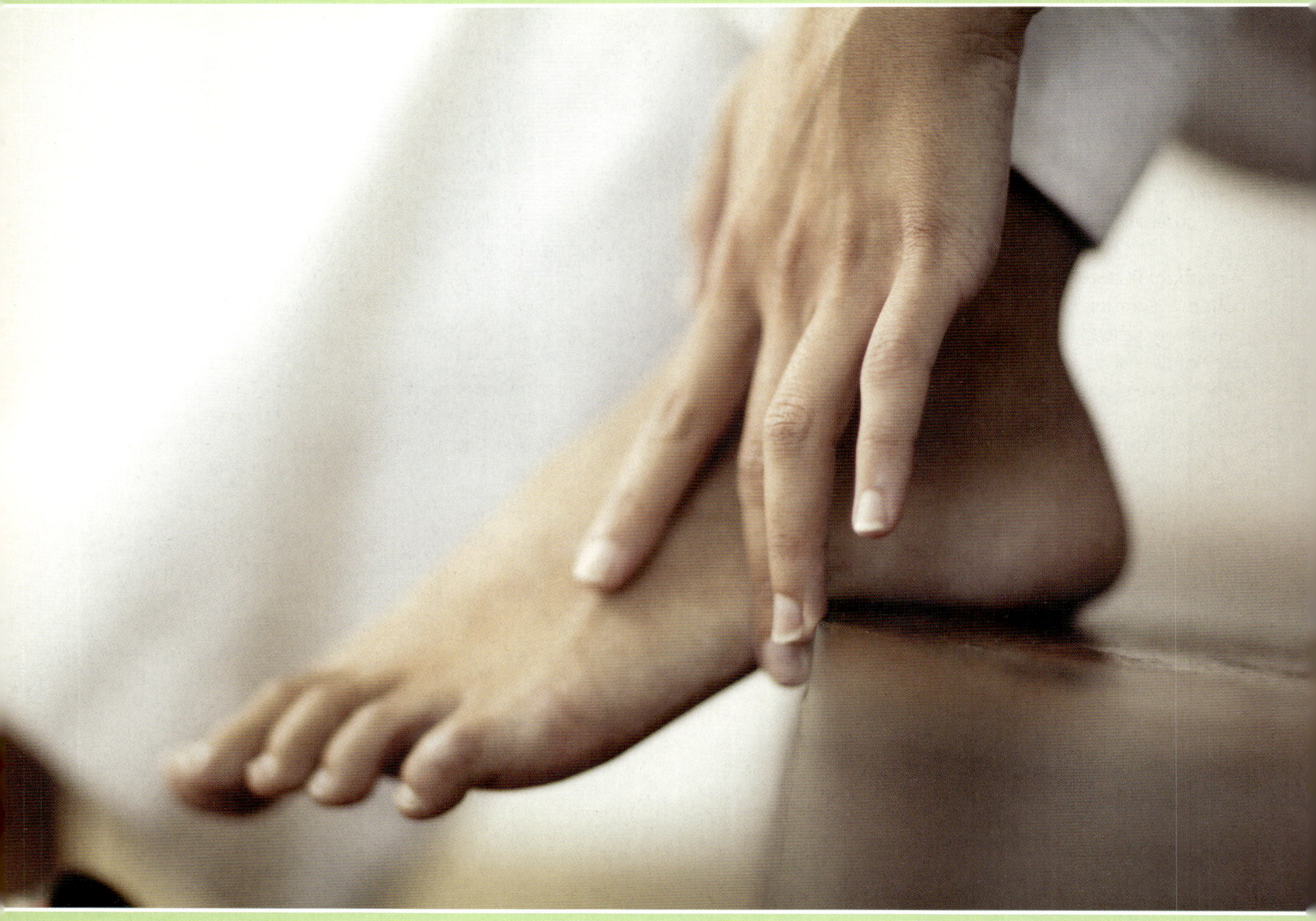

Hand und Fuß, Beine und Venenleiden

Unterstützung bei Fingerschmerzen

Karoline J.: *Ich bin 60 Jahre alt und habe durch schwere Arbeit jahrelang Raubbau an meiner Gesundheit betrieben. Nun plagen mich seit Jahren starke Schmerzen in den Fingergelenken. Ich werde auch entsprechend mit Schmerzmitteln behandelt. Kann ich irgendwie selbst zur Linderung der Beschwerden beitragen?*

Bei abgenützten, chronisch entzündeten Gelenkknorpeln mit Schmerzen und Bewegungseinschränkung hilft neben der rheumatologischen Therapie zum Beispiel auch eine Entgiftung des Gewebes im Rahmen einer F.-X.-Mayr-Kur.

Dabei wird die Ernährung umgestellt – auf basenüberschüssige Kost. Dazu empfehle ich Magnetfeldtherapie und eine mehrmonatige Knorpelaufbaukur mit Haifischknorpel, Grünlippenmuscheln und Methyl-Sulfonyl-Methan (MSM).

Durch diese Maßnahmen wird die weitere Zerstörung der Gelenkknorpel gehemmt, die Entzündung klingt ab. Es kann sogar zur Knorpelneubildung kommen. Laut klinischen Studien reduziert MSM die Schmerzen ähnlich gut wie antirheumatische Medikamente – allerdings ohne Nebenwirkungen.

Auch Mangan (enthalten in Nüssen, Bohnen, grünem Gemüse, Hafer) fördert den Knorpelaufbau. Schließlich regt Zink erfahrungsgemäß die Heilung an. Zur Entsäuerung bewährt sich überdies ein Basenbad der Finger (zwei Esslöffel Basenpulver auf einen halben Liter Wasser).

Dr. Patricia Winkler-Payer
Vitalarztpraxis, Klagenfurt

Finger „reißen" ein platzen und bluten

Elfriede S.: *Ich bin 40 und habe seit meinem 15. Lebensjahr größte Probleme mit den Fingern: Sie reißen in Nagelnähe ständig ein, entzünden sich, platzen ohne Vorwarnung und beginnen zu bluten. Die Nägel selbst sind gesund. Besonders arg ist es im Frühjahr und im Herbst. Die argen Schmerzen reichen bis zu den Fingergelenken zurück. Ich meide ohnedies schon sehr vieles und pflege die Finger. Bisher konnte mir leider kein Arzt helfen …*

Entzündungen im Bereich der Haut um den Nagel, wie hier beschrieben, bezeichnet man als Paronychie. Derartige „Nagelbettentzündungen" können verschiedene Ursachen haben. Hauptsächlich Infektionen (Bakterien, Pilze).

In diesem Fall wird die Diagnose mittels Abstrich bzw. einer Pilzkultur gestellt. Der nachgewiesene Keim kann dann gezielt behandelt werden. Dafür setzt der Arzt Salben oder bei Pilzbefall auch Tabletten ein – so genannte Antimykotika, also Mittel gegen die Pilze. Es gibt aber auch Entzündungen ohne Erreger, etwa im Rahmen der Schuppenflechte (Psoriasis). Da auch über Schmerzen in den Gelenken geklagt wird, könnte tatsächlich eine Psoriasis mit Gelenkbeteiligung vorliegen. Das sollte untersucht werden – unter Umständen mit Bluttest.

Ich rate jedenfalls nicht zu resignieren, sondern einen erfahrenen Hautfacharzt aufzusuchen.

Prim. Prof. Dr. Fritz Gschnait
Facharzt für Hautkrankheiten, Wien

Strecksehnenriss an einem Finger

Regine F.: *Ich erlitt vor ungefähr vier Monaten einen Riss der Strecksehne des vierten Fingers der rechten Hand. Der Finger wurde für acht Wochen mit einer Schiene versorgt. Danach konnte ich das Mittelgelenk nicht mehr strecken. Daraufhin wurde mir eine Operation empfohlen. Wäre es nicht sinnvoller gewesen, diese Operation gleich durchzuführen? Welcher Erfolg ist jetzt noch zu erwarten?*

Die Behandlung eines Strecksehnenrisses an den Fingern richtet sich nach dem Ausmaß der Verletzung. Liegt der Riss weit vorne, so wird eine Schienenbehandlung ausreichend sein. Ebenso bei einer offenen Verletzung mit verschmutzter Wunde. Da wartet man zunächst die Wundheilung ab.

Nach den bisher vergangenen vier Monaten hängt das weitere Vorgehen von der Funktion des Fingers und der persönlichen Behinderung ab. Hat sich der Finger durch intensive Heilgymnastik mittlerweile wieder voll strecken lassen, ist keine Operation nötig.

Besteht jedoch noch deutliche Streckhemmung bei guter Beweglichkeit des Gelenkes, was im Alltag stört, so wäre doch eine Wiederherstellung des Streckapparates dieses Fingers angezeigt. Da wendet man sich am besten an den Erstbehandler, der die Situation am besten kennt.

Prim. Prof. Dr. Peter Bösch
Facharzt für Orthopädie, Wiener Neustadt (Niederösterreich)

Finger beginnen sich zu krümmen

Erika T.: *Bei meiner 80-jährigen Mutter beginnen sich die zwei kleinen Finger zusammenzuziehen wie beim Ballen einer Faust. Sie hat zwar keine Schmerzen, kann aber diese Finger nicht mehr gerade ausstrecken. Die Brüder meiner Mutter hatten ähnliche Beschwerden. Was bedeutet dieser Zustand? Kann man die Finger operieren?*

Ohne eine Ferndiagnose stellen zu können, handelt es sich bei dieser Erscheinung mit hoher Wahrscheinlichkeit um eine so genannte Dupuytren'sche Kontraktur. Die Veränderungen betreffen Handflächen, Grund- und Mittelglieder der Finger. Man glaubt, dass sich die Beugesehnen verkürzen.

Tatsächlich aber hat dieses Krankheitsbild keinen Einfluss auf die Sehnenfunktion. Vielmehr liegt eine Veränderung des Bindegewebes vor. Dieses wuchert anfangs in diesem Bereich und beginnt sich dann langsam zusammenzuziehen. Dadurch werden die Finger in den Gelenken gebeugt und können nicht mehr gestreckt werden.

Die Ursache des Leidens ist weitgehend ungeklärt. Es kann jedoch familiär gehäuft auftreten. Die einzige wirkungsvolle Behandlungsmethode ist die Operation. Danach ist intensive Bewegungstherapie erforderlich, um die volle Funktion der Hand möglichst rasch wieder zu erlangen.

Für den Erfolg ist es wichtig, den Eingriff früh genug durchzuführen. Die Erkrankung sollte nicht zu weit fortgeschritten sein, da sonst schon Gelenkveränderungen bestehen können, die sich nicht mehr vollständig beseitigen lassen. Der richtige Zeitpunkt ist dann, wenn die erkrankten Finger nicht mehr ganz ausgestreckt werden können.

Prim. Prof. Dr. Jürgen Holle
Facharzt für plastische Chirurgie, Wien

Schmerzhafte Knoten an Fingern

Alois L.: *Ich bin Mitte 50, rauche und trinke nicht und leide dennoch an schmerzhaften Knoten an den oberen Fingergliedern, direkt unter dem Nagelbett. Ich bin leidenschaftlicher Tennisspieler und habe Angst, diesen Sport bald nicht mehr ausüben zu können. Akupunktur und Basenpulver etc. haben nicht geholfen. Jetzt bitte ich Sie um Rat.*

Die beschriebenen Symptome sind typisch für eine so genannte Fingerpolyarthrose (im speziellen Fall auch Heberdenarthrose genannt). Die Ursache für diese Erkrankung ist leider nicht bekannt. Man vermutet Erbfaktoren, aber auch zurückliegende Verletzungen, die gar nicht massiv gewesen sein müssen.

Neben Schmerzen kommt es bei dieser Krankheit auch zu Bewegungseinschränkungen und zu Verformungen. Die Erscheinung ist recht häufig, tritt aber nur selten vor dem 40. Lebensjahr auf. Man spricht von einer degenerativen (im Gegensatz zu einer entzündlichen) Krankheit. Der Gelenkknorpel wird dabei aufgebraucht, das Knochengewebe überwuchert als Reaktion.

Da die Ursache – wie erwähnt – nicht bekannt ist, kann man nur die Symptome mit Medikamenten behandeln. In erster Linie werden hier nichtkortisonhaltige Antirheumatika eingesetzt. Diese verordnet der behandelnde Arzt. Darüber hinaus können physikalische Maßnahmen wie Ultraschall oder Paraffinhandbäder hilfreich sein.

Wichtig ist es aber auch zu bedenken, dass nicht alles eine Arthrose sein muss, was so aussieht. In vereinzelten Fällen können die Fingerendglieder auch im Rahmen einer Schuppenflechte entzündet sein (Psoriasis-Arthritis) oder sogar bei der Gicht auftreten.

Falls also noch Zweifel an der Diagnose bestehen, so helfen spezielle Untersuchungen beim Rheumatologen oder an einer Rheuma-Ambulanz weiter.

Prim. Prof. Dr. Josef Smolen
Facharzt für innere Medizin, Rheumatologe, Wien

Arges Kältegefühl in den Fingern

Johann G.: *Nach einer Herzoperation vor drei Jahren bin ich Marcoumar®-Patient. Seither leide ich in der kalten Jahreszeit in den Fingern an einem furchtbaren Kältegefühl. Davor habe ich jetzt schon Angst. Trotz Handschuhen bekomme ich dann nämlich ganz weiße Finger und bin auch gefühllos. Behandlungsmöglichkeit wurde mir keine angeboten. Kann ein Zusammenhang mit Marcoumar® bestehen? Gibt es irgendeine Hilfe für mich?*

Hier wird das typische Bild eines Raynaud-Syndroms (auch „Weißfingerkrankheit“ genannt) beschrieben. Dabei kommt es während Kälte und/oder Feuchtigkeit zu überschießender Verengung der Fingerarterien. Die Finger sind dann weißlich verfärbt, unangenehm kühl, in ihrer Empfindung gestört und erwärmen sich nur sehr verzögert.

Diese Erscheinung kann primär (also ohne erkennbare Ursache) auftreten, sie kann aber auch mit bestimmten Erkrankungen vor allem der Körperabwehr einhergehen oder durch bestimmte Medikamente ausgelöst werden. Ein Zusammenhang mit Marcoumar® ist jedoch nicht bekannt.

Aber auch in diesem Fall wäre das Absetzen der Blutverdünnung ein unzumutbares Risiko, verglichen mit einer eventuellen Besserung der genannten Beschwerden. Neben allgemeinen Maßnahmen wie Warmhalten der Hände und durchblutungsfördernder Gymnastik könnten auch Medikamente aus der Gruppe der so genannten Calciumantagonisten helfen – dadurch würden nicht nur die Herzkranzgefäße, sondern auch die Fingerarterien erweitert und die Durchblutung verbessert.

Prim. Prof. Dr. Thomas Stefenelli
Facharzt für innere Medizin, Kardiologe, Wien

Wenn es kalt ist, werden Finger weiß

Elfriede L.: *Immer in der kalten Jahreszeit werden meine Finger von den Spitzen beginnend ganz weiß, steif und kalt. Am ärgsten betroffen sind beide Zeigefinger. Handschuhe helfen nur wenig. Auch Einreibungen und die Einnahme von durchblutungsfördernden Mitteln brachten keinen Erfolg. Die Diagnose lautet: Morbus Raynaud und die Stellungnahme der Ärzte: „Da kann man nichts machen." Ich möchte mich aber nicht abfinden und bitte um irgendeinen Rat.*

Die genannten Symptome deuten auf eine Kälteempfindlichkeit mit Gefäßverkrampfung hin. Der Fachausdruck heißt Morbus Raynaud. Die Ursache kennen wir nicht. Wir wissen aber, dass die Beschwerden durch Kälte und Stress ausgelöst werden. Typischerweise sind Frauen häufiger betroffen. Die Krankheit läuft in drei Phasen ab: Zuerst werden die Finger weiß, dann bläulich und schließlich rot. Die verordneten, gefäßaktiven Arzneien sowie physikalische Behandlung können zur Linderung beitragen.

Mitunter spielt aber auch eine Abnützung der Halswirbelsäule eine Rolle. Das gehört fachärztlich abgeklärt und behandelt.

Von Seiten der chinesischen Heilkunde denken wir neben erblicher Veranlagung an mögliche Auslöser wie Beeinträchtigung der Lunge sowie Fehler in der Ernährung. Auch Blockaden im so genannten Meridiansystem sind möglich.

Um die Quelle der Störung herauszufinden, kann man mit Akupunktur bzw. Tuina-Therapie (eine spezielle Massageform) behandeln. Schon nach einigen Behandlungen zeigt sich, ob man auf dem richtigen Weg ist oder weitersuchen muss.

Zur Unterstützung kann man auch Akupressur, Schattenboxen oder Qigong zur Verbesserung der Durchblutung anwenden. Viele einschlägige Tipps finden Sie in dem Buch „Chinesische Heilkunst", erschienen im Kneipp-Verlag.

Prof. Dr. Alexander Meng
Facharzt für Neurologie, Spezialist für Traditionelle Chinesische Medizin (TCM), Wien

Operation, wenn der Daumen „schnellt"

Verena N.: *Ich habe laut Arzt einen „schnellenden Daumen" und soll operiert werden. Gibt es keine Alternative wie physikalische Behandlung, Medikamente etc.? Was wird bei diesem Eingriff überhaupt gemacht? Wie lange dauert ungefähr der Heilungsprozess?*

Beim schnellenden Daumen handelt es sich um einen Engpass der beiden Daumenbeugesehnen in der Sehnenscheide. Durch mechanische Reizung oder Entzündung kann es zum Anschwellen der Sehnen kommen. Dadurch entsteht das typische Schnappen des Daumens, das im Extremfall bis zur Blockade geht.

Anfangs erreicht man Besserung durch Schonung. Fallweise helfen Infiltrationen in die Sehnenscheide. Bei andauernden Beschwerden empfiehlt sich jedoch eine Operation, die ambulant unter örtlicher Betäubung erfolgt. Dabei wird ein Teil der Sehnenscheide gespalten und die Sehne „befreit".

Bei rheumatischer Entzündung wird zusätzlich die Gelenkinnenhaut entfernt. Leichte Tätigkeiten können sofort durchgeführt werden, schwere Arbeit ist nach etwa vier Wochen wieder möglich. Der Eingriff wird von Orthopäden oder handchirurgisch erfahrenen Chirurgen durchgeführt.

Prim. Prof. Dr. Peter Bösch
Facharzt für Orthopädie, Wiener Neustadt (Niederösterreich)

Abnützung des Daumengelenkes

Irene H.: *Ich leide nach einem Schiunfall an einer Rhizarthrose des linken Daumengelenkes. Injektionen, physikalische Behandlung sowie die Einnahme von Medikamenten brachten bisher keine Besserung. Kann eine Operation helfen? Ich bitte um Rat.*

Unter Rhizarthrose versteht man eine Abnützung des Daumensattelgelenkes. Dieses Gelenk stellt die Verbindung zwischen Daumen und Handwurzel dar. Es ermöglicht die besonders gute Beweglichkeit des Daumens, der damit alle Finger erreichen kann.

Bei der Abnützung dieses Gelenkes verschwindet der Knorpel, es bilden sich knöcherne Randzacken. Dadurch entstehen Schmerzen und Bewegungseinschränkung. Im Anfangsstadium wird so behandelt, wie von der Patientin beschrieben.

Zusätzlich ist jede Art von Wärme günstig. In der kälteren Jahreszeit sollten daher schon frühzeitig Handschuhe getragen werden. Recht gut wirken auch diverse Rheumasalben.

Weiters empfiehlt es sich, die Beweglichkeit des Daumens durch eine Daumenschiene etwas zu bremsen. Eine grundlegende Heilung ist bei Arthrosen bisher leider noch nicht möglich. Allerdings lassen sich die Beschwerden lindern.

Sollten die angeführten Maßnahmen keinen zufriedenstellenden Erfolg bringen, kann eine Operation die Situation verbessern. Der Eingriff wird in örtlicher Betäubung vorgenommen. Völlig freie Beweglichkeit darf aber auch davon nicht erwartet werden.

Prim. Prof. Dr. Peter Bösch
Facharzt für Orthopädie, Wiener Neustadt (Niederösterreich)

Brennen der Zehen und Fußsohlen

Johanna G.: *Ich bin 84 und leide seit Monaten an Brennen der Zehen und Fußsohlen. Alle bisherigen Maßnahmen brachten keinen dauerhaften Erfolg. Ich bitte Sie daher um Ratschläge.*

Wenn derartige Beschwerden symmetrisch, also an beiden Füßen auftreten, dann sind weitere Untersuchungen nötig. Brennende Schmerzen können ein Hinweis auf einen allgemeinen Nervenschaden (Polyneuropathie) sein. Dieser wiederum wird zum Beispiel durch Zuckerkrankheit, bestimmte Gefäßerkrankungen, Bindegewebsleiden aber auch Alkoholmissbrauch ausgelöst.

Steht die Ursache fest, dann hilft naturgemäß eine Behandlung der Grundkrankheit. Also etwa richtige Einstellung des Blutzuckers, Vermeidung von Alkohol usw. Liegt Mangelernährung vor, dann fehlen meistens Vitamine des B-Komplexes. Diese können durch Ernährungsumstellung und entsprechende Präparate zugeführt werden.

Andere mögliche Ursachen können die Wirbelsäule sowie Fuß-, Knie- und Hüftgelenke betreffen. Hier helfen orthopädische Maßnahmen wie Einlagen, Mieder, Infiltrationen und physikalische Therapie.

Linderung kann zusätzlich auch Akupunktur bringen. In der chinesischen Medizin spielen bei derartigen Schmerzzuständen die Organe Magen, Gallenblase und Harnblase eine wichtige Rolle. Dort wird mit der Behandlung angesetzt. Auch Selbstmassage und Kneippen können etwas beitragen.

Prof. Dr. Alexander Meng
Facharzt für Neurologie, Spezialist für Traditionelle Chinesische Medizin (TCM), Wien

Beschwerden und „verbogene“ Zehen

Verena L.: *Ich bekam schon im vorigen Sommer plötzlich arge Schmerzen im Vorfuß und nahm dadurch eine Schonhaltung ein. Nach und nach „verbog“ sich die zweite Zehe und Schmerzen habe ich nach wie vor. Vom Arzt bekam ich Spritzen und Einlagen. Er stellte einen Senkspreizfuß fest. Werden sich die Beschwerden bessern? Was soll ich sonst noch unternehmen.*

Bei der „verbogenen“ Zehe (ein Foto wurde beigelegt) handelt es sich um eine im Grundgelenk verdrehte Zehe mit beginnender Krallenneigung. Ursache dafür ist der Spreizfuß, häufig kombiniert mit dem Tragen zu enger und zu kleiner Schuhe. Auch eine Überlänge des zweiten Mittelfußknochens kann zusätzlich dazu beitragen.

Die im Brief beschriebenen Schmerzen sind überlastungsbedingt und können durch entsprechende Modelleinlagen bzw. eine Schuhzurichtung behoben werden. Im Akutstadium sind Schonung, die Einnahme bestimmter Medikamente (Antirheumatika, sofern sie vertragen werden), physikalische Therapie und Infiltrationen angezeigt.

Für die „verunstaltete“ zweite Zehe gibt es die Möglichkeit einer operativen Korrektur. Dabei wird das Mittelfußköpfchen nach hinten versetzt. Ob das sinnvoll ist, entscheidet der Arzt mittels Röntgenaufnahme vom Vorfuß.

Eine verminderte Abrollkraft durch die indirekte Verlängerung der Beugesehnen muss dann aber leider in Kauf genommen werden. Ebenso eine leichte Einschränkung der Beweglichkeit des Gelenkes.

OA Dr. Ronald Koppelent
Facharzt für Orthopädie, Wien

Fußfehlstellung erst mit 74 Beschwerden

Karl M.: *Ich bin 74 und wurde mit einer starken Fehlstellung beider Füße geboren – die Sohlen waren angeblich parallel zur Beinachse (MRT-Befund liegt bei). Zwei Operationen im Kindesalter brachten eine deutliche Besserung. Ich hatte bisher auch keine Probleme. Nun aber ist die rechte große Zehe durch Arthrose versteift und nach oben kaum beweglich. Ein normales Abrollen des Fußes ist nicht mehr möglich. Durch die falsche Bewegung habe ich starke Fuß- und Knieschmerzen. Von einer Operation wird mir abgeraten. Welche Maßnahmen können helfen? Ich bin Pensionist und bitte um Vorschläge, die von den Kassen bezahlt werden.*

Natürlich kann durch einen Knick-Plattfuß (Diagnose laut Befund) sowie eine Arthrose im Großzehengrundgelenk das Gehen behindert werden. Durch die Fehlbelastung kann auch das Knie in Mitleidenschaft gezogen sein.

Ich empfehle nach Begutachtung eines Orthopäden mit manualmedizinischer Ausbildung vor allem einmal einen orthopädischen Schuh, der einerseits die Fehlform des Fußes korrigiert, andererseits durch eine so genannte Sohlenwiege das meist schmerzhafte Abrollen des Fußes erleichtert.

Zusätzlich sind Methoden der orthopädischen Reflextherapie zur Schmerzbehandlung und Funktionsverbesserung durchzuführen. Diese Art der Betreuung wird von den Krankenkassen honoriert. Über das Ausmaß des Selbstbehaltes bei den Schuhen muss man sich bei der jeweiligen Krankenkasse erkundigen.

Prof. Dr. Hans Tilscher
Facharzt für Orthopädie, Wien

Fußkribbeln durch zu enge Schuhe

Ilse V.: *Ich habe am linken Fuß ein Kribbeln. Es tut nicht weh, ist aber unangenehm. Ich bin 63 und betreibe viel Sport – vor allem Laufen und Wandern. Laut Röntgen der Wirbelsäule habe ich eine Fehlhaltung und Abnützungen in allen Abschnitten. Was kann ich gegen die Beschwerden tun?*

Bitte nicht nur an die Wirbelsäule denken! Zu ungefähr 60 Prozent handelt es sich bei Frauen bei den geschilderten Beschwerden um eine so genannte Mortonsche Neuralgie. Das ist eine Irritation bzw. gutartige Schwellung der Nerven, meistens zwischen dem 2. und 3. sowie 3. und 4. Zehengrundgelenk.

Als Symptome treten das erwähnte Kribbeln, weiters Taubheitsgefühl und Schmerzen im Bereich dieser Zehen auf. Die Ursachen können in einer Überbelastung der Füße liegen, gerade durch Laufen, Wandern und Radfahren. Häufig kommt auch noch zu enges Schuhwerk im Alltag als Auslöser hinzu.

Mitunter genügen als Behandlung schon richtig angepasste Einlagen; auch beim Sport – da allerdings flexible, genau in den Schuh eingepasste. Sehr wirkungsvoll sind darüber hinaus auch Infiltrationen an dem geschwollenen Nerv.

Natürlich hilft auch eine physikalische Therapie: Iontophorese, Ultraschall oder Softlaser. Für daheim nützen Wechselfußbäder – eine Minute heiß, eine Minute kalt, 10-mal wechseln.

Dr. Peter Zillner
Facharzt für physikalische Medizin, Wien

Nach Fußoperation noch Schmerzen

Michael J.: *Seit meiner Operation am Fußgelenk (Arthroskopie mit Bohrung, Befunde lege ich bei) sind jetzt zwei Monate vergangen. Ich arbeite wieder am Bau und trage Einlagen. Dennoch beginnen die Schmerzen erneut. Was kann ich tun? Ist das normal?*

Natürlich können nach einem derartigen Eingriff Schmerzen auftreten. Grundsätzlich wäre es in solchen Fällen ratsam, bei der anstrengenden Arbeit nicht nur Spreizfußeinlagen, sondern spezielle orthopädische Schuhe mit guter Abstützung des Sprunggelenkes zu tragen.

Bei anhaltenden Beschwerden müsste eine neue Magnetresonanztomographie durchgeführt werden, um den Heilungsprozess nach der Operation zu beurteilen. Abhängig vom MRT-Befund können Knorpelaufbaukuren bzw. Infiltrationen von entzündungshemmenden Substanzen in das Gelenk hilfreich sein.

Langfristig ist jedoch eine gute Stützung des oberen Sprunggelenkes sicher die beste Vorbeugung.

Doz. Dr. Martin Buchelt
Facharzt für Orthopädie, Wien

Starke Schmerzen in den Füßen

Ingeborg D.: *Ich leide seit Jahren unter Schmerzen in beiden Füßen. Diese sind ständig vorhanden, werden aber in der Nacht schier unerträglich. Der Schmerz geht von den Vorderfüßen aus und geht bis zur halben Wade. Dazu kommt meistens ein brennheißes Gefühl, manchmal aber ein eiskaltes, wobei sich die Füße aber normal anfühlen. Mitunter sind die Fußballen rot entzündet.*

Bisherige Untersuchungen *(Nerven, Blutgefäße) blieben ergebnislos. Gibt es eine Möglichkeit der Behandlung?"*

Die beschriebenen Beschwerden können aus neurologischer Sicht viele Ursachen haben. So kann zum Beispiel eine schmerzhafte Polyneuropathie vorliegen. Darunter versteht man Abbauvorgänge im Nervenbereich, die bei internistischen Krankheiten wie zum Beispiel Diabetes vorkommen. Auch eine Stoffwechselerkrankung wie etwa Gicht wäre denkbar und sollte abgeklärt werden.

Eine andere Möglichkeit (dagegen spricht allerdings das brennheiße Gefühl) wäre ein so genanntes „Restless-Legs-Syndrom", welches vor allem nachts ähnliche Beschwerden machen kann. Ich rate, sich in diese Richtung untersuchen zu lassen. Da gibt es gute Behandlungschancen.

Prim. Prof. Dr. Wolfgang Grisold
Facharzt für Neurologie, Wien

„Heiße" Füße – unruhige Beine

Walter B.: *Sobald ich mich ins Bett lege, bekomme ich ganz heiße Füße und unruhige Beine. Ich werde derzeit mit Restex® behandelt. Trotzdem ist die Unruhe an manchen Tagen noch immer vorhanden. Gibt es vielleicht noch ein anderes Medikament?*

Die geschilderten Beschwerden entsprechen am ehesten den Beschwerden eines so genannten Restless-Legs-Syndroms. Dieses wird mit dem angegebenen Medikament gut behandelt. Falls das Mittel erst kurz eingenommen wird, empfehle ich noch abzuwarten.

Gute Erfolge zeigt auch eine weitere Substanzgruppe, so genannte Dopaminagonisten. Der Wechsel zu einem derartigen Präparat sollte erst nach sorgfältiger Abwägung der Risiken erfolgen. Da sollte dem Arzt vertraut werden.

Prim. Prof. Dr. Wolfgang Grisold
Facharzt für Neurologie, Wien

Kalte Füße durch Gefäßverkalkung

Reinhard S.: *Ich bin 74 Jahre alt und leide seit Jahren zunehmend unter kalten Füßen. Besonders arg ist es nachts im Bett. Dabei greifen sich die Füße durchaus warm an! Eine Ultraschalluntersuchung ergab keinen Gefäßverschluss. Der Befund spricht jedoch von einer dem Alter entsprechenden Gefäßsklerose. Was können Sie für einen Rat geben?*

Der häufigste Grund für kalte Füße ist eine Verengung der Arterien im Beinbereich. Diese bewirkt eine Mangelversorgung mit dem beschriebenen Kältegefühl, aber auch belastungsabhängigen Schmerzen. Diese Erscheinung wird auch gerne „Schaufensterkrankheit" genannt.

In fortgeschrittenem Alter ist grundsätzlich mit schlechterer Erwärmung der Hände und Füße zu rechnen. Den Befund „altersentsprechende Gefäßsklerose" würde ich sogar als erfreulich betrachten – es handelt sich also nicht direkt um einen krankhaften Zustand, sondern einen natürlichen Alterungsprozess.

Aber natürlich wünscht man sich eine Verbesserung der Situation. Da rate ich zunächst zu einer neurologischen Kontrolle, bei der überprüft wird, ob mit den Nerven alles in Ordnung ist. Auch ein Internist sollte beigezogen werden, da bestimmte Erkrankungen wie etwa Diabetes ebenfalls die beschriebenen Symptome auslösen können.

Ist medizinisch soweit alles in Ordnung, können so genannte komplementäre Therapien helfen. Zum Beispiel lässt sich mit chinesischer Medizin, also mit Akupunktur, Akupressur oder Tuina-Massage, vieles entscheidend verbessern. Ebenso können Naturheilverfahren wie eine Kneipp-Kur recht hilfreich sein.

Prof. Dr. Alexander Meng
Facharzt für Neurologie, Spezialist für Traditionelle Chinesische Medizin (TCM), Wien

„Frostballen" noch einmal operieren!

Erika B.: *Vor zwei Jahren hat mir ein Chirurg, der meine Krampfadern operieren sollte, angeboten, in derselben Narkose auch meinen „Frostballen" zu beseitigen. Ich stimmte zu und hinke seither. Die große Zehe lässt sich kaum bewegen und schmerzt sehr. Nun habe ich Angst, dass sich durch die dauernde Entzündung die Knochen auflösen. Kann ich noch irgendeine Hoffnung auf Besserung haben?*

Der beigelegte Befund einer Magnetresonanztomographie des rechten Vorfußes zeigt, dass von der fehlgestellten Großzehe (Hallux oder im Volksmund „Frostballen" genannt) nur ein Höcker abgemeißelt wurde. Es wurde also offensichtlich nur das Überbein beseitigt, jedoch keine Korrektur der Fehlstellung vorgenommen.

Beschrieben werden weiters chronisch entzündliche Veränderungen im Bereich des Grundgelenkes und der umgebenden Weichteile. Die Angst vor einer Auflösung der Knochen ist dennoch unbegründet.

Die Abmeißelung war nicht ausreichend. Selbstverständlich kann die Fehlstellung noch immer operativ korrigiert werden. Ich rate, sich mit einer orthopädischen Abteilung in Verbindung zu setzen. Der zweite Eingriff kann mit großer Wahrscheinlichkeit in örtlicher Betäubung durchgeführt werden.

Prim. Prof. Dr. Peter Bösch
Facharzt für Orthopädie, Wiener Neustadt (Niederösterreich)

Zyste im Fuß schmerzt wieder

Paula S.: *Ich wurde vor drei Jahren wegen einer Zyste am rechten Sprunggelenk operiert. Bis jetzt war ich beschwerdefrei und konnte auch Sport betreiben. Nun ist die Zyste nachgewachsen und bereitet wieder Schmerzen. Der Chirurg meint nun, man müsse das Sprunggelenk versteifen oder ein künstliches Gelenk einsetzen. Wie kann eine Zyste entstehen? Ich habe auch in der Brust welche, die nicht operiert werden müssen. Ich bitte um Auskunft und Rat.*

Ohne Röntgen und klinische Untersuchung ist hier ein konkreter Rat natürlich schwierig. Mit Sicherheit besteht kein Zusammenhang mit den Zysten in der Brust.

Der Beschreibung nach dürfte es sich um eine gutartige Veränderung unterhalb des Knorpels des Sprunggelenkes handeln. Wenn ein derartiger Defekt unter Belastung einsinkt, verursacht er Beschwerden und kann längerfristig zu einer verstärkten Abnützung im Gelenk führen.

Falls diese Abnützung noch nicht zu weit fortgeschritten ist, besteht die Möglichkeit einer Knorpel-Knochen-Transplantation. Dabei werden passende Teile am Kniegelenk entnommen und eingepflanzt.

Bei fortgeschrittener Abnützung kann man versuchen, störende Vorsprünge zu glätten. Die Versteifung des Gelenkes bzw. die Implantation eines künstlichen Sprunggelenkes ist nur bei schwerster Zerstörung des Gelenkes nötig.

Falls das abgenützte Sprunggelenk nicht operiert werden soll, wäre ein Schuh mit einem versteiften Schaft und einer Abrollwiege an der Sohle günstig. Weiters führen spezielle Medikamente zur Verringerung der Schmerzen.

Prim. Prof. Dr. Peter Bösch
Facharzt für Orthopädie, Wiener Neustadt (Niederösterreich)

Ein Morton-Neurom ist nicht bösartig!

Gerda C.: *Bei mir wurde am rechten Fuß ein so genanntes Morton Neurom im Bereich der 3. und 4. Zehe festgestellt. Der Orthopäde rät zur Operation. Angeblich handelt es sich um zwei kleine Tumoren, was mich natürlich in Angst versetzt. Können diese Tumoren bösartig werden? Gibt es Alternativen zur Operation? Ich bin 66 Jahre alt.*

Unter einem Morton Neurom versteht man eine kolbenförmige Verdickung des sensiblen Fußnervs knapp vor seiner Aufgabelung zu den Zehen. Meistens ist der dritte, seltener der vierte Zehenzwischenraum betroffen.

Typisch sind stechende, bohrende sowie elektrisierende Schmerzen im Fußballenbereich, die meistens auch in die Zehen ausstrahlen. Enge Schuhe mit dünner Sohle verstärken die Schmerzen, die im Spätstadium auch in Ruhe und ohne Belastung auftreten. Zur Beruhigung: Im Gegensatz zum Neurinom handelt es sich um keine tumoröse Nervenveränderung. Es ist daher auch keine bösartige Entartung möglich!

Durch das Tragen von Spreizfußeinlagen wird der schmerzauslösende Druck auf das Neurom vermindert. Auch Infiltrationen des Nervs mit einem örtlichen Betäubungsmittel und etwas Kortison können helfen. Tritt keine Besserung ein, ist die operative Entfernung des Neuroms sinnvoll. Nach dem Eingriff bleibt lediglich ein taubes Gefühl im betroffenen Zehenzwischenraum bestehen.

OA Dr. Ronald Koppelent
Facharzt für Orthopädie, Wien

Gelenkabnützung nach Fersenbruch

Helene H.: *Ich erlitt vor 12 Jahren einen Bruch des Fersenbeines. In der Folge stellten sich starke Schmerzen im Sprunggelenk ein. Mir wurde die Versteifung des Gelenkes angeraten, da ein künstliches Gelenk nicht in Frage kommt. Angeblich könnte ich danach wieder wandern. Mein Hausarzt glaubt das nicht. Ich bitte um eine weitere Meinung.*

Die Abnützung eines Gelenkes im Rückfuß nach einem Bruch ist eine typische Spätfolge oft nach vielen Jahren. Bei starken Schmerzen, welche die Patienten zur Operation führen, sind die Gelenke meistens schon fast vollständig versteift. Die Operation fixiert nun diesen Zustand.

Der Schmerz ist dann weg. Für den Patienten entsteht also keine Verschlechterung der Ausgangslage. Beim normalen Gehen und Wandern ist auch keine Behinderung zu befürchten. Lediglich kraftvolles Abdrücken (Laufen) ist natürlich nicht mehr möglich. Es handelt sich bei diesem Eingriff um eine sehr sichere und auch langfristig gut funktionierende Methode. Für das obere Sprunggelenk gibt es mittlerweile schon künstliche Gelenke. Man verfügt aber noch nicht über ausreichende Erfahrungen und die Funktion wird nicht wesentlich verbessert.

Für die Abnützung des unteren Sprunggelenkes – was nach einem Fersenbeinbruch anzunehmen ist – gibt es noch keine künstlichen Gelenke. Eine Versteifung wird hier fast keine Funktionsminderung bringen.

Prim. Prof. Dr. Peter Bösch
Facharzt für Orthopädie, Wiener Neustadt (Niederösterreich)

Seit drei Monaten schmerzt die Ferse

Reinhard N.: *Seit rund drei Monaten schmerzt meine linke Ferse beim Auftreten. Wenn ich länger sitze, kann ich kaum auftreten. Nach einiger Zeit lässt der Schmerz dann ein wenig nach. Ich bin 69 und wandere gerne. Sonst bin ich gesund. Ich bitte um Rat.*

Belastungsabhängige Schmerzen des Fersenbeines können entweder an den Einstrahlungsstellen der Achillessehne und des Längsgewölbes des Fußes („Fersensporn"), aber auch direkt über dem Auftrittspunkt an der Sohle auftreten. Letzteres ist eine Beinhautentzündung durch einen zu dünnen Unterhautfettpolster. In diesem Fall genügt die Abfederung durch einen Silikon-Fersenkeil (erhältlich in orthopädischen Fachgeschäften).

Beim Fersensporn und beim Schmerz an der Achillessehnenansatzstelle helfen Dehnungsübungen, Einlagen mit Abstützung des Längsgewölbes sowie Erhöhung des Absatzes. Physiotherapeutische Maßnahmen wie Laser, Strom, Ultraschall und Stoßwellentherapie können Entzündungen zum Verschwinden bringen. Infiltrationen sollten nur beim echten Fersensporn durchgeführt werden.

OA Dr. Ronald Koppelent
Facharzt für Orthopädie, Wien

Fersensporn: Die Schuhe wechseln!

Markus C.: *Ich habe starke Schmerzen in der Tiefe der Ferse. Angeblich handelt es sich um einen beginnenden Fersensporn. Ich bin Sportler und habe Probleme beim Auftreten. Als Behandlung wurden mir Schwefelbäder und eventuell Einlagen geraten. Was kann ich sonst zur Beseitigung der Beschwerden beitragen?*

Die Beschwerden beim Fersensporn beginnen schleichend. Ein Ziehen irgendwo in der Ferse, eher an der Innenseite, ist typisch. Die Schmerzen werden mit der Zeit stärker und gehen schließlich auch nachts nicht mehr weg. Ein tiefer, bohrender Nervenschmerz stellt sich ein.

Leider geht man häufig erst dann zum Arzt. Dieser stellt mittels Röntgen die Diagnose: unterer Fersensporn. An der Unterseite des Fersenbeines hat sich ein Knochenzacken gebildet.

Es gibt übrigens auch einen oberen Fersensporn am Ansatz der Achillessehne.

Der Sporn selbst ist lediglich ein Hinweis auf eine vermehrte Dauerbelastung. Mitunter sieht man einen solchen Sporn zufällig im Röntgen, ohne dass die Betroffenen über Beschwerden klagen. Schmerzen müssen also nicht auftreten.

Der Schmerz entsteht erst nach besonderen Belastungen wie langes Gehen, Stehen und eben Sport. In seltenen Fällen kann der Sporn auf eine rheumatische Erkrankung (Morbus Bechterew) hindeuten.

Was kann man tun? Wichtig ist ein Wechsel des Schuhwerkes! Weiters werden heute in orthopädischen Fachgeschäften wunderbare Ferseneinlagen aus speziell weichem Material angeboten, die den Schmerzbereich völlig entlasten.

Kombiniert werden diese Maßnahmen mit Salben, Bädern, physikalischen Therapien wie Kurzwelle, Magnetfeldtherapie, Laser oder Reizstrom. Selbst bei Leistungssportlern kann auf diese Weise innerhalb kurzer Zeit Beschwerdefreiheit erreicht werden.

In ganz hartnäckigen Fällen helfen Röntgenschwachbestrahlung sowie spezielle Fußgewölbedehnungstechniken. Eine neuere Methode bei chronischen Schmerzen ist das „Beschießen“ des Spornes mit Druckwellen: Die so genannte Stoßwellentherapie. Der knöcherne Sporn wird im Zuge dieser allerdings etwas schmerzhaften Behandlung zertrümmert und saugt sich mit der Zeit von selbst auf.

Dr. Peter Zillner
Facharzt für physikalische Medizin, Wien

Fersensporn auf beiden Füßen

Nora V.: *Ich bin 69 Jahre alt und habe seit einigen Monaten Probleme mit meinen Fersen. Der Röntgenbefund ergab beidseits einen Fersensporn. Ich wurde bisher mit Ultraschall und Injektionen behandelt. Die Beschwerden wurden zwar geringer, verschwanden aber nicht. Ich möchte wieder wandern gehen – gibt es außer einer Operation andere Möglichkeiten? Wie entsteht eigentlich ein Fersensporn?*

Der Fersensporn ist eine Verkalkung des Ansatzes einer Sehne an der Fußunterfläche, die am Fersenbein entspringt. Häufigste Ursache dafür ist eine Überlastung dieser Sehne durch einen Plattfuß mit chronischer Entzündung und anschließender Verkalkung.

Verschiedene physikalische Maßnahmen und Infiltrationen können dagegen Linderung bringen. Weiters wäre in solchen Fällen eine Unterstützung des Längsgewölbes des Fußes mittels Modelleinlage (Fersenspornhohllegung) erforderlich. Diese Einlage muss immer getragen werden.

Falls trotz der Versorgung mit Einlagen weiter Schmerzen bestehen, so bleibt als letzte Möglichkeit doch nur eine Operation.

Doz. Dr. Martin Buchelt
Facharzt für Orthopädie, Wien

Wird Fersensporn „zertrümmert"?

Martin B.: *Ich leide an beiden Füßen an sehr schmerzhaftem Fersensporn. Kann mir eine Operation helfen oder ist eine Zertrümmerung sinnvoll? Ich bitte um Auskunft.*

Als Fersensporn bezeichnet man die Entzündung des Fersenbeines an der Einstrahlungsstelle des Fußlängsgewölbes. Im Röntgen sichtbare, spornartige Verkalkungen geben dieser schmerzhaften Krankheit ihren Namen.

Ursache ist meistens eine chronische Überlastung durch Übergewicht, übermäßige Sportausübung, ungünstiges Schuhwerk oder Absinken des Längsgewölbes beim Senkfuß. Deshalb beginnt die Behandlung vorerst mit einer statischen Abstützung durch eine Einlage. Weiters sind Infiltrationen zur Beseitigung der Entzündung, antirheumatische Medikamente und physikalische Maßnahmen (Ultraschall, Iontopherese und Laser) angezeigt.

Zertrümmert kann der Sporn nicht werden. Jedoch besteht eine neuere Behandlungsmethode in der Anwendung der so genannten extrakorporalen Stoßwellentherapie. Dadurch zertrümmert man den Stein nicht (wie etwa beim Nierenstein), sondern man bringt die Entzündung rascher zum Abklingen.

Falls alle konservativen Behandlungen fehlschlagen, gibt es noch die Möglichkeit eines operativen Eingriffes. Dieser kann sowohl endoskopisch (Spiegelung) als auch offen vorgenommen werden. Eine hundertprozentige Erfolgschance kann bei keiner Methode versprochen werden.

OA Dr. Ronald Koppelent
Facharzt für Orthopädie, Wien

Problem: Wasser in den Beinen

Gerda W.: *Ich bin 62 Jahre alt und nicht übergewichtig. Dennoch leide ich unter Wasser in den Beinen. Was könnte die Ursache sein? Ich bekomme zwar ein Medikament, möchte aber wissen, warum das Wasser aufgetreten ist. Kann der Zustand mit der Ernährung zusammenhängen? Vielleicht durch Eiweißmangel? Was soll ich essen? Ich bitte um Ratschläge.*

So genannte Beinödeme, also Wasseransammlungen in den Beinen, treten bei zahlreichen Menschen (bei Frauen häufiger) in der späten Lebensmitte auf.

Die Ursachen dafür können vielfältig und auch schwerwiegend sein. Zum Beispiel können schwere Lungenerkrankungen und Schwäche des rechten Herzens die Beine anschwellen lassen. Aber auch eine gewisse Veranlagung (lockeres Bindegewebe) und hormonelle Umstellung begünstigen Ödeme.

Eine wichtige Rolle spielt zudem eine verminderte Muskelpumpe bei herabgesetzter körperlicher Aktivität. Ein Anschwellen der Beine wird häufig bei Menschen beobachtet, die lange sitzen oder stehen. Weiters ist die Neigung zu Schwellungen oft nach salzhaltiger Ernährung verstärkt.

Was kann man dagegen tun? Falls eine der genannten Krankheiten vorliegt, muss diese natürlich entsprechend behandelt werden. Ist aber zum Beispiel Herzschwäche ausgeschlossen, dann hilft auf jeden Fall Bewegung: Gehen, Nordic Walking, Joggen.

Zusätzlich bewährt sich das Tragen von Stützstrümpfen. Die Beine sollten bei langem Sitzen (etwa vor dem Fernsehapparat) hochgelagert werden. Ich rate auch die Salzzufuhr einzuschränken. Wir essen ohnedies zu viel Salz – am meisten übrigens mit Fleischwaren und Brot.

Schon ein salzarmer Tag mit Milchreis oder ein Obsttag führt fast immer zu erstaunlicher Entwässerung. Unterstützend wirkt etwa Brennnessel-Tee. Allerdings können auch medikamentöse Entwässerungsmittel eingesetzt werden. Das aber mit Zurückhaltung und nur unter strenger ärztlicher Kontrolle.

Lymphödeme, die auch vorliegen können, unterscheiden sich von Wasserödemen dadurch, dass beim Eindrücken der Ödeme kaum Dellen zurückbleiben. Eiweißmangelödeme treten nur bei extremer Unterernährung oder zum Beispiel bei Krebs auf, was auch zu einem massiven Gewichtsverlust führt.

OA Dr. Herbert Woschnagg
Facharzt für innere Medizin, Wien

Nachts Krämpfe in den Beinen

Maria P.: *Ich bin 68 Jahre alt und leide seit einiger Zeit nachts an Krämpfen in beiden Beinen. Beim Gehen oder bei sonstigen Belastungen habe ich arge Schmerzen in den Oberschenkeln und zeitweise auch ein Taubheitsgefühl sowie Kribbeln bis zu den Waden. Laut Hausarzt beruhen diese Symptome auf Abnützungserscheinungen der Wirbelsäule. Ich habe aber auch gehört, ein Virus kann daran schuld sein. Ich bitte um Aufklärung.*

Die beschriebenen Symptome können durch mehrere Erkrankungen verursacht werden. Nächtliche Wadenkrämpfe beruhen häufig auf Mangel an Magnesium. Abendliche Gaben von Magnesium wirken daher meistens gut.

Schmerzen in den Oberschenkeln beim Gehen und bei Belastung können entweder durch abgenützte Hüftgelenke (Coxarthrose) verursacht sein oder durch Einengung des Wirbelkanales mit Druck (Kompression) des Rückenmarks (Vertebrostenose). Diesbezüglich rate ich zur Abklärung mit Hüftröntgen bzw. Röntgen und Magnetresonanz der Lendenwirbelsäule.

Die Behandlungsmaßnahmen richten sich dann naturgemäß nach den erhobenen Befunden. Eine Linderung wird aber auf jeden Fall zu erreichen sein.

Doz. Dr. Martin Buchelt
Facharzt für Orthopädie, Wien

Abends sind die Beine geschwollen

Heinrich Z.: *Ich bin 69 Jahre alt und stelle seit einigen Wochen fest, dass meine Beine abends von den Knien abwärts geschwollen sind. Am Morgen ist alles wieder normal. Ich betreibe dreimal wöchentlich Sport, rauche mäßig (10 Zigaretten) und nehme an Medikamenten Norvasc®, Celebrex®, fallweise Seractil. Bei der letzten Gesundenuntersuchung vor einem halben Jahr war alles in Ordnung. Unauffällig ist auch ein Ultraschall der Venen. Allerdings habe ich einen leichten Bandscheibenvorfall. Ich bitte um eine fachärztliche Stellungnahme.*

Beinschwellungen sind ein recht häufiges Symptom und beunruhigen die Betroffenen verständlicherweise erheblich. Ursächlich kommen dafür sehr viele Faktoren und Krankheiten in Frage. Es ist also ziemlich schwierig, die Hauptursachen von geschwollenen Beinen aus der Entfernung festzustellen.

Ist der Lymphabfluss gestört oder liegt grundsätzlich eine Venenerkrankung vor, dann fühlt sich das Bein zum Beispiel bei der Untersuchung anders an als Beinschwellungen, die im Rahmen einer Herzschwäche auftreten können. Im letzteren Fall bleiben beim Betasten Dellen zurück.

Wenn die Schwellung nachts durch Hochlagern der Beine verschwindet, so deutet das darauf hin, dass sich tagsüber Wasser einlagert. Eine schwere Herzschwäche wird auszuschließen sein, wenn man regelmäßig Sport betreibt. Dennoch ist eine Herzbeteiligung nicht unmöglich, weil ja geraucht wird und Bluthochdruck vorliegt.

Bei Hochdruckmitteln wie dem erwähnten Norvasc® etwa sind Beinschwellungen als Nebenwirkungen typisch. Auch Schmerzstiller (wie Seractil) können diesen Effekt haben, weil sie die Wasserausscheidung hemmen und die Wirksamkeit von Hochdruckmitteln schmälern können.

Ich rate zum Verzicht auf Zigaretten, zu salzarmer Kost und zu einer gründlichen Herzuntersuchung.

OA Dr. Herbert Woschnagg
Facharzt für innere Medizin, Wien

X-Beine – ein Grund zum Verzweifeln ...

Wolfgang E.: *Ich bin 28 Jahre alt und habe starke X-Beine. Ich traue mich im Sommer nicht mehr eine Badehose anzuziehen. Enge Hosen meide ich grundsätzlich. Ich bin schon ganz verzweifelt. Nun habe ich in Ihrem Magazin einmal über eine Operation zur Korrektur gelesen. Ich ersuche um nähere Informationen. Welche Gefahren bestehen durch diesen Eingriff? Wie hoch sind die Erfolgsaussichten? Wie lange darf ich anschließend keinen Sport betreiben?*

X-Beine entstehen durch eine Wachstumsstörung, durch Vererbung, Verletzung oder Abnützung. Wenn die Fehlstellung etwa 100 % ohne Knorpelschaden überschreitet, dann ist eine Korrektur medizinisch notwendig.

Andernfalls ist der äußere Knorpel im Knie vermehrt belastet und wird stärker abgenützt. In diesem Fall werden die Kosten von der Krankenkasse bezahlt.

Während des Wachstums wird ein X-Bein durch Blockierung der inneren Wachstumsfugen korrigiert. Bei Erwachsenen kommt allerdings nur eine Knochenoperation in Frage.

Der falsch ausgebildete Kniegelenkanteil wird dabei durchtrennt und neu eingerichtet.

Die Stabilisierung der Knochenteile erfolgt mittels Metallklammer und benötigt rund sechs Wochen. Nach einem Jahr wird das Metall wieder entfernt.

Man muss mit einem Jahr Sportpause rechnen. Für die ersten sechs Wochen sind Krücken notwendig. Reine Büroarbeit ist aber nach etwa 14 Tagen wieder möglich.

Zu den Gefahren: Wie bei jeder Operation kann es zu Infektionen kommen. Vorzeitige Belastung verzögert die Knochenheilung. An sich aber ist der Eingriff – der an orthopädischen Abteilungen durchgeführt wird – heutzutage eine Routinesache.

Prim. Prof. Dr. Peter Bösch
Facharzt für Orthopädie, Wiener Neustadt (Niederösterreich)

Operation bei starkem X-Bein?

Johanna U.: *Meine Tochter ist 40 Jahre alt, sehr groß und hat seit ihrer Kindheit ein extremes X-Bein links. Mit vier Jahren wurde sie schon einmal operiert – das Bein war leider bald wieder schief. Meine Tochter schleppt sich seither von einer Therapie zur anderen und leidet an starken Rückenschmerzen. Kann eine neuerliche Operation doch helfen?*

Wenn es nach der Operation im 4. Lebensjahr rasch zu einer neuerlichen Fehlstellung gekommen ist, hätte wahrscheinlich noch vor dem Wachstumsende ein weiterer Eingriff stattfinden sollen.

Eine Korrektur ist aber jetzt auch noch gut möglich: durch eine Durchtrennung des Knochens und Neueinrichtung. Sollte durch die vorherige Operation eine deutliche Verkürzung des Ober- und Unterschenkels bestehen, kann zusätzlich eine Verlängerung durchgeführt werden.

Spezialisiert für derartige Eingriffe sind Abteilungen für Orthopädie und orthopädische Chirurgie. Ist die Ursache für die Fehlstellung eine massive einseitige Abnützung, kann diese auch durch Einpflanzung eines künstlichen Gelenkes ausgeglichen werden.

Die starken Rückenschmerzen sind durch das X-Bein allerdings nicht erklärlich, sondern eher dadurch, dass es durch das X-Bein und die vorangegangene Operation allenfalls zu einer deutlichen Beinverkürzung gekommen ist.

Prim. Prof. Dr. Peter Bösch
Facharzt für Orthopädie, Wiener Neustadt (Niederösterreich)

Beinbeschwerden nach Marathonlauf

Harald A.: *Ich bin 57 und habe schon 25 Marathonläufe hinter mir. Immer bekam ich nach rund 35 Kilometern Oberschenkelkrämpfe. Dabei trinke ich vorher und auch während des Laufens viel. Ich versuchte auch schon Magnesium, doch davon bekomme ich Durchfall. Was könnte ich noch tun?*

Für die wiederholt auftretenden Krämpfe kommen mehrere Möglichkeiten in Frage, was die Antwort erschwert. Zweifellos kann Mangel an Magnesium eine Rolle spielen. Wer die üblichen Präparate nicht verträgt, kann auf Tromcardin® forte umsteigen. Die Einnahme müsste jedoch vor dem Marathon über längere Zeit regelmäßig nach den angegebenen Dosierungsrichtlinien erfolgen.

Eine andere Ursache liegt in der Statik der Beine. Beschwerden können durch Verschlechterung der Koordination infolge von Ermüdung bedingt sein. Das sollte im Rahmen einer orthopädischen Untersuchung bei einem Arzt, der sich gezielt mit Läufern beschäftigt, abgeklärt werden.

Prof. Dr. Norbert Bachl
Institut für Sportmedizin, Wien

Wirbel abgenützt – Beinschmerzen

Martina B.: *Ich bin 82 Jahre alt und leide seit zwei Jahren an Schmerzen im linken Bein, die von Abnützungen der Lendenwirbel herrühren. Selbst starke Schmerzmittel helfen nur kurz. Bis vor nicht allzu langer Zeit konnte ich noch Rad fahren. Heute kann ich kaum noch gehen, obwohl ich in Haus und Garten so viel zu tun hätte. Ich bitte um einen Rat.*

Abnützungen sind heute kein Grund mehr, um an Schmerzen leiden zu müssen. Die geschilderten Beschwerden entsprechen einer Schmerzausstrahlung, wie sie bei einer Verletzung der 5. Nervenwurzel bestehen kann. Ob tatsächlich ein Wurzelschaden vorliegt, kann eine klinische Untersuchung klären.

Da die genannten Probleme schon seit längerem vorhanden sind, wird eine Maßnahme alleine nicht helfen. Man muss vielmehr eine Reihe ineinander greifender Behandlungen anbieten.

So zum Beispiel sollte die medikamentöse Therapie nochmals neu aufgebaut werden. Dazu müsste auch ein geeignetes Übungsprogramm kommen. Die von der Patientin bereits durchgeführten Übungen sollten in diesem Zusammenhang kontrolliert und gegebenenfalls abgeändert werden.

Hinsichtlich der Aktivitäten sind sicher gegenüber früher Einschränkungen notwendig. Der „Rückzug" sollte jedoch allmählich erfolgen. Sehr gut wäre, würde man die Familie mit einbeziehen können.

Ein richtiges „Schmerzmanagement" ist im Grunde nur im Rahmen eines stationären Aufenthaltes an einer konservativ-orthopädischen Einrichtung machbar. Dort könnte gleichsam erlernt werden, wie man den Alltag so schmerzarm wie möglich gestaltet. Leider gibt es in Österreich nicht genug derartige Einrichtungen für den nachweislich riesigen großen Bedarf.

Prim. Doz. Dr. Martin Friedrich
Facharzt für Orthopädie, Wien

Beinfehlstellung lässt sich beheben

Josef B.: *Ich hatte als 13-Jähriger vor 40 Jahren einen Schiunfall mit Bruch des linken Schienbeines. Das Bein dürfte damals nicht richtig eingerichtet worden sein. Jedenfalls leide ich zunehmend an einer Fehlstellung (30 Grad). Das Kniegelenk ist abgenützt. Ich habe nicht nur Knie-, sondern auch starke Rückenschmerzen. Ist es für eine Richtigstellung des Beines zu spät? Wie könnte ich die Schmerzen sonst loswerden? Ich bitte um fachärztliche Auskunft.*

Bei einem schlecht verheilten Bruch kann die Fehlstellung über viele Jahre zu verstärkter Abnützung des Knie- und Sprunggelenkes führen. Das verursacht entsprechende Schmerzen.

Durch die Fehlstellung wird der Druck auf die kranken Gelenkabschnitte verstärkt – die Abnützung nimmt rasch zu. Je früher eine Korrektur der falschen Achse durchgeführt wird, desto größer sind die Chancen, dass sich das Gelenk wieder erholen kann.

Mit Mitte 50 ist man grundsätzlich noch nicht zu alt, um einen Eingriff dieser Art durchführen zu lassen. Solche Operationen werden auch noch an mehr als 70-Jährigen vorgenommen.

Ist die Abnützung bzw. Zerstörung des Gelenkes so weit fortgeschritten, dass von einer derartigen Korrektur keine Besserung mehr zu erwarten ist, dann bietet sich immer noch ein künstliches Gelenk als Lösung des Problems an. Vorübergehend kann wahrscheinlich auch ein so genanntes Kniemieder Schmerzlinderung bringen.

In solchen Fällen lässt man ein Knieröntgen im Stehen anfertigen. Der Arzt kann dann Gelenkspalt und Achse genau vermessen und somit seine Entscheidung hinsichtlich der bestmöglichen Behandlung treffen.

Hinsichtlich der Kreuzschmerzen empfehle ich eine exakt angepasste Einlage, um die offenbar bestehende Beinlängendifferenz auszugleichen.

Prim. Prof. Dr. Peter Bösch
Facharzt für Orthopädie, Wiener Neustadt (Niederösterreich)

Nicht immer liegen „Restless Legs" vor

Monika G.: *Ich habe seit zwei Jahren, zuerst nur nachts, nun auch tagsüber, arge Schmerzen im rechten Bein. Es beginnt mit Stechen im Knöchel, die Beschwerden ziehen sich dann über die Knie bis zum Oberschenkel hinauf. Ein Arzt führt die Schmerzen auf zu viel Harnsäure zurück. Ein anderer vermutet ein „Restless-Legs-Syndrom". Im rechten Knie habe ich eine Arthrose. Angeblich muss mir früher oder später ein künstliches Gelenk eingesetzt werden. Was könnte mir helfen?*

Hier ist in erster Linie nicht an ein Restless-Legs-Syndrom zu denken, da in diesem Fall meistens beide Beine betroffen sind. Außerdem besteht eine klare Beziehung zwischen den Beschwerden und der orthopädischen Situation.

Ich rate nach sorgfältiger klinischer Überprüfung zum Ausschluss einer neurologischen Begleitstörung zur Schmerzbehandlung, verbunden mit einem physikalischen Rehabilitationsprogramm. Sollte eine derartige Maßnahme wegen zu großer Schmerzen nicht durchführbar sein, sollte frühestmöglich eine Kniegelenkprothese in Betracht gezogen werden.

Prim. Doz. Dr. Manfred Schmidbauer
Facharzt für Neurologie, Wien

In Ruhe kribbeln immer die Beine

Regine D.: *Ich bin 60 und leide seit etwa zwei Jahren in jeder Ruhephase an Kribbeln in den Beinen, zeitweise auch im ganzen Körper. Besonders nachts! Hormontabletten und homöopathische Mittel haben nicht geholfen. Nur Schlafpulver helfen. Ich will sie aber nicht ständig nehmen. Ich bitte um Rat und Hilfe.*

Kribbeln in den Beinen in Ruhe und vor allem nachts deutet auf ein so genanntes Restless-Legs-Syndrom (RLS) hin. Die Krankheit tritt vorwiegend im mittleren Lebensalter auf. Zur Absicherung der Diagnose ist eine sorgfältige Untersuchung durch einen Neurologen nötig.

Dabei wird unter anderem die Leitgeschwindigkeit der Nerven gemessen. Weiters müssen einige andere Krankheiten ausgeschlossen werden, die ähnliche Symptome zeigen. Wie etwa Blutarmut durch Eisenmangel oder bestimmte Krankheiten der Nieren.

Die Behandlung erfolgt mit bestimmten Medikamenten (Dopaminagonisten), die man auch bei Parkinson einsetzt. Beide Krankheiten haben aber nichts miteinander zu tun. Schlaf- oder Beruhigungsmittel sollten ohne Kontrolle durch den Facharzt nicht genommen werden.

Prim. Doz. Dr. Manfred Schmidbauer
Facharzt für Neurologie, Wien

Plötzlich Kälte- und Hitzegefühl im Bein

Herbert K.: *Ich bin zwar schon 83, betreibe aber trotzdem noch fleißig Sport – Laufen, Radfahren und Schwimmen. Ich bin auch Nichtraucher. Trotzdem plagen mich seit einiger Zeit plötzlich auftretende Kälte- und Hitzeschmerzen in den Beinen. Niemand konnte mir bisher helfen. Ich bitte um Rat.*

Zunächst ist eine genaue neurologische Untersuchung notwendig, um einen Bandscheibenschaden oder eine Verengung des Wirbelkanales auszuschließen. Da könnte eine neurochirurgische Operation nötig sein. Bei der Untersuchung wird aber auch geprüft, ob eine Polyneuropathie (im Volksmund „Nervenentzündung") vorliegt. Diese kann unter anderem durch Diabetes oder eine Borreliose ausgelöst werden.

Kennt man die Grundkrankheit, so kann sie gezielt behandelt werden. Also an Hand der genannten Beispiele durch gute Zuckereinstellung bzw. Verabreichung von Antibiotika. Zusätzlich bewähren sich bei Polyneuropathie die Einnahme von B-Vitaminen, Alpha-Liponsäure und physikalische Maßnahmen.

Eine weitere Möglichkeit ist das „unruhige Bein" (Restless-Legs-Syndrom). Da treten die Schmerzen hauptsächlich nachts auf. Eine Ursache dafür ist nicht bekannt, jedoch helfen Medikamente sehr gut.

Auch die Beschaffenheit der Blutgefäße kann eine Rolle spielen. Wenn Verengung der Schlagadern im Becken oder in den Beinen vorliegt, so können im Versorgungsbereich oft arge Beschwerden auftreten. Hier kann der Gefäßspezialist einen entscheidenden Beitrag zur Heilung leisten. Sollte keine spezielle Krankheit festgestellt werden, so steht noch eine allgemeine Schmerztherapie, bestehend aus bestimmten Schmerzmitteln, nach einem Stufenplan zur Verfügung. Ganzheitliche Methoden wie Akupunktur, Tuina-Massage, Akupressur usw. unterstützen in solchen Fällen sinnvoll.

Prof. Dr. Alexander Meng
Facharzt für Neurologie, Spezialist für Traditionelle Chinesische Medizin (TCM), Wien

Die Beine werden immer dicker ...

Barbara L.: *Ich bemerke schon seit einigen Jahren, dass meine Beine immer dicker werden, obwohl ich nicht übergewichtig bin und angeblich auch keine Venenprobleme habe. Allerdings leide ich (61 Jahre) an leichter Gefäßverkalkung. Was kann ich gegen die dicken Beine tun? Kann man operieren? Wie senke ich das Risiko für die Blutgefäße?*

Es gibt Menschen, bei denen im Laufe der Jahre die Unterschenkel dicker werden, ohne dass eine Infektion oder Störung des Venensystems vorliegt. Man spricht dann von anlagebedingten lymphödematösen Beinen. Die medizinische Hilfe ist in solchen Fällen leider eingeschränkt. Medikamente helfen wenig. Vorsicht vor der leichtsinnigen Verwendung von Entwässerungsmitteln! Wichtig ist Gewichtskontrolle und viel Bewegung.

Physikalische Behandlungen können oft recht erfolgreich sein (zum Beispiel Lymphdrainage), aber auch keine Wunder wirken. Ein chirurgischer Eingriff ist wohl nur eine Verzweiflungsmaßnahme.

Um das Verkalkungsrisiko für die Blutgefäße zu senken, gibt es allerdings einige wichtige Tipps:

- Nicht rauchen!
- Den Blutdruck möglichst tief halten (obere Grenze 135/85). Grundsätzlich gilt: je tiefer, desto besser.
- Auf die Blutfette achten – das böse LDL-Cholesterin so tief wie möglich (unter 135, besser unter 100) halten, das gute HDL-Cholesterin hingegen so hoch wie möglich (über 60). Letzteres erreicht man auch durch körperliche Aktivität.
- Übergewicht vermeiden.
- Geistig beweglich bleiben! Entsprechende Hobbys einplanen, Sozialkontakte pflegen.
- Täglich ganz wenig Alkohol trinken: etwa 1/8 l Wein, falls es keine ärztlichen Einwände gibt.
- Ausreichend schlafen.
- Vernünftige, vitaminreiche und fettarme Kost.

OA Dr. Herbert Woschnagg
Facharzt für innere Medizin, Wien

„Startprobleme" beim Weggehen ...

Berta D.: *Meine 74-jährige Freundin hat starke Startschwierigkeiten: Beim Weggehen bleibt sie einige Sekunden auf einem Platz treppelnd stehen, bevor sie normal gehen kann. Was ist die Ursache? Kann man das behandeln?*

Die beschriebenen Startschwierigkeiten mit treppelndem Schritt sind ein häufiges Symptom bei einer Parkinson'schen Erkrankung. Es können aber auch Beeinträchtigungen der so genannten Stirnhirnfunktion vorliegen.

Solche Störungen treten oft bei wiederholten, oft winzigen Durchblutungsstörungen im Hirn auf. Ausgangspunkt kann zum Beispiel Bluthochdruck oder eine Zuckerkrankheit sein. Auch unfallbedingte Gehirnverletzungen (Sturz!) oder Erweiterungen der Flüssigkeitsräume im Gehirn sind mögliche Auslöser.

Bei derartigen Anzeichen muss natürlich der Ursache auf den Grund gegangen werden. Das geschieht mittels neurologischer Untersuchung, unterstützt durch CT oder Magnetresonanztomographie des Schädels. Meistens lässt sich dadurch Klarheit schaffen. Die Behandlung hängt naturgemäß von der Diagnose ab, ist aber rechtzeitig eingeleitet – erfolgversprechend.

Prim. Doz. Dr. Manfred Schmidbauer
Facharzt für Neurologie, Wien

Schmerzen beim Gehen und Stehen

Renate H.: *Ich habe seit Jahren beim längeren Gehen und Stehen muskelkaterähnliche Schmerzen im Oberschenkel- und Hüftbereich. Das Röntgen zeigt eine fast 4 cm große Zyste im Schenkelhals. Nun wurde mir zur Operation geraten, da angeblich Bruchgefahr besteht. Ich bin sonst organisch gesund, wenngleich ziemlich übergewichtig. Was geschieht bei diesem Eingriff? Wird Fremdmaterial eingebracht? Welche Komplikationen kann es geben? Gibt es Alternativen zur Operation?*

Der Beschreibung nach handelt es sich um eine gutartige Knochenzyste im Oberschenkel. Diese Zyste stellt eine Schwachstelle dar, die wahrscheinlich schon seit der Jugend besteht. Bei stärkerer Belastung wie einem Sprung oder Sturz kann der Knochen tatsächlich brechen. Ohne Überbetastung ist das jedoch kaum zu befürchten.

Bei einer Operation wird die Zyste entfernt und der Defekt mit Knochenersatzstoffen aufgefüllt. Bei Gewichtsreduktion und entsprechender Vorsicht ist ein chirurgischer Eingriff nicht dringend notwendig. An Komplikationen kann eine Infektion oder Thrombose nach der Operation auftreten. In den Wochen nach dem Eingriff besteht erhöhte Bruchgefahr. Derartige Operationen werden an allen orthopädischen Abteilungen durchgeführt.

Prim. Prof. Dr. Peter Bösch
Facharzt für Orthopädie, Wiener Neustadt
(Niederösterreich)

Wie entsteht eine Zyste im Oberschenkel?

Gerda P.: *Ich bin 68 und habe folgendes Problem: Im Zuge einer Knochendichtemessung stellte man bei mir eine Zyste im linken Oberschenkelknochen fest. Ich bin nun beunruhigt – wie kann so eine Zyste entstehen? Muss ich deshalb operiert werden?*

Die beschriebene Zyste ist ein Hohlraum. Er entstand in der Kindheit während des Wachstums. Es haben sich einige Zellen im Oberschenkel statt im Knochen in Bindegewebe umgewandelt. Es handelt sich also um eine gutartige Veränderung, die schon lange Zeit besteht.

Dort, wo sich im konkreten Fall die Zyste befindet, besteht keine größere Bruchgefahr. Deshalb sind keine Behandlung und schon gar keine Operation notwendig. Da kann man ganz beruhigt sein.

Prim. Prof. Dr. Peter Bösch
Facharzt für Orthopädie, Wiener Neustadt
(Niederösterreich)

Thema Krampfadern

Recht häufig werden Fragen zum Thema Krampfadern gestellt. Wir haben einige Anfragen zusammengestellt, die **Prim. Doz. Dr. Peter Lechner** und **OA Dr. Alexander Döttling** von der chirurgischen Abteilung des Krankenhauses Klosterneuburg (Niederösterreich) beantworten.

Frage: *Ich habe starke Krampfadern. Soll ich mich operieren lassen?*
Antwort: Starke Krampfadern sollten stets operiert werden, wenn Beschwerden bestehen. So kann man auch Komplikationen wie Venenentzündungen und Geschwüren vorbeugen. Lediglich kleine Varizen, wie man Krampfadern medizinisch nennt, können mit Laser oder durch Verödung behandelt werden. Operationen werden heute mittels verschiedener Verfahren durchgeführt, die man nach dem persönlichen Befund „maßschneidert".

Frage: *Ich bin Raucher und habe Krampfadern. Es wurde mir aber von einer Operation abgeraten, weil ich die Venen vielleicht einmal für eine Bypass-Operation brauchen könnte. Stimmt das wirklich?*
Antwort: Nein! Krampfadern sind derart verändert, dass man sie für einen Bypass ohnedies nicht mehr benützen könnte. Gerade beim Raucher besteht zusätzliches Risiko für die Durchblutung. Also ist eine chirurgische Beseitigung der Varizen anzuraten.

Frage: *Wegen eines „offenen" Beines wurde mir eine so genannte „endoskopische Perforantenligatur" empfohlen. Was ist das?*
Antwort: Darunter versteht man ein Verfahren, bei dem man jene Venen, die an der Geschwürsbildung beteiligt sind (man nennt sie Perforansvenen), von einem Hautschnitt weit weg vom Geschwür entfernt unterbindet. Von diesem einen Schnitt aus werden auch weitere durchblutungsfördernde Maßnahmen gesetzt, die das Geschwür abheilen lassen.

Frage: *Ich wurde vor sechs Jahren an den Venen operiert und leide nun neuerlich an so genannten Seitenast-Krampfadern. Muss ich wieder operiert werden?*
Antwort: Seitenast-Varizen werden mit der Trivex-Technik gründlich und mit bestem kosmetischem Ergebnis beseitigt: Der Arzt zerstückelt die kranken Blutgefäße an der Hautunterseite mit einer Minifräse und saugt sie ab. Für das gesamte Bein sind dazu nur vier bis fünf kleinste Einstiche erforderlich, die unsichtbar abheilen.

Frage: *Warum werden Venenoperationen nicht im Sommer vorgenommen?*
Antwort: Die Eingriffe können theoretisch das ganze Jahr über durchgeführt werden. Allerdings muss man nachher meistens für einige Wochen Stützstrümpfe tragen. Das wiederum ist im Hochsommer hitzebedingt unangenehm, auch weil häufig Hautausschläge auftreten.

Frage: *Ich bin 29 und wurde schon an beiden Beinen „gestrippt". Jetzt, nach zwei Jahren habe ich schon wieder hässliche Krampfadern. Was soll ich tun?*
Antwort: Hier dürfte eine besondere, vielleicht ererbte Veranlagung vorliegen. Auch könnten Risikofaktoren wie stehender Beruf, Übergewicht, Bewegungsmangel, Rauchen oder mehrere Schwangerschaften eine Rolle spielen. Für so genannte Stammvarizen ist das „Stripping" (Herausziehen der geschädigten Venen) immer noch das übliche Verfahren.

In solchen Fällen sind eine Phlebographie und dann eine Operation anzuraten. Dabei können verschiedene Verfahren wie Endoskopie und Trivex-Technik kombiniert werden. Zur Vorbeugung empfiehlt sich in weiterer Folge das Tragen von Stützstrümpfen und die ärztlich verordnete Einnahme bestimmter pflanzlicher Medikamente.

Die Venenambulanz der Chirurgischen Abteilung des Krankenhauses Klosterneuburg steht jeden Mittwoch ab 11 Uhr und nach telefonischer Voranmeldung 02243 4707148 zur Verfügung.

Unglücklich wegen Krampfadern

Regine N.: *Ich leide unter starken Krampfadern am rechten Bein. Ich wäre sehr glücklich, wenn ich wieder einen kurzen Rock tragen und in ein Schwimmbad gehen könnte. Können Krampfadern auch gesundheitlich gefährlich werden? Welche Behandlungsmöglichkeiten gibt es?*

Krampfadern sind sowohl ein gesundheitliches als auch kosmetisches Problem. Durch Krampfadern können Thrombosen (Blutpfropfen, die Blutgefäße verschließen) entstehen, diese wiederum Herzinfarkt oder Hirnschlag bewirken.

Deshalb ist eine Behandlung anzuraten. Die Wahl der Methode richtet sich allerdings nach dem Ergebnis der fachärztlichen Begutachtung. In vielen Fällen wird – wenn die krankhaft erweiterten Venen nicht zu deutlich sichtbar sind – eine so genannte Verödungstherapie durchgeführt.

Diese Methode ist sehr erfolgreich und ambulant durchführbar. Es können auch kleine Besenreiservenen verödet werden, die nur kosmetisch stören. Allerdings bezahlen in solchen Fällen die Kassen nicht.

Sind die Krampfadern zu groß für eine Verödung, ist operatives Vorgehen notwendig. Das geschieht durch so genanntes Stripping oder auch durch einen Lasereingriff. Beides wird im Spital vorgenommen.

Allerdings muss man nur rund zwei Tage im Spital bleiben und ist nach wenigen Tagen wieder arbeitsfähig. Das kosmetische Ergebnis ist dabei meistens auch ausgezeichnet.

Prim. Dr. Christoph Handl
Facharzt für Chirurgie, Wien

Krampfadern kann man „verkleben"

Ingeborg D.: *Ich bin 55 Jahre alt und habe deutlich sichtbare, oberflächliche Krampfadern. Was kann man dagegen tun? Vor einer Operation schrecke ich noch zurück. Ich habe von einer Methode gehört, bei der die Krampfadern durch die Injektion von Kochsalz verklebt werden. Ist diese Therapie zu empfehlen?*

Die beschriebene Methode ist uralt und lange erprobt. Sie wurde vor Jahrzehnten vom Schweizer Prof. Sigg entwickelt und hat sich international durchgesetzt. Bereits kaputte Venen werden mit einer Injektionslösung verklebt und auf diese Weise nicht mehr sichtbar gemacht.

Man nennt dieses Verfahren Sklerosierung. Noch heute ist diese Technik unter bestimmten Voraussetzungen erste Wahl. Allerdings muss der Arzt vorher mittels Ultraschall abklären, ob das restliche Venensystem des Beines in Ordnung ist. Stellt er eine Schwäche der tiefer gelegenen Venen fest, wird eine Operation doch nötig sein.

Der Arzt stellt weiters fest, ob eine Sklerosierung der bewussten Krampfadern überhaupt möglich ist, oder ob diese schon zu dick für diese Behandlung sind. Eventuell kann man auch mit Laser behandeln.

Sollte doch eine Operation nötig sein, so kann diese bereits unter örtlicher Betäubung stattfinden (etwa mit der so genannten Tumeszenztechnik).

Beide Verfahren, Verödung wie Operation, sind allerdings kein Freibrief für ein lebenslang schönes, glattes Bein! Ich empfehle, vorsorglich einmal jährlich eine Begutachtung durch einen Venenspezialisten.

Dr. Doris Grablowitz
Fachärztin für Hautkrankheiten, Wien

Krampfadern auch ambulant operiert

Herbert D.: *Ich soll meine Krampfadern operieren lassen, habe aber Angst vor der Narkose. Gibt es vielleicht eine andere Möglichkeit der Schmerzausschaltung?*

Bei der operativen Versorgung von Krampfadern steht die Verhinderung des Rückflusses von Blut durch die Venen (deren Klappen im Krankheitsfall nicht mehr richtig schließen) im Vordergrund. Um Folgeerscheinungen wie Thrombosen (Blutpfropfen), Embolien (Gerinnsel) oder Entzündungen („offene" Beine) zu vermeiden, werden krankhaft erweiterte Venen entfernt.

Zur Schmerzausschaltung stehen verschiedene Methoden zur Verfügung: Die Vollnarkose, die Lumbalanästhesie („Kreuzstich") oder die örtliche Betäubung. In vielen Fällen ist eine besondere Art der örtlichen Betäubung, die so genannte Tumeszenzlokalanästhesie, möglich. Dabei wird das Gewebe entlang der oberflächlichen Beinvenen durch eine spezielle Lösung aufgeschwemmt, dadurch wird Schmerzfreiheit erzielt. Die Technik stammt aus den USA, wo sie erstmals 1987 für Fettabsaugungen eingesetzt wurde. Seit etwa zehn Jahren wird die Methode auch in Europa erfolgreich angewendet.

Der Eingriff an den Krampfadern erfolgt schmerzfrei und schonend. Die kranken Venen selbst werden über kleine Stiche mittels Spezialinstrumenten (häkelnadelförmig) gezogen. Der Abstand der Stiche richtet sich danach, wie leicht die Venen entfernt werden können. Je leichter, desto weiter der Abstand. Der einzige Schnitt, der durchgeführt werden muss, liegt in der Leiste oder in der Kniekehle. Dieser Zugang wird mit einer Naht verschlossen, die übrigen Stichstellen deckt man mit Klebestreifen ab. Danach wird ein Schaumstoffkompressionsverband angelegt. Der Patient kann sofort aufstehen, sich anziehen und nach Hause gehen. Der Verbandwechsel wird zwei Tage später vorgenommen. Man kann nach diesem Eingriff sofort seinen gewohnten Tätigkeiten nachkommen, auch Sport betreiben.

Dr. Robert Ernst
Facharzt für Chirurgie, Gleisdorf (Steiermark)

Keine Bandage nach Venen-Operation

Waltraud B.: *Ich habe Krampfadern, die nicht nur kosmetisch stören, sondern auch Beschwerden verursachen. Deshalb wurde mir zur Operation geraten. Muss ich nachher wirklich wochenlang Bandagen tragen?*

Nein, die technische Entwicklung ist so weit fortgeschritten, dass es neue Operationsmethoden gibt, die ein Tragen von Bandagen überflüssig machen. Es ist heute schon möglich, am nächsten Tag bandagenfrei wieder nach Hause zu gehen.

Sind nach dem Eingriff noch restliche, kleine Krampfadern vorhanden, so können sie anschließend verödet werden. Dabei wird die Venenwand verklebt, die Blutgefäße sind dann unsichtbar. Wichtig ist aber, auf jeden Fall immer die Ursache der Krampfadern zu beseitigen. Das gelingt nur mittels Operation. Der Eingriff kann heutzutage ohne weiteres sogar in der wärmeren Jahreszeit durchgeführt werden. Auch bei kleinsten Krampfadern, so genannten Besenreisern, gibt es neue Möglichkeiten. Verödung bringt Besenreiser zwar zum Verschwinden, das Risiko des Wiederauftretens ist jedoch sehr groß. Mit speziellen Lasergeräten hingegen rückt man den lästigen Äderchen nachhaltig zu Leibe. Es entstehen auch keine braunen Flecken mehr auf der Haut.

Selbsthilfetipps zur Vorbeugung und Linderung von Krampfadern:

- Eine Fußbodenheizung nach Möglichkeit meiden.
- Die Venen möglichst kühl halten: Vor allem im Sommer kalte Wadengüsse machen (von den Zehen aufwärts), lange Sonnenbäder vermeiden.
- Auch in der warmen Zeit Stützstrümpfe tragen.
- Leichte, nicht einengende Schuhe mit flachen Absätzen bevorzugen.
- Häufig barfuß gehen, die Beine viel bewegen.

Doz. Dr. Michael Redtenbacher
Facharzt für Chirurgie, Wien

Nähere Informationen auch unter 01 3683555-11

Thrombose: Auto gefährlicher als Flug

Herbert D.: *Ich hatte schon einmal eine Thrombose und soll nun eine lange Autofahrt antreten. Betrifft die Reisethrombose nur Langstreckenflüge oder bin ich auch gefährdet? Wenn ja, was kann ich vorbeugend unternehmen?*

Es hat sich längst herausgestellt, dass längere Auto- bzw. Busfahrten wesentlich häufiger zu „verstopften" Venen, also zu Thrombosen, führen als Langstreckenflüge. Entscheidend ist, dass die Knie zu lange abgebeugt sind. Grundsätzlich ist es gefährlich, mehr als fünf Stunden in dieser Haltung zu verharren. Das betrifft auch stundenlanges Arbeiten am Computer oder eine lange Oper.

Das besonders Fatale an der Thrombose ist die große Gefahr einer Lungenembolie. In etwa der Hälfte aller Thrombose-Fälle löst sich der Blutpfropf und wandert in die Lunge. So lange, bis das Gerinnsel in einem Lungengefäß stecken bleibt. Dieser Vorgang passiert oft unbemerkt, kann aber auch zu einer lebensbedrohenden Situation führen.

Wir teilen die Gefährdeten in solche mit niedrigem, mit mittlerem und mit hohem Risiko ein. Nach dieser Einstufung richten sich dann auch die vorbeugenden Maßnahmen.

- Stark gefährdet sind Krebskranke, Patienten, die schon Thrombosen hatten (wie im vorliegenden Fall), Gipsträger, deutlich Übergewichtige und sehr alte Personen. Maßnahme: Etwa zwei Stunden vor Reiseantritt Heparin® unter die Haut injizieren, einen Wadenstrumpf tragen, während der Reise viel bewegen und viel Flüssigkeit trinken.
- Mittelstark gefährdet sind Personen mit Krampfadern, Übergewichtige, Frauen, die Hormone zuführen (Pille!), Schwangere. Maßnahme: Unbedingt Stützstrümpfe tragen.
- Niedriges Risiko haben alle, die lange sitzen müssen (oder wollen). Maßnahme: Turnen, viel Flüssigkeit trinken, während der Reise keine Schlafmittel!

Prof. Dr. Hugo Partsch
Hautfacharzt, Venenspezialist, Wien

Thrombose: Nicht zu lange Medikamente einnehmen

Gerhard M.: *Ich hatte vor 13 Monaten links eine Beinvenenthrombose. Seither nehme ich das Medikament Sintrom® ein. Im Krankenhaus sagte man mir, ich könne mit der Einnahme aufhören. Ein anderer Arzt hingegen rät mir zur Weiterführung der Behandlung. Was soll ich nun tun?*

Beinvenenthrombosen sind ein sehr gefährliches Krankheitsbild. In den Blutgefäßen, die das Blut zum Herz zurücktransportieren (Venen), entsteht ein Blutpfropf (Gerinnsel). Dieser kann sich loslösen und über das Herz in die Lungen geschwemmt werden. Dann spricht man von einer Lungenembolie.

Damit dies nicht geschieht und damit das Gerinnsel nicht größer wird, bekommen die Betroffenen Medikamente wie Sintrom® oder Marcoumar® zur Hemmung der Blutgerinnung.

Umfangreiche wissenschaftliche Studien in den vergangenen Jahren haben gezeigt, dass die günstigste Dauer der Einnahme derartiger Präparate etwa drei, besser sechs Monate beträgt. Darüber hinaus ist bei einer einmalig aufgetretenen Thrombose eine längere Einnahme kaum von Vorteil. Erst bei einer neuerlichen Venenverstopfung wird eine dauernde, also lebenslange Behandlung empfohlen.

OA Dr. Herbert Woschnagg
Facharzt für innere Medizin, Wien

Blaue Flecken nach Venen-Operation

Daniela M.: *Ich habe an meinem rechten Unterschenkel schon mehrmals Venen veröden lassen. Davon sind leider hässliche, blaue Flecken zurückgeblieben. Gibt es eine Möglichkeit, diese zu entfernen? Bezahlt diese Behandlung vielleicht sogar die Krankenkasse?*

Die Verödung von Krampfadern stellt eine sehr erfolgreiche Behandlung dieser Krankheit dar. Es wird dabei ein bestimmtes Medikament in die Vene injiziert und dadurch eine gewollte, leichte Entzündung hervorgerufen. Die Venen werden verklebt, das Problem ist auf diese Weise beseitigt.

Allerdings kann die Entzündung fallweise auf die Haut übergreifen und eine Braun- bzw. Blaufärbung verursachen. In erster Linie wird dann mit Salben behandelt. Jedoch nicht immer ganz erfolgreich.

Als weitere Therapie bleibt hier eine operative Korrektur der bestehenden Flecken. Das verfärbte Areal wird herausgeschnitten und durch einen verschobenen, also körpereigenen Hautlappen ersetzt.

Die Erfolge mit dieser Technik sind gut. Die Kosten werden von den Kassen dann übernommen, wenn eine medizinische Notwendigkeit für den Eingriff nachgewiesen wird. Darüber entscheidet der Chefarzt der zuständigen Kasse.

Die Behandlung von Krampfadern sollte grundsätzlich nicht eigenmächtig abgebrochen werden. Die Folgen können Thrombosen und im Extremfall sogar Hirnschlag und Herzinfarkt sein.

Prim. Dr. Christoph Handl
Facharzt für Chirurgie, Wien

Blaue Flecken statt „Besenreisern"

Gerlinde M.: *Wo ich früher Besenreiser hatte, zeigen sich seit mehr als einem Jahr rot-blaue Flecken, die immer größer werden. Ultraschalluntersuchungen ergaben bisher keine klare Diagnose. Seit kurzem sind die Flecken auch auf den Fußsohlen, die nun schmerzen. Wegen einer Teillähmung bin ich ohnedies schon gehbehindert, jetzt ist alles noch schlechter. Akupunktur, Homöopathie und Radfahren helfen nichts. Welche Ursachen kann es geben?*

So genannte livide Flecken, wie sie beschrieben werden, im Bereich der Unterschenkel, Besenreiser und Schwellung der Knöchelgegend (vor allem abends) sprechen für eine Beteiligung der Venen. Mangelnde Bewegung durch die erwähnte Grundkrankheit führt zur weiteren Erschlaffung der Venen. Die Venenklappen werden immer undichter, dadurch ist der venöse Rückstrom nicht möglich.

Ich rate, in der kalten Jahreszeit einen Kompressionsverband mit Rosidal-K-Binden anlegen zu lassen. Dieser sollte bei guter Verträglichkeit mehrere Stunden am Tag getragen werden, um die Venenmuskelpumpe zu unterstützen.

Betroffene sollten überdies versuchen, öfter am Tag kurze Strecken zu gehen. Langes Sitzen ist grundsätzlich ungünstig.

Bei einer vorwiegend arteriellen Ursache der Beinbeschwerden wird der Kompressionsverband allerdings nicht vertragen. Das müsste man mit speziellen Gefäßuntersuchungen abklären. Eventuelle orthopädische Ursachen sind mittels Röntgen auszuschließen.

Dr. Susanne Leinweber
Fachärztin für Hautkrankheiten, Graz

Muskelkrämpfe durch Venenleiden

Ilse K.: *Ich bin 78 Jahre alt und leide immer wieder an Krämpfen in den Waden. Die Beschwerden haben sich seit einigen Wochen verstärkt. Außer den Krämpfen tritt fallweise auch Gefühllosigkeit in den Beinen auf. Es wurde ein Venenleiden festgestellt. Man empfahl mir Stützstrümpfe, Magnesium, Daflon-Venostasin-Salbe sowie Weinlaub- und Rosskastanienspray. Was kann ich noch unternehmen?*

Ich rate, sich von einem erfahrenen Gefäßspezialisten untersuchen zu lassen. Ebenso ist eine Untersuchung der Wirbelsäule (MRT) nötig, da ja auch an Gefühllosigkeit in den Beinen geklagt wird. Das könnte auf einen Bandscheibendefekt zurückzuführen sein.

Die Behandlung von Krampfadern mit Stützstrümpfen, Magnesium oder Daflon ist richtig, jedoch sollte eine Pflebographie zwecks ausreichender Diagnose durchgeführt werden. Die Behandlung mit rotem Weinlaub, Venostasin oder Rosskastanienextrakt ist für Venenleiden grundsätzlich gut.

Aber wichtig ist – nochmals möchte ich darauf hinweisen – eine genaue Diagnose!

Prim. Dr. Christoph Handl
Facharzt für Chirurgie, Wien

Wieder schmerzfreie und schöne Beine!

Dagmar C.: *Ich bin 48 und habe seit Jahren Probleme mit den Krampfadern. Leider bin ich auch insulinpflichtige Diabetikerin, habe Herzmuskelschwäche und soll keine Vollnarkose bekommen. Ich will aber wieder schöne, schmerzfreie Beine haben! Können Sie mir einen Rat geben?*

In diesem Fall sollte zunächst geklärt werden, ob die Schmerzen tatsächlich durch die Krampfadern, oder – wie zu vermuten – durch andere Ursachen hervorgerufen werden. Durch die Zuckerkrankheit und die restliche Vorgeschichte bestehen erhebliche Risiken bezüglich eines operativen Eingriffes. Diese sollten nur in Kauf genommen werden, wenn die bestehenden Krampfadern erwiesenermaßen eine schwere Gesundheitsstörung darstellen. Kosmetische Gründe sind da nebensächlich.

Ich rate dazu, möglichst viel zu gehen und das Gewicht zu kontrollieren (auch im Hinblick auf den Diabetes). Kalte Beingüsse sind ebenso zu empfehlen wie das Tragen von Waden-Kompressionsstrümpfen, die ein Anschwellen der Beine verhindern sollen.

Nachdem hier auch mit blutgerinnungshemmenden Mitteln behandelt wird, würde ich keine Verödungsbehandlung der Krampfadern nahelegen.

Prof. Dr. Hugo Partsch
Hautfacharzt, Venenspezialist, Wien

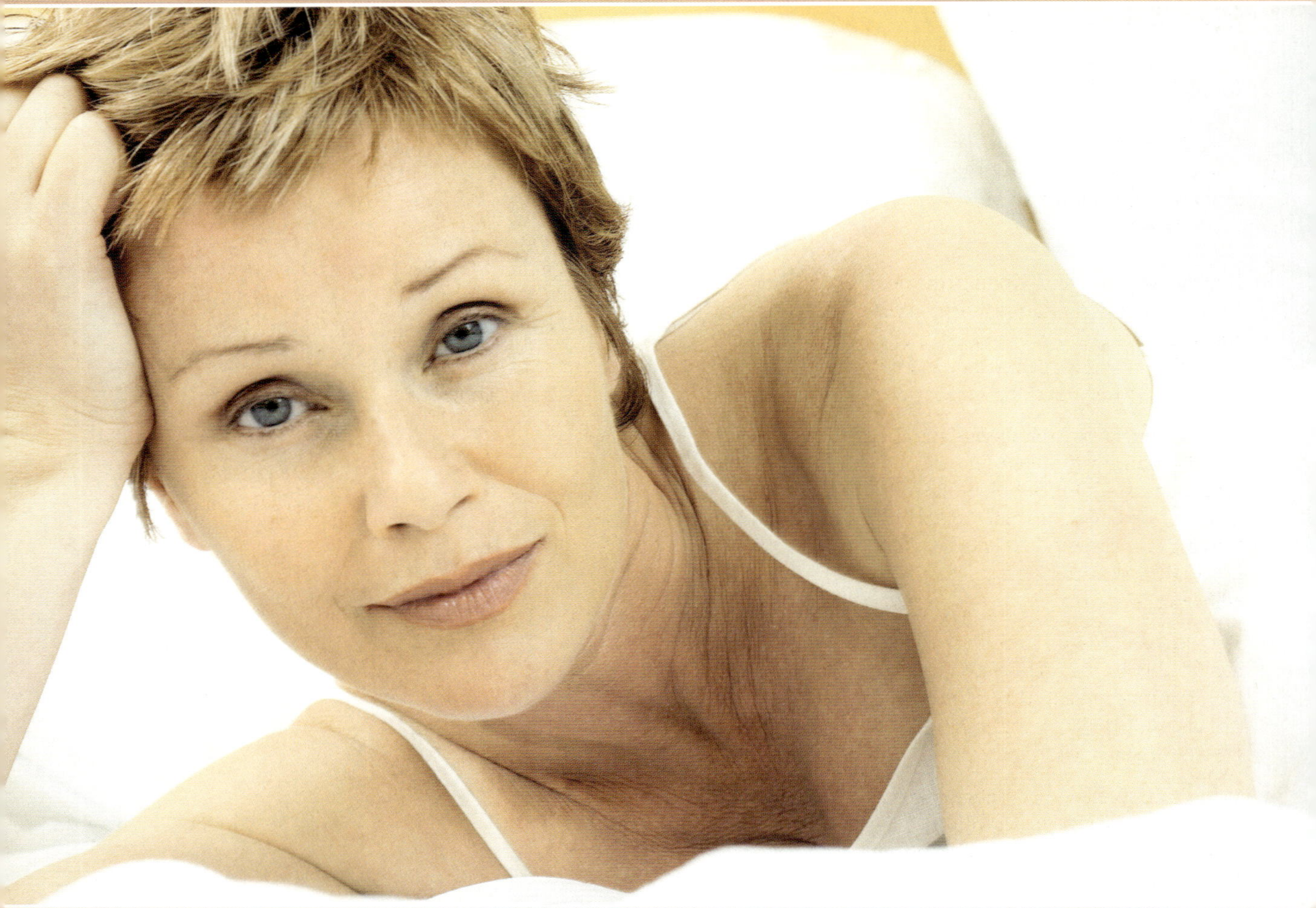

Schmerzen und Krankheiten

Arge Schmerzen: „Fibromyalgie"

Gertrude F.: *Ich bitte um rasche Hilfe! Ich leide Tag für Tag an unerträglichen Schmerzen am ganzen Körper. Die Diagnose lautet „Fibromyalgie". Welche Medikamente kann ich noch nehmen? Ich habe praktisch alles ausprobiert, auch Kortison. Ich habe ständig Magenbeschwerden!*

Heutzutage wird ein Krankheitsbild mit wechselnden Muskel-, Gelenk- und Skelettschmerzen, die über Jahre andauern, als eigenes Syndrom anerkannt. Man spricht von Fibromyalgie. Betroffen sind vorwiegend Frauen zwischen 35 und 55, mitunter aber auch Männer.

Die Diagnose ist schwierig, da Entzündungszeichen im Blut und im Röntgen fehlen. Auch bei starken Beschwerden sind die Befunde oft völlig unauffällig. Behandelt wird nie mit einer einzigen Maßnahme. Nur Kombinationen verschiedener Methoden bewähren sich. Der Patient muss auch aktiv in das Krankheitsgeschehen einbezogen werden.

Bei akuten Schüben hilft Therapie mit schmerzstillenden Medikamenten bzw. Schmerzinfusionen in Kombination mit hochdosierten Vitaminen. Dazu kommt auch örtliche Infiltration ausgeprägter Druckschmerzpunkte mit entsprechenden Präparaten.

Wenn der akute Schub abgeklungen ist, werden bestimmte Medikamente geschluckt. Eine neue Generation von antirheumatischen Arzneien erspart fast vollständig Nebenwirkungen auf Magen und Darm.

Sehr nützlich ist die Anhebung des Serotoninspiegels. Serotonin ist ein Botenstoff im Gehirn. Je mehr davon vorhanden ist, desto weniger Schmerzen sind fühlbar.

Große Bedeutung hat auch Heilgymnastik: Dehnen verkürzter Muskelgruppen und Stärkung geschwächter Muskeln fördern den Heilungsprozess. Empfehlenswert: Ausdauertraining (Joggen, Radfahren usw.) sowie Krafttraining mit leichten Gewichten.

Hervorragend bewährt hat sich bei Fibromyalgie auch die Akupunktur. Sie sorgt für einen ausgeglichenen Energiehaushalt des Körpers und trägt damit zur Schmerzlinderung bei.

Schließlich rate ich zu Entspannungstechniken wie autogenem Training und Yoga. Auch Stressbewältigung in Beruf und Privatleben wäre von Vorteil!

Dr. Thomas Schwingenschlögl
Internist, Rheumatologe, Wiener Neudorf (Niederösterreich)

Wenn einfach alles schmerzt

Doris K.: *Ich leide seit einigen Monaten an unerklärlichen Schmerzen. Ich habe das Gefühl, mir tut einfach alles weh – die Muskeln, die Gelenke. Bisher habe ich physikalische Therapien und Medikamente erhalten. Die helfen, solange ich sie schlucke, dann kommen die Schmerzen sofort wieder. Als Diagnose wurde ein „Fibromyalgie-Syndrom" genannt. Ich habe den Verdacht, dass das nur ein Verlegenheitsausdruck ist. Vielleicht können Sie mir weiterhelfen.*

Das Fibromyalgie-Syndrom gibt es wirklich. Die Krankheit ist durch großflächige Schmerzen am ganzen Körper mit zusätzlichen, typischen Druckschmerzpunkten charakterisiert. Das Leiden gehört zum so genannten Weichteilrheumatismus.

Betroffen sind vorwiegend Frauen im Alter zwischen 35 und 55 Jahren. Fallweise leiden aber auch Männer daran. Die Krankheit ist häufiger, als man glauben würde: Geschätzte 10 bis 20 Prozent der Bevölkerung haben immer wieder Beschwerden der Muskeln, Sehnen, Schleimbeuteln.

Zu den Schmerzen kommen meistens auch Müdigkeit und Erschöpfung bei geringer Belastung. Die Betroffenen sind oft kaum arbeitsfähig. In weiterer Folge treten häufig Kopfweh, Reizdarm, Kreislaufstörungen, Depressionen und Angstgefühle auf. Die Lebensqualität ist auf jeden Fall massiv beeinträchtigt.

Das Tückische an dieser Krankheit: Untersuchungen wie Labor, Röntgen oder Ultraschall erbringen oft gar keinen krankhaften Befund. Das Leiden wird nur durch eine gründliche, klinische Untersuchung eindeutig festgestellt. Der Arzt muss den Patienten angreifen und die Funktionsfähigkeit von Muskeln sowie Gelenken prüfen.

Für die Behandlung gibt es leider noch kein Wundermittel. Allerdings steht eine Vielzahl an erfolgversprechenden Therapien zur Verfügung. Dazu gehören Medikamente (Schmerzstiller, Entzündungshemmer, Muskelentspannungsmittel, fallweise auch Antidepressiva), physikalische Therapien sowie psychologische Maßnahmen.

Bei akuten Schüben bewährt sich die Gabe von Schmerzinfusionen, kombiniert mit hochdosierten Vitaminen. Neuerdings werden auch Substanzen eingesetzt, die über den Serotoninspiegel im Gehirn wirken. Serotonin ist ein wichtiger Botenstoff und wird mitunter auch „Glückshormon" genannt.

Sehr wirkungsvoll ist das Injizieren von örtlichen Betäubungsmitteln an entzündete Sehnenansätze oder in stark verhärtete Muskeln. Zudem sind Bewegung bzw. Heilgymnastik sowie Muskelstärkung und Dehnung überaus wichtig.

Unterwassergymnastik ist für seine ausgezeichnete Wirkung auf Schmerz und Psyche seit langem bekannt. Körperliches Training sollte behutsam begonnen werden, um Überlastungen zu vermeiden.

Mit den Methoden der Schulmedizin lassen sich Akupunktur, Magnetfeldtherapie, Neuraltherapie, Homöopathie und manuelle Therapie („Chiropraktik") bestens verbinden. Bei Fibromyalgie bewährt sich also die Ganzheitsmedizin. Ergänzend sind auch noch Entspannungstechniken wie autogenes Training, Yoga und Qigong sinnvoll, weil sie bei der Stressbewältigung helfen. Jeder Patient braucht ein „maßgeschneidertes" Behandlungsprogramm.

Dr. Thomas Schwingenschlögl
Internist, Rheumatologe, Wiener Neudorf (Niederösterreich)

Arge Schmerzen im Gesäß beim Sitzen

Ingrid K.: *Ich bin 57 Jahre alt, normalgewichtig, rauche nicht, trinke keinen Alkohol und betreibe auch ein bisschen Sport. Dennoch habe ich seit rund einem Jahr arge Schmerzen beim Sitzen hauptsächlich im Gesäß und in den Oberschenkeln. Es bildet sich eine Art Krampf. Eine MRT-Untersuchung der Wirbelsäule ergab einen weitgehend normalen Befund. Eine dreiwöchige Kur half nur sehr kurz. Ich bitte um Rat und Hilfe.*

Die Schmerzsymptomatik kann verschiedenste Ursachen haben. Etwa eine Einengung des so genannten Neuroforamens, die laut MRT-Befund tatsächlich besteht. Auch abgenützte Hüftgelenke oder eine örtliche Reizung des Sitzbeines können die Beschwerden auslösen. Zur Abklärung sollten eine eingehende klinische Untersuchung und ein Vergleich mit den radiologischen Bildern erfolgen.

Sollten die Schmerzen von der Wirbelsäule herrühren, können gezielte Infiltrationen mit Nervenblockaden zu einer deutlichen Besserung führen. Derartige Infiltrationen haben übrigens auch diagnostischen Wert.

Spricht man auf die Infiltration gut an, kann eventuell die Einpflanzung einer künstlichen Bandscheibe überlegt werden. Zuvor sind jedoch mittels Röntgen Veränderungen im Hüftgelenk bzw. im Bereich des Sitzbeines auszuschließen.

Doz. Dr. Martin Buchelt
Facharzt für Orthopädie, Wien

Mit Hypnose gegen starke Schmerzen

Maria K.: *Ich bin 72 Jahre alt und leide seit Jahren an starken Gelenkschmerzen. Die verordneten Medikamente greifen meinen Magen an und sonst hat mir bisher nichts wirklich geholfen. Ich bin nun auf der Suche nach einer alternativen Möglichkeit und habe von einer Schmerzbehandlung mittels Hypnose gehört. Ich hätte darüber gerne nähere Auskünfte. Kann eigentlich jeder Mensch hypnotisiert werden?*

Die therapeutische Hypnose ist eine wissenschaftlich anerkannte Methode der Psychotherapie. Sie wird neben vielen anderen Bereichen auch sehr erfolgreich in der Schmerzbehandlung angewendet.

Grundsätzlich kann man diese Methode in drei Schwerpunkte gliedern:

1. Entspannung
2. Arbeit mit dem Schmerz
3. Erlernen der Selbsthypnose

Mittels spezieller Techniken wird die Aufmerksamkeit des Patienten auf innere Bilder gerichtet. In diesem veränderten Bewusstseinszustand, den man Trance nennt, werden Schmerzen deutlich schwächer wahrgenommen. Durch das Erlernen der Selbsthypnose ist man in weiterer Folge in der Lage, die Wahrnehmung der Schmerzen zu steuern.

Therapeutische Hypnose kann im Grunde bei jedem Menschen eingesetzt werden. Allerdings ist die Fähigkeit der jeweiligen Person, in Bildern zu denken, von Vorteil. Menschen mit lebhafter Phantasie werden leichter in Trance gleiten als andere mit eingeschränktem Vorstellungsvermögen.

Auch die Fähigkeit sich zu entspannen, macht es einfacher Außenreize auszuschalten. Generell kann man aber sowohl Entspannung als auch das Denken in Bildern (Fachausdruck: Imaginieren) erlernen.

OA Dr. Alexander Bernhaut
Facharzt für Psychiatrie, Neurologie und Psychoonkologie, Wien

Akupressur gegen Migränebeschwerden

Martha F.: *Ich leide an Migräne und werde bei einem Anfall mit Medikamenten durchaus erfolgreich behandelt. Gibt es aber eine Möglichkeit, die Anfallbereitschaft zu verringern? Könnte zum Beispiel Akupressur nützlich sein?*

Mit chinesischen Heilmethoden kann man durchaus die Häufigkeit von Migräneattacken senken. Allerdings nicht alleine damit. Migräneartige Kopfschmerzen lassen sich in erster Linie durch vernünftige Lebensweise schon im Ansatz verhindern. Dazu gehören etwa Vermeidung von Alkohol und starkem Kaffee, Bewegung in der frischen Luft, gesunde, vielseitige Ernährung und Entspannungsübungen.

Vorbeugend wirkt aber sicher auch chinesische Massage. Damit lassen sich Kopfschmerzen, die von verspannter Nackenmuskulatur herrühren, ebenfalls erfolgreich bekämpfen:

Drücken Sie mit dem Daumen die folgenden Punkte jeweils 5-mal fünf Sekunden lang sehr kräftig:

- MP 3 – liegt knapp hinter dem 1. Mittelfußknochen.
- MP 4 – liegt auf der Fußinnenseite, am höchsten Punkt des Fußgewölbes.
- B 63 – liegt einen Querfinger vor und unterhalb des äußeren Knöchels.
- B 10 – liegt etwa einen Querfinger seitlich der hinteren Körper-Mittellinie in Höhe des Haaransatzes.
- N 1 – liegt auf der Fußsohle in einer fühlbaren Delle im vorderen Drittel.

Nach dieser Behandlung kneten Sie Fußsohle und Unterschenkel fest. Anschließend machen Sie nochmals das beschriebene Programm durch.

Wichtig ist ausreichende Sauerstoffzufuhr! Daher sollte auch gezielt geatmet werden. Zusätzlich bewährt sich Schattenboxen. Viele konkrete Ratschläge finden Sie zum Beispiel in dem Buch „Chinesische Heilkunst“, Kneipp-Verlag.

Prof. Dr. Alexander Meng
Facharzt für Neurologie, Spezialist für Traditionelle Chinesische Medizin (TCM), Wien

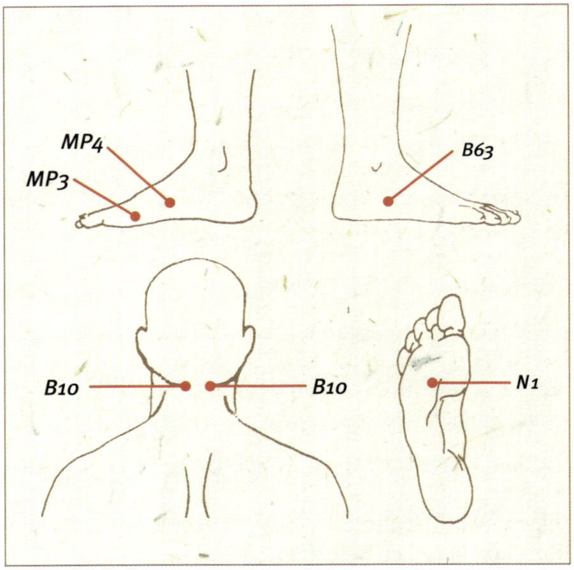

Was ist CRPS? Wie kann man heilen?

Annemarie T.: *Ich hatte eine an sich harmlose Verletzung an der Daumenkuppe, die genäht werden musste. Dann bekam ich dort eine Pilzinfektion und nachfolgend eine starke Schwellung der Hand. Die Ärzte bezeichnen es als Lymphödem und stellten die Diagnose CRPS. Was heißt das? Ich bekomme eine Reihe von physikalischen Anwendungen, bin aber verunsichert und verzweifelt. Die Wunde ist längst verheilt, ich habe aber noch immer Schmerzen!*

Leider gibt es nach wie vor Krankheiten, deren Ursache wir noch nicht verstehen und die lange peinigen können. Dazu gehört das CRPS (complex regional pain syndrome). Frei übersetzt bedeutet das örtlich begrenzte Schmerzen.

Dieser Zustand kann nach einem Knochenbruch oder nach relativ kleinen Verletzungen auftreten. Es kommt zu einer Störung der Nervenfunktion. Diese bewirkt anhaltende Schmerzen im betroffenen Körperteil. Die Haut wird überempfindlich. Auch die Durchblutung ist behindert, ebenso die Schweißabsonderung. Ödeme (Schwellungen) lassen Hand, Arm, Fuß oder Bein dicker erscheinen. Früher nannte man diese Erkrankung Morbus Sudeck.

CRPS ist nicht so leicht heilbar wie viele andere Krankheiten. Es erfordert oft viel Zeit und damit Geduld, bis die Patienten beschwerdefrei sind. Zunächst wird versucht, die Schmerzen wenigstens zu lindern.

Dafür stehen zum Glück viele wirksame Medikamente zur Verfügung, neben reinen Schmerzstillern auch Antidepressiva. Häufig hilft die Blockierung von Nerven durch ein örtliches Betäubungsmittel.

Physikalische Therapie ist immer sinnvoll. Ruhigstellung, kühlende Umschläge, manuelle Lymphdrainage, elektrische Nervenstimulation, Heilgymnastik und Ergotherapie sind einige der Techniken. Wenn CRPS rechtzeitig erkannt und gut behandelt wird, kann meistens Beschwerdefreiheit erreicht werden.

OA Dr. Herbert Woschnagg
Facharzt für innere Medizin, Wien

Seit Monaten starke Kopfschmerzen

Herta B.: *Meine 86-jährige Großmutter hat seit rund vier Monaten starke Kopfschmerzen, speziell morgens nach dem Aufwachen. Der Schmerz zieht über die Schulter und den Nacken bis in den Hinterkopf. Im Spital wurde sie mit Infusionen, Packungen, Massagen und Tabletten behandelt – leider keine Besserung. Könnte Akupunktur helfen?*

Wenn nach gründlicher Untersuchung und Therapie im Spital keine Besserung zu erzielen war, dann ist Schmerzbehandlung mit Akupunktur sicher sinnvoll – speziell bei den geschilderten Beschwerden. Ausgangssituation könnten Verkalkungen im Bereich der Halswirbelsäule sein.

Bei derartigen Problemen kommt oft noch depressive Verstimmung dazu. Eine gezielte antidepressive Behandlung kann da viel zur Erleichterung beitragen.

Akupunktur und Tuina-Therapie (eine chinesische Form der Heilmassage) haben sich sehr gut als Ergänzung der westlichen Medizin bewährt.

Innerhalb von 5 bis 6 Sitzungen müsste eine Besserung zu erzielen sein. 1- bis 2-mal wöchentlich wird behandelt. Eine Liste von Ärzten mit Akupunktur-Ausbildung ist über die Ärztekammer erhältlich.

Prof. Dr. Alexander Meng
Facharzt für Neurologie, Spezialist für Traditionelle Chinesische Medizin (TCM), Wien

Kopfschmerzen durch Zugluft

Gerhard L.: *Ich reagiere extrem empfindlich auf Zugluft – wenn ich etwa ohne Kopfbedeckung schlafe, habe ich am nächsten Tag garantiert Kopfschmerzen. Könnte ich Probleme mit der Halswirbelsäule haben? Einen Bandscheibenvorfall? Mein Lebenswandel ist eigentlich in Ordnung – ich rauche nicht, betreibe Sport, bin nicht übergewichtig. Was könnte ich tun?*

Die geschilderten Beschwerden können tatsächlich von der Halswirbelsäule kommen. An einen Bandscheibenvorfall glaube ich allerdings nicht.

Ich rate, zum Ausschluss einer organisch-neurologischen Erkrankung einen Facharzt für Neurologie aufzusuchen. Dieser entscheidet dann nach entsprechender Untersuchung, ob die Halswirbelsäule weiter abgeklärt werden sollte, bzw. ob eine weitere Untersuchung des Schädels (wie ein Kernspintomogramm) notwendig ist. Aus der Diagnose ergibt sich die entsprechende Behandlung.

Prim. Prof. Dr. Wolfgang Grisold
Facharzt für Neurologie, Wien

Seit zwei Jahren Druck im Kopf

Gertrude R.: *Seit zwei Jahren leide ich an starkem Druck im Kopf, der von der Halswirbelsäule ausgeht und den ich bis in die Augen spüre. Zahlreiche Behandlungen wie Akupunktur, Massagen und Antidepressiva brachten keine Besserung. Bei einer Kernspintomographie wurde nichts Auffälliges festgestellt. Wer kann mir helfen?*

Die von der Patientin geschilderten Probleme können auf Grund der diffusen Symptomatik viele Ursachen haben. Zum einen ist nicht gesichert, dass ein Kopfdruck, der vor allem bis zu den Augen reicht, zwangsläufig durch Veränderungen in der Halswirbelsäule verursacht ist. Prinzipiell ist es notwendig, Kopfschmerzen, bzw. Kopfdruck, neurologisch abzuklären. Eine klinische und funktionelle Untersuchung der Halswirbelsäule und Röntgen können gewisse Anhaltspunkte für eine Ursache Ihrer Beschwerden geben. Somit wäre es notwendig, dass sie einen Facharzt für Neurologie und einen Facharzt für Orthopädie aufsucht, um ihre Symptome genau abklären zu lassen.

Zwischenzeitlich könnte sie einen Ruhigstellungsversuch – zum Beispiel mit Halskrause – durchführen. Dabei sollte sie beobachten, ob mit einer Fixierung der Halswirbelsäule eine Besserung der Beschwerden eintritt. Ist das der Fall, könnten die Probleme seitens der Halswirbelsäule verursacht sein. Stellt sich keine Linderung ein, wären die Beschwerden neurologisch abzuklären.

Doz. Dr. Martin Buchelt
Facharzt für Orthopädie, Wien

Bechterew: Doch Heilungschance

Erika D.: *Aufgrund großer Schmerzen im Rücken ging ich zum Arzt. Die Diagnose lautete: Morbus Bechterew – keine Chance auf Heilung. Meine Fragen: Woher kommt diese Krankheit? Wie wird der Verlauf sein? Kann man wenigstens etwas gegen die starken Schmerzen unternehmen?*

So negativ ist die Situation bei Morbus Bechterew gar nicht. Es handelt sich um eine entzündlich-rheumatische Erkrankung in erster Linie der Wirbelsäule. Allerdings kann das Leiden auch Gelenke der Arme und Beine befallen.

Die Ursache ist unbekannt. Doch gibt es gewisse Erbkomponenten. Die Krankheit kann zwar alleine auftreten, kommt allerdings immer wieder auch im Zusammenhang etwa mit entzündlichen Darmerkrankungen (Morbus Crohn, Colitis ulcerosa) sowie Schuppenflechte vor.

Typisch für den Morbus Bechterew ist der Schmerz, besonders im unteren Abschnitt der Wirbelsäule. Dieses „Kreuzweh" tritt gerne in Ruhe auf. Die Betroffenen wachen häufig nachts oder frühmorgens davon auf. Die Beschwerden treiben sie aus dem Bett, Bewegung lindert nämlich.

Im Laufe der Jahre kann es zur Versteifung der Wirbelsäule kommen. Befall von Rippen-Wirbelgelenken führt dann zur deutlichen Einschränkung der Beweglichkeit des Brustkorbes. Wenn Sehnenansätze mitbeteiligt sind, treten starke Schmerzen im Bereich des Beckens und an den Fersen auf.

Für die Kranken wird das Bücken immer schwieriger. Die Wirbelsäule kann sich so verkrümmen, dass man nicht mehr gut sehen kann.

Das alles sind aber Extremprobleme. Es gibt zum Glück auch eine Reihe von guten Nachrichten: Durch nichtkortinsonhaltige Schmerzmittel („Antirheumatika") sowie entsprechende (regelmäßige!) Turnübungen können sowohl die Schmerzen in erträglichen Grenzen gehalten als auch die Beweglichkeit der Wirbelsäule erhalten bzw. die erwähnte Versteifung verhindert werden.

Seit kurzem stehen uns Ärzten, falls die genannten Maßnahmen nicht ausreichen, neue, sehr wirksame Medikamente zur Verfügung. Es handelt sich um so genannte TNF-Blocker. TNF ist ein Botenstoff der Entzündung und beim Morbus Bechterew für viele der Beschwerden verantwortlich. Mit Hilfe der neuen Substanz kann dieser Botenstoff „abgefangen" werden. Das bewirkt bei einem Großteil der Patienten eine ganz deutliche Verbesserung der Beschwerden.

Wie behandelt werden muss, entscheidet der Rheumatologe, an den der Hausarzt im Verdachtsfall überweist. Es gibt in jedem Bundesland entsprechende Rheumaambulanzen.

Prim. Prof. Dr. Josef Smolen
Facharzt für innere Medizin, Rheumatologe, Wien

Informationen über Lyme-Borreliose

Hannelore E.: *Vielleicht wäre es möglich, einmal ausführlicher über Borreliose zu berichten. Daran erkranken wesentlich mehr Menschen als an FSME und dagegen gibt es auch keine Impfung. Mir ist ein tödlicher Fall bekannt, deshalb möchte ich mehr darüber wissen. Zum Beispiel, warum nach überstandener Krankheit keine Immunität eintritt.*

Die Lyme-Borreliose ist eine vor allem durch Zecken übertragene Krankheit. Die Erreger sind Bakterien, die so genannten Borrelien. Die Infektion zeigt sich ungewöhnlich vielfältig und kann verschiedene Organe betreffen.

Man unterscheidet drei Stadien: Wenige Tage bis Wochen nach dem Stich kann eine ringförmige, zunächst etwa handtellergroße Rötung (Wanderrötung oder Erythema chronicum migrans) auftreten, die sich allmählich ausbreitet und schließlich wieder verschwindet. Diese Hauterscheinung ist so typisch, dass man in solchen Fällen sicher von einer Infektion ausgehen kann und unbedingt mit Antibiotika behandeln muss!

Gleichzeitig können sich allgemeine Krankheitszeichen wie Kopfweh, Muskelschmerzen, Fieber und Anschwellen von Lymphknoten einstellen.

Im zweiten Stadium der Krankheit nach Wochen bis Monaten, kann es zur Organbeteiligung kommen: zum Beispiel Entzündung der Nerven, Hirnhäute, des Herzens, Auges oder der Haut.

Das Stadium III tritt erst Monate bis Jahre nach dem Stich auf. Chronische Gelenkschmerzen (so genannte Lyme-Arthritis), Hautveränderungen (Blauverfärbung, Verdünnung an Händen und Füßen), im Extremfall chronische Entzündung des Gehirns und der Hirnhäute mit Lähmungen an Armen und Beinen.

Manchmal ist die Diagnose leicht zu stellen, oft aber nicht. Bei Verdacht sollte eine Blutuntersuchung vorgenommen werden. Meistens verläuft das Leiden gutartig, mitunter aber recht komplikationsreich. In jedem Fall ist eine möglichst frühe Diagnose wichtig, um rasch behandeln zu können.

Nach durchgemachter Erkrankung besteht tatsächlich keine Immunität – man kann leider immer wieder an Borreliose erkranken. So wie man ja auch öfter von den gleichen Bakterien befallen werden kann.

Bedeckende Kleidung schützt vor Zecken. Falls doch eine Zecke gestochen hat, entfernt man sie mit Hilfe einer Pinzette oder einer speziellen Zeckenzange. Bitte keine Vorbehandlung mit Öl, Klebestoff etc.! Das erhöht nämlich lediglich die Infektionsgefahr.

Prof. Dr. Ursula Kunze
Institut für Sozialmedizin, Universität Wien

Gesichtsschmerz nach Borreliose

Hannelore W.: *Ich leide seit zwei Jahren an starken Schmerzen in der rechten Gesichtshälfte. Anfangs waren die Beschwerden nicht so arg, nun werden sie immer unerträglicher. In Innsbruck an der Klinik wurde eine Trigeminusneuralgie sowie durch meinen Hausarzt eine Borreliose festgestellt. Ich wurde mit Antibiotika behandelt. Gegen die Schmerzen soll ich schwere Medikamente nehmen, die ich nicht gut vertrage. Ich bekomme Gastritis. Gibt es eine andere Behandlungsmöglichkeit?*

Bisher ist alles geschehen, was in solchen Fällen medizinisch vorgesehen ist. Sollten die verordneten Medikamente allerdings gar nicht vertragen werden, hat sich die Akupunktur gerade bei Trigeminusneuralgie sehr gut bewährt.

Durch den Einsatz der Nadeltechnik lassen sich Schmerzstärke, Dauer und Anzahl der Anfälle vermindern. Als positive Nebenwirkung wird übrigens auch die Gastritis besser. Oft ist es dann so, dass man später das empfohlene Schmerzmedikament wieder vom Magen her gut verträgt.

Das Endziel der Akupunkturbehandlung ist es, den Schmerz erträglicher zu gestalten. Er ist zwar noch vorhanden, quält aber nicht mehr so. Der Patient sagt: „Ich kann damit leben."

Eine Besserung tritt in der Regel innerhalb der ersten fünf bis sechs Behandlungen ein. Üblicherweise werden 10 Behandlungen empfohlen. Diese „Kur" kann nach einer Pause von drei bis sechs Monaten wiederholt werden.

Als Selbsthilfe empfehle ich Akupressur. Das kann den Schmerz auch lindern, den Magen stärken und die seelische Verfassung bessern.

Anleitungen findet man zum Beispiel in dem Buch „Chinesische Heilkunst", erschienen im Kneipp-Verlag. Eine Liste von Ärzten mit Akupunktur-Diplom ist bei der jeweiligen Ärztekammer erhältlich.

Prof. Dr. Alexander Meng
Facharzt für Neurologie, Spezialist für Traditionelle Chinesische Medizin (TCM), Wien

Wann Borreliose im Abheilen ist

Peter K.: *Bei mir wurde im Jänner dieses Jahres Borreliose festgestellt. Ich hatte damals folgende Werte: IgG-Index 4.457, IgM-Index 0.757. Ich wurde mit Antibiotika behandelt und ließ diese Werte nachher noch dreimal kontrollieren. Der IgG-Wert ist nach und nach gesunken, der IgM-Wert wieder leicht angestiegen. Ist die Borreliose erneut ausgebrochen oder im Abheilen?*

Die Infektion ist im Abklingen. Entscheidend ist der IgG-Wert. Beim IgM-Wert kann es Schwankungen geben. Grundsätzlich aber sind so engmaschige Kontrollen sinnlos, weil man meistens ein Absinken der Werte erst nach rund einem halben Jahr feststellen kann. Im vorliegenden Fall ist die Krankheit aber bestimmt nicht neu ausgebrochen.

Prof. Dr. Heinrich Stemberger
Facharzt für Tropenmedizin, Wien

Warum steigt der Blutzucker an?

Thomas P.: *Ich bin Typ-II-Diabetiker und habe eine Frage hinsichtlich der Blutzuckerkurve: Ich stehe um 6 Uhr auf und messe – 110 mg/dl. Um 7 Uhr hingegen ergibt die Messung im Labor 160 mg/dl. Ohne Frühstück! Was ist der Grund, dass die Werte auch ohne Nahrungsaufnahme so stark schwanken?*

Zahlreiche Hormon- und Stoffwechselwerte zeigen ein so genanntes „zirkadianes" Verhalten. Das heißt, dass es zu beträchtlichen Schwankungen im Tagesverlauf kommt.

Auch beim Gesunden steigen die Stresshormone am frühen Morgen stark an. Der Anstieg der Blutzuckerwerte wird durch erhöhte Insulinausschüttung ausgeglichen (kompensiert).

Bei Zuckerkranken jedoch ist diese Kompensation nicht möglich. Dadurch tritt ein Anstieg des Blutzuckerwertes auch ohne Essen auf. Grundsätzlich sind die Blutzuckeranstiege nach dem Essen bei Diabetespatienten viel höher als bei Nicht-Diabetikern.

Gegenwärtig versucht man durch die Entwicklung von neueren oralen Antidiabetika (Medikamente zum Schlucken) und so genannten Insulinanaloga diese Blutzuckeranstiege nach dem Essen zu verhindern.

Diskutiert wird auch, dass durch diese Maßnahme das Risiko für ein Auftreten der gefürchteten Gefäßkomplikationen (die zu Herzinfarkt, Hirnschlag, Nierenversagen usw. führen können) herabgesetzt werden könnte. Ist der Blutzuckerspiegel allerdings den ganzen Tag weitgehend normal und nur einmal pro Tag werden 160 mg/dl gemessen, so sind für den Patienten keine ernsthaften Komplikationen zu erwarten.

Prim. Prof. Dr. Guntram Schernthaner
Internist und Diabetologe, Wien

Zuckerkranker isst gerne Süßigkeiten

Thomas D.: *Seit bei mir leichter Diabetes festgestellt wurde, meide ich Süßigkeiten. Nun esse ich aber Süßigkeiten für mein Leben gerne. Ich verwende daher Süßstoffe. Bewirken diese ebenfalls eine Ausschüttung von Insulin aus der Bauchspeicheldrüse? Können Süßstoffe den Blutzucker ebenfalls erhöhen?*

Damit Glucose (Traubenzucker) von den Körperzellen verwertet werden kann, muss das Hormon Insulin aus der Bauchspeicheldrüse bereitgestellt werden. Ist zu wenig Insulin vorhanden, oder wirkt das Insulin ungenügend auf die Zellen, dann kommt es zur Erhöhung des Blutzuckers. Man spricht von Diabetes mellitus (Zuckerkrankheit).

Die süß schmeckende Glucose ist Baustoff aller Kohlenhydrate. Wer Brot lange genug kaut, merkt, dass es mit der Zeit immer süßer schmeckt.

Der Geschmack „süß" signalisiert uns die Genießbarkeit von Nahrungsmitteln. Mit künstlichem Süßstoff wird die Zunge zwar „betrogen" (das Vorhandensein von Zucker wird vorgegaukelt), für den Stoffwechsel spielt das aber keine Rolle. Süßstoffe können daher auch von Diabetikern ohne Bedenken eingenommen werden.

OA Dr. Herbert Woschnagg
Facharzt für innere Medizin, Wien

Diabetes: Wunden heilen schlechter

Regine D.: *Ich bin 64 Jahre alt und seit 13 Jahren Typ-II-Diabetikerin. Manchmal bemerke ich an den Füßen Druckstellen, die nicht einmal wehtun. Ich glaube, dass ich Schmerzen nicht mehr so spüre wie früher. Muss ich Angst haben, einen offenen Fuß zu bekommen? Was soll ich machen?*

Diabetes ist eine Erkrankung, die auf lange Sicht nicht nur die Nerven, sondern auch die Blutgefäße beeinträchtigen kann. Das wiederum schädigt unter anderem auch die Füße.

Die Druckstellen, die „nicht einmal weh tun" sind ein typisches Zeichen für das Vorliegen einer so genannten diabetischen Neuropathie. Die Füße werden nicht nur schlechter mit Sauerstoff versorgt, es sind auch schon Schäden an den Nerven entstanden.

Das Auftreten dieser Nervenschädigung ist sehr eng mit der Diabetesdauer und der Blutzucker-Einstellung verbunden.

Selbst kleinste Wunden können sich dann zu Geschwüren entwickeln, die nur äußerst langsam ausheilen. Die Angst vor einem offenen Fuß ist also leider berechtigt. Diese Wunden sind nämlich besonders anfällig für bakterielle Infektionen. Reicht der Schaden bis zum Knochen, bleibt oft nur eine Amputation!

Daher sollten die Betroffenen unbedingt dazu beitragen, den Verlauf der Zuckerkrankheit günstig zu beeinflussen. Dazu gehört:

- Befolgen Sie die ärztlichen Behandlungsvorschläge mit konsequenter Einnahme der Medikamente und regelmäßigen Kontrollen.
- Rauchen Sie nicht!
- Pflegen Sie Ihre Füße bzw. lassen Sie sie durch Diabetiker-Fußpfleger/-innen regelmäßig pflegen.
- Achten Sie auf bequemes Schuhwerk. Schuhe auf scheuernde Nähte usw. immer untersuchen.
- Nehmen Sie auch kleinste Verletzungen an den Füßen ernst und wenden Sie sich sofort an Ihren Arzt.
- Tragen Sie immer Socken oder Strümpfe und vermeiden Sie Druckstellen.
- Gehen Sie nie barfuß.
- Vermeiden Sie einen Sonnenbrand.

Der Arzt muss dafür sorgen, dass der Blutzucker immer bestmöglich eingestellt ist und eventuelle andere Ursachen wie arterielle oder venöse Durchblutungsstörungen berücksichtigen.

Ich lege Betroffenen – falls das noch nicht geschehen ist – einen so genannten Jahres-Check nahe, bei dem speziell nach Krankheiten gesucht wird, die mit Diabetes in Zusammenhang stehen (Augen, Nieren, Fuß).

Dr. Günther Sokol
Arzt für Allgemeinmedizin,
Diabetologische Schwerpunktpraxis, Wien

Mein Mann hat Diabetes insipidus

Hermine B.: *Mein Mann leidet seit einigen Jahren an der Krankheit Diabetes insipidus. Er scheidet täglich bis zu 5 Liter Harn aus und muss nun das Medikament Minirin® nehmen, bis zu drei Tabletten am Tag. Gibt es keine bessere Lösung? Ich bitte einen Spezialisten um Stellungnahme.*

Der Körper kennt viele Mechanismen, um den Flüssigkeitshaushalt zu kontrollieren. Zu viel Wasser wäre tödlich. Zu wenig Wasser auch. Speziell gegen das Verdursten gibt es im Organismus eine Reihe von Schutzeinrichtungen. Besteht Flüssigkeitsmangel, dann dickt sich das Blut ein. Diese Gefahr wird von einer bestimmten Hirnregion erkannt. Das wiederum führt zur Ausschüttung des Hormones Adiuretin, kurz ADH genannt. ADH hat zweierlei Wirkung: Es steigert den Durst und vermindert die Ausscheidung von Wasser durch die Nieren.

Fällt das ADH aus, dann kommt es zu der Krankheit, die Diabetes insipidus genannt wird. Ausgelöst wird das Leiden durch Tumore oder entzündliche Erkrankungen bzw. sonstige Störungen im Gehirn. Auf Grund des Hormonmangels können die Nieren den Harn nicht mehr konzentrieren. Der Patient uriniert häufig und verliert sehr viel Flüssigkeit. Das steigert den Durst: Manche Kranke trinken bis zu 20 Liter Wasser und mehr täglich.

Durch den Ersatz dieses Hormones (das Präparat Minirin®), das geschnupft oder in Tablettenform eingenommen wird, beseitigt man den Mangel. Die Dosierung richtet sich nach dem Bedürfnis. Das Medikament muss allerdings das ganze Leben lang eingenommen werden.

OA Dr. Herbert Woschnagg
Facharzt für innere Medizin, Wien

Nervenschaden durch Diabetes

Waltraud V.: *Ich bin 72, sehr schlank und seit 20 Jahren Diabetikerin ohne zu spritzen. Seit einiger Zeit habe ich Gefühlsstörungen in den Beinen und immer kalte Füße. Angeblich sind die Nerven kaputt. Was kann daran schuld sein?*

Die beschriebenen Beschwerden in den Beinen können auf eine diabetische Nervenschädigung hinweisen. Diese ist oft durch schlechte Zuckereinstellung bedingt. Sind die Zuckerwerte durch geeignete Behandlung wieder normal, können sich auch diese Zustände bessern.

Ich empfehle, den Zuckerlangzeitwert HbA1c bestimmen zu lassen. Sollte dieser über 8 liegen, müsste man an eine Änderung der Diabetesbehandlung denken. Also eventuell doch Insulin spritzen. Zusätzlich ist es auch notwendig, eine Durchblutungsstörung der Beine durch eine spezielle Messung auszuschließen.

Prof. Dr. Rudolf Prager
Internist und Endokrinologe, Wien

Seit der Kindheit häufig Erkältungen

Renate L.: *Meine nun 40-jährige Tochter leidet seit ihrer Kindheit mehrmals im Jahr an heftigen Erkältungen. Gerade jetzt bessern sich die Symptome langsam durch Antibiotika. Dabei lebt sie recht gesund. Was kann man für die Abwehr tun? Ich bitte um Rat.*

Schnupfen und Husten, eben „Erkältungen", sind grundsätzlich häufige Ereignisse, also gleichsam Teil unseres Seins. Durchschnittlich erkranken Erwachsene 3- bis 4-mal jährlich an Infekten der Luftwege. Kinder leiden bis zum Alter von etwa sechs Jahren sogar 6- bis 8-mal an solchen Episoden.

Da es sich fast ausschließlich um Virusinfektionen handelt, sind Antibiotika gar keine sinnvolle Behandlungsmöglichkeit. Leider besteht diesbezüglich, speziell bei besorgten Müttern, ein großer Missbrauch.

Diese Infektionen treten vorwiegend in der kühleren Jahreszeit auf. Wahrscheinlich aber hängt die Erkrankungshäufigkeit gar nicht so sehr von den niedrigen Temperaturen ab. Im Herbst und Winter rücken die Menschen einfach näher zusammen. Das fördert die Übertragung durch so genannte Tröpfcheninfektion.

Die Körperabwehr lässt sich gut durch Zufuhr von Vitamin C (frisches Obst, Gemüse) sowie durch reichlich Bewegung in der frischen Luft fördern. Ausreden sollte es da keine geben: Bei Kälte zieht man sich eben wärmer an …

OA Dr. Herbert Woschnagg
Facharzt für innere Medizin, Wien

Schon seit Monaten erhöhte Temperatur

Hilde K.: *Ich bin 33 Jahre alt und habe schon seit Monaten erhöhte Temperatur zwischen 37,5 und 37,9. Dazu habe ich vergrößerte Lymphknoten festgestellt. Meine Blutwerte sind aber angeblich gut. Auch sonst verliefen alle Untersuchungen ohne Ergebnis. Ich bin derzeit allerdings etwas angespannt, weil mein Mann auswärts arbeiten muss und nur an Wochenenden nach Hause kommt. Kann da ein Zusammenhang bestehen?*

Fieber mit unbekannter Ursache kann ein großes medizinisches Problem sein, wenn der Patient keinerlei zusätzliche Beschwerden verspürt und die Untersuchungen keinen Hinweis auf eine Entzündung oder eine Stoffwechselstörung ergeben haben.

Sicherlich gibt es auch heute noch eine Reihe von Erregern (Viren), die noch nicht „entlarvt" worden sind und die grippeähnliche Symptome hervorrufen.

In seltenen Fällen kann erhöhte Körpertemperatur tatsächlich bei schweren seelischen Belastungen beobachtet werden. Hier kann eine innere Anspannung auch ohne Vorliegen einer Überfunktion der Schilddrüse zu Fieber führen.

Im vorliegenden Fall ist das aber eher unwahrscheinlich, da auch noch eine Vergrößerung von Lymphknoten vorliegt. Ich schlage die Entnahme einer Gewebeprobe aus einem Lymphknoten vor. Damit kann mit Sicherheit ein Tumor ausgeschlossen werden. Der Arzt erhält Informationen über einen eventuellen Entzündungsprozess.

Am besten wäre es, sich an ein Schwerpunktkrankenhaus oder eine Universitätsklinik zu wenden.

OA Dr. Herbert Woschnagg
Facharzt für innere Medizin, Wien

Unerklärliche Fieberzustände

Martin V.: *Ich bin 42 Jahre alt und leide seit einigen Monaten an unerklärlichen Fieberzuständen. Die Fieberschübe (mehr als 38 °C) kommen regelmäßig alle drei Tage. Dazwischen habe ich Temperaturen zwischen 35 und 37 °C. An zwei Spitälern wurden alle möglichen Tests gemacht, auch auf Tropenkrankheiten. Kein Ergebnis! Man empfahl mir lediglich Aspro-Tabletten. Wer kann mir helfen?*

Fieber ist eine sinnvolle Reaktion des Organismus, speziell bei Infektionskrankheiten. Durch die erhöhte Körpertemperatur laufen bestimmte Abwehrvorgänge beschleunigt ab. Manche Kleinstlebewesen (Bakterien, Viren) können sich bei Fieber weniger gut vermehren. Daher sollte Fieber bei Infektionen auch nicht sofort mit allen Mitteln bekämpft werden.

Fieber kann allerdings auch als Symptom bei manchen Krebserkrankungen oder Stoffwechselstörungen auftreten. Daher ist es auch richtig, solche Erkrankungen durch genaue Untersuchungen auszuschließen.

In selteneren Fällen kann Fieber Folge von Medikamenten oder einer Allergie sein. Hier muss der Arzt das Ausweichen auf ein anderes Präparat festlegen bzw. die Allergie behandeln.

OA Dr. Herbert Woschnagg
Facharzt für innere Medizin, Wien

Schmerzen in beiden Händen

Bernhard C.: *Ich bin 74 und leide an Gefühlsstörungen in beiden Händen. Das Einfädeln von Nadeln wird immer schwieriger, außerdem treten vor allem nachts Schmerzen auf. Die bisher durchgeführte Elektrobehandlung hat nur geringe Linderung gebracht. Laut einer Untersuchung mittels Strom leide ich an einem so genannten Karpaltunnelsyndrom. Kann mir wirklich nur noch eine Operation helfen?*

Bei einem reizelektrisch nachgewiesenen Karpaltunnelsyndrom – die angegebenen Beschwerden sind dafür typisch – ist bei Versagen der konservativen Therapie tatsächlich die Operation des für die Probleme verantwortlichen Handnervs eine gute Methode. Der Nerv wird dabei vom Druck befreit.

Es gelingt auf diese Weise meistens geradezu schlagartig, die nächtlichen Schmerzen zu beseitigen. Das Abklingen der Gefühlsstörungen und die Zunahme der Kraft in den Fingern können allerdings oft einige Monate dauern.

Prim. Prof. Dr. Gerald Pflüger
Facharzt für Orthopädie, Wien

Schmerzen in der Hand, Finger taub

Thomas L.: *Ich bin 70 und bekam vor etwa drei Monaten starke Schmerzen in der rechten Hand. Die Finger und das Handgelenk schwollen leicht an und die Finger fühlen sich nun taub an. Bei bestimmten Bewegungen ist es, als ob ich elektrisiert wäre. Schmerzmittel und Salben helfen nichts. Nun wurde mir zur Operation geraten. Ist das richtig?*

In diesem Fall bestehen die Symptome eines Karpaltunnelsyndroms. Das wurde laut beiliegenden Befunden bestätigt. Dabei ist ein Nerv (nervus medianus) im Bereich des Handgelenkes eingeklemmt.

Zunächst kann eine konservative Behandlung mit Infiltrationen bzw. Schienung des Handgelenkes versucht werden. Aufgrund des vorliegenden neurologischen Befundes und der Tatsache, dass die Beschwerden schon länger bestehen, ist ein Erfolg auf diesem Wege jedoch fraglich.

Ich rate daher, sich dem empfohlenen Eingriff – es handelt sich nur um eine recht kleine Operation – zu unterziehen. Der bewusste Nerv wird befreit, die Beschwerden verschwinden.

Doz. Dr. Martin Buchelt
Facharzt für Orthopädie, Wien

Hände „schlafen" immer ein

Ulrike K.: *Ich bin 56 und habe seit längerem Probleme mit beiden Händen. Sie schlafen mir immer wieder ein – besonders Daumen, Zeige- und Mittelfinger. Beim Autofahren, beim Telefonieren, Nähen etc. Auch in der Nacht, wenn ich auf dem Bauch liege. Injektionen und Tabletten haben bisher nichts geholfen. Ich bitte um Rat und Hilfe.*

Die beschriebenen Beschwerden deuten auf eine Nervenstörung hin, die entweder die Nerven direkt oder die Nervenwurzeln im Bereich der Wirbelsäule betreffen kann. Am ehesten liegt ein so genanntes Karpaltunnelsyndrom vor. Dafür spricht auch der beiliegende Befund der Nervenleitgeschwindigkeit. Als erste Maßnahme sollte versucht werden, mit Lagerungsschienen bzw. Handgelenkschienen in der Nacht Besserung zu erzielen. Sollte sich bei einer Kontrolle keine Änderung des Nervenleitgeschwindigkeitsbefundes ergeben, dann müsste die Halswirbelsäule mittels Magnetresonanztomographie (MRT) abgeklärt werden.

Mit diesem Befund wendet man sich dann am besten an einen Facharzt für Orthopädie oder Neurologie. Der Arzt trifft die Entscheidung über die weitere Behandlung. Eventuell kann eine Operation das Problem lösen.

Doz. Dr. Martin Buchelt
Facharzt für Orthopädie, Wien

Lymphdrüsenkrebs: Gezielte Therapie

Brigitte P.: *Ich habe im Gesund-Magazin einen Beitrag über eine bessere Behandlung bei Lymphdrüsenkrebs gelesen. Da ein sehr naher Verwandter von mir betroffen ist, bitte ich um nähere Auskunft.*

Für Patienten mit einer bestimmten Form von Lymphdrüsenkrebs (B-Zell Lymphom), die ein besonderes Merkmal auf der Oberfläche ihrer Krebszellen aufweisen (man nennt sie CD-20 Positivität) wurde in letzter Zeit ein so genannter monoklonaler Antikörper (Rituximab, das Medikament heißt MabThera®) als zusätzliche Therapie entwickelt.

Es handelt sich dabei um einen speziellen Eiweißkörper, der ausschließlich gegen das erwähnte Merkmal CD-20 gerichtet ist. Das Mittel bringt nur Zellen mit diesem Kennzeichen um, es wirkt also nur gegen den Krebs, nicht aber gegen gesundes Gewebe.

Für Patienten über 60 Jahre ist die Kombination von Chemotherapie und diesem Präparat der übliche Behandlungsweg. Aber auch für jüngere Patienten ist die gute Wirkung der zusätzlichen Antikörpertherapie mittlerweile durch große Studien wissenschaftlich belegt. Um eine Aussage über (durchaus zu erwartende) Lebensverlängerung treffen zu können, ist die Beobachtungszeit zu kurz.

Prim. Prof. Dr. Christian Dittrich
Internist und Onkologe, Wien

Lymphdrüsenkrebs: Angst vor Rückfall

Therese L.: *Ich bin 72 und wurde im Vorjahr wegen eines Non-Hodgkin-Lymphomes in der linken Brust brusterhaltend operiert. Dann bekam ich 15 Bestrahlungen und muss nun als weitere Therapie mehrmals wöchentlich Interferon spritzen. Muss ich Angst vor einem Rückfall haben, weil ich so viele Behandlungen erhalte?*

Es ist ganz normal, dass nach der Entfernung der Krebsgeschwulst das frühere Tumorbett bestrahlt wird. Nachdem damals keine Chemotherapie durchgeführt wurde, ist anzunehmen, dass der Lymphdrüsenkrebs ausschließlich auf die linke Brust beschränkt war. Damit ist mit hoher Wahrscheinlichkeit eine Heilung zu erwarten.

Die Interferontherapie wird offensichtlich mit dem Ziel vorgenommen, die an sich schon hohe Heilungswahrscheinlichkeit noch weiter zu erhöhen. Sollte diese Therapie gut vertragen werden, so empfiehlt sich eine Fortsetzung.

Die Angst vor einem Rückfall ist verständlich. Das Risiko, dass die Krankheit in diesem Fall wiederkehrt, ist jedoch – wie erwähnt – zum Glück gering. Es liegt unter 10 Prozent.

Prim. Prof. Dr. Heinz Ludwig
Internist, Leiter der Abteilung für Onkologie und Hämatologie am Wilhelminenspital, Wien

Doch Verdacht auf Morbus Alzheimer

Karl T.: *Mein 77-jähriger Vater war bis etwa vor einem Jahr völlig fit, an vielem interessiert und ein begeisterter Urgroßvater. Dann aber wurde er zunehmend vergesslich, kannte sich im eigenen Haus nicht mehr so richtig aus, vernachlässigte die Körperpflege, wurde „ungeschickt" und kann nun selbst kleine Rechenaufgaben nicht mehr lösen. Könnte er an Alzheimer erkrankt sein?*

Grundsätzlich liegt aufgrund der Schilderung doch der Verdacht auf ein so genanntes dementielles Syndrom (am ehesten Morbus Alzheimer) nahe. Die Diagnose wird über bestimmte Untersuchungen gesichert, die der Hausarzt veranlassen soll.

Dazu gehören Verfahren wie Magnetresonanztomographie (MRT), Labortests (wie Nieren- und Leberwerte, Blutzucker, Vitamin B_{12}) sowie eine fachärztliche Untersuchung (Neurologie/Psychiatrie) mit speziellen, mentalen Tests.

Falls die Diagnose Alzheimer feststeht, kann gerade in leichten bis mittelschweren Fällen recht erfolgreich mit bestimmten Medikamenten behandelt werden. Zum Beispiel mit der Substanz Donepezil (Arizept), die früh eingesetzt werden sollte.

Darüber hinaus stehen zahlreiche nichtmedikamentöse Therapien bzw. Trainingsprogramme zur Verfügung, die ebenfalls bei frühzeitigem Einsatz am besten wirken. Wie überhaupt die Früherkennung der Krankheit für das weitere Leben ganz entscheidende Bedeutung hat.

OA Dr. Alexander Bernhaut
Facharzt für Psychiatrie, Neurologie und Psychoonkologie, Wien

Morbus Osler ist nicht ansteckend

Oswald M.: *Ich bin 72 Jahre alt und leide immer stärker an der familiär vererbten Oslerschen Krankheit. Wie bei meinem Vater tritt vor allem starkes Nasenbluten auf. Das mindert meine Lebensqualität. Ich würde gerne Näheres über die Krankheit und die Lebenserwartung wissen, und auch ob das Leiden ansteckend ist.*

Morbus Osler, auch Oslersche Krankheit genannt, ist eine seltene, vererbbare und daher natürlich nicht ansteckende Krankheit. Dabei treten leicht verletzliche, oft nur punktförmige Erweiterungen von Blutgefäßen an Haut und Schleimhäuten auf.

In typischen Fällen sieht man kleine rote Flecken an den Fingerspitzen, den Lippen, im Mund oder an der Nasenschleimhaut. Schon bei leichten Verletzungen beginnen diese Stellen zu bluten. Das kann auch im Magen-Darm-Trakt oder in der Lunge vorkommen.

Das Risiko, dieses Leiden an seine Kinder zu vererben, beträgt rund 50 Prozent. Wenn keine schwersten Gefäßveränderungen (Gehirn, Lungen) vorliegen, ist die Lebenserwartung praktisch normal.

In Deutschland gibt es eine sehr tüchtige Morbus Osler Selbsthilfegruppe: D-41372 Niederkrüchten, Lessingstraße 13, Tel.: +49 2163 81249. Dort sind auch österreichische Interessenten willkommen. E-Mail: Klaus-Hanselmann@t-online.de.

OA Dr. Herbert Woschnagg
Facharzt für innere Medizin, Wien

Heilmethoden bei Morbus Sudeck

Rosemarie G.: *Ich bin an Morbus Sudeck erkrankt und brauche Hilfe. Welche Heilmethoden bzw. Schmerzmittel würden Sie mir empfehlen?*

Morbus Sudeck ist eine Erkrankung, die häufig nach Unfällen, aber auch bei psychischer Belastung auftritt. Betroffen sind entweder der Arm oder das Bein, vorwiegend Hand oder Fuß. Charakteristisch ist brennender Schmerz, der auch unabhängig von Belastungen auftritt.

Die Schmerzen sind meistens schlecht mit Medikamenten zu behandeln. Vielmehr bewährt sich eine auf die jeweilige Situation abgestimmte physikalische Therapie. Im Vordergrund steht dabei die aktive Bewegungstherapie. Im akuten Zustand erfolgt diese in Kombination mit manueller Lymphdrainage.

Linderung können etwa Kohlensäurebäder verschaffen. Bei Schwellungen bewähren sich kühle Umschläge oder Topfenwickel (Quarkwickel) in der Nacht. Keinesfalls sollte im Akutfall Wärme angewendet werden!

Ist das Stadium bereits sehr fortgeschritten und die betroffene Extremität kühler, kann Wärme in Form von warmen Umschlägen oder Packungen Linderung verschaffen. Gelenkversteifungen, Kraftverlust der Muskeln und Störungen der Bewegungsabläufe werden durch dosiertes Bewegungstraining verhindert.

Sinnvoll ist es, den erkrankten Körperteil im Alltag bewusst einzusetzen, wenngleich jede Tätigkeit vermieden werden sollte, welche die Schmerzen bzw. den Zustand verschlechtert. Häufig hochlagern!

Ausführliche Beratung und Kontrolle durch den Arzt sind wichtig.

Prof. Dr. Veronika Fialka-Moser
Fachärztin für physikalische Medizin, Wien

Fehlbildung im Knochenmark

Erich K.: *Meine Schwiegermutter (80) leidet unter einem myelodysplastischen Syndrom und klagt über arge Müdigkeit, Appetitlosigkeit und hat außerdem einen Hautausschlag bekommen. Ist diese Krankheit mit der myeloischen Leukämie vergleichbar?*

Myelos (griechisch) bedeutet Mark (Knochenmark), Dysplasie Fehlbildung. Ein myelodysplastisches Syndrom ist eine Erkrankung, die meist bei älteren Patienten auftritt. Das Knochenmark, die Produktionsstelle der Blutkörperchen, versagt und bildet nur noch unzureichend rote und weiße Blutkörperchen und Blutplättchen. Die Folge ist Blutarmut (Anämie). Die Patienten erscheinen blass, sind abgeschlagen und weniger leistungsfähig. Zu wenig weiße Blutkörperchen erhöhen die Infektionsgefahr, das Verschwinden der Blutplättchen (Thrombozyten) erhöht die Blutungsneigung.

Das myelodysplastische Syndrom kann als Folge von Chemikalien (Medikamenten), Strahleneinwirkung oder als Vorläufer von akuter Leukämie auftreten.

Die Behandlung besteht in der Gabe von Bluttransfusionen. In jüngster Zeit werden bei der Behandlung auch Wachstumsfaktoren und Substanzen, welche die Knochenmarkfunktion anregen, eingesetzt. In seltenen Fällen kommen Knochenmarktransplantationen in Frage. Mit den Behandlungsmöglichkeiten kann Patienten oft über einen längeren Zeitraum geholfen werden.

OA Dr. Herbert Woschnagg
Facharzt für innere Medizin, Wien

Labortests und Knochenschwund

Doris B.: *Mich interessiert, ob man Knochenschwund bereits frühzeitig durch Labortests erkennen kann.*

Grundsätzlich nicht. Knochenschwund (Osteoporose) wird nicht durch Laboruntersuchungen festgestellt, sondern mittels Röntgen, Knochendichtemessung (Densitometrie) oder Ultraschall. Dennoch sind Laboruntersuchungen zur Früherkennung nicht nutzlos.

Weil zu den Risikofaktoren für dieses häufige Leiden neben Vererbung, Alter, Geschlecht (Frauen sind viel stärker betroffen), Bewegungsmangel oder Fehlernährung auch bestimmte Erkrankungen gehören, kann Frühdiagnose und rechtzeitige Behandlung dieser Störungen auch eine Möglichkeit sein, Osteoporose zu verhindern.

Zu den Krankheiten, aus denen sich auch eine Osteoporose entwickeln kann, gehören zum Beispiel chronische Durchfälle (etwa durch Nahrungsmittelunverträglichkeit), länger dauernde Entzündungen, bösartige Geschwülste (Krebs), Schilddrüsenleiden oder hormonelle Fehlsteuerung.

OA Dr. Herbert Woschnagg
Facharzt für innere Medizin, Wien

Osteoporose macht keine Schmerzen

Friederike M.: *Ich bin 52 und leide an Rückenschmerzen. Könnte das auf Knochenschwund zurückzuführen sein? Wie entsteht Osteoporose?*

Osteoporose oder Knochenschwund an sich verursacht keine Schmerzen. Diese treten erst dann auf, wenn der gleichsam „morsche“ Knochen gebrochen ist.

Wie entsteht Knochenschwund eigentlich? Die Knochen sind kein totes Gewebe. Sie werden durch abbauende Zellen (Osteoklasten) und aufbauende (Osteoblasten) ständig umgebaut. Im Alter verläuft dieser Prozess langsamer als in der Jugend.

Ab etwa dem 30. Lebensjahr schwindet die Knochenmasse allmählich. Bleibt dieser Verlust im normalen Rahmen, so ist nicht mit Beschwerden zu rechnen. Wenn der Abbau jedoch zu stark überwiegt, tritt Osteoporose auf. Schon geringe Belastungen (wie Stiegensteigen) können Brüche verursachen.

Beeinflusst wird der Auf- und Abbau des Knochens wesentlich durch die folgenden Faktoren, die auch mit dem Lebensstil zu tun haben:

- Lebensweise – Sport ist wichtig, weil der Knochen durch richtig dosierte Belastung besser ernährt werden kann, Genussgifte wie Alkohol und Nikotin sind schlecht.
- Ernährung – eiweiß- und kalziumreiche Kost (vor allem Milchprodukte) sorgt nachweislich für härtere Knochen.
- Geschlecht und Vererbung – Frauen sind leider stärker gefährdet als Männer, zarter Körperbau, blonde Haare und interessanterweise auch hellblaue Augen bedeuten ebenfalls erhöhtes Risiko.

Die Diagnose erfolgt durch Röntgen, Computertomographie, Knochendichtemessung und Ultraschall. Für die Behandlung der Osteoporose stehen gut wirksame Medikamente zur Verfügung.

OA Dr. Herbert Woschnagg
Facharzt für innere Medizin, Wien

Osteoporose: Bester Schutz Gymnastik!

Linda K.: *Ich bin 73 und leide seit einem Sturz vor etwa vier Wochen an starken Kreuzschmerzen. Ich lege meinen Röntgenbefund bei. Ist etwas gebrochen? Ich muss neben Schmerzmitteln Kalzium und Vitamin D nehmen. Könnte sich durch die Tabletten meine Sehschwäche verschlimmert haben? Ich bitte um Auskunft.*

Aus dem beigelegten Befund ist zu entnehmen, dass die Wirbelsäule einen leichten Knochenschwund (Osteoporose) zeigt, jedoch keine Einbrüche. Auch sonst gibt es keinen Hinweis auf einen Bruch. Hingegen werden starke Abbau-Veränderungen an der Brustwirbelsäule beschrieben, die auf eine weitgehende Versteifung deuten.

Bruch ist also keiner passiert. Jedoch können Prellungen und Zerrungen durchaus starke Schmerzen auslösen. Diese werden sich nach und nach bessern.

Kalzium und Vitamin D wurden im Hinblick auf die Osteoporose verordnet. Ich empfehle zusätzlich eine Knochendichtemessung, um den Grad des Knochenschwundes genauer bestimmen zu können. Dann ist auch eine gezieltere Behandlung möglich. Grundsätzlich ist eine konsequente Heilgymnastik der beste Schutz vor Verschlechterung und Brüchen.

Ein Einfluss des angegebenen Schmerzmittels auf die Sehschwäche ist nicht anzunehmen. Eher besteht ein Risiko für den Magen.

Prim. Prof. Dr. Peter Bösch
Facharzt für Orthopädie, Wiener Neustadt (Niederösterreich)

Osteoporose nicht nur Frauensache

Herbert D.: *Ich bin 71 und soll laut Hausarzt eine Knochendichtemessung machen lassen. Warum muss ich das als Mann? Ich habe geglaubt, nur Frauen sind von Knochenschwund betroffen.*

Diese Knochendichtemessung dient zur Bestimmung einer Osteoporose (Knochenschwund). Dabei kommt es zu einem Verlust an Knochenmasse – die Knochen werden brüchiger.

Brüche im Bereich der Wirbelsäule und des Schenkelhalsknochens betreffen besonders Patienten mit Osteoporose. Allgemein wird der so genannte T-Score zur Bestimmung der Erkrankung herangezogen. Der T-Score vergleicht die Knochendichte der untersuchten Personen mit einer Gruppe von knochengesunden Menschen desselben Alters und Geschlechtes.

Die Osteoporose ist keine typische Frauenkrankheit. Die Zahl der Erkrankungen nimmt bei den Männern zu! Ist der erwähnte T-Score um das 2,5-Fache erniedrigt, so steht für den Arzt die Diagnose Osteoporose fest. Die Vorstufe nennt man übrigens Osteopenie.

Orthopäden bieten zum Beispiel eine relativ neue Methode der Knochendichtemessung mittels Ultraschall am Fersenbein an. Es entsteht dadurch keine Strahlenbelastung.

Dr. Andreas Stippler
Facharzt für Orthopädie, Krems (Niederösterreich)

Medikamente für die Knochendichte

Martha C.: *Ich bin 50 Jahre alt und habe vor einem Monat eine Messung der Knochendichte vornehmen lassen. Bei der DEXA-Untersuchung wurden Werte von 1,9 und 1,8 festgestellt. Soll ich nun Medikamente gegen Osteoporose einnehmen oder nicht?*

Osteoporose bedeutet erhöhte Knochenbrüchigkeit. Die ansonst sehr widerstandsfähigen Knochen werden so brüchig wie morsches Holz. Treten bei einem grundsätzlich gesunden Menschen ohne ausreichende Ursache Knochenbrüche auf, so besteht wahrscheinlich Osteoporose.

Die Knochendichtemessung trägt ebenfalls zur Diagnose bei. Das Risiko wird dabei mittels eines T-Wertes angegeben:

- T-Score » -1: Es ist keine Osteoporose zu vermuten.
- T-Score -1 bis -2,5: Die Knochendichte ist vermindert, es besteht Mangel an Knochensubstanz.
- T-Score « -2,5: Die Knochendichte ist stark vermindert – Osteoporose.

Zur Behandlung werden verschiedene Medikamente angeboten, wie Hormone, Biphosphate, Strontium. Aber bei allen Menschen sollte schon vorbeugend auf ausreichende Zufuhr von Kalzium und Vitamin D gesorgt werden. Da diese Zufuhr bei der durchschnittlichen Ernährung kaum gewährleistet ist, sollten Patienten mit verminderter Knochendichte entsprechende Präparate zu sich nehmen.

Eine wirksame und nicht zu unterschätzende Therapiemaßnahme ist die körperliche Ertüchtigung. Gymnastik, Kraftübung und Osteoporoseturnen fördern den Aufbau von Knochenmasse eindeutig.

OA Dr. Herbert Woschnagg
Facharzt für innere Medizin, Wien

Nieren schuld an Knochenschwund?

Renate W.: *Ich bin 31 Jahre und leide an Osteoporose. Die Knochendichte verringerte sich in Folge einer radikalen Gewichtsabnahme. Meine Laborwerte sind soweit in Ordnung. Dennoch bekam ich medikamentös Kalzium ersetzt. Daraufhin wurden im Harn erhöhte Kalziumwerte festgestellt. Ich würde gerne den Zusammenhang zwischen Nieren, Kalzium und Osteoporose näher erklärt haben.*

Bei der Mehrzahl der Menschen mit Osteoporose lässt sich gar keine Ursache für den Knochenschwund feststellen (wir sprechen dann medizinisch von primärer Osteoporose). Wahrscheinlich mischen da die Gene tüchtig mit.

Bei vielen anderen Betroffenen finden sich jedoch Erkrankungen, die eine Entkalkung des Skelettes begünstigen. Selbst Gewichtsverlust, ob gewollt oder ungewollt, spielt dann eine Rolle und kann zum Knochenschwund führen.

Eine gar nicht so seltene Ursache der Osteoporose ist Kalziumverlust durch die Nieren. Eine Störung der Nierenkanälchen ist der Auslöser dafür. Dieser Verlust an Kalzium kann nicht ausreichend durch die Aufnahme von Kalzium aus der Nahrung ausgeglichen werden. Daher muss der größte Kalziumspeicher des Körpers, der Knochen, zwangsläufig an Kalk verlieren.

Die Behandlung ist hier mehrgleisig. Bestimmte Entwässerungsmittel bremsen den Verlust. Weiters ist zusätzlich Zufuhr von Kalzium erforderlich. Durch Milchprodukte und/oder Tabletten, in denen Kalzium und Vitamin D enthalten sind. Infusionen mit Kalzium bringen hier keine entscheidenden Vorteile.

Ob diese Maßnahmen erfolgreich sind, lässt sich durch bestimmte Laborwerte kontrollieren – Osteocalcin, alkalische Phosphatase.

OA Dr. Herbert Woschnagg
Facharzt für innere Medizin, Wien

Knochenschwund und Schwindel

Adele O.: *Ich bin 76 und leide schon seit langem an Problemen mit der Wirbelsäule. Der Arzt hat Knochenschwund (Osteoporose) festgestellt. Jetzt werde ich auch immer häufiger schwindlig, vor allem am Morgen beim Aufstehen. Ich habe Angst hinzufallen und mir Knochen zu brechen und bitte Sie daher um Rat und Hilfe.*

Osteoporose bedeutet tatsächlich erhöhte Knochenbrüchigkeit. Vergleichbar mit morschem Holz genügen oft schon leichte Stürze und ein Knochen ist gebrochen. Wirbelkörper, Oberschenkel und Unterarm sind dabei am meisten gefährdet.

Die Gefährdung lässt sich über eine Knochendichtemessung feststellen. Zur Behandlung gibt es heute eine ganze Reihe wirksamer Medikamente. Grundlage jeder Therapie ist die ausreichende Zufuhr von Kalzium und Vitamin D. Als Selbsthilfemaßnahme sollte man daher reichlich Milchprodukte (Käse usw.) zu sich nehmen.

Nicht zu unterschätzen ist körperliche Aktivität! Erhöhte Muskelkraft verbessert die Härte der Knochen. Außerdem führt Training zu besserer Gelenkigkeit und damit vermindertem Risiko, zu stürzen.

Schwindel ist bei älteren Menschen ein recht häufiges Risiko für Stürze. Die Ursache sollte von einem Neurologen abgeklärt werden. Drehschwindel spricht für eine Störung des Gleichgewichtsorganes im Ohr. Schwindel nach Kopfbewegungen kommt häufig aus der Halswirbelsäule.

Tritt hingegen Schwindelgefühl nach dem Aufstehen auf, so kann stark abfallender Blutdruck die Ursache sein. Als Auslöser kommen Abbauprozesse mit Störungen der Durchblutung in Frage. Ein Wundermittel gegen alle Formen des Schwindels gibt es leider nicht – fast immer aber können die Beschwerden zumindest gelindert werden.

OA Dr. Herbert Woschnagg
Facharzt für innere Medizin, Wien

Pfeiffersches Drüsenfieber

Elisabeth P.: *Vor einigen Monaten machten ich und auch einige Freundinnen von mir eine eigenartige Krankheit durch: Leichte Übelkeit, leichtes Fieber, ein bisschen Hals- und Ohrenschmerzen, Druck auf den Kehlkopf, flüchtiger, rötelähnlicher Ausschlag, Hitzewallungen am Rücken und Bauch, Gelenkschmerzen. Bei uns im Ort trat zu dieser Zeit das Pfeiffersche Drüsenfieber auf. Können Erwachsene diese Krankheit bekommen? Wie gefährlich ist dieses Drüsenfieber?*

Die beschriebenen Symptome passen tatsächlich auf das Pfeiffersche Drüsenfieber (Mononukleose). Dabei handelt es sich um eine weltweit verbreitete Infektionskrankheit. Das auslösende Virus kann sowohl Kinder als auch Erwachsene befallen.

Die Inkubationszeit (Zeit zwischen Infektion und Auftreten erster Anzeichen) beträgt zwischen 4 und 7 Wochen. Bei Menschen, die engen Kontakt miteinander haben, ist die Infektionsrate ziemlich hoch.

Neben den genannten Symptomen findet sich typischerweise auch eine Vergrößerung der Mandeln (falls noch vorhanden) und von Lymphknoten. Die Diagnose wird mittels Laboruntersuchungen gestellt.

Die Erkrankung verläuft meistens ohne wesentliche Komplikationen ab. In seltenen Fällen können Störungen des Nervensystems oder eine Lungenentzündung auftreten. Gefährlich ist das Leiden selten. Behandlung ist daher nur sehr selten notwendig.

OA Dr. Herbert Woschnagg
Facharzt für innere Medizin, Wien

Sportler macht ständig schlapp

Michael L.: *Ich bin 30 Jahre alt und habe bis vor einem Jahr wettkampfmäßig Sport betrieben. Nun fühle ich mich aber seit längerem total schlapp, bekomme häufig Verkühlungen, Pickel am ganzen Körper, Fieber und Gliederschmerzen. Bei einer Untersuchung wurde festgestellt, dass ich einmal Pfeiffersches Drüsenfieber gehabt haben muss. Ein Comebackversuch als Radfahrer scheiterte vor wenigen Wochen – am nächsten Tag hatte ich 40 °C Fieber. Die Ärzte bescheinigen mir jedoch beste Gesundheit. Ich bitte um Rat.*

Bei den meisten Erwachsenen wird eine Infektion mit dem Eppstein-Barr-Virus (Erreger des Pfeifferschen Drüsenfiebers) ziemlich rasch überwunden. Die Beschwerden – wie sie im Brief beschrieben werden – verschwinden dann.

In seltenen Fällen jedoch kann sich die Infektion lange hinziehen, bis man sich endlich wieder gesund fühlt. Besonders bei dafür genetisch „vorprogrammierten“ Personen kann diese Infektion auch zur Abwehrschwäche und in der Folge zu vermehrter Infektanfälligkeit führen.

Mit Hilfe immunologischer Untersuchungen kann das Problem genau abgeklärt werden. Ich empfehle daher, sich vom behandelnden Arzt zu einer derartigen Untersuchung (etwa an eine Immunologische Tagesklinik) überweisen zu lassen. Auch die Abwehrschwäche lässt sich gezielt behandeln.

Prof. Dr. Martha Eibl
Immunologin, ärztliche Leiterin der Immunologischen Tagesklinik, Wien

Rheumatismus und Knochenschwund

Renate Z.: *Ich habe im Fernsehen von einem Mittel gehört, das sowohl gegen Rheumatismus als auch gegen Knochenschwund (Osteoporose) hilft. Angeblich genügen drei Injektionen im Jahr. Ich bitte um nähere Auskunft darüber.*

Ein Mittel, mit dem mit drei Injektionen jährlich chronische Polyarthritis und Osteoporose geheilt werden können, kenne ich leider nicht. Allerdings gibt es Stoffe, welche die Aktivität von so genannten Knochenfress-Zellen behindern.

Diese Knochenfress-Zellen können bei Knochenschwund, aber auch bei den gelenkzerstörenden Ereignissen im Rahmen der rheumatischen Erkrankung beteiligt sein. Man kann sie mit Substanzen hemmen, die wir Biphosphate nennen. Bei Osteoporose haben wir schon seit längerer Zeit gute Erfahrungen damit.

Für die chronische Polyarthritis (Entzündung mehrerer Gelenke) gibt es allerdings bisher noch keine ausreichenden Hinweise für entsprechende Wirkung. Jedoch verliefen Versuche an Tieren bisher recht erfolgreich.

Es gibt auch noch andere Stoffe, die die Aktivierung der Knochenfress-Zellen verhindern können. Zum Beispiel das Osteoprotegerin (OPG), das ebenfalls bei Osteoporose und rheumatoider Gelenkentzündung (Arthritis) erfolgversprechend sein könnte. Klinische Studien sind hier aber erst im Laufen.

Dessen ungeachtet lassen sich heute auch mit den bereits verfügbaren Medikamenten sehr große Erfolge bei beiden Erkrankungen erzielen. Ich rate deshalb, sich an einen niedergelassenen Rheumatologen oder eine Rheuma-Ambulanz im Krankenhaus zu wenden.

Prim. Prof. Dr. Josef Smolen
Facharzt für innere Medizin, Rheumatologe, Wien

Entzündlicher Rheumatismus

Richard B.: *Meine 82-jährige Mutter leidet an der Krankheit Polymyalgia rheumatica. Sie hat starke Schmerzen und verträgt die verordneten Medikamente nicht. Können andere Präparate helfen? Ist Magnetfeldtherapie erfolgversprechend?*

Die Polymyalgia rheumatica ist eine entzündliche rheumatische Erkrankung. Besonders häufig sind Oberarme, Schultergegend, Nacken, Oberschenkel und Gesäßregion von starken Schmerzen betroffen. Das Leiden tritt vorwiegend bei Frauen und Männern über 50 auf.

Neben den beschriebenen Schmerzen kommt es meistens auch zu bleierner Müdigkeit und Schwächegefühl. Bei den Blutbefunden steigen die so genannten Entzündungszeichen (wie etwa die Blutsenkung) zum Teil stark an.

Ursache für diese Erkrankung ist noch keine bekannt. Jedoch ist sie üblicherweise gut zu behandeln. Allerdings bedarf es dazu Kortisonpräparaten. Sollten diese im Einzelfall nicht hinreichend vertragen werden, gibt es durchaus Ausweichmöglichkeiten. Das sollte der Rheumatologe mit der Patientin besprechen.

Eine Wirksamkeit der Magnetfeldtherapie für dieses spezielle Krankheitsbild ist mir nicht bekannt. Ich empfehle, einen niedergelassenen Rheumatologen oder eine Rheumaambulanz aufzusuchen. Dort findet man sicher Rat und Hilfe.

Prim. Prof. Dr. Josef Smolen
Facharzt für innere Medizin, Rheumatologe, Wien

Stark geschwollen durch Rotlauf

Thomas J.: *Ich hatte vor drei Jahren starken Rotlauf mit sehr hohem Fieber. Zwei Wochen Spitalsaufenthalt waren die Folge. Durch den Rotlauf war das linke Bein unterhalb des Knies stark geschwollen. Die Schwellung ist bis heute nicht ganz zurückgegangen. Angeblich ist mit meinen Lymphbahnen seither etwas nicht in Ordnung. Eine Therapie wurde mir nicht empfohlen – ich soll halt Stützstrümpfe tragen. Meine Frage: Gibt es gegen Rotlauf eine Behandlung? Wenn ja, welche?*

Rotlauf nennt man medizinisch Erysipel. Das Wort kommt aus dem Griechischen und bedeutet „rote Haut". Es handelt sich um eine Hautinfektion, die durch bestimmte Eiterbakterien, Streptokokken hervorgerufen wird.

Diese Bakterien treten durch kleinste Verletzungen in die Haut ein und bewirken flammende Rötung, Schwellung, Schmerzen und Fieber. Der Rotlauf ist grundsätzlich mit Antibiotika gut behandelbar.

Da bei dieser Entzündung auch Lymphbahnen verkleben, können speziell an den Beinen anhaltende Schwellungen zurückbleiben. Es kann auch immer wieder zum neuerlichen Auftreten (medizinisch: Rezidiv) der Krankheit kommen.

Um dieses Risiko möglichst klein zu halten, sollte die Haut besonders gut gepflegt werden, damit keine Risse auftreten. Auch bestehender Fußpilz sollte ausreichend behandelt bzw. beseitigt werden. Gegen die Schwellung können spezielle Massagen (Lymphdrainage) und durchaus Stützstrümpfe nützlich sein.

OA Dr. Herbert Woschnagg
Facharzt für innere Medizin, Wien

Sarkoidose – ein rätselhaftes Leiden

Johann L.: *Mein 25-jähriger Sohn leidet seit zwei Jahren an Sarkoidose. Betroffen ist bei ihm die Haut. Welche Ärzte befassen sich besonders mit dieser Krankheit? Kann Homöopathie helfen?*

Dass in der Medizin längst nicht alle Rätsel gelöst sind, beweist das Krankheitsbild der Sarkoidose. Aus unbekannter Ursache entwickeln sich dabei bindegewebige Geschwülste am Körper. Diese Veränderungen können im Bereich der Lungen, der Leber, Milz, Drüsen, des Nervensystems und auch der Haut auftreten. Hautbefall findet sich im Schnitt bei jedem 4. Patienten.

Das Erscheinungsbild auf der Haut kann sehr unterschiedlich sein und stellt für den Arzt eine große Herausforderung dar. Die Veränderung kann wie Fieberblasen oder Akne aussehen.

Zur Diagnose ist neben Laboruntersuchungen auch die Entnahme einer Gewebeprobe notwendig. Es muss immer daran gedacht werden, dass neben der Haut auch andere Organe betroffen sein können.

Die Erkrankung kann (mit oder ohne Homöopathie) von selbst abheilen. In schweren Fällen muss Kortison oder ein anderes Medikament, das auf das Immunsystem einwirkt, eingesetzt werden. Bis die Erkrankung abgeheilt ist, können auch Jahre vergehen.

Zur Frage nach einem kompetenten Arzt: Wer die richtige Diagnose einer Haut-Sarkoidose stellen konnte, hat seine Kompetenz bereits bewiesen. Die Behandlung kann in Zusammenarbeit mit einem Krankenhaus erfolgen. Oft erfordert das Leiden nämlich die Mitarbeit eines Lungenfacharztes, Internisten oder Rheumatologen.

OA Dr. Herbert Woschnagg
Facharzt für innere Medizin, Wien

Keine Tränen mehr, kein Speichelfluss

Friederike W.: *Ich leide sehr daran, dass ich ganz trockene Augen habe und auch kaum mehr Speichel produziere. Die Ärzte sprechen von einem „Sjögren-Syndrom", bieten aber keine ursächliche Behandlung an. Ich bitte um nähere Informationen und Rat.*

Das Sjögren-Syndrom ist eine Erkrankung, bei der es zum Versiegen des Tränen- und Speichelflusses, also zur Trockenheit der Augen und des Mundes kommt. Die Hauptprobleme im Bereich der Augen sind Fremdkörpergefühl und Entzündungen, die bis zu schweren Veränderungen der Hornhaut führen können.

Eine genaue Ursache der Krankheit ist nicht bekannt. Es handelt sich jedoch um eine so genannte Autoimmunerkrankung – die Körperabwehr ist fehlgesteuert und richtet sich gegen körpereigenes Gewebe, konkret gegen Drüsenzellen.

Da die Ursache nicht feststeht, gibt es auch keine grundsätzliche Behandlung. Was die Ärzte unternehmen können, ist Linderung der Symptome. Man versucht den verbliebenen Fluss (etwa der Tränen) anzuregen oder die Tränenflüssigkeit durch häufiges Anwenden von Augentropfen zu ersetzen.

Man darf allerdings nicht vergessen, dass die Trockenheit der Schleimhäute auch andere Hintergründe haben kann. Eine Reihe von Medikamenten kann zum Beispiel dazu führen. Auch Depressionen und andere seelische Störungen können mit Trockenheitsgefühl verbunden sein („Da bleibt einem die Spucke weg!"). Ich rate zum Besuch beim Rheumatologen und beim Augenarzt.

Prim. Prof. Dr. Josef Smolen
Facharzt für innere Medizin, Rheumatologe, Wien

Das Abwehrsystem kann sich „irren“

Monika L.: *Ich bin 60 und leide seit einem Jahr an beiden Füßen an Gefühllosigkeit. Ich kann weder mit dem Auto noch mit dem Rad fahren und habe beim Gehen ein Brennen auf den Fußsohlen. Die Diagnose lautet Morbus Wegener. Ich hätte gerne mehr über diese Krankheit und über Behandlungsmöglichkeiten erfahren.*

Unser Abwehrsystem hat ungeheuer komplizierte Aufgaben zu bewältigen. So muss es zum Beispiel fremde Organismen wie etwa Bakterien, Viren oder Pilze als Feinde erkennen und ausschalten. Es geht im Körper tatsächlich so kriegerisch zu!

Die eben genannten Erreger versuchen nämlich, sich im Gastkörper so unauffällig wie möglich zu verhalten. Sie machen unter anderem körpereigene Zellen nach, um von der Immunabwehr nicht so schnell entlarvt werden zu können. Dieser „Kampf“ bewirkte in Tausenden von Jahren, dass die Fähigkeit des menschlichen Organismus, selbst gut getarnte „Feinde“ zu erkennen, zunahm. Daher sind schwere Infektionen zum Glück keine Alltäglichkeit mehr.

Manchmal jedoch irrt sich das Immunsystem und beginnt, sich gegen körpereigene Substanzen zu wehren. Gegen Stoffe also, die gar keine Feinde darstellen. Es treten dadurch Schäden auf, die wir als Autoimmunerkrankungen bezeichnen.

Eine dieser Krankheiten ist der so genannte Morbus Wegener. Dabei entzünden sich Blutgefäße. Entzündungsherde treten in den Luftwegen, in den Nieren oder sonst wo im Körper auf. Zum Glück kann diese früher durchaus tödliche Erkrankung längst recht gut beherrscht werden.

Die Behandlung besteht in der Verabreichung von Medikamenten, die das Immunsystem bremsen. Die Angriffslust gegen den eigenen Körper wird auf diese Weise gestoppt. Der Umgang mit dieser Krankheit erfordert viel Spezialwissen und Erfahrung. Von Alternativmethoden ist deshalb dringend abzuraten.

OA Dr. Herbert Woschnagg
Facharzt für innere Medizin, Wien

Entzündung durch Immunschwäche

Luise F.: *Ich leide seit längerem an immer wiederkehrenden Entzündungen der Mundschleimhaut (Aphthen). Trotz massiver Behandlung heilen die schmerzhaften Bläschen nur sehr schwer ab. Ich kann sicher sein, dass sie nach einigen Wochen wieder kommen. Meine Zahnärztin meint, ich hätte eine Immunschwäche. Ich bitte um eine Stellungnahme.*

Wiederkehrende Entzündungen in der Mundschleimhaut können verschiedene Ursachen haben. Zum Beispiel eine chronische Infektion mit Herpes-Viren („Fieberblasen“). Die beschriebenen Aphthen können aber auch tatsächlich Ausdruck einer Schwäche der Körperabwehr sein.

Ich rate daher zu einer immunologischen Untersuchung (Bluttest), die Hinweise auf die genaue Ursache der Erkrankung liefern kann. Anschließend wird der Arzt Möglichkeiten einer weiteren Behandlung überlegen. Ein Allheilmittel zur Beseitigung einer Immunschwäche gibt es allerdings leider nicht.

Das Immunsystem hat mehrere „Bestandteile“, deren Funktion man einzeln überprüfen muss, um im Falle einer Beeinträchtigung die geeignete Behandlung herauszufinden.

Prof. Dr. Martha Eibl
Immunologin, ärztliche Leiterin der Immunologischen Tagesklinik, Wien

Chlamydien: Die Abwehr stärken!

Richard K.: *Ich bin 22 und schleppe seit Monaten eine Chlamydien-Infektion mit mir herum. Ich werde zwar behandelt, die Symptome (Husten, Schwäche) bessern sich aber nicht wesentlich. Ich musste mein Studium unterbrechen. Ich bitte um Hilfe. Wie kann ich mein Immunsystem stärken?*

Chlamydien sind eher häufige Krankheitskeime. Sie können beim Menschen Rachen- und Lungenentzündung verursachen. Die Betroffenen leiden daran oft recht lange.

Außerdem sind Chlamydien die am häufigsten sexuell übertragbaren Krankheitserreger. Sie verursachen beim Mann oft nur leichte Entzündung der Harnröhre, bei der Frau hingegen mitunter chronische Eileiterentzündung. Die Folge davon kann Sterilität sein. Auch Entzündung der Augen-Bindehaut ist möglich und nicht selten.

Zur Diagnose führen Abstriche mit anschließender mikroskopischer Untersuchung. Die Behandlung mit bestimmten Antibiotika ist meistens erfolgreich.

Natürlich ist es sinnvoll, die Körperabwehr entsprechend zu stärken. Es wird auch eine Reihe von Präparaten dafür angeboten. Ich meine, dass nur ein gesunder Lebenswandel das Immunsystem wirklich stärkt. Das heißt: vitaminreiche Kost, Bewegung an der frischen Luft, ausreichend Schlaf, Verzicht auf Zigaretten, Stressabbau ...

OA Dr. Herbert Woschnagg
Facharzt für innere Medizin, Wien

Kein Reizklima bei Immunerkrankung

Marion B.: *Ich bin 28 und leide seit zwei Jahren an „systemischem Lupus erythematodes". Ich muss täglich Kortison nehmen. Wie lange muss ich das noch? Könnte mir ein Kuraufenthalt am Toten Meer in Israel helfen?*

Der so genannte systemische Lupus erythematodes ist eine Erkrankung des Immunsystems, die vorwiegend jüngere Frauen betrifft. Dabei werden Gelenkschmerzen, Hautveränderungen, Fieber und andere Organbeteiligungen beobachtet.

Die Einnahme von Kortison oder anderen, das Immunsystem bremsenden Medikamenten ist unbedingt erforderlich! Ein Kuraufenthalt am Toten Meer wäre bei dieser Krankheit schlecht – jede hautreizende Maßnahme, insbesondere Sonnenbestrahlung, würde den Krankheitsverlauf ungünstig beeinflussen.

OA Dr. Herbert Woschnagg
Facharzt für innere Medizin, Wien

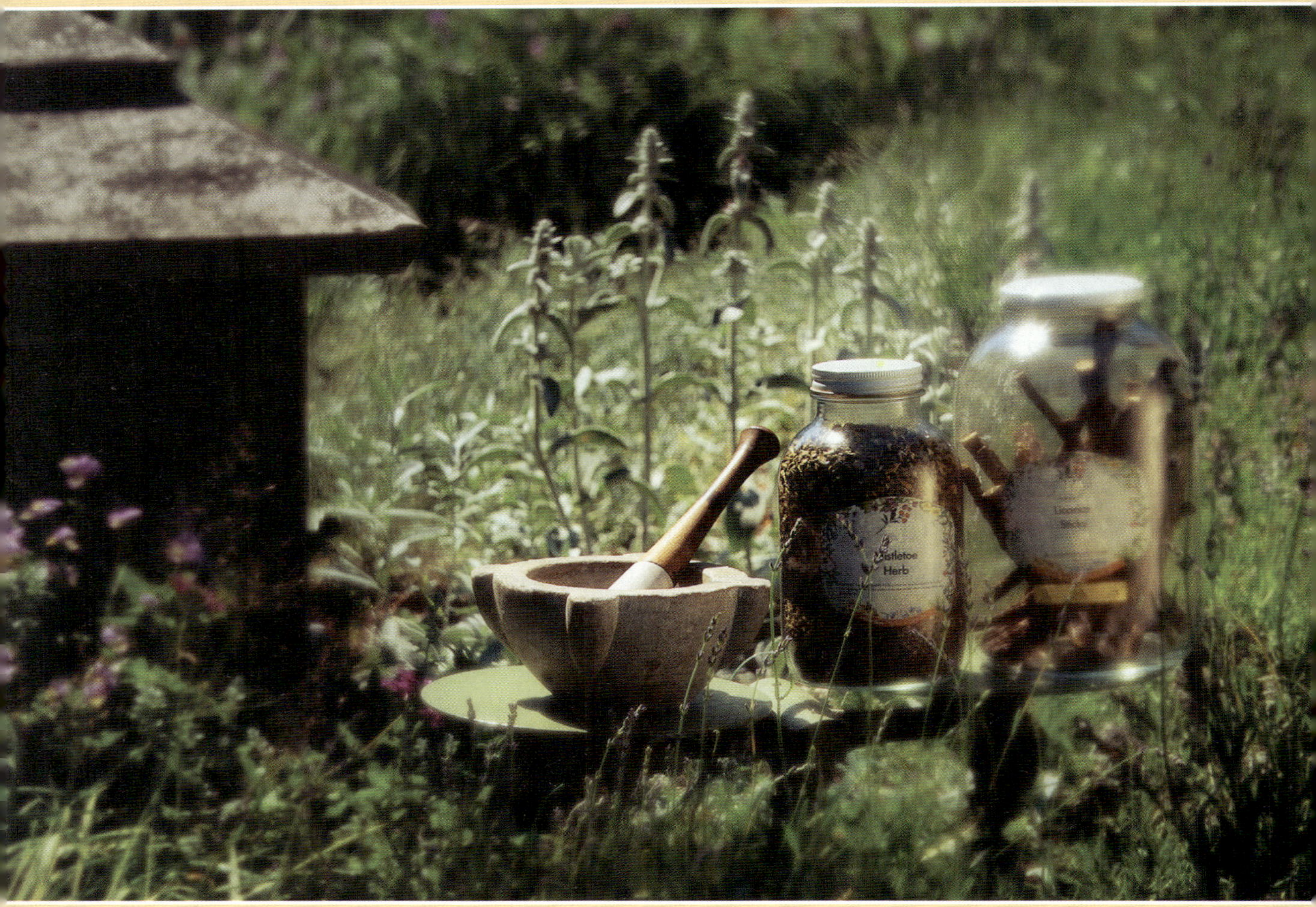

Medikamente und alternative Heilmethoden

„Doping" für Kranke mit Anabolika

Margit G.: *Welche Krankheit wird mit Deca-Durabolin®-Injektionen behandelt? Wäre es auch ein Kräftigungsmittel für meinen Mann? Er ist 73, Diabetiker und hatte schon einen Schlaganfall. Er fühlt sich recht schwach und kann nur noch sehr schlecht gehen.*

Deca-Durabolin® ist ein Anabolikum. Also eine Substanz, die den Muskelaufbau fördert. Das darin enthaltene Hormon heißt Nandrolon und wird in den Muskel injiziert. Bei Kraftsportlern ist es zwar sehr begehrt, jedoch als Doping streng verboten.

Bei Patienten mit chronischen Krankheiten – zum Beispiel mit AIDS – kann es eine Verbesserung des Appetites und eine Steigerung der Muskelkraft bewirken. Auch bei älteren, muskelschwachen Menschen kann durch die alle vier Wochen gegebene Injektion eine gewisse Kräftigung erreicht werden. In solchen Situationen ist auch nicht mit schwereren Nebenwirkungen zu rechnen.

OA Dr. Herbert Woschnagg
Facharzt für innere Medizin, Wien

Asthmamittel ist tatsächlich Doping

Nora M.: *Kann ein Asthmamittel muskelaufbauend sein? Zur Vorgeschichte: Unsere Tochter ist allergisch gegen Hausstaub, Pollen und Tierhaare. Seit ihrem 2. Lebensjahr muss sie Medikamente nehmen. Zwischen 15 und 19 bekam sie zum Beispiel Sultanol®. Uns fiel daraufhin auf, dass sie – obwohl sonst zart – plötzlich auch bei mäßiger sportlicher Betätigung deutlich Muskeln ansetzte. Mittlerweile ist sie 23, zwar schlank, hat aber sehr kräftige Arm- und Beinmuskeln, die sich bei jeder Art von Sport noch vermehren.*

Salbutanol, der Inhaltstoff des erwähnten Präparates Sultanol®, gehört zu einer Medikamentengruppe, die sich gleich zweimal auf der internationalen Dopingliste wiederfindet: sowohl als Stimulans (leistungsfördernd) als auch als Anabolikum, also für den Muskelaufbau.

Mit diesem Mittel sind in den vergangenen Jahren nicht nur etliche prominente Sportler positiv dopinggetestet worden, sondern Stoffe dieser Art werden auch für die Rindermast eingesetzt, um das Vieh „fleischiger" zu machen.

Insofern ist leicht nachzuvollziehen, was mit der jungen Frau passiert ist. Vor allem durch Training wird es auch in Hinkunft zu Muskelwachstum kommen.

Da auf der einen Seite eine für die Grundkrankheit notwendige Arznei eingesetzt wird, auf der anderen Seite aber die Lebensqualität der Patienten beeinträchtigt ist, wenn sie weiter Sport betreibt, rate ich bezüglich möglicher Alternativen einen auch sportmedizinisch tätigen Lungenfacharzt aufzusuchen.

Prof. Dr. Norbert Bachl
Österreichisches Institut für Sportmedizin,
Wien-Schmelz

Rheumamittel gegen Kopfweh?

Josef B.: *Welche Medikamente helfen am besten gegen Kopfweh und Fieber? Können auch Rheumamittel nützen?*

Das älteste und bekannteste Schmerzmittel ist die Acetylsalicylsäure (enthalten zum Beispiel in Weidenrinde). Sie findet gegen Rheumatismus heute nur noch vereinzelt und in hohen Dosen Verwendung.

In der modernen Rheumatherapie werden längst so genannte „nichtsteroidale" Antirheumatika eingesetzt, die kein Kortison enthalten, aber Entzündungen dennoch gut lindern. Unzählige Patienten mit Gelenkabnützung verdanken diesen Arzneien, dass sie sich wieder schmerzfrei bewegen können.

Einer dieser Wirkstoffe, das Ibuprofen, ist kürzlich international rezeptfrei geworden und kann zur Selbstbehandlung von unkomplizierten Kopf-, Zahn-, Bewegungs- oder Regelschmerzen dienen.

Mag. pharm. Dr. Alfred Klement
Pharmazeut, Wien

Medikament auch gegen Vogelgrippe

Manfred D.: *Man liest derzeit so viel über die Vogelgrippe. Besteht in Österreich die Gefahr des Ausbruches einer Seuche? Kann man sich gegen diese Krankheit schützen?*

Für Österreich ist eine größere Ausbreitung dieses Virus höchst unwahrscheinlich. Möglicherweise werden einige Verdachtsfälle auftreten, vielleicht der eine oder andere Einzelfall. Wir sind aber dafür bestens gerüstet und können eine Ausbreitung mit Sicherheit verhindern.

Bei Verdacht (zum Beispiel, wenn ein Grippekranker aus einem asiatischen Land kommt und dort in einer Geflügelfarm gearbeitet hat) werden sofort Quarantänemaßnahmen und Behandlung eingeleitet.

Stichwort Behandlung:

Nach dem letzten Stand der Untersuchungen nützt der Wirkstoff Oseltamivir (Tamiflu®) gegen alle bisher untersuchten Viren, also auch gegen den Erreger der Vogelgrippe. Das Präparat wird in Asien auch schon breit eingesetzt. In Japan etwa haben die Behörden große Mengen eingelagert.

Wie wirkt diese Substanz? Das Vogelgrippevirus schaut aus wie ein See-Igel. Es hat also Stacheln, an denen der Keim haftet. Der Wirkstoff blockiert gleichsam die Andockung.

Wichtig ist es aber – so wie bei den anderen Grippearten – das Medikament innerhalb von 48 Stunden nach ersten Anzeichen einer Erkrankung anzuwenden. So früh wie möglich! Dann wird der Verlauf der Infektion milder, die Betroffenen sind auch weniger ansteckend. Für Kinder steht übrigens ein entsprechender Saft zur Verfügung.

Prof. Dr. Michael Kunze
Vorstand des Institutes für Sozialmedizin,
Universität Wien

Chinesisch heilen auch für Laien

Brigitte Z.: *Da ich mich sehr für Traditionelle Chinesische Medizin interessiere, hätte ich gerne ein paar Informationen. Ich möchte auch als Laie Kurse besuchen, in denen die TCM näher gebracht wird. Ich habe Bücher darüber gelesen und wende bei mir immer wieder Akupressur an. Gibt es eine Ausbildungsmöglichkeit in der Steiermark? Vielleicht können Sie mir weiterhelfen!*

Die TCM ist tatsächlich eine faszinierende Medizin. Sowohl für Schulmediziner, für Vertreter anderer Gesundheitsberufe als auch für Laien – für jeden gibt es etwas Nützliches zu entdecken. Unterlagen zur Schulung von Ärzten und medizinischen Assistenzberufen sind bei der Österreichischen Gesellschaft für Akupunktur erhältlich: 1150 Wien, Huglgasse 1–3, Telefon: 01 98104-5751.

Ich selbst halte Fortbildungsveranstaltungen in TCM-Tuinatherapie in der Dr. Vodderschule in Tirol, Walchsee ab (Auskünfte unter 05374 5245). Für Laien habe ich das Buch „Chinesische Heilkunst", erschienen im Kneipp-Verlag, verfasst. Es enthält unter anderem genaue Anleitungen zur Selbstbehandlung mit Akupressur.

Bezüglich Fortbildung für Laien in der Steiermark kann man sich beispielsweise an Frau Christine Matzer in Kapfenberg wenden: Telefon: 03862 35390.

Prof. Dr. Alexander Meng
Facharzt für Neurologie, Spezialist für Traditionelle Chinesische Medizin (TCM), Wien

Homöopathie: Zahnpasta kann die Wirkung abschwächen

Karoline B.: *Ich habe irgendwo gehört, dass man während einer homöopathischen Behandlung keine mentholhaltige Zahnpasta verwenden soll. Ist das zutreffend?*

Schon der „Erfinder" der Homöopathie, Dr. Samuel Hahnemann, hat beobachtet, dass verschiedene Stoffe, vor allem Kampfer und Kaffee, die Wirkung homöopathischer Arzneien abschwächen.

Daraus hat sich die Ausweitung auf andere ätherische Öle wie Pfefferminze und Menthol ergeben. Deshalb sollen auch scharfe Einreibungen während der Behandlung mit Homöopathika vermieden werden.

Bezüglich Zahnpasten spielen allerdings die darin enthaltenen, geringen Mengen keine besondere Rolle. Dennoch rate ich grundsätzlich zu einem Abstand von rund einer Viertelstunde zwischen der Einnahme des Mittels und dem Essen oder Zähneputzen.

Kaffee ist grundsätzlich deswegen ungünstig, weil dieser individuell unterschiedlich als Gegenmittel gilt und deshalb die Wirkung homöopathischer Substanzen durchaus aufheben kann.

Das gilt in erster Linie für die Anwendung bei chronischen Beschwerden. In echten Akutfällen sind diese Überlegungen erfahrungsgemäß ohnedies überflüssig – man wird automatisch erst wieder an Kaffee oder andere Genussmittel denken, wenn das Schlimmste vorbei ist.

Dr. Walter Glück
Arzt für Allgemeinmedizin, Homöopath, Baden (Niederösterreich)

Homöopathie gegen Erschöpfungszustand

Sabine G.: *Ich habe sehr hektische Feiertage verbracht und bin völlig fertig. Während der stressigen Zeit bin ich gut zurechtgekommen, jetzt aber plagen mich Schlafstörungen, Migräneattacken, Kreislaufbeschwerden und Frösteln ohne richtige Krankheit. Gibt es natürliche Mittel dagegen? Medikamente möchte ich nicht gleich einnehmen.*

Stress und Leistungsdruck vor und während der Feiertage bringen viele Menschen an die Grenzen ihrer Belastbarkeit. Lässt dann die Spannung endlich nach, kommt es nicht selten zu körperlichen Symptomen. Ähnlich der so genannten „Wochenendmigräne" – die Betroffenen bekommen immer erst am Samstag oder Sonntag „ihre" Kopfschmerzen.

Derartige Leiden können mit Hilfe der Homöopathie in Ordnung gebracht werden. Allerdings nur in Verbindung mit dem Ordnen des Lebensrhythmus!

Für Akutfälle hat die homöopathische Notfallapotheke ein Mittel zur Linderung zur Verfügung: die Phosphorsäure, Acidum phosphoricum. Es passt zu einem Zustand körperlicher und geistiger Schwäche infolge Überlastung mit den geschilderten Beschwerden.

Oft schlägt sich noch Gleichgültigkeit, Gedächtnisschwäche und depressive Verstimmung dazu. Man hat zwar kaum Appetit, aber Verlangen nach erfrischenden Getränken.

Beim Auftreten erster Anzeichen sollte man eine Dosis von 5 Globuli (Kügelchen) Acidum phosphoricum C 12 zweimal täglich unter der Zunge zergehen lassen. Bei Besserung innerhalb einiger Tage sollte das Mittel nicht mehr weiter genommen werden.

Dann gilt es darüber nachzudenken, was man im nächsten Jahr zu den Feiertagen besser machen könnte, um die Erschöpfung nicht entstehen zu lassen.

Dr. Walter Glück
Arzt für Allgemeinmedizin und Homöopath, Baden (Niederösterreich)

Homöopathie bei Medikamentenallergie

Ernst F.: *Ich reagiere auf viele Medikamente allergisch – mein Blutdruck fällt stark ab. Nun möchte ich wissen, ob es Homöopathika gibt, die Abhilfe schaffen können.*

Selbstverständlich gibt es lebenswichtige Medikamente, die nicht durch homöopathische Präparate ersetzt werden können. Das ist im Einzelfall zu entscheiden. Falls allerdings Arzneimittel allergische oder andere Reaktionen auslösen, sollte doch überlegt werden, ob man sie eventuell durch homöopathische Mittel ersetzen kann.

Wie weit homöopathische Behandlung bei gewissen Präparaten als begleitende Maßnahme sinnvoll ist, kann ein qualifizierter Arzt mit Homöopathiediplom entscheiden.

Dr. Walter Glück
Arzt für Allgemeinmedizin, Homöopath, Baden (Niederösterreich)

Was „kann“ die Magnetfeldtherapie?

Johann G.: *Ich möchte gerne wissen, warum die Medizin so bedingungslos gegen die Anwendung von Magnetfeldern ist. Ich habe die Magnetfeldtherapie bei mir schon mehrmals mit großem Erfolg angewendet. Es handelt sich dabei doch um uralte Erkenntnisse, die schon Paracelsus bekannt waren …*

Die Magnetfeldtherapie ist eine ergänzende Heilmethode, die bei vielen Erkrankungen eingesetzt werden kann. Leider haben in letzter Zeit unseriöse Geschäftsmethoden den Ruf dieser Methode geschädigt.

Die Magnetfeldtherapie ist sicherlich kein Allheilmittel. In vielen Gebieten der Medizin konnten jedoch sogar auf streng wissenschaftlicher Basis (mit so genannten placebokontrollierten Doppelblindstudien) gute Heilergebnisse nachgewiesen werden.

Magnetfelder bewirken unter anderem verbesserte Durchblutung und Schmerzlinderung. Sie beeinflussen darüber hinaus bestimmte Botenstoffe des Immunsystems, die ihrerseits Entzündung und Schmerz steuern.

Vor allem Magnetfeldgeräte, die elektrisch ein pulsierendes Magnetfeld aufbauen, sind zur begleitenden Behandlung verschiedener Krankheiten geeignet.

So sprechen rheumatische Beschwerden, Muskelverspannungen, aber auch Verletzungen, Wunden und Knochenbrüche oft hervorragend auf eine Magnetfeldtherapie an. Weitere erfolgversprechende Einsatzgebiete sind Kopfweh, Migräne, Nervenschmerzen, Schwindel sowie Stressfolgen und Schlafstörungen.

Bevor man mit einer Magnetfeldtherapie beginnt, sollte man sich über die richtige Anwendung gut informieren. Wichtig sind genau festgelegte Dauer, Regelmäßigkeit der Behandlungen, Höhe der Feldstärke sowie richtige Position der Magnetkissen.

Dr. Thomas Schwingenschlögl
Internist, Rheumatologe,
Wiener Neudorf (Niederösterreich)

Macht Goldkette MRT unbrauchbar?

Werner K.: *Ich wurde vor einigen Jahren wegen eines Tumors am Hinterkopf operiert und muss deshalb jedes Jahr eine MRT (Magnetresonanztomographie) machen lassen. Heuer bemerkte ich, dass ich vergaß, vorher eine Goldkette zu entfernen. Sind die Befunde nun unbrauchbar?*

Zunächst kann ich nur bestätigen, dass Schmuckstücke bei jeder MRT abgenommen werden sollen, da Metallstücke Bildstörungen hervorrufen.

Mit modernen Geräten ist es jedoch gelungen, diese Störungen deutlich zu vermindern. Es ist daher anzunehmen, dass die nicht abgenommene Goldkette lediglich Bildstörungen im Halsbereich, nicht aber in der Gegend des Hinterkopfes verursacht hat.

Aufgrund der mir vorliegenden Unterlagen kann ich in diesem Fall beruhigen. Der Radiologe hat nichts von einer Bildstörung erwähnt, was er andernfalls mit Sicherheit getan hätte.

Warum kommt es durch Schmuckstücke zur Bildstörung? Bei der MRT werden die Bilder in einem starken Magnetfeld erzeugt. Metallteile führen dann dazu, dass der Computer keine genauen Bilddaten mehr berechnen kann.

Prim. Prof. Dr. Bernd Schwaighofer
Leiter der Abteilung für Radiologie am Evangelischen Krankenhaus, Wien

Wir danken folgenden Fachleuten für ihre Beiträge

Dr. Christian Adensamer, Arzt für Allgemeinmedizin, Wien

Dr. Andrea Anschütz, Ärztin für Allgemeinmedizin, Neulengbach

Prof. Dr. Norbert Bachl, Österr. Institut für Sportmedizin, Wien-Schmelz

Dr. Renate Barker, Schmerzinstitut Rudolfinerhaus, Wien

OA Dr. Alexander Bernhaut, Facharzt für Psychiatrie, Neurologie und Psychoonkologie, Wien

Prof. Dr. Heinz Carl Bettelheim, Facharzt für Augenheilkunde, Wien

Prof. DDr. Wolfgang Bigenzahn, HNO-Facharzt, Leiter der klinischen Abteilung Phoniatrie-Logopädie, HNO-Klinik, Wien

Prim. Prof. Dr. Susanne Binder, Fachärztin für Augenheilkunde, Wien

Dr. Ewald Birker, Psychologe und Sexualtherapeut, Graz

Prof. Dr. Martin Borkenstein, Universitätsklinik für Kinderheilkunde, Graz

Prim. Prof. Dr. Peter Bösch, Facharzt für Orthopädie, Wr. Neustadt

Dr. Georg Braune, Facharzt für Gynäkologie, Wien

Doz. Dr. Martin Buchelt, Facharzt für Orthopädie, Wien

Prim. Prof. Dr. Christian Dittrich, Internist und Onkologe, Wien

Prof. Dr. Bob Djavan, Urologe, Wien

Dr. Günther Dormuth, Facharzt für Zahn- und Kieferheilkunde, Bad Vöslau, Mitglied des Internationalen Teams für Implantologie

OA Dr. Alexander Döttling, chirurgische Abteilung, LKH Klosterneuburg

OA Dr. Peter Dremsek, Facharzt für Kinderheilkunde, Wien

Mag. pharm. Claudia Dungl-Krist, Dungl-Zentrum, Gars/Wien

Prim. MR Dr. Herwig Edlinger, HNO-Facharzt und Leiter des Zentrums für Tinnitusbetroffene, Feldbach (Steiermark)

Prof. Dr. Christian Egarter, Universitätsfrauenklinik, Wien

Prof. Dr. Martha Eibl, Immunologin, Immunologische Tagesklinik, Wien

Dr. Robert Ernst, Facharzt für Chirurgie, Gleisdorf (Stmk.)

Prof. Dr. Angelika Etele-Hainz, Fachärztin für Urologie, Wien

Prim. Prof. Dr. Wolfgang Feil, Kompetenzzentrum für minimal invasive Chirurgie, ev. Krankenhaus, Wien

Prof. Dr. Veronika Fialka-Moser, Fachärztin für physikalische Medizin, Wien

OA Dr. E. P. Forsthuber, Leiter der Brustambulanz, LKH Klagenfurt

Prim. Doz. Dr. Martin Friedrich, Facharzt für Orthopädie, Wien

Prof. Dr. Max H. Friedrich, Facharzt für Kinder- und Jugendpsychiatrie, Wien

Dr. Walter Glück, Arzt für Allgemeinmedizin, Homöopath, Baden

Dr. Doris Grablowitz, Fachärztin für Hautkrankheiten, Wien

Prim. Prof. Dr. Günther Grabner, Facharzt für Augenheilkunde, Salzburg

Prim. Prof. Dr. Franz Grill, Facharzt für Orthopädie, Wien

Prim. Prof. Dr. Wolfgang Grisold, Facharzt für Neurologie, Wien

Prim. Prof. Dr. Werner Grünberger, Facharzt für Frauenheilkunde, Wien

Prim. Prof. Dr. Fritz Gschnait, Facharzt für Hautkrankheiten, Wien

Prof. Dr. Paul Haber, Facharzt für innere Medizin, Wien

OA Prof. Dr. Brigitte Hackenberg, Fachärztin für Kinderheilkunde, Wien

Prim. Prof. Dr. Raja Haddad, Facharzt für Augenheilkunde, Wien

Dr. Herbert Haider, Facharzt für Zahnheilkunde, Markt Allhau (Bgl.)

Prim. Dr. Christoph Handl, Facharzt für Chirurgie, Wien

Dr. Wolfgang Hassler, Facharzt für Mund-, Kiefer-, Gesichtschirurgie, Wien

Prof. Dr. Peter Heilig, Facharzt für Augenheilkunde, Wien

Dr. Claudia Heller-Vitouch, Fachärztin für Haut- und Geschlechtskrankheiten, Wien

Prof. Dr. Enno Hentschel, Facharzt für innere Medizin, Wien

Prim. Prof. Dr. Jürgen Holle, Facharzt für plastische Chirurgie, Wien

Dr. Eva Maria Höller, Fachärztin für Zahnheilkunde, Wien

Prof. Dr. Herbert Hönigsmann, Facharzt für Dermatologie, Wien

Prof. Dr. Alfred Huber, Facharzt für Chirurgie, Wien

Prof. DDr. Johannes Huber, Facharzt für Frauenheilkunde, Hormonspezialist, Wien

OA Dr. Jörg Hugeneck, Facharzt für plastische Chirurgie, Wien

OA Dr. Oskar Janata, Hygienebeauftragter des SMZ-Ost, Wien

Doz. Dr. Andreas Jungwirth, Urologe, Salzburg

Dr. Walther Jungwirth, Facharzt für plastische Chirurgie, Salzburg

Dr. Michael Kesztele, Arzt für Allgemeinmedizin, Linz

Mag. pharm. Dr. Alfred Klement, Apotheker, Wien

OMR Dr. Günther Knogler, Facharzt für Zahnheilkunde, Wien

Prof. Dr. Alexander Kober, Facharzt für Anästhesie und Intensivmedizin, Wien

Prof. Dr. Herwig Kollaritsch, Facharzt für Tropen- u. Reisemedizin, Wien

Dr. Heimo Koncilia, Facharzt für plastische Chirurgie, Wien

Prof. Dr. Daisy Kopera, Fachärztin für Dermatologie, Graz

OA Dr. Ronald Koppelent, Facharzt für Orthopädie, Wien

Prim. Prof. Dr. Alois Kroiss, Facharzt für Nuklearmedizin, Wien

Prim. Prof. Dr. Friedrich Kummer, Facharzt für Lungenkrankheiten, Wien

Prof. Dr. Michael Kunze, Vorstand des Institutes Sozialmedizin, Uni Wien

Prof. Dr. Ursula Kunze, Institut für Sozialmedizin, Universität Wien

Prim. Doz. Dr. Peter Lechner, chirurgische Abteilung, Krankenhaus Klosterneuburg

Dr. Susanne Leinweber, Fachärztin für Hautkrankheiten, Graz

Prim. Prof. Dr. Sepp Leodolter, Facharzt für Frauenheilkunde, Wien

Doz. Dr. Helmut Lindemayr, Facharzt für Hautkrankheiten, Allergiespezialist, Wien

Dr. Stephen Losch, Facharzt für Lungenkrankheiten, Wien

Univ.-Ass. Dr. Alexander Löschnak, Facharzt für Zahnheilkunde, Breitenfurt

Prim. Prof. Dr. Heinz Ludwig, Internist, Leiter der Abteilung für Onkologie und Hämatologie am Wilhelminenspital, Wien

Prof. Dr. Wolfgang Luf, Institut für Milchhygiene, Wien

Prof. Dr. Helmut Madersbacher, Facharzt für Urologie, Innsbruck
Prof. Dr. Dieter Magometschnigg, Internist, Wien
Prim. Prof. Dr. Eva Maida, Fachärztin für Neurologie, Wien
MR Dr. Karl Maier, Internist und Kurarzt, Bad Gleichenberg
MR Dr. Reinhild Maier, Fachärztin für Zahnheilkunde, Bad Gleichenberg
Dr. Hans Malus, Facharzt für physikalische Medizin, Wien
Prof. Dr. Peter Marhofer, Facharzt für Anästhesie und Intensivmedizin, Wien
Dr. Felix Mayer, Facharzt für Dermatologie, Wien
Prof. Dr. Alexander Meng, Facharzt für Neurologie, Spezialist für Traditionelle Chinesische Medizin (TCM), Wien
Dr. Eva Menichetti, Österr. Rotes Kreuz, Blutspendezentrale Wien, NÖ, Bgld.
Prof. Dr. Dagmar Millesi, Fachärztin für plastische Chirurgie, Wien
Dr. Susanne Müller-Tyl, Zahnfachärztin und Spezialistin für kosmetische Zahnbehandlung, Wien
Prim. Prof. Dr. Erich Müller-Tyl, Facharzt für Frauenheilkunde, Hormonspezialist, Wien
Prof. Dr. Reinhard Neumann, Facharzt für Hautkrankheiten, Laserspezialist, Wien
Prof. Dr. Hugo Partsch, Hautfacharzt, Venenspezialist, Wien
Prof. Dr. Hubert Pehamberger, Facharzt für Dermatologie, Wien
Dr. Hartmut Pelinka, Facharzt für Unfallchirurgie, Sportarzt, Wien
OA Dr. Gedeon Perneczky, Facharzt für Neurochirurgie, Wien
Prim. Dr. Friedrich Petz, Facharzt für Zahnheilkunde, Kitzbühel
Prim. Prof. Dr. Gerald Pflüger, Facharzt für Orthopädie, Wien
Prim. Doz. Dr. Michaela Pinter, Fachärztin für Neurologie, Wien
Prof. Dr. Rudolf Prager, Internist und Endokrinologe, Wien
Dr. Alfred Pschill, Facharzt für physikalische Medizin, Wien und Wiener Neustadt
DDr. Rainer Raimann, Facharzt für Zahnheilkunde, Wien
DDr. Chlaudius Ratschew, Facharzt für Zahnheilkunde, Wien
Dr. Erwin Rebhandl, Arzt für Allgemeinmedizin, Haslach (OÖ)
Doz. Dr. Michael Redtenbacher, Facharzt für Chirurgie, Wien
OA Dr. Wolfgang Rohrbacher, Facharzt für plastische Chirurgie, Wien
Prim. Prof. Dr. Alexander Rokitansky, Leiter Kinderchirurgie, Wien
Chefarzt Dr. Stephan Rudas, Facharzt für Psychiatrie, psychosoziale Dienste Wien
Prof. Dr. Georg Schatzl, Facharzt für Urologie, Wien
Prim. Prof. Dr. Guntram Schernthaner, Internist, Diabetologe, Wien
Dr. Helmut Schiel, Arzt für Allgemeinmedizin, Wien
Prim. Doz. Dr. Manfred Schmidbauer, Facharzt für Neurologie, Wien
Prof. Dr. Christian P. Schmidbauer, Facharzt für Urologie, Wien
Dr. Gabriele Schmidbauer-Schuster, Fachärztin für Zahnheilkunde, Wien
Prof. Dr. Rudolf Schoberberger, Inst. Sozialmedizin, Universität Wien
Prof. Dr. Christoph Scholda, Facharzt für Augenheilkunde, Wien
Prim. Prof. Dr. Wolfgang Schwägerl, Orthopädisches Zentrum am Otto-Wagner-Spital, Wien
Prim. Prof. Dr. Bernhard Schwaighofer, Facharzt für Radiologie, Wien
Dr. Thomas Schwingenschlögl, Internist, Rheumatologe, Wr. Neudorf
Prim. Prof. Dr. Christian Simhandl, Facharzt für Psychiatrie, Neunkirchen
Prim. Prof. Dr. Jörg Slany, Facharzt für Kardiologie, Wien
Ingrid Slupetzky, Praxis für Psychotherapie, Wien
Prim. Prof. Dr. Josef Smolen, Facharzt für innere Medizin, Rheumatologe, Wien
Dr. Günther Sokol, Arzt für Allgemeinmedizin, Wien
Prof. Dr. Josef Söltz-Szöts, Hautfacharzt, Boltzmann-Institut zur Erforschung venero-dermatologischer Erkrankungen, Wien
Prim. Prof. Dr. Thomas Stefenelli, Facharzt für innere Medizin, Kardiologe, Wien
Prof. Dr. Heinrich Stemberger, Facharzt für Tropenmedizin, Wien
Dr. Andreas Stippler, Facharzt für Orthopädie, Krems
Prof. Dr. Michael Stur, Facharzt für Augenheilkunde, Wien
Prim. Doz. Dr. Herwig Swoboda, HNO-Facharzt, Wien
Dr. Isabella Szalay-Fasching, Fachärztin für Zahn-, Mund und Kieferheilkunde und Kieferorthopädie, Klagenfurt
Dr. Katharina Teiche, Fachärztin für Gynäkologie, Wels
Prof. Dr. Hans Tilscher, Facharzt für Orthopädie, Wien
Prim. Prof. Dr. Albert Tuchmann, Facharzt für Chirurgie, Wien
Prof. Dr. Edvin Turkov, Facharzt für plastische Chirurgie, Wien
Prof. Dr. Walter Ulrich, Facharzt für Pathologie, Wien
Prim. Prof. Dr. Radvan Urbanek, Facharzt für Kinderheilkunde, Wien
Prof. Dr. Wolfgang Urdl, Facharzt für Gynäkologie und Geburtshilfe, Graz
Prim. Prof. DDr. Kurt Vinzenz, Facharzt für Kiefer- u. Gesichtschirurgie, Wien
Mag. pharm. Kurt Vymazal, Apotheker, Wien
Prim. Prof. DDr. Georg Watzek, Leiter der Abteilung für orale Chirurgie, Klinik für Zahn-, Mund- und Kieferheilkunde, Universität Wien
Prof. Dr. Reinhard Weinstabl, Facharzt für Chirurgie, Sportmediziner, Wien
Prim. Prof. Dr. Werner Weiss, Internist und Gastroenterologe, Wien
Prof. Dr. Alois Werba, Facharzt für Anästhesie und Intensivmedizin, Wien
Prof. Dr. Kurt Widhalm, Facharzt für Kinderheilkunde, Ernährungsmedizin, Wien
Dr. Patricia Winkler-Payer, Vitalarztpraxis, Klagenfurt
OA Dr. Herbert Woschnagg, Facharzt für innere Medizin, Wien
Dr. Astrid Zeitelberger, Fachärztin für Urologie u. Andrologie, Großenzersdorf
Dr. Paulus Zenahlik, Facharzt für Dermatologie, Frohnleiten, Seiersberg (Stmk.)
Dr. Peter Zillner, Facharzt für physikalische Medizin, Wien
Prof. Dr. Michael Zimpfer, Facharzt für Anästhesie und Intensivmedizin, Wien
Dr. Regina Zuber-Schramm, Fachärztin für Zahnheilkunde, Klosterneuburg
Prim. Prof. Dr. Hartmut Zwick, Facharzt für Lungenkrankheiten, Wien

Index

C

D

E

F

G

H

I

J

K

N

O

T

U